全国中医药行业高等教育“十三五”创新教材

中西医结合思路与方法

（第二版）

（供中西医临床医学等专业用）

主　编　何清湖（湖南中医药大学）
副主编　尚　东（大连医科大学）
向　楠（湖北中医药大学）
吕志平（南方医科大学）
赵国平（暨南大学）
张　俐（福建中医药大学）
雷　磊（湖南中医药大学）

中国中医药出版社
·北　京·

图书在版编目（CIP）数据

中西医结合思路与方法／何清湖主编．—2版．—北京：中国中医药出版社，2018.9
（2025.2重印）
全国中医药行业高等教育“十三五”创新教材
ISBN 978－7－5132－5097－9

Ⅰ．①中…　Ⅱ．①何…　Ⅲ．①中西医结合－中医药院校－湖北－教材　Ⅳ．①R2－031

中国版本图书馆CIP数据核字（2018）第153330号

中国中医药出版社出版
北京经济技术开发区科创十三街31号院二区8号楼
邮政编码　100176
传真　010－64405721
保定市中画美凯印刷有限公司印刷
各地新华书店经销

开本 787×1092　1/16　印张 24　字数 536 千字
2018年9月第2版　2025年2月第4次印刷
书号　ISBN 978－7－5132－5097－9

定价　65.00元
网址　www.cptcm.com

服务热线　010－64405510
购书热线　010－89535836
维权打假　010－64405753

微信服务号　zgzyycbs

微商城网址　https://kdt.im/LIdUGr
官方微博　http://e.weibo.com/cptcm
天猫旗舰店网址　https://zgzyycbs.tmall.com

如有印装质量问题请与本社出版部联系（010－64405510）

全国中医药行业高等教育“十三五”创新教材

《中西医结合思路与方法》编委会

主　审　陈可冀（中国中医科学院）
主　编　何清湖（湖南中医药大学）
副主编　尚　东（大连医科大学）
向　楠（湖北中医药大学）
吕志平（南方医科大学）
赵国平（暨南大学中医学院）
张　俐（福建中医药大学）
雷　磊（湖南中医药大学）
编　委（以姓氏笔画为序）
王国佐（湖南中医药大学）
孔令雯（复旦大学附属华山医院）
邓　燕（南方医科大学）
邓奕辉（湖南中医药大学）
申国明（安徽中医药大学）
司银楚（北京中医药大学）
吕　嵘（上海中医药大学）
闫翠环（河北中医学院）
杨代和（福建中医药大学）
周亚娜（湖北中医药大学）
周建衡（福建中医药大学）
侯俊明（陕西中医药大学）
钱三旗（广州中医药大学）
郭云良（青岛大学医学院）

黄江荣（长江大学医学院）
龚　轩（长江大学医学院）
梁兴伦（同济大学医学院）
董佩佩（大连医科大学）
雷晓明（湖南中医药大学）
魏　嵋（西南医科大学）

学术秘书（兼）

雷晓明（湖南中医药大学）
王国佐（湖南中医药大学）

编写说明

近10年来，随着国家对中医药事业的发展规划进入新的时期及《中华人民共和国中医药法》的颁布与实施，中西医结合医学在法律层面进一步得到确立，各省市也相继出台了关于中西医结合发展的规范性文件，中西医结合事业得到快速发展，取得了诸多成绩；然而中西医结合事业的发展依然存在着许多困惑，诸如政策层面、学科建设、基础研究、诊疗规范、人才建设、执业准入、医院模式等，特别是关于中西医结合思路与方法的问题。一个学科的不断创新，关键在于其思路与方法的不断创新，“工欲善其事，必先利其器”；一个专业人才的培养，尤其是高层次研究生的培养，不仅要传授本学科的专业基础知识和专业技能，更要授之以“渔”，传其“道”而解其“惑”，为以后中西医结合临床诊疗和科学研究提供思路和方法学的启迪。因此，我们针对目前教育教学改革的要求与学校实际情况，对第一版《中西医结合思路与方法》进行了修订，重点补充近10年来中西医结合各二级、三级学科在教学、临床、科研、药物研究等方面取得的新思路、新成果、新进展，并酌情补充近10年来中西医结合领域国家有关新的政策、新技术、新方法等。本版《中西医结合思路与方法》教材着重回答以下5个问题：①科学地阐释中西医结合的基本概念；②说明中西医结合的可能性和必然性；③从宏观角度指出中西医结合的基本原则；④详细分析中西医结合各分支学科的具体研究思路与方法；⑤展示中西医结合事业发展的前景。

本教材共分为10章。第1~3章主要阐述中西医学模式与方法、中西医结合的概念和发展态势；第4~5章主要提出中西医结合研究与实践的指导性原则，介绍中西医结合研究的基本方法；第6~7章分别论述中医学基础理论现代研究的思路与方法、中西医结合临床研究的思路与方法；第8章介绍药学体系的中西医结合研究；第 9～10 章介绍国外中西医结合研究概况，提出中西医结合工作者的历史使命。本教材的适用对象分别为：高等中医药院校、西医院校和综合院校中西医临床专业学生和教师；中医、中西医结合专业研究生（硕士、博士）；中医、中西医结合临床医生和科研人员。

本教材为全国中医药行业高等教育“十三五”创新教材，我们共组织 20 余所高等中医药院校、西医院校和综合院校的 30 余名中西医结合专家学者参加了教材的编写工作。由于中西医结合研究本身是一项创新性、开拓性的工作，也是一个有争议的领域，有关中西医结合思路与方法可供借鉴的参考文献不多，加上编写人员经验、水平所限，所提供或阐述的思路与方法如有不成熟的地方，祈望广大读者提出修改意见，以便再版时予以修订，使教材质量不断提高、逐步完善，更好地适应新时期中西医结合人才培养的需要。

《中西医结合思路与方法》编委会

2018 年 6 月

目录

第一章　绪　论

一、医学科学的属性

科学的属性主要决定于其研究对象和研究方法的属性。医学是研究人体生命活动过程及防治疾病、维护健康的一门科学，它是在人类长期同疾病做斗争的过程中逐渐积累经验而形成，并凭借科学技术的进步而不断发展完善的科学体系。医学的研究对象主体是人，是与自然界息息相通的物质性的人。人的生命活动过程依赖自然环境，人的生、长、壮、老、已始终受着生命物质运动规律和生物遗传变异规律等自然规律的支配。正是由于医学研究对象人的自然属性，以及针对人体生命物质客体的自然科学研究方法，决定了医学科学属于自然科学的范畴，首先具有自然科学属性。

医学科学还具有社会科学属性的一面。社会科学是研究社会现象，揭示社会现象客观规律的科学。自然人在其成长过程中，不可避免地具有自己特定的社会地位和社会关系，始终接受着社会规范的制约。正如马克思所指出的“人是社会的存在物”“人的本质实际上是一切社会关系的总和”。于是自然人就成为社会人。心理学亦属于社会科学的范畴，人具有区别于动物心理的具有自觉能动性的高级心理活动。无论是社会环境、心理因素，都会在不同程度上以各种方式影响着人的健康和疾病状态，从而带来一系列的医学问题。在医学科学研究和医学服务过程中，必须注意到这些影响因素。这样，使医学科学兼以显现其社会科学属性的一面。

在了解和深刻认识了医学科学具有自然科学和社会科学双重属性之后，在医学研究与临床实践活动中，我们的着眼点就不会仅仅是单纯生物角色的患者，而是充分评估患者的社会角色和心理状态。作为一名医务工作者，在关注患者疾病状态的同时，还应该给患者以更多的人文关怀，做到医学科学精神与医学人文精神的交融统一。

二、方法学在医学科学研究中的重要性

方法是达到某种目的的形式与途径。科学的方法能够使我们更快、更好地认识研究对象的本质，达到认识客体、能动地把握客体的目的；而拙劣的方法不仅不能达到预期的目的，甚至可以把科学研究导入歧途。在生命科学研究中，由于现象相当复杂，可能导致谬误的来源又极多，因此，方法的作用较之科学本身甚至更加重要。

科学方法作为主体思维与行为的方式，按其普遍意义可体现在 3 个不同的层面上：

1. 哲学方法

哲学是关于世界观的学说，是人们对整个自然界、社会和思维的根本观点，根本问

题是思维对存在、精神对物质的关系问题。因此，哲学方法是普遍适用的方法，是包括自然科学、社会科学、思维认识规律在内的一切科学的方法，它在很高的层次上给科学研究的思维原则以指导。但哲学方法是高度抽象的认识方法，不能解决具体的科学问题，因此，哲学方法不能代替自然科学方法。

2. 自然科学一般方法

这是在自然科学领域内一般都适用的研究方法。例如科学研究的一般性程序、各种科学实验方法、模拟研究方法（数学化模拟和形式化模拟）及由现象推求本质的思维加工方法（逻辑方法、假说等），自然科学方法的实质是能动地把握研究对象客体的手段。

3. 自然科学的特殊方法

即自然科学门类中各个具体专业学科的特殊研究方法。

以医学专业学科方法为例，医学科学研究方法的确立是上述3个层次的思维方式、认识方法与行为方式的综合运用。

首先，是在医学研究领域中自觉地运用科学的哲学方法。自然科学研究过程中一刻也不能脱离哲学思维，哲学认识论贯穿于医学科学研究和医疗实践的始终，并规定着认识过程，从而影响着医学科学认识的正误与医学进步的发展速度。马克思曾告诫人们：如果在哲学认识论上陷入盲目或谬误，“从歪曲的、片面的、错误的前提出发，循着错误的、歪曲的、不可靠的途径进行，往往当真理碰到鼻尖上时还没有得到真理”。从文艺复兴以前的中世纪时期僧侣医学几乎窒息医学科学精神，以及批判了盖仑医学之后以唯物观指导下的近代医学的高速发展，为哲学方法引领医学科学方法提供了正反两个方面的历史借鉴。

其二，在医学研究与实践中，要严格地遵循自然科学研究一般方法所提供的认识程序和思维步骤，如观察、实验、分析、逻辑、推理、假说、验证与否定（证实/证伪）、反复循证直到接近对象本质等。并及时地引进或移植现代自然科学的形式化、数字化方法和现代“三论”方法，如系统方法、信息方法、模拟方法（物理模拟和数学模拟等）、工程学方法（将医学科学原理与工程科学原理相结合研究生命现象的方法，如基因工程等）及耗散结构与协同学原理的运用等，以适应医学整体化、综合化发展和医学模式现代转变的要求。还必须借助计算机技术和其他现代自然科学技术方法，来延伸并深化医学科学研究的认识过程，这是使医学科学在学术前沿与最先进的现代自然科学技术同步发展的重要前提，也是使医学走向现代化的必由之路。

其三，鉴于作为医学科学研究对象的人体具有社会人和生物人的双重属性，在应用上述方法开展人体科学研究时，都必须考虑到研究对象的特殊性而使用特殊的研究方法。例如，在进行实验研究过程中，尽量使用与人体原型在某方面相似的动物模型，在动物身上进行实验，避免直接损伤人体；在实验研究阶段结束后，必须进行谨慎的临床研究，在有限的群体中开展临床观察；在进行医学试验尤其是双盲试验时，必须尊重人的尊严和权利；在伦理道德观念允许的范围内开展有限的人体试验和临床研究。因此，在人体内进行细菌、化学毒物、杀伤性试验是违反人性的，对人类胚胎的生殖性克隆研究是违反伦理的，都必须禁止和予以谴责。此外，开展疾病与人体现象的流行学调查时，都必须充分考虑社会、心理因素方面的调查等。

此外，在世界医学历史地形成了现代西医学和传统医学两个不同的医学体系的现实条件下，医学专业学科方法还必须研究传统医学和结合医学的方法问题。在我国的医学科学研究方法中，就不可避免地提出中西医结合方法的问题。要客观科学地比较中、西医学思维方法与医学观念的差异，研究中、西医学彼此发展的趋势，在此基础上探讨它们在研究对象同一性（都是人体）下，怎样把不同的哲学方法应用于医学领域，从而寻求沟通结合的共同科学标准。其间，需要加强对医学科学方法中哲学方法的研究，并以其指导结合医学科学方法与实践，形成中西医结合的科学标准，这样才能推动现代中、西医学的变革，促进新的医学科学理论的形成。

三、中西医结合发展阶段的历史回顾

中西医两种医学在历史的长河中，在不同地域、社会环境条件和文化背景下，各自经历了漫长的发展过程。不同医学文化的交流影响，可追溯到隋唐时代，印度医药学随佛教传入而进入中国；明清时期西学东渐，之后逐渐形成中、西医两大医学体系在中华沃土上并存的局面。由于中、西医学各自都具有特点和优势（详见下章），遂能各自鼎足发展，而且相互渗透，以不同的学术思想彼此靠近，折中归汇乃至逐步兼容结合。这种中、西医学体系的汇通结合大体经历以下 5 个阶段，直至目前为止，尚处于结合的初级阶段。

（一）结合思想的萌芽阶段（16 世纪~19 世纪中叶）

中西医结合早期思想，滥觞于西方文艺复兴时期西医理论和医学方法传入中国。明万历十年（1582），意大利人耶稣会传教士利玛窦（Matteo Ricci）来到中国传教并介绍西方文化，其所著《西国记法》中有关神经解剖学的医学内容传入中国。明天启元年（1621），瑞士传教士邓玉涵（Jean Terrenz）在葡萄牙殖民势力的支持下，来到中国并在葡属澳门首施解剖手术，在国内以西医行医，其著有《人身说概》《奇器图说》等西医人体解剖学专著。山东中医毕拱辰为前者作序，而邓玉涵则向毕氏学习中华医术，彼此了解互用，这是中、西医相互学习之肇始。这一时期涉及西医生理、病理、解剖、药物、治法等方面的医学书籍陆续进入中国。但由于当时的西方医学尚处于实验医学以前的启蒙阶段，所传入的大多是欧洲古时期的医学知识，大不如当时已发展较成熟的中医知识科学实用，尚不能与中医抗衡。因此，西医学的介入对中华医学仅存一点影响而已。

（二）汇通互参阶段（1840~1949）

这一时期由于鸦片战争和辛亥革命，中国处于社会大变动时期。西方医学大量涌入而中医学发展停滞，面对医学发展的现实，中西医学进入汇通互参阶段。

1. 鸦片战争—辛亥革命

这段时期，中西医结合以“汇通”为主线。这一时期清政府闭关自锁的门户被打破，随着列强入侵，西方科技文化蜂拥而至，西医学知识和方法大量传入中国。实验医学和科技的应用使西医学的成就水平处于全盛时期，遍及全中国。自19世纪中叶到20世纪初的半个世纪内，全国建立了166所教会医院和200多个西医诊所。其中最有影响的是：由美国医生伯驾在广州开设的眼科医局，并于1859年改制为博济医院；由伦敦教会在北京开设的“双旗杆医院”，并于1906年兼并其他医院改制为协和医院；由美国医生胡美（Edward H. Hume）于1906年11月在湖南长沙正式开办的雅礼医院和雅礼护病学校，后来分别更名为湘雅医院和湘雅护士学校，并创办了湘雅医学专门学校，是湘雅医科大学的前身。西医院的崛起和西医学教育的兴办，使新的医技队伍——西医便随之形成。在这样的形势下，中国传统医学的队伍亦开始了分化：国粹派坚持自立门户，否拒异医异说；而思想开放者则努力探索两种医学的汇通互用，并形成了中医近代史的最后一个医学流派——中西医汇通学派。所谓汇通者，乃接受西学，以彼之长，补我之短，不分畛域，择善而从。在这一汇通学派中，各医家以不同的学术思想，活跃于中西医汇通的医疗实践中。

唐宗海（1851—1908）：1884年著《中西汇通·医经精义》，用西医解剖、生理印证中医理论，主张“保存中说，西说为证”，以“折中归一”立论。尽管多有牵强附会，汇而未通，但其“不存疆域异同之见，但求折中归一”的革新求善精神值得肯定。其汇通的基本观点是“重中崇古，取长补短”。

张锡纯（1860—1933）：撰著《医学衷中参西录》，于1918～1934年分期先后印成。该著作在病名、生理、病因、病理、药理等方面衷中参西。突出的学术观点是提出中、西药物“应相济为用”，“不应互相抵牾，不要有畛域之见存于其间”；以西药治标，中药治本，其配伍颇有独特见解。如温病初得，用石膏汤送服阿司匹林；以中西药物配伍（三七、桃仁、硼砂、甘草配碘化钾、胃蛋白酶）蜜制“变质化瘀丸”，用治胃癌噎膈；用煅龙牡、山茱萸配溴化钾蜜丸治梦遗；在清热降逆止呕中药方剂的基础上，配用盐酸奎宁治疗温疟呕吐证等。其中西医汇通的基本观点是“衷中参西”，且多限于中西药之汇通。但张氏学术的特点并非仅至于此，而是冲破承袭旧说、空谈理论的陋习，自觉地接受近代实验科学研究方法，细心观察，体验药效。

恽铁樵（1878—1935）：著有《群经见智录》，强调“医者不当以内经为止境”。主张阐发古义，融汇新知，取西医之长以发展中医学。恽氏是坚定的汇通派代表，他曾说：“中医而有演进之价值，必能吸收西医之长，与之合化。”“居今日而言医学改革，苟非与西洋医学相周旋更无第二途径。”认为“改进中医，整理学术，是欲使退化之中医进步，欲使零乱之学术整齐。”同时又旗帜鲜明地提出：“断不能使中医同化于西医，只能取西医学理补助中医。可以借助他山，不能援儒入墨。”（即援引儒家学理，类推为墨家学理。）其汇通的基本观点是“中医为主，兼采西医之长，但求改良中医”。

陆渊雷（1894—1955）：著有《伤寒论今释》《金匮要略今释》《陆氏论医集》等。其力主中医科学化，提出“今用科学以所求其实效，解释其已知者，进而发明其未知者。然后不信国医可以信，不知国医可以知，然合国医之特长，可以公布于世界医学界，而世界医学界可以深此而有长足进步”。其汇通的基本观点为“以西释中”。

其他汇通派医家尚有欲从基础理论汇通的王宏翰，主张以临床验证为准并著有《华洋脏象约纂》探讨中、西医解剖生理的朱沛文，创中西医学研究会和《中西医学报》的丁福保，以及张若霞、周雪樵、袁桂生等试图中西医汇通者。上述由中医队伍中分化形成的中西医汇通学派，所探索者多为以西医印证中医，其图中西医理之相通旨在说明中医比西医原来更先知先进，并取西医之长补中医之短。因此，这一阶段的中西医结合实质上是以中医为主体的汇通。这一学派的人为数不多，又缺乏广泛的结合实践；囿于当时的历史条件和医学氛围，他们未能也不可能看到中、西医两种理论体系正确的发展方向，且缺乏科学、先进的研究方法，故而有很大的局限性，结果是汇而未通。

2. 辛亥革命—建国之前

主要是以“中医学存废”为中心的论争。由于西医广泛传播，在国民医学保健领域的地位不断提高，西医教育日益兴盛和西医队伍逐渐壮大，导致中医、西医两个医学体系形成对峙局面，动摇了数千年以来中医药学在中国医学界的主体和主导地位。学术上的差异必然导致歧见争鸣。民国时期政府限制甚至企图否定中医的错误政策，加速了中、西医的公开对立，形成所谓中医存废之争。当时中医界敏感地意识到：中医要生存，就必须改革、创新、发展。于是大批中西医汇通医家陆续涌现；各地创办汇通教育机构，其宗旨是：发明新理，中西汇通，造成完全医学之材；各地纷纷成立中西医汇通的学术团体，主张“研究医药不分古今中外，提倡中西合作，冶新、旧医于一炉，促成中医科学化”。在这种学术环境下，中西医汇通的医刊、医著亦如雨后春笋般出版发行。这一时期是中医学历史上最为艰难的时期。在抗争和求生存的思索中，大多数中医学人都加入到汇通行列，成为中医发展特定历史阶段的时代潮流。他们提出改革中医、发展中医、融贯中西、创立新医学的积极主张，对后来的中西医结合工作具有重要的先导意义。

（三）中西医结合队伍组织发展阶段（1949～1960）

新中国成立后，由于社会安定并有了政策保障，中医获得了新生。1950 年第一届全国卫生工作会议上，确定了“团结中西医”的卫生工作方针；1954 年党中央发出“西医学习中医”的号召，并于 1956 年在全国开展了中西医结合临床实践的试验工作。以 1958 年 10 月党中央、毛主席批示卫生部党组“关于组织西医离职学习中医班的总结报告”为标志，全国广泛开办西学中班，形成了“西医学习中医”的高潮。1960 年左右毕业的西学中人员，成为尔后我国中西医结合事业的骨干和中流砥柱，为以后的中西医结合临床与实验研究奠定了技术队伍基础。

（四）中西医结合广泛实践与理论研究阶段（20 世纪 60～70 年代）

这一阶段是中西医结合基础实验与临床研究比较密集的阶段。在此阶段中，广大的中西医结合工作者先后开展了中医藏象实质（肾本质、脾本质等）研究、藏象生理与脏腑相关研究、“四诊”客观化研究、经络实质与针麻原理研究、心血管病的中西医结合研究，以及急腹症、骨折、烧伤、肿瘤防治等临床实践的中西医结合研究。在这些研究中，除了对中医经典理论进行引申阐发和理论探讨外，还对中医传统理论开展实验研究并结合现代观点方法予以阐释；对中医理论概念、证候等进行客观化、定量化、微观化研究；对中医临床方法的机制进行实验和理论思维的探讨。在这些研究的过程中，注重以中西医结合的原则和方法，寻找中西医结合的契合点；其中，在针刺麻醉、经络现象、心血管疾病、急腹症的研究上取得了较大的进展。

（五）中西医结合定位发展阶段

随着“文化大革命”结束后医药卫生工作的恢复、整顿与重建，中医和中西医结合事业又得到新的发展，在我国医学科学研究规划中，中西医结合工作得以重新定位和发展。1980 年 3 月卫生部召开全国中医和中西医结合工作会议，明确提出我国“中医、西医、中西医结合三支力量都要大力发展，长期并存”的方针。“三支力量”的提出，标志着中西医结合已成为实现我国医学科学现代化进程的一支依靠力量，也预示着必将逐渐发展形成具有中国特色的中西医结合医学。此后，党和各级政府相继制定一系列扶持中医药事业发展的方针政策，并在实践中不断完善中西医结合医学事业的发展及人才培养工作，使中西医结合队伍进一步壮大，中西医结合事业得到蓬勃发展。中西医结合不仅成为我国医学的特色和优势，也成为中医药在“一带一路”倡议实施过程中团结其他医学的重要纽带。

自 20 世纪 90 年代初以来，中西医结合教育体系便逐渐形成，许多中医药高等院校和 10 多所西医院校开设了研究生和本科层次的中西医结合专业或专业方向，国家已将中西医结合人才培养定位在“高层次高等教育”上。中西医结合专门人才的培养保证了中西医结合事业后继有人，中西医结合事业正迈上持续稳定健康发展的轨道。

21 世纪的中西医结合将更加普及深入，结合形式在交叉兼容、中西互补、结合创新的基础上更加多样化。当代中西医结合的目的和任务是：继承发扬中医药学，兼通中、西医学，采用中、西医的精华，以中西医结合的思路和方法，提高临床效果，改进药物剂型，形成新的理论概念，并逐步深入开展中西医结合基础理论研究，为实现从实践上到理论上的融会贯通，最终创立我国中西医结合新医药学奠定基础。

四、当代中西医结合主要成就概述

中国中西医结合学会总结我国中西医结合医学研究和中西医结合事业半个多世纪以来的纵横发展，将其所取得的划时代的成就归纳为以下 10 个方面：

1. 中西医结合科研成果举世瞩目

全国获省部级以上的中西医结合科研成果达 1100 余项。其中中西医结合治疗急腹症、骨折、救治多器官衰竭、针刺镇痛原理和针麻研究，抗疟新药青蒿素研制成功、中药砒霜治疗急性早幼粒细胞白血病及其分子水平与基因水平机制研究等，均居国际领先水平。其他如对心脑血管病、糖尿病、恶性肿瘤、免疫性疾病、内分泌疾病、病毒感染性疾病、消化系统疾病和皮肤病等的中西医结合治疗取得的成果，以及中药研究与开发取得的研究进展，均引起国际医药界的瞩目。

2. 中西医结合临床研究成绩卓著

一是中西医结合的“病证结合”诊疗模式方法的确立与运用，包括辨证与辨病相结合、临床与辅助检查相结合、宏观与微观相结合的中西医病证结合诊断模式方法，以及辨证论治与辨病论治相结合、疾病分期（型）辨证论治与微观辨证论治相结合，同病（异证）异治、异病（同证）同治及围术期中西医结合施治等中西医病证结合治疗模式方法。前者促进了中医辨证客观化、标准化、规范化和现代化的发展，丰富和发展了临床诊断学；后者丰富和发展了临床治疗学，提高了临床疗效。

二是密切结合临床研制开发中药新药结出丰硕成果，并广泛、有效地应用于临床。如从中药青黛研制出治疗慢性粒细胞白血病的靛玉红，从中药砒霜研制出治疗急性早幼粒细胞白血病的“癌灵1号”，从中药青蒿研制出抗疟新药青蒿素，从中药五味子研制出治肝炎新药联苯双酯，以及成功研制川芎嗪注射液、丹参酮、丹参素、复方丹参注射液等中药新制剂防治心脑血管病等。

3. 中西医结合理论与临床研究成果集腋成裘

在中西医结合诊疗学理论研究方面，不断产生超越中、西医学原理知识的新认识、新观点，创造性地提出一些新的中西医结合理论概念。如“病证结合”诊断理论、辨病析态、微观辨证、显性证与潜隐证、急虚证、生理性肾虚与病理性肾虚、急性血瘀证与陈旧性血瘀证、高原血瘀证、脑窍瘀阻、血瘀证临界状态等中西医结合基础理论概念，还有小儿感染后脾虚综合征、瘀滞期（蕴热期/毒热期）阑尾炎等中西医结合新病名，以及“动静结合、筋骨并治”、病证同治、菌毒并治等中西医结合治疗学新概念等。这些中西医结合新的理论概念的提出，反映出中西医结合研究的理论思维在不断丰富。从发展的角度看，中西医结合理论概念由个别到一般，由点到线乃至逐步全面，预示着中西医结合理论体系正在孕育之中。

4. 我国首创中西医结合学科

1981年国务院学位委员会正式确立招收硕士、博士学位研究生的中西医结合学科，随后又确立了中西医结合基础与中西医结合临床学科。“中西医结合医学”作为一门新学科已列入国家技术监督局1992年11月1日发布，次年1月1日正式实施的《中华人民共和国国家标准（GB）·学科分类与代码》，标志着“中西医结合医学”（代码为360·30）已经成为我国一门独立的学科，也是我国中西医结合医学研究取得重大进展的标志。

5. 中西医结合教育事业稳步发展

20世纪50年代中期我国创办西医离职学习中医班；70年代末开始招收中西医结合学位研究生；80年代举办3年制中西医结合研究班，包括“西学中”和“中学西”两种继续教育；90年代初期在部分高等中医药院校创办了5年制或3年制中西医结合专业或专业方向；1998年在3所中医药大学试办7年制中西医结合专业方向；部分院校成立了中西医结合系或中西医结合学院。

6. 创建了一大批中西医结合医疗与科研机构

我国首创的中西医结合医院、诊所、门诊部等医疗机构已为1994年由国务院批准、卫生部颁行的《医疗机构管理条例实施细则》所认可，成为我国法定的新型医疗机构。迄至20世纪末，我国已有经各级政府部门批准的中西医结合医院56家，其中三级甲等水平的有14家，“十五”期间国家中医药管理局确定了11所中西医结合医院为重点建设医院，“十一五”期间又确定了第二批中西医结合重点建设医院11所。针对中西医结合的热点、难点研究的需要，通过艰苦的创业，我国各地先后成立了主攻急腹症、骨伤、皮肤病、急救等研究方向的中西医结合研究所；凡三级甲等中西医结合医院所在地都相应地成立了省或市级中西医结合研究院（所）；一批高等医药院校如北京大学、复旦大学、中南大学和北京中医药大学等均成立了中西医结合研究所。这些中西医结合专门机构已成为我国中西医结合临床与科研的重要基地，为我国中西医结合研究与实践做出了历史性的贡献。

7. 中西医结合科技队伍逐渐形成并不断壮大

20世纪50～60年代，通过西学中研究班脱产培养了中西医结合人员5千余名；80年代初期“中西医结合队伍”被明确为与中医、西医队伍并重的第三支医学人员队伍；1981年注册的中西医结合学会会员达到1.3万人，目前已发展到83269人；至2017年，全国培养出中西医结合硕士、博士研究生超过1万人；设置了中西医结合专业的院校每年都培养出一批数量可观的中西医结合本科毕业生。这些都显示出中西医结合队伍不断壮大，中西医结合事业后继有人。半个多世纪以来的中西医结合研究，在全国培养造就了一大批中西医结合的专家、学者，如诺贝尔奖获得者屠呦呦，中国科学院院士陈可冀、沈自尹教授，中国工程院院士吴咸中教授等，代表着中西医结合学者已跻身于我国最高的学术机构。与此同时，越来越多的科学家和科技工作者、院士，如中国工程院胡之璧、张伯礼、黎磊、肖培根、刘耕陶、陈香美、吴以岭等院士，卓有成效地开展中西医结合研究，表明中西医结合研究是我国医药科技界乃至科学界共同承担的历史使命。

8. 中西医结合学术交流蓬勃繁荣

1981年11月在原中国中西医结合研究会的基础上成立的中国中西医结合学会，下设急腹症、骨伤科、妇产科、儿科、眼科、耳鼻咽喉科、泌尿外科、神经科、急救医学、虚证与老年医学、养生学、康复医学、心身医学、血液学、医学影像学、皮肤性病、呼吸病、心血管病、周围血管病、消化系统疾病、肝病、肾病、精神疾病、风湿类疾病、糖尿病、大肠与肛门疾病、疮疡、烧伤、微循环、活血化瘀、四诊研究、基础理论研究、中药、管理和教育等中西医结合专业委员会或工作委员会。各省、自治区、直辖市都相继成立了中西医结合学会和相应的专业委员会，形成了中西医结合学术交流的全国网络系统，不仅活跃了学术思想，而且有力地促进了中西医结合各专业学科的学术发展与学科建设。

学术刊物是学术交流的重要阵地。自1981年创办《中国中西医结合杂志》以来，陆续创办中西医结合外科、急救、耳鼻咽喉科、骨伤、风湿病、脾胃、肝病、肿瘤、皮肤性病等中西医结合学术期刊，为我国中西医结合学术的繁荣发展创造了很好的平台。

9. 中西医结合医学广泛普及

在国家制定的正确卫生工作方针指引下，全国各地中、西医相互学习、取长补短、共同提高，在医疗保健、防病治病领域已普遍运用中西医结合方法；中医院以中医为主，也运用西医及中西医结合方法；西医院以西医为主，亦设立中医科和（或）中西医结合科；越来越多的医学科普著作均介绍中西医结合养生保健、防病治病的知识。中西医结合知识的普及在一个方面为中西医结合医学的发展奠定了坚实浓厚的根基。

10. 中西医结合形成深远的国际影响

我国半个多世纪以来的中西医结合研究与实践，不仅向世人包括西医界显现出中医学与中西医结合医学的科学价值，而且架起了中医药学和中西医结合医学走向世界的桥梁。中西医结合研究的进展与成果给世界各国医学界提供了启发与选择；中国政府一贯重视继承发展传统医药学和坚持中西医结合的方针政策，给各国政府的卫生工作和医学教育工作提供了良好的示范作用。中国中西医结合医学研究对全世界开展结合医学研究是有益的借鉴，人类医药学必将发展为传统医学与西医学相结合的新医药学。

五、研究中西医结合思路方法的基本要求

中西医结合并非是简单机械地“中医 + 西医”的拼合，其概念的内涵与外延是非常深刻而丰富的。就其结合的发展阶段而言，它必然经历由“结合思维的萌动→对应联系→表象的粗浅结合→接近本质的渗透融汇→局部的有机结合→系统的结合体系”等，由初级到高级、由量变到质变、由表象到本质的不同认识层次的结合阶段，最终形成系统科学的中西医结合理论体系，并有效地指导中西医结合的临床和药学实践。因此，学习和研究中西医结合思路与方法，要注意以下几个方面的问题：

1. 要知己知彼，不存偏见

在了解中医和西医两种医学基础理论和临床实践知识的基础上，深刻认识彼此的优势与不足，消除门户之见，力求优势互补；虚怀若谷，潜心探讨。这是医学科学研究者应具备的优良品质，也是学者成材的必备条件。

2. 要继承发展，体用结合

尽管中西医结合是兼中西医学之长，择善而融通，旨在形成新的结合医学；但是继承发展中国传统医药学，促进中医现代化仍是中西医结合的出发点和归宿之一。要结合好，首先必须继承好；只有坚持以中为体，以西为用，体用结合，才符合中医学科学原理，不丢失中医学的精髓，中西医结合才有真正的结果。

3. 既要有创新思维，又不能牵强附会

中西医结合研究是具有原创意义的创新性研究，需要在中医、西医原有思维模式的影响中超脱，形成结合的新思路，只有这样才可以产生新的方法，在科学的原则下“标新立异”。但必须正确了解中医或西医每一个形态或功能的概念，并且深刻理解这些概念的本质内涵，如此才能进行彼此的沟通联系。切不可仅凭表象或个别特征就牵强附会地对应联系，否则将导致不科学的甚至是可笑的结论。

4. 要完善自己的知识结构，博览群书

医学科学是涉及众多科学的应用学科，中西医结合更是兼收并蓄、学贯中西，因此中西医结合是需要多学科知识为基础的。要大力吸收和借鉴当代先进科学理论和科学技术方法，通过多学科研究来聚焦中西医结合研究成果。不仅需要现代中、西医学知识，而且还需要先进的哲学思想、人文社会科学的知识。只有不断摄取新知识，不断更新自己的知识结构，借鉴最前沿的理论和技术方法，才可能将中西医结合研究工作推入快车道。

5. 要注重实践效果，不尚空谈

中西医结合的研究源于实践又以实践为归宿。中西医结合最重要的任务（尤其是现阶段的研究任务）之一，是寻找治疗疾病、提高健康水平的有效手段，以“提高临床效果”为目的。因此，中西医结合研究的选题重点是临床研究；即使是基础研究，其立题也必须是与临床密切相关的课题。所有研究成果都必须在实践中检验。因此，中西医结合工作者应该是熟悉临床和药学应用的实践者。从理论到理论的研究是缺乏生命力的。

第二章　中、西医学模式与方法比较

一、医学模式的概念与意义

“医学模式”是现代人为了表征医学科学总体特征而在20世纪80年代提出来研究的属于医学哲学范畴的新理论概念。所谓“模式”，可以理解为按一定的可参照的样式建立起来的某种结构和体系，其具有特定的、典型的或规范的定义，并概括成为普遍化并具有本质意义的概念。因此，“医学模式”就是对于人类疾病和健康总体特征与过程本质的概括；是在一定社会历史时期内医学研究的对象、方法和范围的总和，反映着这一时期医学发展的基本观点、体系结构和框架、医学思维方式和发展规范。

医学模式的确立与运用，至少具有以下3层重要意义：

1. 医学模式的引入，是医学科学自觉地（必然地）运用哲学思维指导的重要反映。任何能够被真正地称为科学的模式，其中必然贯穿着科学的哲学思想，如此才能在一定的时代条件下符合客观正确的科学发展规律。西医学模式就是在辩证唯物主义科学观指导下医学科学深入研究发展并与之结合的产物。

2. 研究、学习和运用医学模式的理论观点，可以引导医务工作者从总体观察医学与评价医学，以便及时发现和纠正医学科学总体上出现的偏差，使医学科学能沿着正确的方向发展。

3. 医学模式的确立，在反映医学科学总体特征的同时，直接影响着人们对疾病与健康状态的认识和处理医学研究对象的思维方式。在医学模式指导下形成的思维方式，是医务工作者思维和行为的出发点。因此，医学模式具有指导医学方法论的作用，可以指导并规范诊疗思维与医学行为。

二、西医学的医学模式和方法

医学模式方法既然是社会文化的产物，其形式和价值便总是带有某种自然观和社会文化的背景，本身就是一个发展变化着的概念。因此，西医学在漫长的历史长河中，随着医学自然观和社会文化的变化，其医学模式的发展经历了若干个阶段的变迁。

（一）西方近代医学以前的医学模式方法

在自然科学知识极端贫乏的远古时期，健康与疾病被完全归于神灵的作用，基本上是通过求神符咒、祈福消灾的方法治病，其他治疗均不得超越“神灵的主宰”——这是神灵主义医学模式。

公元前7世纪～公元1世纪的古希腊医学和古罗马医学，借助西方古代经典自然哲学的概念、原则和方法，用臆想的联系来补充缺少的知识。根据古希腊哲学家恩培多克勒（Empedocles）提出的“四根（四元素）学说”，古希腊时期的西方“医学之父”希波克拉底提出人体内存在与四元素对应的黏液、血液、黄胆汁、黑胆汁4种液质，并以这4种液质的数量构成比例来解释人的性格、气质、体质和疾病；强调疾病发生变化是体液的腐败变质，治疗的着眼点就是排除这些不好的体液；同时提倡通过调节饮食和调整生活方式恢复健康的自愈理论。古希腊著名哲学家亚里士多德（Aristoteles）认为人体内有3种灵气，即主形体营养的生长灵气、主功能的感觉灵气和主理性思维活动的理性灵气。据此，古罗马著名医学家盖仑从“灵气论”出发，将人体内的“灵气”分属于消化、呼吸和神经解剖系统中。希波克拉底和盖仑的学说常常根据自然哲学观点引申，并依据哲学信仰来理解人体和疾病的现象——这是当时医学科学的自然哲学模式。

公元5～14世纪，西方的中世纪医学处于僧侣的神学禁锢之下。原来重视解剖、生理的盖仑医学被当时的欧洲经院哲学加以歪曲以证实教会的教义，盖仑医学被蒙上了神学色彩而长期被宗教医学所利用。医学科学精神受宗教教义的桎梏；在学术上进行繁琐的神学论证与逻辑辩论，并严格反对“异端”。不断地祈祷和行“按手礼”成为僧侣“医生”治病的主要方式；死亡被归于魔鬼，治愈则归为“圣迹”。因此，“向主祷告”成为当时僧侣治病和患者却病的一条准则——这是充满宗教神学色彩的唯心的僧侣医学模式。在这一反科学的医学模式下，医学发生大倒退，使西方医学文明在漫长的黑暗中几乎完全窒息。

15～16世纪欧洲文艺复兴时期，西方医学得以摆脱神权，在批判盖仑医学的基础上，开始接受“用实验方法研究自然”的观点。但由于16世纪机械运动和力学研究取得巨大成就，英国哲学家霍布斯创立了欧洲近代哲学史上第一个机械唯物主义体系。在当时机械唯物论哲学思想的影响下，把人体生命活动类析为机械运动，认为“生命不过是由内部关键部件发动起来的胶体运动”，“心脏是发条，神经是游丝，关节是齿轮”，至于思维也是计算；完全以机械力学原理来解释人体构造、生理及思维活动；并认为疾病是“人体机器”发生故障，保护健康就是类同于维护机器——这是机械论医学模式。

上述医学模式的演变，反映了西方医学从古希腊希波克拉底医学到近代医学以前两千多年医学发展的轨迹和总体特征。

（二）西医近代到西医学模式方法

1. 生物医学模式的确立

近代医学是西医科学步入实验科学发展轨道之后开始的。17世纪以来，在唯物史观的有力推动下，西医学的发展进入“实验医学”阶段；通过实验研究和吸收现代科学发明与技术成果，在生物医学科学领域取得了长足的进步。近代医学以人体解剖、科学实验、临床观察3大手段作为主要研究方法，经历3个世纪的发展历程，西方医学已逐渐形成包括解剖学、生理学、组织学、胚胎学、病理学、生物化学、微生物学、医学遗传学等较为完整的生物医学体系；并在20世纪初开始由近代医学向西医学阶段转化。

近代西医学乃至现代西医学是建立在生物科学基础之上，十分强调生物科学对医学的重要意义。其认为人的疾病状态都必然在生物机体的器官、组织、细胞或分子水平找到可以观察、检测和量化的形态结构与功能的改变，因而通过纠正机体内的不正常改变就可以使患者康复。这种立足于生物科学基础上的医学研究模式方法，就是“生物医学模式”，它是西医学近代发展的核心标志。生物医学模式的确立，有力地推动了医学科学的进步，尤其是确定生物致病因素、消毒灭菌技术在医学实践中的应用，促进了西医外科学的飞速发展和高效率的传染病防治，为人类的健康事业做出了巨大的贡献。

2. 医学模式的转变——西医学模式的确立及其意义

人类疾病谱的改变给医学界带来了关于医学模式的反思。自20世纪中叶以来，威胁人类健康的主要疾病已由病原微生物致病的传染病转变为非生物原的疾病，心脑血管病和恶性肿瘤发病率与病死率普遍上升；多因素影响引起的慢性疾病呈逐渐增加的趋势。这些以非生物病原致病为主的疾病，其发生发展规律和临床防治观念已不能完全符合原有的生物医学模式，而心理、社会因素及人们的生活方式和饮食结构的改变等日益明显地改变了人们的健康状况，并在现代人多发病的发病率和病死率的比重中显得越来越重要。此外，在社会文明发展、人类对医疗卫生服务的需求日益提高的情况下，人们已并不满足于治病与康复，而普遍要求养生保健、益寿延年。人们对“健康”的概念亦有了更深的理解，更加关注自己的生活质量，需要及时发现自己可能存在的亚健康状态，并及时地平衡自己的心理状态。因此，随着医学研究与医疗保健服务的体系结构、思维方式和应对策略的转变，就必然要调整医学模式，充分反映心理因素和社会因素与生物医学的辩证关系。于是西医学模式便提出了“生物-心理-社会医学模式”的新概念。

从生物医学模式向现代的生物-心理-社会医学模式转变，并非绝对地取代生物医学模式，而是在生物医学模式的基础上强调生物形体以外的心理、社会诸因素的作用，恢复心理、社会因素在医学科学研究中应有的位置，从实质上讲，这是生命科学领域认识论的科学性回归。西医学模式并不否定原有的生物医学模式的另一个论点是：在注意心理、社会因素时，仍必须把生物因素作为研究生命活动和疾病的基础。无论是情绪和心理活动或社会环境的影响，最终都以影响机体脏器结构功能而引起疾病。因此，医学科学研究与实践一点也不能降低生物医学研究的作用。

西医学模式的确立对医学科学发展起着巨大的促进作用。相对地局限于人体内器官组织细胞研究的生物医学模式本质上是微观的，而心理-社会-生物医学模式则是中观或宏观的。因此，西医学模式对医学科学的发展作用可体现在以下几个方面：

在医学研究方面，规定了医学科学必须向微观和宏观两个方面发展。一方面，在人体内部开展有关结构与功能的研究，直至在分子、基因水平上更精细更完善的生物科学研究；另一方面，又要研究心理因素的产生、发展和心身相互作用的规律，研究心因疾病的社会本质，研究社会、政治、经济、文化环境对医学和疾病的影响等。

在医疗卫生服务方面，为临床医学诊疗实践提供了方法总则和思维模式。联系患者的社会背景、心理特征对患者进行全面分析、评估并制定出包括心理治疗和社会治疗在内的综合治疗方案；重视慢性病的防治，开展健康咨询和医学科普教育，改变人们的不良行为和生活方式等。

此外，西医学模式对医学教育提出了更高的要求，使医学生的培养能适应西医学模式要求，向社会输送合格的医学人才。

三、中医学的医学模式和方法

中医学在我国古代人民追求身心健康和同疾病做斗争的长期实践中，逐步建立和发展着自己独特的理论体系和实践体系。中医学全部理论和实践的根本出发点，就是把“人”作为研究对象的主体。但中医视角中的“人”不是孤立存在的单一的生物人，而是认为人的健康与疾病及人的生、长、壮、老、已整个生命活动过程都是处于“天人相应”的主客观环境之中。“天人相应”成为贯通整个中医学理论与临床的最核心、最根本的思想和纲领，并以此逐步形成中医学的传统模式。

（一）中医学传统模式的内涵

中医的传统模式是以“天人相应”为纲领，以天人、藏象、心神为三大系统，以阴阳五行气化为基本思维方法，以辨证论治为防治体系核心的中医学“整体辨证医学模式”或“整体系统－恒动辨证医学模式”。这一中医科学模式深刻反映着自然界和人、健康和疾病的客观规律，其具有十分丰富的科学内涵。

1. 中医学的整体系统

中医学的整体系统是建立在天人、藏象、心神三大系统基础上的复杂有序并有很高适应性的整体系统。

（1）*天人系统*　中医学研究的根本问题是人和大自然关系中人的健康和疾病的规律，在从整体上把握这些规律时，把自然界（天地）看成一个大系统，人体是小系统，天地和人处于一个相应的系统中。首先，天人系统的主体是人，“人以天地之气生，四时之法成”（《素问・宝命全形论》），人的生、长、壮、老、已要适应生生化化的大自然。其次，在天人系统中存在着天人交感、渗透关系。四时气候、昼夜晨昏、风雨寒热晦明、地区方域等自然界的状态可以对人体交感产生影响。第三，天人系统模式贯穿于中医基本理论和临床实践中，构成中医医理和治则治法之临床思维要素，如“天气通于肺”“肺主秋，手太阴、阳明主治，其日庚辛”（《素问・脏气法时论》）。

（2）*藏象系统*　藏象经络系统是人体内中医整体系统模式的重要基础。在这个系统中，五脏六腑、奇恒之府、精神气血津液和经络各按不同类别而相互区分，各有其生理功能和病理变化；同时又紧密联系、相互渗透，使人体小系统稳定协调并与外界息息相通，成为具有高度适应性的生命活动的有机整体。“以类相从”是藏象系统存在的规律。“类”就是脏腑经络及其所属各子系统按功能单位划分的类别，因此中医的脏腑并不是严格的解剖结构单位，而是指代某一小系统的功能单位。“从”就是同类功能单位（系统）内部的一致性即相从性。“以类相从”就是同一系统具有相从的共同功能特征，并按一定的规律或方式产生生理病理变化；不同类的各系统互相联系和影响。

（3）心神系统 人体不仅有一个物质的生物学的藏象系统，而且同时存在一个属于精神情志、心理活动的心神系统。人之所以能“提挈天地”“把握阴阳”，成为“天人关系”中的主体，就是因为人有独特的心神系统以“独立守神”“积精全神”。心神系统与藏象系统是不可分割的，脏为神之舍，神为脏之所藏。如《灵枢·本神》中所记述的“心藏脉舍神”“肝藏血舍魂”“脾藏营舍意”“肺藏气舍魄”“肾藏精舍志”，这是藏象与心神两大系统有机统一、“形神合一”的简明模式。中医学心神系统模式逐步形成了中医心理学，其中包括一整套心理病因、心理病机、心理诊断、心理防治疾病和养生康复等医学学术思想，较深刻地揭示了医学心理的一些重要规律。中医的心神系统模式和中医心理学理论对中医医疗实践具有十分重要的指导意义。一方面，“神”以气血津液为物质基础，如血盛则神旺，血虚则神疲，血尽则神亡；另一方面，“神”又对气血运行、津液的气化等功能起主导作用，如神旺则血流和畅，神恐则血气不升而·白，神怒则血气逆乱而面色红赤或血溢络伤而吐血等。

2. 阴阳－五行－气化是中医学的基本理论思维

中医学模式“天人相应”纲领首先是运用阴阳五行与气化这些基本理论思维概括起来的。阴阳是用以概括事物普遍属性的一种基本概念，是用以分析事物普遍联系的基本方法；五行是阴阳的逻辑发展和补充。在中医整体系统的各个方面都突出地表现出阴阳五行基本思维的纲领性作用，并贯穿于人体藏象－心神系统的生理、病理、心理现象及其复杂变化之中。人体的生活是精（阴）、气（阳）、神（功能外象）正常作用的结果——“阴平阳秘，精神乃治”；阴阳失调，偏盛偏衰，则为疾病，甚至危及生命——“阴阳离决，精气乃绝”。“气化”是指自然界“六气”的变化，在“天人相应”的系统中，是指人的生命活动都是在自然界“六气”变化的基础上变化着的。生命现象的产生是六气正常变化的结果；自然界六气的变化偏胜，将受其他相反的“气”的制约而达到平衡，人体效法自然的自稳调节机制来稳定自身生理平衡，如果失调便为病理过程。不同的气候变化可导致人体不同的疾病表现；六气的转化可用以说明人体病理的转变。“无器不有”的升降出入是生命活动气化运动的表现形式；“气聚成形，形散为气”的气化过程是生命物质与功能变化的过程等。因此中医学以“气化”理论为指导，从“气化”的角度出发来研究人体生理、病理现象，指导疾病的诊断、治疗与预防。

3. 整体恒动观指导下的辨证论治体系

中医学的整体恒动观体现在“天人相应”纲领下的各个方面。中医学认为，天地万物、四时六气都处于不间断的运动变化之中。《素问·六微旨大论》曰：“不生不化，静之期也。出入废则神机化灭，升降息则气立孤危。故非出入则无以生长壮老已，无升降则无以生长化收藏。”中医恒动观明确指出人体生命活动始终处于不断改变着的运动状态之中，因此中医学是以整体恒动的观点来观察、分析人体的健康与疾病的状态。中医的辨证论治是在整体恒动观指导下的具有“中医学的灵魂”意义的临床方法体系。“证”是在疾病状态下反映疾病某阶段病理本质的证候的综合，是对疾病过程一定阶段病因、病性、病位、病势所做的概括。中医的证并非固定不变，而是随着病程推移、病情进展而变化着，包括病性向矛盾对方的“转化”和病情循病势发展的“传变”。在整体恒动观指导下，针对疾病过程不同质的矛盾用不同的方法去解决是辨证论治的精神实质。

中医学关于人健康与疾病的医学模式，是天人系统中藏象、心神系统的有机统一。中医学理论中的“天人一体”“形神一体”和“天道与人事一体”，在上述中医学传统模式中得到深刻的体现；把人体健康与疾病同气候、地理、心理、社会、体质、气质、神气等综合起来作为辨证施治和摄生防病的依据。这都反映了中医学具有整体观和辩证观的两大特色和优势。

（二）中医学传统模式的现实意义

中医学传统的理论体系及其医学模式从本质上看是科学的。其科学性表现在中医学模式的科学基础的高度牢固性、科学内涵的高度可容性和系统理论形式的高度适应性上，决定了中医学传统模式在历史上的稳定性及其在将来继续保存的可能性。

中医学的科学模式突出了人和自然的密切关系，重视人与社会的密切联系，它强调在天人系统中作为主体的人，除了具有生物人的藏象经络系统外，还具有复杂的心理体验并与社会紧密相关；在防治体系的理论方法中，更强调天道与人事相结合的基本防治原则。所谓“人事”是指饮食起居、贵贱贫富、社会地位、社会生活、社会关系的变化给人体健康与疾病带来的深刻影响。在防治疾病的时候，必须把这种社会因素同“天地之道”的自然规律、人体藏象心神活动的生物科学规律紧密地结合起来，贯穿在摄生防病和辨证论治临床过程之中。因此，中医学“整体辨证医学模式”与西医学“生物－心理－社会医学模式”在观念与价值上都具有同一性，中医的科学模式不仅与西医学模式是合拍的，而且还将为西医学科学的发展提供有益的借鉴。

四、中、西医学的比较和中西医结合的可能性

中、西医学属于两种医学体系，都经历了两千多年的发展历程。中医学文明源于东方中国文化，西医学文明源于西方欧洲文化，尽管研究对象具有同一性，但由于地域与历史背景不同，其认识与思维方式也截然不同。有人评价中医学精于穷理而拙于格物，信理太过而涉于虚；西医学长于格物而短于穷理，逐物太过则涉于固。这是针对中、西医学认识论与思维方法的优势与不足而立论的。

从上面中、西医学模式方法的分析可以看出，两种医学各自有自己的优势与不足，简约列表比较如下（表2－1）：

表 2-1　中西医学优势与不足的比较

	西医学	中医学
特点优势	①医学立论以实验结果为主要依据，理论严谨，概念明确；②诊断规范，疗效确切，可重复性强；③体系开放，与现代自然科学同步发展；④其科学形式和思维方法易为现代人接受	①具备现代"三论"先进科学思想的整体恒动观，三因制宜的辨证论治临床思维与防治方法更符合现代生物-心理-社会医学模式；②中药方剂和平低毒和中医治疗相对的简便廉验，更易为现代人接受；③中医的摄生防病更符合现代人的养生保健模式
缺点不足	①偏重局部研究，过分依赖定量检测，对复杂的生命现象的整体认识不足；②从总体上仍偏重于生物医学，尚未真正完成医学模式的现代转变；③医源性、药源性疾病日益增多；④医疗费用及医疗保险费用越来越昂贵	①受传统文化羁绊，学科的现代科学基础薄弱；②理论概念较抽象（哲理性强而精确性低，思辨性强而难以证实或证伪），缺乏当代医学界可以接受的评价方法和技术标准，经验主导，临床疗效可重复性低，方法传统古朴而稳定，较难接受现代科技的成果，从而技术手段落后，其现代科技含量较低，不利于学术创新发展
现实要求	人们在迫切寻求"替代医学"	迫切需要"中医现代化"

从表 2-1 看出，中、西医两种医学都不是完整意义上的西医学，由于认识基础和说理方法不同，各自独立发展，在弘扬自己优势的同时，亦显现出各自的缺陷和不足。通过比较研究，我们不难发现，中、西医学的不足正好是对方的优势所在，彼此完全可以优势互补，取彼之长克己之短。例如关于机体"内稳态平衡"是中、西医学都承认的生理学概念，都认同健康机体生命活动过程对立统一性的维持，即动态生理平衡；疾病是这种稳态的破坏。但中、西医的认识方法和处理原则则不一样。西医学通过分析还原方法积累关于内稳态的实证资料，深入到组织细胞乃至分子基因水平，细致准确地掌握发病环节；其恢复内稳态的方法常是有高度针对性的单一治疗方法。如机体缺什么就补充给予相应的替代物的"替代疗法"（如用激素替代治疗），为"过亢"一方提供拮抗药的拮抗疗法（如用 H_2 受体拮抗药治疗胃酸过多），这些疗法都以能迅速恢复稳态平衡的疗效见长，但长期应用则会带来严重的不良后果。中医学根据自己"治病必求于本""本于阴阳""阴平阳秘，精神乃治"的阴阳平衡理论，通过调动或调整机体内固有的适应机制或内生生理物质的激发机制，使机体逐渐恢复正常稳态，如"壮水之主以制阳光，益火之源以消阴翳""补气以生血"等。这是中医的"调动疗法"，尽管其疗效不及西医替代疗法之立竿见影，却从本质上产生较稳定的疗效，并且可以避免或减少替代方法或拮抗药使用的毒副作用。可见，在调整机体内稳态的方法上，中、西医完全可以优势互补、临床互用。中、西医具有研究对象和应用目的与效果的同一性。两者都是以人体为研究对象，都必须回答关于人体生理功能、病理变化和愈病康复的所有医学问题；其最终效果又都必须实现保健和治愈疾病的目的。中、西医都是通过使用药物和其他理、化、生物治疗方法在人体内发生作用，而人体组织细胞、器官对外加作用的反

应过程又必然是相同的。中、西医学无论其医学思想、方法、手段如何不同，但两者都可以在临床实践中得到统一，这是中、西医能够结合的大前提。关键是医师对反应信息收集的方法、对人体现象的解释说明方法、回答医学问题的语言形式方法不同，导致了中、西医学之间的鸿沟。但我们已经看到，在这两种医学体系相对立而存在、相比较而发展的过程中，彼此都在演变着，不断完善自己。作为凭借实验方法而崛起的西医学，在医学模式的转变中其研究与实践方法正在发生着深刻的变化：从注重观察个别因素对机体某一局部效应的认识方法，逐步转变为分析与综合相结合的研究方法（如关于“神经－内分泌－免疫网络系统”的研究，与中医学的“肾－命门学说”已具不谋而合的趋势）；由主要是静态观察的研究方法逐步转变为重视静态与动态相结合的研究方法（如离体实验发展为活体实验整体观察；在疾病的诊断与治疗上更有利于辨病与辨证相结合）；由注重向微观层次进行深入细微的还原研究，逐步转变为同时向微观与宏观领域双向深入发展，更有利于促进西医研究人员考察、借鉴中医学的宏观认识方法，共同促进医学模式的现代转变。多学科渗透和新技术的应用，对相关性最明显的中、西医学的彼此渗透必然带来契机与希望。同样，作为在经验与思辨中稳定发展着的中医学，也正在卸下“传统”的包袱，克服自身方法学上的缺陷，在上述3个“相结合”上不断完善自己的理论方法体系和临床实践体系，从而使中医现代化、西医现代化与中西医结合三者的关系得以和谐地体现；中西医结合在中、西医并存发展的历史环境中，已经成为医学科学发展的必然。

第三章 中西医结合概念和发展态势

一、中西医结合概念的内涵与外延

概念是反映对象本质属性的思维形式。中国中西医结合研究会章程对“中西医结合”概念的界定是：“运用现代科学（包括西医学）理论知识和方法，加强中、西医结合的研究，继承发掘祖国医学遗产，取中、西医药之长，融会贯通，促进医学科学的繁荣与进步。”“中西医结合”就是“把中医中药的知识和西医西药的知识结合起来”，即把中西医药相互融合、合并、合一、统一，从而创造我国的新医药学。“结合”指在承认不同事物之矛盾、差异的前提下，把彼此不同的事物统一于一个相互依存的和合体中，并在不同事物的和合过程中吸取各个事物的长处，克服其短处，取长补短，把不同但又相关的事物有机地合为一体，并使之达到最佳组合，融会贯通，由此促使新事物的产生，推动事物的不断发展。正因为中国同时存在两种不同理论体系和方法的中、西医药学，才出现了从“中西医汇通”探索到中西医结合研究乃至中西医结合医学的逐步产生。所以，中西医结合并不否认中西医之间的差异、区别和矛盾，它恰恰是建立在中西医学之不相同，但彼此又有密切联系的不可分离关系及互补关系基础上的“和而不同”或“不同而和”，即承认差异和不同，这样才能通过互济互补，达到统一和谐。中西医结合的过程，也就是两种医学矛盾斗争和融合统一的过程，绝不是同类项的相加或简单合并。然而，最终实现中西医结合的过程，是一个长期、艰巨、复杂，有时甚至是“痛苦”的过程。因为中西医学在其产生、发展、研究历程、研究方法、概念术语、理论体系等方面有着明显差异。同时，长期以来，人们把中西医学予以分割，使得中西医的结合、融合、统一、集成更加艰巨。另外，还必须认识到，中西医结合如同任何新生事物的产生和发展一样，必然有一个由点到面，由简单到复杂，由表及里，由临床实践到系统理论，由中西医互相合作到中西医学的有机结合，由幼稚到成熟，由初级到高级的循序渐进、不断深入、逐步发展的过程。中西医结合的结果（或目标），是创造中国统一的新医药学（目前称为“中西医结合医学”）。综合中、西医学的理论与实践经验，通过研究与实践的努力，创造中、西医学有机结合的新理论和新方法，是“中西医结合”的基本内涵。

所谓概念明确，不仅要内涵明确，外延也要明确。只有明确“中西医结合”概念的内涵和外延，才能准确理解和使用之。概念的外延是指具有概念所反映的本质属性的对象是哪些，即概念的适用范围或概念所反映的具体事物。“中西医结合”这一概念不仅如前所述，其内涵明确，而且能外延化，明确地反映具有“中西医结合”本质属性或特征的具体事物，有明确的适用范围。

1. “中西医结合学科”

它是经过近半个世纪的中西医结合研究，逐步形成且不断发展的、属于同一学科门类的中、西医药学之间互相交叉、渗透及综合而形成的交叉学科或综合学科。

标志着“中西医结合学科”形成的诸要素包括：

（1）建立了人才培养基地。已创办中西医结合学院，有40多所高等医学院校（包括中医药大学或学院）创办中西医结合系或专业，并编写出版中西医结合临床医学专业系列教材，培养中西医结合人才的保障体系已经构建。

（2）建立了临床实践基地。从1982年开始，经各级政府批准，创办了中西医结合医院等医疗机构，并正式列入国务院批准的《医疗机构管理条例》，成为法定的一种医疗机构类型。

（3）建立了科研基地。经各级政府批准，成立了中西医结合研究所等中西医结合科研机构，目前全国各省、市、自治区及高等医学院校成立的中西医结合研究所约30所。

（4）有独立的学术团体。经原卫生部及中国科学技术协会批准、在民政部依法注册成立的中国中西医结合学会，以及各省、市、自治区依法注册成立的中西医结合学会，已有30多年历史。全国的中西医结合学会会员超过8万人，形成了一支较为稳定的中西医结合科技队伍。仅中国中西医结合学会每年就召开近百个国内或国际学术会议，不断推动中西医结合学术交流与发展。

（5）已创办《中国中西医结合杂志》《中国中西医结合外科杂志》《中国中西医结合急救杂志》《中国中西医结合消化病杂志》等学术期刊。

（6）已出版发行《中西医结合医学》《实用中西医结合内科学》《实用中西医结合外科学》《实用中西医结合妇产科学》《实用中西医结合儿科学》《实用中西医结合神经病学》《中西医结合男科学》《中西医结合消化病学》等不同学科的医学专著。

（7）原人事部、原卫生部、国家中医药管理局制定的有关执业医师、助理执业医师考试制度及技术职务考试制度等均设置了中西医结合系列。

（8）教育部、国家中医药管理局均设置有中西医结合重点学科，中西医结合亦列入“双一流”建设学科，中国中西医结合学会及各省、自治区、直辖市成立了各学科专业委员会，设有主任委员、副主任委员、委员，形成各学科的学术带头人。著名中西医结合专家屠呦呦研究员获诺贝尔奖，陈可冀教授和沈自尹教授成为中国科学院院士，吴咸中教授、李连达教授、陈香美教授等成为中国工程院院士。

这些都标志着“中西医结合医学”已形成了相对独立的知识体系，有自成体系的临床、科研、教学基地和科技队伍。在我国已成为一门新兴的医学学科。

2. “中西医结合医学”

如前所述，“中西医结合医学”在中国已被确立和设置为一门独立学科。根据我国中西医结合医学研究的进展，以及构成一门学科概念的三要素——科学理论、研究方法及研究对象或研究任务，可将其定义为“中西医结合医学是综合运用中、西医药学理论与方法，以及在中、西医药学互相交叉综合运用中产生的新理论、新方法，研究人体系统结构与功能、人体系统与环境系统（自然与社会）的关系等，探索并解决人类健康、疾病及生命问题的科学”。“中西医结合医学”继续划分，又分为“中西医结合临床医学”“中西医结合基础医学”“中西医结合预防医学”“中西医结合康复医学”“中西医结合护理学”等；再进一步划分，其中如“中西医结合临床医学”目前又划分出“中西医结合内科学”“中西医结合外科学”“中西医结合妇产科学”“中西医结合急诊医学”“中西医结合眼科学”“中西医结合耳鼻咽喉科学”“中西医结合皮肤性病学”“中西医结合精神病学”等；继续划分下去，如“中西医结合内科学”又划分出“中西医结合心血管病学”“中西医结合消化病学”“中西医结合神经病学”……这些学科不仅出版发行了相应的中西医结合专著，而且编写出版了相应的教材。这标志着中西医结合医学知识更加系统化、体系化。中西医结合又是反映我国医学科学各个领域发展的形式、途径和方法的具有原创性的思维形式，它反映着医学科学发展的先进的、前瞻的思想与观念。这是中西医结合概念的外延。概念的外延并不是静止不变的，中西医结合的思维形式随着社会历史发展、人类认识层次的提高、医学认识领域的深化而变化、发展着。中西医结合是建立在中医药学与西医药学不断发展的基础上的结合，只有不断促进中医药理论与实践的现代化发展，才能不断促进中西医结合，中西医结合医学、中医药学和西医药学三者才能相互依存，相互促进，共同发展。

（一）中西医结合是发展着的概念

16 世纪末到 19 世纪中叶，由于欧洲文艺复兴后西方实验医学快速发展，西学东渐，在中国开始了中西医结合的萌芽。19 世纪中叶以后的百年间，以中西医汇通学派的形成为标志，是东西方医学汇通互参的阶段。唐宗海的汇通是“保存中说，西说为证”，用西医解剖生理知识印证中医理论；张锡纯主张“衷中参西”，求两种医药和衷共济；恽铁樵的观点是“阐发古义，融汇新知，以改良中医”；陆彭年提倡“中医科学化”。这时期的所谓“汇通”主要是中西医结合初始时期中、西医学术的原始沟通。20 世纪 30 年代，毛泽东同志首先提出中西医结合的概念。在延安杨家岭他肯定了中西医各有所长，只有团结才能求得医学进步的观点，并对精通中医的李鼎铭先生说：“以后中西医一定要结合起来。”这是根据中国的国情、民情和中、西医并存的实际情况提出的高瞻远瞩的科学论断。此时期的中西医结合主要是实行中、西医两法治病。毛泽东同志一贯主张“中西医结合发展中国新医学”，中西医结合成为他的医学科学观的重要组成部分。我国政府一贯提倡在医学科学发展及卫生工作中“要坚持中西医结合方针”，就是毛泽东医学科学观的体现和继续。中华人民共和国成立后，党和政府制定了包括“团结中西医”的卫生工作方针和“系统学习，全面掌握，整理提高”的西学中战略方针，组织和扩大中西医结合队伍，并依靠这支队伍开展中西医结合的广泛实践与理论研究。目前正处于中西医结合教育的高层次定位发展的阶段，中西医结合主要形式是中、西医兼容，逐步补充、渗透、融合；逐步向理论体系构筑和临床有机结合的方向发展。

由此可见，中西医结合在不同的历史时期有着不同的含义。因此，“中西医结合”应该是一个不断发展着的、由低层次结合向高层次结合的一个历史过程。这个过程是多层次、分阶段逐步深化的。它大抵经历了并且将要经历着以下的发展过程：衷中参西→中西兼容→优势互补、临床互用→在实践中寻求并逐步扩大结合点→理论阐释和新理论概念的形成→构建中西医结合理论体系→在理论指导下的结合医学实践→理论深化，中西医融贯结合→新医药学的创立。

1980 年 3 月全国中医和中西医结合工作会议指出：“中西医结合是一个从初级到高级、从量变到质变的不断发展的过程。在这个过程中，有初级的结合、中级的结合，也会在这个基础上出现高级的结合，主要是基础理论的结合。我们这样不断地结合，努力奋斗下去，就会逐步发展形成我国的新医药学。”认识到“中西医结合是发展概念”是异常重要的，它向人们提示：必须历史地、辩证地看待现阶段中西医结合的兼容互用和艰难的结合点探索，不可对初级阶段的中西医结合形式、方法求全责备，超越客观时空条件而强求中西医在高层次上的有机结合。事实上，假如没有现阶段的初级结合和中西医兼容教育，也不可能达到理论体系融通、临床有机结合的高级结合阶段。

（二）中西医结合有不同的概念形式

中西医结合既然是一种反映医学科学向结合医学发展的思维形式，那么从不同的角度都可以提出并使用中西医结合的概念。

1. 中西医结合的策略概念

这反映在我国医学卫生工作发展的方针、政策上。1996 年年底党中央国务院召开的全国卫生工作会议将“中西医并重、发展中医药”列入“九五”计划和 2010 年远景目标，作为重大战略任务写入了《中共中央国务院关于卫生改革与发展的决定》，明确提出：“中西医要加强团结，互相学习，取长补短，共同提高，促进中西医结合。”

2. 中西医结合的实践概念

中西医结合的思维形式和方法是从实践开始，在实践中发展深化，最终仍以临床实践为归宿的。因此，中西医结合是在中、西医学兼容汇通的基础上，中西医工作者相互合作，中西医学术相互配合，中西医药互补互用，并存互彰，以提高临床效果为根本目的的实践过程。

3. 中西医结合的学术概念

中西医结合作为一门发展着的医学，是“综合中医药学与现代医药学的理论方法，以及在中西医结合研究中不断创造的中西医结合理论方法，研究人体结构与功能、人体与环境（自然与社会）的关系等，探索并解决人类健康、疾病及生命问题的一门医学。”（陈士奎）其学术范畴有两种并非类同的观点：其一，认为中西医结合是中、西医学交叉发展，加上其他现代自然科学的渗透促进，而逐渐形成的新兴医学、边缘科学（边缘学科说）。其二，认为中西医结合是用现代科学技术方法研究、丰富和发展中医药学，形成一个具有现代自然科学属性的新的中医药学科体系（新中医学体系说）。数十年来，用现代学科方法整理中医学文化遗产的工作大体上有 4 种类型：①用中医和西医理论与方法，结合临床，对某些疾病过程开展综合性研究，进行学术交流；②用生理学等现代基础医学理论与方法研究中医学术，进而推动中西医结合基础医学的发展；③在中西医结合防治疾病的过程中，系统整理临床经验，总结中西医结合的临床规律和防治方法；④用现代科技方法从物理学、化学等方面对中医学进行综合研究，以丰富和发展医学科学的内涵。在上述研究过程中逐渐产生新的理论概念，为新的临床医学体系奠定基础。

4. 中西医结合的体系范畴概念

中西医结合的思维形式反映于医学体系的各个领域范畴，构成一个相当完整的中西医结合的体系（体系范畴说）。包括临床诊疗体系（诊断、治疗、预防、护理、养生、康复等）的中西医结合、科学研究体系（基础理论研究、临床与药学研究及其实验研究）的中西医结合、人才培养体系（西学中、中学西、全日制高等医学教育各层次中西医结合专业）的中西医结合，以及中西医结合的医学组织结构体系（中西医结合的人员群体、教学医疗科研机构、学术团体等）。这是一个崭新的、尚在发育中、还未成熟的体系，但又是有着无限生命力的体系。

二、中西医结合与中医现代化的区别与联系

（一）中医现代化及其指导思想与目标

根据科技部和国家中医药管理局联合开展的“中医现代化科技发展战略研究”的研究报告，“中医现代化”是“按照中医自身发展规律，满足时代发展的需求，充分利用现代科学技术，继承和发扬优势和特色，使中医学从理论到实践都产生新的变革与升华，成为具有当代科技水平的医学理论体系的发展过程”。可以看出，中医现代化的本质内涵首先是必须以中医药学自身的科学模式和发展规律为前提依据，其次是要充分利用现代科学技术成果（应该包括现代西医学的科学技术成果）来发展中医药学；结果是中医学理论和实践体系都应该在中医现代化进程中变革升华。实现中医现代化，继承中医药学的特色和优势是基础和起点；解决制约中医优势发挥的关键问题是发展的突破口；多学科参与和融合是推进中医现代化进程的首要条件；医与药互动发展是促进中医药现代化的根本途径；要面向科学前沿实现中医药学技术的跨越式发展。

中医现代化科技发展的战略目标是：通过10～15年的努力，基本建立起比较完善的中医现代诊疗体系、中医现代应用技术标准和评价体系、中医药现代研究体系、中西医结合重大疾病的防治体系、中医养生保健应用体系和能够充分利用现代基础信息设施的数字化信息体系，使中医药成为现代卫生领域不可缺少的生力军，使中医药的健康产业成为我国经济的支柱产业。

（二）中西医结合与中医现代化的关系

从上述关于中医现代化的概念和发展目标，可以清楚地看到中西医结合并不等同于中医现代化，但两者有着密切的联系。这种联系表现在3个方面：①中西医结合在相对

独立发展过程中，其某些研究成果构成了中医现代化的一个重要组成部分；②中西医结合的形式和方法是中医现代化的重要途径之一；③中西医结合的主体应侧重于“中体西用”，即在中医学理论体系的主导下，应用包括现代西医学在内的现代自然科学的手段与技术方法，促进中医学术发展，为中医现代化服务。

三、中西医结合发展态势分析

英国著名科技史学家李约瑟博士在研究世界科学文明史之后，发现并阐述了一条科学发展的基本规律——世界科学兴起律，即“一门科学的研究对象有机程度越高，它所涉及的现象的综合性越强，那么在欧洲文明与中国文明之间，它的超越点与融合点的时间间隔就越长”；并认为“越具有生物学特点的科学，其形成世界自然科学统一体（结合体）这一过程所需的时间就越长”。李约瑟认为，从近代东、西方文明发展史来看，沿着时间轴，每一门学科领域的发展轨迹几乎都可以找到彼此的超越点（西方科学文明超越中国古代文明的年代）；但经过一段时间后就会出现融合点（东西方文明在彼此发展的基础上形成结合体的年代）；两者的时间距（超融时距）与该学科研究对象的有机程度呈正相关（表3－1）。

表3－1　学科发展态势的比较

学科门类	超越点	融合点	超融时间
数学、物理学、天文学	1610年	1640年	30年
化学	1800年	1880年	80年
植物学	1700年～1780年	1880年	100～80年
人体医学	1870年～1900年	未至	未至

中医学和西医学都是人体医学，分别代表东西方的医学文明，其研究对象的同一性、认识思维方式的异化及彼此的演变与靠近已如前述。

根据世界科学兴起的规律及中、西医学发展结合的态势分析，人体医学的超融时距至少应在200年左右或更长时间；那么，中西医融合可能会在22世纪或更晚。因此，尽管中西医早期汇通尝试和近数十年来中西医结合的艰难摸索已有了相当的基础和巨大的成绩，但中、西医学还必然经历漫长的独立发展，在发展中彼此交流、渗透、互促、结合；中西医结合的真正实现还必须有数代志士仁人的艰苦努力。任何急功近利的人为结合，或企图（或担心）取代（或消灭）其中一方，或持中西医结合遥遥无期的渺茫论或否定论，都将是违背科学发展客观规律、不符合科学文明发展史的。

中、西医学需要结合，也必定能够结合。它遵循科学史律，由低级结合到高层结合，最终形成中西医结合科学体系，这是人类对医学科学的认识和实践由必然王国走向自由王国的过程，决不会因人们的主观意志而转移。1997年世界中西医结合大会指出：“中西医结合是在既有中医药又有西医药这样特殊的历史和现实条件下产生的；是在当代科学发展总趋势下，相邻科学彼此渗透、相互促进、补充融合的必然结果。中西医结合将随着中医学与西医学的发展而前进；同时中西医结合的发展也必将促进中医与西医的发展与提高。现在中西医结合已经成为继承发展中医药的重要途径，已经成为我国卫生工作的一大优势。”因此，中西医结合事业是大有可为的事业。

显然，通过广大中西医结合工作者60多年来的共同努力，中西医结合在人才队伍与机构建设、学术研究与事业管理等各方面都具备了一定的基础，因此我们完全有理由对中西医结合医学研究的前景充满信心和希望，它不仅会推动我国医学的发展，使其更快地全面走向国际，也一定会为世界医学的发展和全人类的健康做出新的贡献。

实际上，中西医结合医学已经具备了作为一门新的学科体系的基本条件，它集中、西医学两方面的理论与技术优势于一体，抛弃两种医学传统模式中的不合理部分，能够更好地发挥创造性思维在科研课题中的重大作用。一些资深的中西医结合专家和学者普遍认为，展望21世纪，中西医结合可望在新药开发、疑难危重病症的防治研究、戒毒研究、复方及其配伍作用原理与药物动力学、针刺治疗的进一步深入研究等方面取得较大的成果，并进一步为世界医学所接受和应用。

第四章　中西医结合研究与实践的指导性原则

原则是人们的行为所依据的法则或标准。中西医结合所要研究的问题可以说俯拾皆是，问题的研究是一种创造性思维过程，不存在固定的统一模式。但中西医结合研究有自己学科进步所追求的总体目标，这一总目标是三个方面的合取：一是中西医结合理论与经验事实的匹配，包括理论在解释和预言两个方面与经验事实的匹配，而这种匹配又包含了质和量两个方面的要求；二是中西医结合理论的统一性和逻辑简单性的要求；三是中西医结合医学在总体上的实用性。以这一总目标为依据，应当遵循一些基本的方法论原则。正确的原则能反映事物的客观规律。明确中西医结合研究与实践的指导原则，将会产生科学的思路与方法。在几十年中西医结合研究与实践所取得的成就的基础上，根据科学研究和医学实践的一般原则，将其归纳、概括和总结，我们认为从事中西医结合研究和开展中西医结合工作应遵循以下若干原则：

一、坚持一分为二的指导思想原则

医学理论的形成和发展与哲学方法论的关系十分密切。恩格斯在《自然辩证法》中说："不管自然科学家们采取什么样的态度，他们总还是在哲学的支配之下。"中西医结合研究的实践要自觉地运用辩证唯物主义的哲学思想作指导，这样才能排除形而上学和各种错误思想的干扰，揭示和发现真理，正确地认识客观世界，在科学的道路上避免或少走弯路。辩证唯物主义哲学是一个开放的体系，现代自然科学（包括医学）的一切成果都在不断地丰富和发展辩证唯物主义。而以辩证唯物主义思想和方法指导中西医结合研究的核心，是运用"一分为二"的观点，对中医和西医两种医学体系进行认真的分析，突显两者的特点，找出各自的优势所在，同时指出各自的缺点与不足，促进中、西医相互渗透、相互吸收，把两者的优点和精华，在辩证唯物论的指导下结合起来，以达到取长补短、优势互补的目的。

中医学有着数千年的临床实践，积累了极为丰富的经验，作为中国传统文化的重要组成部分，其理论体系博大精深，有着深厚的文化哲学底蕴。它的"天人相应""天人相谐"理论是机体一体化、机体与环境相统一的整体观念的体现。阴阳、五行、八纲、脏腑、经络、气血津液等学说都充满对立统一的朴素的辩证思维。体表与内脏、脏腑与五官、脏腑与脏腑之间密切相关、互相联系的思想，病因病理学中疾病发生发展的平衡调节观，临床治疗工作中辨证论治的原则，都有着极丰富的科学内容。中医药治疗一些慢性病、身心疾病、内分泌系统疾病、免疫系统疾病、心血管系统疾病、病毒性疾病、亚健康状态等的疗效优势，丰富多彩、简便廉验、崇尚自然、副作用较少的鲜明的个体化治疗方法，在预防与康复中所发挥的重要作用等，均能体现中医药这个伟大宝库的巨大生命力。

西医学的学术理论体系可以追溯到古希腊、古罗马时期。欧洲文艺复兴之前，西医的治疗学相对落后于中国传统医学。在欧洲文艺复兴后，从神学的桎梏下解放出来的西医学，借助实证研究发展为实验医学，并逐渐形成近现代西医学，发展速度十分迅猛，短短几百年内，很快成为世界的主流医学。西医学在其发展过程中，直接受自然科学的影响，积极主动地吸收近现代自然科学所取得的先进成果，运用其先进的技术和方法，丰富西医学的科学理论，不断提高诊疗水平，注重分析局部病理组织细胞的改变，重视实验科学和实证的逻辑方法，观察细微、准确，能充分运用现代仪器设备测定反映疾病病理改变和病变过程的理化指标，有客观的、精确的、定性定量的数据，为临床诊断和疗效评判提供可靠的依据。西医学对一些急性病、外科疾病、感染性疾病等有其卓越的疗效。

中、西医学体系迥异，各有优势，同时又都存在着一定的不足或缺点。中医学对疾病的认识和治疗缺乏精确的客观指标作依据，不可能做深入细致的客观分析，多以患者的主诉和医生的直观检查为依据，很难排除主观因素的影响，理论阐述也较为模糊。西医学由于受细胞学说、机械唯物论的影响，比较注重分析局部器质与功能的病变，较少注意机体的整体性和各部分之间的密切联系。

总而言之，中医学重功能关系而略于形态，重类比体悟而轻于实证，西医学则重形体结构而略于功能联系，重逻辑实证而短于顿悟思维。因此，中西医结合的研究与实践，必须坚持以辩证唯物主义思想作指导，从总体上对两个医学体系进行深刻了解，分析彼此的优势与不足，在具体环节上应权衡两者的利弊，取长补短，实现有机的结合。

二、坚持继承发扬的创新性原则

创新是当今时代的主题，创新是将新的观念和方法付诸实践，创造出与现存事物不同的新东西，从而改善现状。中西医结合医学是一门刚崛起的新学科，创新性应当是它最鲜明的特征和品格。

当然，创新与继承的关系是对立统一的。科学史上真正从零开始的科学家几乎是没有的，人们总是在不断地积累，总结已有的知识成果，同时在这个基础上又不断创新。继承并不是不加分析、百分之百地肯定，继承发扬包含了对传统理论批判地继承和辩证地扬弃的内容。继承不仅指对前人积累的科学知识的继承，而且包括对前人科学方法的继承。要充分利用科学知识、科技成果和研究方法上的累积性、继承性、连续性，在高起点继承的基础上进一步提高、突破、飞跃，实现中西医结合知识的创新。知识创新的结构主要由基础研究、应用研究和开发研究三部分组成。中西医结合基础研究的目的是不断探索生命科学的自然规律，追求新发现和发明，积累科学知识，创立新的学说。中西医结合应用研究则是要把理论知识和临床实践紧密联系起来，把理论发展到临床应用的形式，促进基础研究转化为临床实用技术，使中西医结合医学理论具备直接为人类生命健康服务的品性。开发研究是当代最为普通的一种科研活动形式，应用研究的成果，还只是技术上的成功，距临床实际应用尚有一定的距离，这就需要开发研究。然而基础研究、应用研究和开发研究这三者并非截然分立的，它们时常交织融汇，组成一个相互关联的系统。

中西医结合研究要立足于中医学的基本理论。整体观念与辨证论治既是中医学的基本特点，也是中医学的优势所在。中西医结合的重要任务之一，是要为中医现代化做出贡献。进行中西医结合的研究与实践，必须符合中医学的基本原理，不能以西医的标准与尺度作为“科学标准”，不要强以西医原理解释中医。不能丢失中医学的精髓，而应保持中医学的特点与优势，把整体观念和辨证论治体现于结合之中。不能一味分割人体，全赖实验与局部检测，完全走西医的道路。以往的中西医结合研究与实践证明，不坚持衷中原则，把中医西化，只能使中西医结合成为非驴非马，徒有形式，难成善果。

进行中西医结合的研究与实践，贵在创新，要勇于探索，敢于突破。中西医结合是实现中医现代化，使中医走向世界的重要途径。中西医结合科研工作者和临床实践者，不能因循守旧，唯古是尊，故步自封，而要能充分运用现代先进的科学理念、成果与方法，为我所用，形成、发展和完善中西医结合新的概念、理论和诊疗方法。唯有如此，才能实现毛泽东同志所希望的“出几个高明的理论家”“培养出中西结合的高级医生”。

但是，发扬创新必须正确处理继承与发扬之间的辩证关系。中医学是数千年临床经验与中国传统文化积淀下来的宝贵财富，是中华民族的瑰宝，有着极为丰富的临床经验，并有一整套独特的理论体系。从事中西医结合研究和实践，必须挖掘中医药学的精华，先做到“系统学习，全面接受”，这样才能“整理提高”。继承是中西医结合研究和实践不可缺少的第一步。没有认真的继承，发扬就缺乏基础，成为无源之水、无本之木。当然，继承也包括学习好现有的西医学的理论和临床成就。继承与发扬两者是统一的，不能互相代替，更不能绝对分割。“继承不泥古，发扬不离宗”，这是处理继承与发扬的关系时应遵循的准绳。习近平同志在 2016 年全国卫生与健康大会上强调，要把老祖宗留给我们的中医药宝库保护好、传承好、发展好，坚持古为今用，努力实现中医药健康养生文化的创造性转化、创新性发展，使之与现代健康理念相融相通，服务于人民健康。

中西医结合医学凸显出如下几个特征：一是古代优秀文化遗产与当代科技文化思潮、方法和手段的汇通；二是本土科学文化资源与外来先进文化观念的汇合；三是人文与科学技术的融汇。这三者密切相关，若能很好地兼顾，就有可能开辟医学理论和实践的新局面，产生推动生命科学发展的巨大成果。由此可见，中西医结合理论和实践的创新有着非常广阔的发展前景。

中西医结合创新的核心是研究内容、手段、方法的先进性。欲使研究具有先进性，首先必须有先进的科学构思。要充分了解同类研究的沿革与现状，分析其不足与缺陷，客观评价自己的科研条件与人员素质，确定研究范围与目标，设计优于已有研究的技术路线与方法；要从人体观、疾病观、病证诊断、治疗及疗效评价等方面，寻求优于中、西医方法的中西医结合的思路与方法。

三、强调医药实践检验的实践性原则

中医、西医、中西医结合临床是客观的实践活动，它是医学发展的基本检验尺度。实践是检验真理的唯一标准。在中西医结合研究过程中，必须遵循医疗实践检验的实践性原则。中西医结合是从实践经验开始的，所形成的理论与方法也必须在医学实践中接受检验从而得到确认和发展。

恩格斯指出："社会的需求往往比十所大学更能促进学科的发展。"纵观近百年医学科学的发展，大致有三个方面的重大突破：一是大多数传染病病因的阐明及其防治手段的改进；二是各种维生素缺乏病病因的揭示和防治方法的解决；三是分子生物学的成就和数以千计的分子病的发现。为什么在这三个方面会涌现出如此多的丰硕成果，主要是科学家们依据现实社会中临床医疗实践出现的大量问题而确立主攻方向的产物。历史事实和社会现实说明，不仅某些基础研究应该由临床来最终检验，重大的战略决策、颇有苗头的治疗方法、新药投产、诊断仪器等使用价值的评定，临床检验都是不可缺少的。还有包括西药在内的许多药物被淘汰，或意义被否定，也大多是依赖临床实践的结果，或临床运用效果不确定，或发现了严重的毒副作用，或得失权衡弊大于利。如此等等，都说明临床诊疗实践对于包括中西医结合在内的医学科学和医疗卫生事业是何等的重要。

临床、药物中西医结合研究，首先必须着眼于提高临床疗效，把研究成果转化为生产力。任何医学研究的理论成果，最后必须能够经受临床实践的检验，能够指导临床实践，提高临床疗效；否则，就是纸上谈兵，没有实用价值。诚如著名中西医结合专家危北海所言："唯提高疗效是正道。"临床疗效是硬道理，中西医结合研究的最终目的，无非是要博采中、西医之长，克服中、西医之弊，提高临床疗效。必须结合辨证与辨病的诊疗思维方法，研究总结各种疾病的诊治规律，研究一系列治疗方药，提高治病疗效。中西医结合学术发展的基础在于疗效。

中西医结合研究的实践，当然不仅是临床诊疗的实践，也应包括实验室研究，特别是探索规律与原理的中西医结合研究。科学实验越来越成为科学认识的重要源泉和发展动力，实验是形成和检验科学假说与理论的实践基础，要很好地把握实验的主动性、目的性、精确性、可重复性、可控性等重要特点，使中西医结合研究凭借实验室的优越条件，超越临床实践的某些局限，走在临床实践的前面，为中西医结合医学的发展开辟广阔的途径。必须在临床实践的基础上，深入进行实验室基础理论研究，同时又将其研究成果用于指导临床实践。只有这样，才能使中西医学在理论高度上结合起来，才能使阴阳、五行、脏腑、经络、气血津液、八纲、证候等的实质得到现代科学的阐明，才能进一步提高临床疗效。

四、促进中西医结合理论体系形成的理论性原则

中西医结合医学正在发展中，中医理论和西医理论在目前尚未达到融汇状态，还没

有形成统一的中西医结合理论体系。而中西医结合医学同一般的中西医结合工作不同，它不应只是中医知识和西医知识的简单相加，也不只是中医临床与西医临床之间的简单相加。从中西医各自形成理论的科学方法上来看，西医总的特征是公理化的逻辑加实验系统，中医则是以取类比象、悟性直觉的思维模型加经验系统。两者的差别造成西医注重分析还原，中医注重整体过程；西医长于以结构来说明功能，中医则从关系中把握功能。多年来许多学者认为两者格格不入，但到了系统生物学时代，两者在逐步寻找共同语言。正如分子生物学家陈竺院士所指出的："中医和西医在系统生物学的基础上进行整合，将为医学的发展带来革命性的变化，有可能创造出一个全新的以认识人体机理为基础的预防医学体系。"

中西医结合是从实践经验开始的。通过数十年的实践，从人体生理、病理和疾病诊疗过程的众多认识对象中，逐步产生并经过验证形成了一些有别于中医学或西医学传统理论概念的、反映认识对象本质特征的思维形式，这种思维形式用专用的词或词组来概括表述，就形成了中西医结合理论的新概念。这些新概念不但体现了东、西方医学思维模式的有机结合，更重要的是使中西医学结合研究不断深化，逐渐形成中西医结合新理论体系的重要标志。如微观辨证，是中医辨证与微观检测相结合的中西医结合诊断方法，这种新概念的形成促使了西医学的微观检测和辨病诊断从多方面介入中医辨证论治体系，为逐渐形成"中西医结合诊断学"奠定了基础。其他如隐潜性证、生理性肾虚、急瘀证、急性虚证、高原血瘀证、小儿感染后脾虚综合征、菌毒并治等中西医结合新概念，均具有较大的理论价值和临床指导意义。

科学发展的历史表明，在长期实践基础上创造的新概念，借助概念的逻辑内涵系统描述现象，形成理论的要素，逐渐构建理论的轮廓；再经过实验与实践的检验与选择；然后运用科学的逻辑分析与经验实证，形成反映相对真理性的科学理论。这是现代科学方法的重要原则，它推动着自然科学不断向未知领域发展。中西医结合的最高层次，是通过理论研究，逐步形成能有效指导中西医结合临床，又有别于中、西医传统概念和理论的新理论体系。中西医结合新理论概念的形成，不仅仅是新的思维模式的表述，更重要的是它反映着中西医结合由初级的兼容结合向高级的理论上的结合的研究不断深化，是中西医结合新理论体系正在逐渐形成的重要标志。

一门学科的创立、形成与发展，首先有赖于理论体系的突破和完善。没有成熟的理论总结，再丰富的临床经验也只能是经验，而不能发展成为独立的学科。理论的发展与创新，既是临床应用的基础，也是一个学科成熟的标志。只有在中西医结合理论研究上取得重大突破，中西医结合的学术才能取得划时代的成果。一门学科的理论要逐步完善，需符合 3 个基本特征：①坚持科学实验。科学实验是科学理论形成的基础，真理隐藏在科学实验中，任何科学理论都建立在一定科学事实的基础上，而科学实验又是科学理论发展的直接源泉和动力；②科学实验要以科学理论为指导。科学理论以科学实验为基础，科学理论又反过来指导科学实验；③科学实验和科学理论矛盾的不断出现进而推动科学的前进，激发人们提出新观点、新学说，寻求新理论。中西医结合医学理论体系的形成，同时还要处理好 5 种关系，即科学理论和科学实践的矛盾、科学理论内部的逻辑矛盾、同一学科内部的矛盾运动、不同学科之间的矛盾运动、继承与创新的矛盾。总之，要发扬学术民主，大胆探索，敢于走前人所没有走过的路。我国的中西医结合理论体系，经过众多中西医结合研究者多年来的艰苦努力，各专业学科，从基础医学到临床医学，都已取得了较丰富的系统的理论成果，已出版了中西医结合系列丛书和教材，出版了各类中西医结合临床或基础专著，如原卫生部部长张文康教授总主编的《中西医诊疗丛书》，湖南中医药大学编纂的“中西医结合临床系列教材”（第一、二版），新世纪高等中医药、医药院校中西医结合临床医学专业规划教材，匡调元教授主编的《现代中医病理学基础》，李乃卿教授主编的《实用中西医结合外科学》，何清湖、秦国政教授主编的《中西医结合男科学》等。初步构筑、发展成了中西医结合医学理论体系，其代表作有陈可冀院士等主编的《中西医结合医学》。在中西医结合的研究工作中，要进一步重视理论发展与创新，充分发挥各学科中西医结合专家及中青年专家的作用，系统总结、整理研究成果，努力著书立说，形成越来越多的中西医结合新理论概念，不断完善和发展中西医结合理论体系，推动中西医结合的学术发展，从而为更高层次中西医结合的研究与发展创造条件，打下基础。

五、多学科研究的协同性原则

当今是大科学时代，科学是一个多层次的综合的整体。如果说科学的社会化是其向外拓展，科学体系内部结构的分化和综合则是科学的向内拓展。要充分利用多学科的研究成果和多学科的交叉、渗透与融合的特征，积极探索中西医的结合点。当前，分子生物学已广泛地渗透到医学科学研究的各个领域，学科分化越来越细，新的分支学科不断产生；随着研究在深度和广度的发展，各学科广泛交叉、渗透，新的边缘学科和交叉科学不断形成。这些都使人们有可能进一步向细胞、分子及更深的层次发展，在微观上日益深入地认识各种疾病及生命现象的本质。同时，人们认识现象本质的根本目的是为了解决问题，而每一个较大的问题都将涉及若干乃至许多方面和领域，特别是现在人们需要解决的问题越来越复杂，因此利用多学科的交叉、渗透与融合探索中西医的结合点，将有可能成为医学科学发展的突破口，又可以成为新学科的生长点。

现代科学技术理论和方法与医学的结合使医学获得日趋细微、高效、快速、精密和简便的手段和技术，从而极大地提高了医学研究和疾病防治的水平。现代生物医学科技的不断发展和广泛应用，必将揭示中西医结合防治疾病的作用规律和疗效机理，从而推动中西医结合在理论上的创新与突破。

纵观中医学发展史，它是一部不断融合同时代各学科先进思想和技术而不断前进的历史。中医学是自然、人文科学高度融合的学科。中医学应用系统思维的方法论从社会、心理、环境的协调中去探索人体生命活动的变化规律，开创了认识人体复杂体系的独特途径，形成对人体整体动态和个体化的认识，包含了丰富的人体多样性的信息。中医学许多领域都为现代各学科交叉科学研究的前沿提供了思路和切入点。同时，开展中西医结合研究，实现中医现代化，只有多个学科的参与和高度的融合，有效地利用传统和现代科技的思路、方法和成果，才有可能不断推进中西医结合学科的发展。

多学科研究方法，就是围绕研究目标，充分利用现代自然科学的理论方法和技术手段，开展多学科、多层面、多途径的协作研究，以期中西医结合研究在人体科学领域某一方面取得突破性成果。随着现代科学的发展，各学科之间的联系日趋紧密，单学科研究已不可能有太大的作为。中医学理论内涵的复杂性和多元性与其技术手段的相对落后并存的现实状况，为其实现中西医结合和中医技术跨越式发展奠定了基础和提供了空间。中西医结合只有面向现代和未来的基础学科及高科技领域，将中医学与现代西医学、系统科学、生物信息学、物理学、化学、细胞分子学、基因组学、蛋白质组学和代谢组学等现代学科有机地衔接起来，才能把学科建设推进到当代生命科学的前沿。

在开展中西医结合多学科协调研究的同时，还要高度重视生命科学内部的跨层次研究。生命系统理论重视“层次”“分系统”的研究，从而探讨不同层次的分系统的相互关系及其运动规律，这是一种建立在一体化概念方法基础上的严密的跨学科语言。尽管有许多研究方法在生命系统研究中都有其适当的地位，然而生命系统理论所提供的跨层次研究是其中最有力的研究方法。跨层次研究方法力图发现两个或多个层次系统之间的同型性，并把在这些同型性基础上建立的模型应用到各个系统去，从而阐明以前尚未揭示的规律性，并能更深刻地揭示两个或多个生命系统的基本特征。这种多学科跨层次的研究方法将有力地推动中西医结合理论和实践的深入研究。

积极利用现代生物医学科技，充分吸收中医、西医两种医学特长，既要重视宏观、中观层面的医学研究成就，同时也不忽略人文社会环境因素对医学的重要影响，更要充分应用现代科技微观层面的研究成果，发掘、整理、分析和阐释中医药学的经验真知和理论精华，逐步创建中西医结合医学新的学术语言体系。要以提高临床疗效和学术水平为核心，以中西医结合基地建设为基础，以人才培养为重点，将研究中西医结合的交融点串联为线，积极探索，开拓创新，促进中西医结合医学理论和学科内涵建设不断向纵深发展。

六、生命复杂性科学的方法论原则

复杂系统的研究是当代科学的前沿。科学界普遍认为，复杂系统研究目前急需在具体研究领域里取得突破，科学工作者必须在具体的复杂科学问题的研究中应用和发展复杂系统科学的方法论，总结复杂系统运动的一般性规律。复杂系统科学问题与生命科学中大量的关键科学问题密切相关。生物，特别是人体，是公认的复杂系统。在现代生物医学研究中，还原论方法的局限性也已暴露出来，整体观的重要性开始被科学界重新认识。而中医药理论体系与复杂系统论的思维方式非常相似。人们发现把复杂事物分解为基本组成单元，再用实验加上分析和推理的方法已经不能够解决所有的问题。复杂性科学则与传统科学有重大区别，它势在超越还原论，但并不是取代还原论，而是将还原论与整体论有机地结合起来，发挥两者的优势，克服它们的缺点，形成互补的关系。以还原论为基础的西方医学界由于在解决许多复杂疾病方面一再受到挫折，逐渐出现了循证医学、系统生物学、系统医学、整合医学等新兴学科。西方的科学和医学也开始探求整体论，从而与注重传统平衡的中医之间开辟了很多可以对话的渠道。中医强调整体论，西医则强调还原论，多年来许多学者认为两者格格不入，但如果能从复杂系统视角看问题，在系统生物学时代，完全有可能找到共同语言。中医和西医学在系统生物学的基础上进行整合，将为医学的发展带来革命性的变化。如果能抓住这样一个趋势，就有可能创造出一个全新的以认识人体机理为基础的预防科学体系。所以，中医药与系统生物学结合形成具有我国特色的系统生物医学，将是一个极富创造性并可能引领中医药现代化的重要之举，同时也将为中西医结合医学理论体系的构建奠定厚实的基础。

通过大量的中西医结合科研实践，人们深刻认识到：自觉地运用复杂系统的科研方法是十分重要的。中医药现代化研究应立足于中医学的基本理论，如“证”“藏象及病机”等整体论，以及中药复方多层次、多靶点治疗的协同性和“方证”对应性，探索循证中医学研究的基本方法与可行性途径；尝试用“现代语言”诠释中医理论的科学性，开展以中医方剂为载体的“方证相关”内在规律、临床疗效及其作用机制等方面的探索研究，力求在中医药基础和临床研究的思路与方法上有所创新；要充分运用中医“病-证-方相关性”基础研究方面所形成的特色与优势，推动西医学向预测、预防和个体化的模式转化，并为其提供新的科研思路和方法学，走出一条中西医结合和中医药现代化研究的新路。与此同时，在展开研究的过程中，将产生一系列新的学术语言，要注意同语言、人文社科工作者密切协作，及时加以整理、归纳，并逐步使之规范化。这不仅对中医药传统学术语言的现代转型具有重要价值，而且对中西医结合医学理论体系的建设必将产生巨大的影响。

在运用复杂系统科研方法展开研究工作时，有几点要注意：①要立足临床第一线的疗效，临床疗效是中西医结合科研工作的根本。②采用基因组学、蛋白质组学、代谢组学等生物技术进行研究。其中，代谢组学由于更能整体性地反映研究对象的病理和生理状态，作为一种重要手段和途径，无论是对中西医结合的基础理论研究，还是对中西医结合的临床实践研究，都具有不可估量的重大意义。③注重生物信息学，因为数据的整合和整体性、系统性的研究和评价都要借助于生物信息学的应用，中医生物信息学将在中医药现代化研究中扮演重要的角色。④应积极开展人体微生态包括肠道菌群的代谢和变化研究，这个领域将在中医药现代化研究中成为一个热点。⑤注重中医理论指导下的复方中药研究，中药的研究重点将从单味药、单体、单个活性部位逐渐转到复方和合理配伍的活性部位群上来，中药药效和临床疗效的评价将出现更能反映整体调控和平衡的新方法和新标准。⑥重视整合和整体性的研究，采用多学科交叉，从细胞水平、动物模型、临床研究、文献研究等多个层面上开展工作，并要善于将不同层面的研究成果进行整合。

从宏观和微观、纵向与横向、理论和实践等多个维度持之不渝地深入探究，中西医结合医学的宏伟大厦必将建造得更为壮观。

七、优势互补、求同存异、逐步结合的渐进性原则

中西医结合是一门新的学科，它的研究和实践仅有60多年的历史，虽然已经显示出它强大的生命力，但毕竟时间还短，系统经验较少，理论体系还不是十分成熟，中西

医结合研究的思路与方法也需要不断的实践探索。因此，在现阶段的中西医结合研究和实践过程中，主张多形式、多思路、多方法、多层次地开展工作，不能强求一致，急功近利，更不可能毕其功于一役。医学研究的对象太过复杂，医学科学也十分复杂而深奥，中西医两个理论体系从超越到融合需要相当长的时间。中、西医学的融合条件尚未成熟，不可能违背客观规律将两种医学强行挤压在一起。因此在中西医结合工作和研究过程中，保持适当的张力是非常必要的。中西医结合理论体系的建构是一个长期的过程，要发展中西医结合学术，切实提高中西医结合临床疗效，必须遵循求同存异、逐步结合的渐进性原则。中西医结合事业需要几代人甚至十几代人的不断努力，应当允许通过各种办法总结经验，探索未知。中医、西医、中西医结合三支力量应当加强团结，共同努力，互相学习，取长补短，求同存异，缩小差别；而不应彼此分离、对立，相互排斥。

最初的中西医结合以中医学和西医学之间的交叉兼容为主，兼容不仅仅体现在药物和医疗手段上，在理论和方法上也逐渐兼容。西医的基础医学、现代诊断学、特效西药和外科手术等，均应成为中医学兼容的内容；而中医的整体观、疾病观、辨证论治和传统方药、针灸等精华，也应引起西医的重视，成为西医学兼容的内容。中、西医兼容，就要摈弃互相排斥、相互对立的观点，而应相互尊重，互相学习，共同提高。

中西医结合进一步发展的思维方法就是中西互补。中西医是在不同历史条件与不同文化背景下形成的，互有短长，互补性很强。取长有方，补短有术，就会促进理论水平与临床疗效的进一步提高，这是一种互补性的结合。比如，外科医生学中医之前，只是靠手术治病，学了中医以后，就可一手拿刀，一手辨证论治，原认为必须做手术的患者，现在可以不必做了；手术前后的治疗，过去西医没有办法，应用中医以后，好办法多了，疗效也提高了。

而中西医结合的高层次应是中、西医结合创新，它也是中西医结合的根本目的。实践中不可能一旦结合，就立即创新。但在某些理论或观点上，在某些疑难病症的治疗中，通过长期实践及认真探索，确能实现创新。中西医结合多层面研究的深入，不断产生医学新认识、新观点，并不断创造着新理论、新概念。诸如“病证结合”诊断及宏观辨证与微观辨证相结合理论及“辨病析态”“生理性肾虚”“病理性肾虚”“显性证”“潜隐证”“急性血瘀证”“陈旧血瘀证”“高原血瘀证”“血瘀证临界状态”“急虚证”等中西医结合理论概念，“瘀滞期阑尾炎”“蕴热期阑尾炎”“毒热期阑尾炎”“小儿感染后脾虚综合征”等新病名概念及“动静结合、筋骨并治”“菌毒并治”等中西医结合治疗学概念，以及诸如“通里攻下”法治疗急腹症、“增加肠血流量，增加肠蠕动，抑制肠道细菌，清除肠道毒素，有肠屏障保护功能”的现代阐述和动静结合治疗骨折等，应及时地加以吸纳和系统地整理。

总之，交叉兼容是基础，互补结合是不可逾越的阶段，结合创新是中西医结合的奋斗目标。

八、中西医结合学术语言表述的规范化原则

在确立中医药各类规范性标准的同时，要高度重视中医药名词术语的规范化和标准

化研究。中医药理论和实践的语言表述规范化、标准化是中医药现代化和中医药学术走向国际的瓶颈。诺贝尔化学奖得主切哈诺沃在2007年7月下旬访问中国时指出："中国的传统医学和药学都很有特色优势，但只有重视其标准化建设，中医药才能在国际医药学界占有一席之地。"此话不无道理。现代科技的发展，要求各个学科、各个专业之间的知识能够迅速有效地交流。中医药学以生物学为基础，有着丰厚的中国文化底蕴，具有浓郁的人文哲学特征，其理论概念所用的术语有其独特性，不同于其他自然科学，中医药术语多为定性描述，很少定量描述。中医药学术的对外交流，存在着古今或中外的双语困难。由于中医药名词术语的不规范、概念的模糊等因素，常常导致其科学内涵的认同和接受受到严重影响。随着中医走向世界和中草药在全球范围内广泛地开发利用，中医药理论和学术则有被误读、被歪曲、被肢解、被异化或流于肤浅化直至衰亡的危险。现代是双语言时代，一个多民族、多语言的国家既需要国家共同语，又需要国际共同语。双语言是现代社会的一个职能，也是现代化的一个标志。尤其在科技领域，许多学者指出：中国要明确地和认真地实行"科技双语言"政策。然而，就中医药发展现状而言，在太短时间内实行名词术语的国际化，既不切实际，也不明智。在目前阶段尚需保持中医术语民族化的传统，但它的前提应是术语的规范化，这样相对有利于现代科技知识的吸收；同时，在另一方面，也应为术语国际化积极准备必要的条件，以使广大中医药工作者和中西医结合工作者尽快地适应迅猛发展的信息时代。

中医药学术的规范化和标准化要求中医药学术做理论上的解析，实际上这是一个语言解析的过程。当然，这一工作是一个相当繁杂的系统工程。它首先要求从不同层面上进行分类，分出若干层次，诸如文化层次、哲学层次、技术层次、实验层次等。

中医药学的许多理论术语和概念，诸如精、气、神是综合的、多义的。它虽有常识原型，但带有浓厚的思辨色彩。它有相当宽泛的解释领域，却很难具体地说明生命现象的具体规律。它表述的是生命现象的一幅总的模糊的图景，但没有勾勒出具体的细节。医学毕竟不同于文学和艺术，医学的学术用语起码要符合常识性的、实用的时空与逻辑秩序，有了清晰的时空和逻辑秩序，文本的多重可变性就会受到制约和限定，从而减少文本的歧解和不可全解性。把中医药学中许多"天才的猜测"或具有很高科学价值的概念转换为具体的说明，要说明的内容应当能进入实验过程，应当能定量描述，应当能描述结构。这种描述所使用的便是科学语言。科学语言与哲学语言、文学语言的区别和分离是中医药现代化的一个极为重要的基础性理论难题。应该从中医药学理论和概念等学术语言的多义性、歧义性、模糊性这种复杂的语言现象中，解析和研究科学语言与哲学语言、文学语言的关系。

在科学语言中，力求消除语言的歧义性。科学语言具有精确性、逻辑严密性，作为人工语言，它和自然语言虽有联系，却有着明显的不同，它简捷、明了、易于理解，具有普适性。为了消除句子的歧义，选择出一个适当的句义，常需要对语义因素、句法因素、语境因素等进行综合考虑和权衡。由于汉字的特殊性，中医经典的词法、句法相当灵活，极富弹性，一词同时具有多种功能，所谓"医者，意也"，像泼墨写意画一样，其语言有显露的部分，又有隐藏的部分，既要深究其言内之意，也要探讨其言外之意。

对某些概念，某些句子，运用把表层结构还原为深层结构的方法是可以消除某些歧义，求得对句子的恰当理解的。在中医学术语言中分解出科学语言，进行理论重构，要采取一系列步骤：第一，规范定义；第二，在科学词汇中严格区分那些能够指称可测量的实体的词汇和那些不能指称可测量的实体的词汇；第三，定义和定理的解释要首先采用国内然后是国际的规范化、标准化体系，或国际公理系统来控制，以消除中医药学具有丰富科学内容的语言的歧义性和多义性。

中医药理论现代语言的转型研究，绝不是像以往以注经的方式用现代语言对中医经典增加几条注释而已。它是要在解读中医经典文本的基础上，在语言解析的基础上进行理论整合。这是一项艰巨而复杂的系统工程，它需要医药学、哲学、语言学等众多相关学科的协同作战。今天需要的是中医药古典理论与现代科技文明的接轨，传统一朝通畅，文化的昨天便会营养现代科技社会的今天与明天。

九、与医药行业规范管理相适应的标准化原则

医药一体，生命攸关。中西医结合的研究成果进入临床，必须严格规范。不仅要有可测、可行、有效的客观标准，而且要便于评价、判断，对患者、医生双方负责，并维持正常的医疗质量管理秩序。研究、贯彻执行我国医学范畴的标准化、规范化工作，有利于提高科学管理水平，有利于促进中医、中西医结合工作的开展，有利于推动中医药事业走向世界。

标准化、规范化管理是一项综合性的技术基础工作，1988 年《中华人民共和国标准化法》颁布，1990 年国务院颁布相应的《实施条例》，标志着我国标准化工作已进入法制轨道。有关中医、中西医结合的标准化、规范化工作也逐渐引起重视。国家中医药管理局先后组织中医、中西医结合及有关管理方面的人员，制定了《经穴部位标准》《中医病案书写规范》，还完成了中华人民共和国中医药行业标准 ZY/T 0011—0019—94《中医病证诊断疗效标准》，以及中华人民共和国国家标准 GB/T —13637—1995《中医病证分类与代码》和《中医临床诊疗术语》；原国家食品药品监督管理总局颁布了《中药新药临床研究指导原则》。此外，中西医结合学会制定了《中医虚证辨证参考标准》《血瘀证诊断标准》和部分疾病的中西医结合诊疗标准；有些专家还编著了《中医证候辨证规范》（冷方南主编）、《中医证候规范》（邓铁涛主编）等。以上这些中医、中西医结合的标准、规范，为中医、中西医结合的临床和研究等工作提供了指南，也为今后规范化、标准化的工作摸索了经验，打下了基础。上述的《中医病证诊断疗效标准》在 1994 年 6 月发布，在“病证引言”部分，多有中医病证与西医病种的关系揭示；在病证名称上兼顾中医特色和临床实际，部分采取了中西医结合的命名方式；在疗效评定时，等效采用了西医相关标准，有利于中西医结合临床研究，并对促进中医现代化有着积极的作用。

国家中医药管理局在《关于进一步加强中西医结合工作的指导意见》（中国中医药发〔2003〕52 号）中指出：“（十五）加强中西医结合规范化、标准化建设。在总结中西医结合优势病种经验的基础上，参考国际上的做法，加强组织协调，建立和完善具有

中西医结合特点的诊断标准、治疗方案和疗效评价体系。”明确提出了中西医结合诊疗规范化的指导性意见。目前，西医的诊疗规范化研究已取得了令人瞩目的成就，各种疾病的诊断标准、治疗方案、疗效评价方案都逐渐配套，并形成正式文本，在全国推广应用。中医的诊疗规范化研究也起步多年，如诊疗术语规范化、病证诊疗标准等都已取得阶段性成果。中西医结合诊疗规范化的具体研究目前虽然尚未正式启动，但也进行了大量的前期工作，为其规范化研究奠定了坚实的基础。中西医结合的“病证结合”诊断模式和方法，即辨病诊断与辨证诊断相结合，临床诊断与实验室和特殊检查（如影像学诊断）相结合，宏观辨证与微观辨证相结合，实现了对疾病和患者机体状态的综合诊断。不仅促进了中医辨证客观化、标准化、规范化和现代化发展，而且丰富和发展了临床诊断学。

中西医结合医学形成了辨病论治与辨证论治相结合、疾病的分期分型辨证论治与微观辨证论治相结合、同病异证而异治、异病同证而同治及围手术期中西医结合治疗等“病证结合”治疗模式和方法，丰富和发展了临床治疗学，提高了临床疗效。各临床学科经过大量临床研究，证明了中西医结合治疗许多疾病的疗效优于单纯西医药或单纯中医药的疗效。密切结合临床研制开发的中药新药成果丰硕。这些成就为中西医结合研究中医优势病种的确定、规范化研究的展开提供了临床经验和思路方法，同时提示中西医结合诊疗规范化的时机与条件已经基本成熟。

中西医结合医学是一门实践性很强的复杂性科学，依据诊断标准与临床表现对疾病做出正确诊断，根据治疗方案对疾病做出有针对性的治疗，根据疗效评价体系对其转归程度做出科学判断，历来是临床医学探讨的重要课题。而粹集国内中西医结合临床专家的新成果、新方法和新的诊疗经验，使之规范化、标准化，必将提高中西医结合诊治的整体水平，对促进中西医结合学科的发展有重大意义。

中西医结合医学是将中医与西医有机地结合在一起，各取所长，使之发挥整体优势，既不同于单纯的中医，也不同于单纯的西医。因此，在中西医结合科研与临床工作中，也要求有自己独特的思路方法与分析工具。诊疗规范化研究，就是要研究这种思路方法与分析工具，使之既能够为中西医结合科研与临床提供诊断、对照、评价的依据，又能够集中西医结合新成果、新方法、新临床经验之大成，丰富和规范中西医结合临床医学的内涵，对中西医结合科研与临床的实际工作都有重要的指导意义。

中西医结合诊疗标准化和规范化管理同时也是促进医政建设与司法的需要，它将为医政的医疗管理提供规范化程序，为司法提供行业标准和评价依据，对提高医政管理水平和完善司法评价体系大有裨益。

建立与医药行业规范管理相适应的标准化原则，大体可以分为三步走：第一步，建立中西医结合临床学科分类。根据中西医结合的特点，参考中医和西医临床学科分类的经验，建立中西医结合临床学科分类。第二步，筛选中西医结合的优势病种并总结其诊疗经验。根据 60 多年来中西医结合的新成果、新理论、新方法与新临床经验，筛选中西医结合的优势病种，并总结其诊断与治疗方法。第三步，建立中西医结合的诊断标准、治疗方案和疗效评价体系。

但从总体上来说，中医、中西医结合的标准化、规范化建设刚刚起步，现在还缺乏现代社会可以接受的中医、中西医结合评价方法和技术标准。临床疗效是中医、中西医结合存在的基础，也是现代健康产业发展的根本动力。有必要根据中医、中西医结合疗法的技术特点，经过深入、科学地研究，借鉴、引用现代科学评价理论和方法，制定出现代社会可以理解和接受的评价方法和技术标准，科学、系统、全面地评价中医、中西医结合的疗效，提高中医、中西医结合应用效果的准确性和稳定性，为现代健康产业的发展奠定基础。而当务之急，在中西医结合领域内，应该在中西医结合临床病证结合、优势互补思维的指导下，建立起“中西医结合临床诊疗标准和规范”，以便更好地指导和规范中西医结合临床与研究，提高中西医结合临床疗效，促进中西医结合学科的进一步发展。

十、人才建设与学科建设同步规划的战略性原则

中西医结合事业的发展，人才建设是关键，学科建设是龙头。必须树立人才建设与学科建设同步规划、相互促进的战略思想。

中西医结合人才的培养起于 20 世纪 50 年代的“西学中”教育；80 年代，中西医结合作为一级学科，正式列入研究生教育（含博士生、硕士生）；90 年代初，广州中医药大学等中医药院校在七年制本硕连读中医学专业中设置中西医结合临床医学方向；1993 年开始，湖南中医学院等部分高等中医药、医药院校正式开设了中西医结合本科教育，逐渐构建了中西医结合高等教育体系，为社会培养了一批中西医结合人才。但相对于中西医结合事业发展的需要，中西医结合人才的培养还显得力度不够，后劲不足，部分省、市甚至出现青黄不接的现象。中西医结合作为我国医学实践的重要力量之一，相较于西医、中医来说还是相当薄弱的。每年参加中西医结合执业医师、中级技术资格考试和申报高级职称评审的人员有限，而中西医结合各学科领域内的“将帅型”新的学科带头人也实属缺乏，这势必影响中西医结合事业的发展。因此，应进一步完善中西医结合教育体系，强化中西医结合人才培养的战略意识。既要造就一批站在学科前沿具有创新精神的各个学科和方向的学术带头人，又要大力开展中西医结合本科的基础教育，并采取多种办学形式，培养不同知识结构的中西医结合人才，使中西医结合队伍构成形成金字塔结构，呈现出生机勃勃、欣欣向荣的景象，为中西医结合研究和实践提供充分的人才保障。

中西医结合人才的培养需要对知识结构和基本素质提出要求。中西医结合人才不仅应当系统掌握中医药学和西医药学的基础知识、基本理论和基本技能，还应当熟悉和掌握近半个世纪的中西医结合研究进展、研究经验、思路方法，特别是中西医结合临床医学知识。对中西医结合人才的素质要求，除了要具备良好的道德伦理素质、健康的心身素质以外，还应当具备一定的东西方哲学知识、社会人文知识，并加强科学方法、科学思维等相关科学素养的培养；与此同时，还要注重和不断加强能力的培养，包括思维能力、学习能力、研究能力、表达能力、组织协调和适应社会的能力等。只有不断地提高和丰富自己，中西医结合人才才有可能担负起发展中西医结合事业这一伟大的历史

重任。

中西医结合作为一门一级学科已经形成，但其理论体系还不够成熟和完善，结合的创新性成果还不多，学科建设比较薄弱。在重视中西医结合人才培养的同时，应该大力加强学科建设，以重点学科建设为龙头，促进中西医结合的专业建设、基地建设、实验室建设和高层次人才的培养，并通过国家、局级、省级重点学科的建设单位向其他中西医结合单位辐射，带动整个中西医结合学科的全面发展。在重点学科建设时，应该制订出学科建设的发展规划，明确建设目标和主要研究方向，选好学科带头人和学术带头人，形成结构合理的学科队伍和人才培养机制，加强临床、教学和科研基地的建设，落实学科建设的具体办法和措施。通过重点学科建设，阐释中西医结合及其二级学科的概念，明确中西医结合学科领域研究的范畴和目的，形成中西医结合相对独立的研究方法、研究体系和合理的科研布局。在本学科的学术理论及理论体系中，产生较成熟的学科代表著作；建立以病证结合、优势互补诊疗思维为特色的中西医结合诊疗标准和规范；编写出版中西医结合教育各种不同层次的系列教材；积极开展服务于社会和经济建设的具有结合创新性的科学研究，努力探索中西医结合的诊疗规律和方法，提高中西医结合的临床疗效，促进中西医结合学术水平的提高和学科的持续快速发展。

第五章 中西医结合研究的基本方法

第一节 实验研究方法

一、实验研究方法概述

科学技术人员根据研究的对象、目的、任务，利用科学仪器设备，人为控制或模拟人类的生理现象、疾病过程，在一定条件下排除干扰，突出主要实验因素，去研究和发现问题，进而解决问题的方法叫实验研究方法。实验研究作为一种独立的社会实践活动，它从生产过程中分离出来以后，不仅成为发展自然科学技术的实践基础，而且具有十分重要的方法论意义。它是搜集科学事实，获得感性材料的过程，也是形成、发展、检验科学理论的实践基础。运用实验研究方法，可以观察发现新的事实或解释早已发现的事实，可以对以某一理论为依据而提出的假说进行客观的验证。所以实验研究方法是科学研究中的基本方法。

实验研究方法一般是将研究对象人为地从整体中分割出来，暂时撇开它们之间的联系，而对其中某一个因素分别地加以研究。就人体而言，疾病的发生、发展与大自然的季节、气候、地域、生活习惯有密切关系。同时，人体是一个统一的整体，各部分在生理、病理上有着密切的联系，各种因素作用于人体，要求在对人体的生理、病理、诊断、治疗作用进行研究时，必须排除自然过程中各种偶然的次要因素，变多因素为单因素，使主要因素和需要研究的对象纯化出来，以便揭示其规律。因而，实验研究因其活动规模大、周期短、投资少、便于反复试验的优势而使科学研究更科学、更可靠。

中医学的研究方法比较原始，相当大程度上借助于自然哲学方法做出有关人体及其疾病规律的理解和解释，即通过对输入和输出信息进行综合分析、系统归纳、推导出某一“单元”的概念规律和特性，也就是人们常说的“黑箱方法”，从而形成了中医学整体性、综合性的特点。即强调整体、恒动、功能、天人相应、形神相关等，以调节整体功能为首务，属于有机自然观。可以说中医学是“中国传统文化这一与西方文化有着诸多质的差异的文化母体的产物，正是这一异域的异质文化母体，赋予了中医理论体系从哲学观念到具体医学理论，以及操作技术的众多特点和独特价值”。然而，哲学观念和科学理论毕竟是不同层次的人类知识，前者的合理性、深刻性并不等于后者的客观性、真实性和先进性。中医理论一直停留在自然哲学水平，对自然整体联系的认识仍被禁锢在某些表现属性上，不能深入揭示人体内部和自然之间相互联系的本质，以至于人们感觉到中医理论的纯经验性、表浅性、抽象性、笼统性、模糊性，甚至臆测性和玄妙性，而有“医者，意也”之论。虽然中医学在对人体疾病的定性认识上具有严格的科学性，但在定量方面却显得比较模糊。传统的中医研究方法是以类比方法为主的，用此方法得出的结论或然性很大，加上历史条件的限制，对微观和实质的探讨不可能达到现代的水平，在解决本质问题时还需要综合利用其他科学方法才行。其中，最需要的是实验研究方法。

实验研究方法从局部得出的结论还必须放到整体的联系中去加以考察，这样才能得出反映本质性的正确结论和认识。另一方面，强调实验的重要性，决不能因此而排斥和低估单凭观察认识事物内部规律的科学作用。事实上，实验的结果本来说是通过观察得出的，实验离不开观察，但实验是在一定的科学理论指导下，在严格的条件控制下进行的一种观察实验，与一般传统直观观察有质和量两个方面的区别。中医学是一个伟大的宝库，它蕴藏着几千年来中华民族与疾病做斗争的实践和通过观察积累起来的经验。因此，在中西医结合工作中，还要辩证地处理好经验和实验的关系。

（一）中医古代实验研究方法简述

实验研究方法是现代科学研究的基础，然而动物实验在古代中医学发展史上亦不属少见，且大多处于自发状态，为无序性。它首先带有强烈模糊的直观性，科学性不强；其次，试验受控性差，在实验目的和内容上也有明显的实用倾向。它不像近代实验方法那样，在人的主观能动作用下，排除各种人为因素，通过科学仪器有计划、有目的、成批地进行。即使如此，古代实验观察仍然促进了中医药学理论和实践的发展。

中医古代的实验研究多在雁、鹤、六畜等动物体进行。《医宗金鉴·金匮心法》中还有用苍蝇来验证灶灰可救溺死的记载，以猢狲做药物实验在当时是最接近人类的。

在实验内容上，古籍记载有接种、治疗、探讨、内服外敷等。如《本草纲目》有“苎麻汁内服后可祛腹内瘀血，血皆化水”的记载，苎麻汁的作用结果可以“生猪血试之可验也”。但遗憾的是，当时的实验多是证实药物的疗效，而对药物的作用原理缺乏研究。

在毒性实验方面，《证类本草》中记载有“蓬莪术，在根下并生，一好一恶，恶者有毒。戈人取之先放羊吃，羊不食者弃之。”《礼记》中也有君、父服药而臣、子先尝的记载；《国语》中还有骊姬曾以含有乌头的肉饲养狗以验其毒的例子，已属于用动物做急性中毒试验了。《本草拾遗》中“小猫犬食之亦脚屈不能行”的记载，已经是用动物作慢性动物模型的范例了。

在治疗方面，《本草拾遗》记载：“赤铜屑主伤作折，能焊入骨及畜有损者，取细研酒中服之。直入骨损处。六畜死后，取骨视之。犹有焊痕。”

在药物真伪及药效方面，《图经本草》记载：“欲试上党人参者，当使二人同走，一与人参含之，一不与，疾走三五里许，其不含人参者必大喘，含者气息自如者，其人参乃真也。”

古代中医学除了朴素简单的动物实验外，运用最多、最普遍的还是通过人从饮食和日常生活中进行观察总结。通过对人体疾病的治疗后有效与无效、有毒与无毒，来逐渐积累，最后上升为理论认识。《淮南子》载“神农尝百草之际滋味，水泉之甘苦，令民知所避就，一日而遇七十毒”，《通鉴外纪》载“民有疾病未知药石，炎帝始味草木之滋”，就是这种以简单观察为特点的实验研究的写照。

（二）中西医结合实验研究的指导思想、作用及注意点

1. 中西医结合实验研究的指导思想及作用

中西医结合实验研究要遵循中西医理论体系，着重探讨中医和西医之间的异同点，探索中西医之间的结合途径，逐步形成中西医结合的新见解和理论。

中西医结合实验研究的作用具体可从以下几个方面说明：

（1）可以克服中医药实践的局限性　中西医结合实验研究有助于克服其单纯从临床实践获取感性材料和经验的局限性，促进其对生命认识从宏观模糊到微观精细。如国家在“八五”期间进行了“血瘀证证型的研究”，应用现代科学方法并结合中医理论制备了外伤、热毒、寒凝、气滞、血瘀 5 种血瘀证动物病理模型，对这些模型进行包括微循环、生化、病理等多项检测，取得了临床上难以获得的资源共享，对深入开展活血化瘀理论、治则、方药的研究具有了很大的促进作用。

（2）检验及进一步发展中医药理论　受到中国古代哲学深刻影响的中医药理论，多以假说形式存在。近年来，中西医结合实验研究针对中医药学说核心理论进行阐述深化。如“中医药治疗流行性出血热的临床和实验研究”以卫气营血理论为主，结合三焦和六经辨证，针对流行性出血热各个病期制订了相应的治法和方药，提出出血热病理中心在气营，重点为营血的论点，并提出发热期宜用清气凉营法，低血压休克期治以行气通脉法，少尿期治以泻下通瘀、滋阴利水法。

（3）可以提高中医临床效果检验速度和准确性　长期以来，中医药学很难排除主观、偶然性和次要因素的影响，而通过有目的的实验方法，经过实验的纯化过程，可以最大限度地排除这些干扰，同时实验研究周期短。

（4）加速中医药规范化　通过实验研究，尤其是定量实验使中医的证治规范化。如中医的四诊，原来主要靠定性分析，只可意会，不可言传。通过舌色仪的研制，采用光谱法自动测量光色参数，探头可测舌体任何部位，为中医舌诊客观化、定量化提供了先进的测试手段。

（5）为中医药学提供新的事实材料　中医的发展主要靠文献记载和临床经验，很少有突破创新，实验研究的开展则可打破这种局面。“实验动物针灸标准化研究”从比较解剖学、比较生理学、比较针灸学的角度，根据传统针灸学、兽医针灸学、实验针灸学的大量成果，从实验动物针灸穴位的命名、定位、解剖结构、主治功能、针刺方法等多方面进行对比研究，从而为国内外针灸、针麻的临床和实验研究提供了新的事实材料。

2. 中西医结合实验研究应注意的主要问题

实验研究是中西医结合研究最常用、最基本的方法。中西医是建立在两种不同理论基础上的两种学术体系，但两者都以人体为对象，解决健康与疾病的问题，这是结合的基础。同时两者在理论、方法、手段等方面又有很大区别。因此，中西医结合应采取比较分析的方法，这样才能认清中医学、西医学各自的优势与特点。

在进行中西医结合实验研究的过程中，应注意以下几个方面的问题：

（1）以中医药基本理论为指导　理论是实践的先导，理论水平的高低是事业能否成功的关键，中西医结合要想取得大的成绩，就必须在理论上有突破性进展。中西医结合实验研究的基础是采用现代科学实验方法。在近阶段，以中医客观化与作用机理研究为主；在以后，以中医现代化为重点，进而发展具有中医特色的新医学体系，提高临床治疗水平。中医的基础理论如阴阳、脏腑、气血、经络等学说太笼统，不能对临床治疗做出更具体更深刻的说明，亦不能进行定量分析，不利于认识的深入发展。如中医的脏腑不是一个单纯的解剖学概念，更重要的是一个生理病理学概念，它涉及机体的许多系统，如脾虚时可见消化酶活性及吸收功能低下、胃肠功能失调等，这种研究为脾胃学说的发展提供了科学的依据及深入探讨的方向。近年来内分泌学研究证实，心脏不仅是一个泵血的动力器官，而且还是能分泌心钠素调节血压及电解质的内分泌器官，这深化了对中医“心主血脉、主神明、其华在面”的认识。所以，中西医结合实验研究非西医学的实验研究，其研究必须以中医药基本理论为指导，突出中医特色。

（2）确立中西医结合的科学思维方式　所谓科学思维方式，是指一个时代科学研究的方法和手段的总和，是一种支配人们思考和行动的规范、风气和格式。从现代科学发展看，对于中西医结合研究，尤其需要确立系统思维方式，即观察事物的侧重点不是部分而是整体，不是只立足于分析，而是立足于分析基础上的综合。要强调宏观与微观、整体与局部、辨证与辨病相结合，充分利用现代科学技术的发展为中西医结合所用。在这方面，上海沈自尹对肾阳虚证的研究就是采用了这种系统的思维方式。在最初完成尿-17羟皮质类固醇含量变化与肾阳虚证的相关研究后，进一步联系性腺轴与肾阳虚证的关系学，通过药物验证，并在近几年借鉴“神经-内分泌-免疫网络”系统与检测下丘脑CRF mRNA表达，以3类药不同药物验证的对比方法揭示了唯有补肾能直接作用于下丘脑的分子水平，从而将肾阳虚证的主要调节点定位在下丘脑。这一系列的研究工作及其结论与中医“肾”为人体各脏器的调节中心比较契合，并符合以中医药理论为指导，兼容中西医结合的思路，是一个成功的研究范例。

（3）把握现代医药学的发展趋势　传统的生物医学模式把人看成是独立于社会行为的实体，为医学的研究和发展起到了推动作用。但生物医学模式未能反映社会和心理因素在致病中的作用，由此美国内科学教授恩格尔提出了医学发展新模式，即“生物-心理-社会医学模式”，对于医学的发展从实验医学向整体医学（或称系统医学）过渡起到了推动性的作用，即转向现代整体医学研究方向。另外，由于人类越来越发现化学制剂的众多危害及药源性疾病的灾害，医学药物学研究出现了“回归自然”的天然药物及自然疗法等，即“返璞归真”式的研究趋势。而中医药学的医学理论、医疗技术和用药，恰又显示出在这两大趋势中的优势态。因此，中西医结合实验研究应把握这两大发展趋势，充分研究和发扬中医药学的优势，并在医学模式的转变中发挥中西医结合、集中中医药学和现代西医药学两个医药学优势的加合作用。在这一过程中，有别于西方医学理论体系的中医药学要被世界了解、认识并接受，首先必须与现代科学保持畅通的联系渠道，用现代科学的语言表述其理论体系与治病原理，并使之与现代西医学的发展趋势相吻合。

（4）寻找中西医结合点　中西医结合点是中西医结合中的根本问题，没有结合点，就谈不上结合。中西医结合点主要有两个方面：①中西医的共性结合点。首先是不断提高临床疗效，保障人民健康；其次是研究人类生命活动的客观规律。对同一患者使用中西医两种诊疗方法，提高临床疗效，这个新的疗效就是中西医在临床上的结合点。应用现代科学方法，采用宏观与微观相结合的方法阐明生命活动的机制，这就是中西医学在理论上的结合点，也可以说是中西医融会贯通之点，或者说是新医学派生新理论的生长点。因此，提高疗效，掌握规律，阐明生命活动的本质，更好地为保障人民健康服务，这就是中西医的共同点，也是中西医结合的基础。②中西医互补的结合点。没有共性就没有结合的基础，没有各自的优缺点（特性）就没有结合的必要。中西医学既有共性也有各自的特点，所以中西医学的结合必须采取比较分析的方法，在共同的基础上取长补短地结合——互补性结合。如宏观与微观的结合，辨证与辨病相结合，中药药性与药理的结合，医、理、药的系统结合，在疑难病治疗中发挥中西医结合的优势等。宏观传统的中医学要从微观、客观化入手，打开宏观整体的黑箱进行微观研究，克服笼统而不精确的弱点，实现客观化的定性与定量分析。如中医证型的客观化研究已经找到了一些客观指标，取得了显著成绩；其他如经络、脏腑、气血等研究也取得了很大进展。微观的现代西医学，因偏重于局部的分析研究，对人类生命活动的整体考察不足，常易产生某种片面性。需要进行整体化研究，实现更全面、有机联系的动态分析；需要多学科、多层次、多指标的合参，以便掌握机体的整体情况。

总之，迄今为止的中西医结合实验研究，大多是从现代实验方法中移植的。因此，在做出结论之前，一方面要慎重考虑各个方面，除了方法是否有中西医结合的特点外，还要检查设计是否合理，分析是否准确及有无难以控制的因素影响等；另一方面又要勇于扬弃，破除尊古崇经的局限，大胆突破原有理论，做到有新观点提出，促进中西医结合事业的进一步发展。

二、中西医结合研究常用的实验研究方法

（一）微循环研究方法

微循环是循环系统的基础结构，它的基本功能就是直接参与细胞、组织物质交换的循环。在炎症、水肿、充血、缺血、休克、肿瘤等各种致病过程中微循环发生很大的变化，这些变化反映了病情变化，有利于我们进一步认识疾病过程，对辅助诊断、判断疗效有很大的意义。常用的微循环方法包括球结膜微循环、肠系膜微循环、地鼠颊囊、耳

郭微循环、软脑膜微循环、肝肾微循环、皮肤微循环、骨髓微循环、胰腺微循环等多种方法。微循环研究在中医药的应用主要有以下几方面：

1. 探讨中医血瘀本质

中医学认为，常态下血在脉中运行，流行不止，环周不休。当发生血瘀证时，血液瘀滞不行或血凝而不流，首先是循环流通受到障碍，血瘀证患者从甲皱、球结膜微循环观察可发现有不同程度的血色暗红、暗紫，异形管袢增多，微血管呈瘤性膨大、囊样变、螺旋形变或畸形扭曲改变，血流速度减慢，或线粒流或粒流，血细胞聚集，血液积聚、淤积，管袢顶端扩张，对冷刺激反应敏感，不少血瘀证患者尚有微血管周围渗出或出血等微循环障碍。因此，外周微循环的改变目前常作为血瘀的一种客观指标，用于反映血瘀的程度、病变性质及疗效。

2. 协助中医辨证分型

在某些呼吸系统疾病中，肾阴虚患者的甲皱微循环管袢数增多，底色多深红。而肾阳虚患者则管袢数目减少，底色多浅黄，管袢多浅红，冷水刺激后约1/3患者的管袢先收缩后扩张，其血流速度慢者尿17-羟值亦低于正常。又如气虚与气滞证均见有甲皱微循环障碍，表现为视野不清，血细胞悬浮呈细颗粒状或絮片状，流速缓慢，并且袢顶及静脉多瘀血。但气虚证视野不清和血流缓慢较气滞证重，而气滞证静脉系统瘀血较气虚证重，表现为袢顶及静脉口径增宽，乳头下血管丛清晰并完全扩张。其他如急性肝炎湿热内蕴或肝郁气滞者外周微循环障碍不明显，而慢性肝炎时气滞血瘀，多见微循环畸形，微血流紊乱及管袢出血，舌尖微循环可见微血管扩张与微血流瘀滞。这表明外周微循环异常与中医临床辨证有一定的关系，有助于中医临床分型，可作为中医临床分型的一种客观指标。

3. 用于舌诊研究

青紫舌是中医临床诊断血瘀的主要指标之一。从舌尖微循环研究观察发现，青紫舌患者的舌尖微循环障碍明显，表现为异形微血管丛、瘀血微血管丛、扩张微血管丛增多，血细胞聚集明显，流速减慢，血色淡红及有出血；而淡白舌患者的微血管丛减少，管袢口径变细，血色淡红，微血管周围渗出明显，乳头肿胀，微循环呈低灌注状态；红绛舌患者的舌尖菌状乳头横径增大，异形微血管丛增多，血色鲜红，血管图像清晰，微血管呈充血状态。这表明3种舌象均有微血管障碍，但各具特征。

4. 经络与微循环相关性研究

经络内属脏腑，外络肢节，行气血，营阴阳，是中医进行物质和信息交流的途径。为揭示经络的实质，几十年来众多的学者对经络循行线上的机体组织的理化特性进行了大量的研究，但至今仍无统一的意见。近年来随着对微循环认识的深入，人们在临床和实验中不断发现微循环与经络现象有一定的相关性。有研究者对督脉循行线上的命门、脊中、至阳及身柱4个穴位及其左右两侧旁开1cm非经对照部位的表面及深部组织的血流灌注量进行观察。结果表明，无论是表面或是在1cm、1.5cm和2cm的深度，经脉线上的微循环血流灌注均高于两侧旁开对照部位。还有研究者用瑞典产激光多普勒血流仪同步检测穴位和对照点皮肤的血流量、血流速度及微血管收缩频率，每点重复3次，间隔24小时以上，穴位选用合谷、内关、三阴交、足三里、三焦俞，对照点距拟测穴位5cm，必须避开经线或其他穴位。结果发现，穴位皮肤的血流量相对较大，血流速度相对较慢，穴位内的微血管具有同步收缩的特点，不同穴位间的频率存在极显著的差异，但同一个体的同一穴位点，其频率不变。因此可以认为，腧穴的实质是具有特异性舒缩频率的微循环单元。

5. 观察治疗效果

微循环检查常用于中药治疗效果的观察指标。如丹参具有活血化瘀的功效，由丹参、川芎、赤芍、红花、降香等组成的冠心2号方治疗冠心病、糖尿病、脑血管病、慢性肝炎时，外周微循环观察到经治疗后微血管轮廓变得清晰，原先变慢的流速加快，并有不同程度的解除红细胞聚集作用。再如急性脑血栓形成患者用川芎嗪后，瘫侧渗出的程度减轻，缩短的管袢增大，管袢数恢复。而这种微循环的改善也伴随着临床症状的相应改善。红斑狼疮患者采用活血化瘀治疗后3个月，其微循环改善与临床疗效的符合率为50%～70%。补肾治疗也有改善微循环的作用，如矽肺患者经补肾治疗后微血管动态观察表明清晰度好转，管袢增长，乳头下静脉丛增加，且甲皱微循环改善与肾虚症状好转相符合。微循环检查使用方便，对患者无创伤，痛苦小，具有一定的定性与定量指标，不失为一种中医疗效研究的客观指标。

总之，微循环方法由于其操作方便，痛苦小，无创伤性，因此在中医药研究中广泛应用，对于中医辨证分型，探索活血化瘀及气血本质，阐明中医气血、脏腑的物质基础等方面均有重要意义，并成为中医药研究中一种很重要的客观计量指标。

（二）超微结构研究方法

应用电子显微镜技术研究生物和人体超微结构，使人们对其生理功能和疾病的发生发展规律的认识达到了新的水平。目前世界上电子显微镜的种类，按其性质来说，大致可以分为5种，即透射电子显微镜、扫描电子显微镜、扫描透射电子显微镜、分析电子显微镜（电子探针）、超高压电子显微镜。生物医学超微结构和电子显微镜技术是一个较新的研究领域，发展迅速，内容广泛，并已应用于中医药的理论研究。

1. 超微结构方法与中医临床研究

中医“证”的物质基础是什么？可以通过超微结构方法进行研究。如在病理舌象方面，超微结构方法显示，厚苔的形成与上皮增殖加速、细胞退化过程延迟、细胞间结合力增加和剥脱减慢有一定关系。这些因素是相互配合的，其中以退化延迟、剥脱减慢两个因素最重要。由此引申出舌苔和舌质与口腔环境的关系等问题。此外，在一证一病、一证多病、多证一病和多证多病中选择不同的指标进行超微结构分析，如胃溃疡和浅表性胃炎，用胃镜检查结合活检材料，也可用电镜进行不少工作，用于临床检验的各种细胞学诊断等，结合不同“证”的表现也可以进一步用电镜做深入细致的研究。

2. 超微结构方法与中医药实验研究

中医基础理论的实验研究，一般是在中医临床已经取得肯定疗效的基础上，为探索其机理或者为验证某个问题而进行，以取得科学依据。将超微结构方法应用于中医药实验研究，是将中医治疗的机理从抽象思维推进到实验验证的阶段。有报道利用大黄水煎剂对小白鼠造成“脾虚”模型，探讨小白鼠在“脾虚”的情况下，它的实质性器官心、肾在超微结构是否有变化。实验组的小白鼠心脏心肌纤维混浊肿胀，肌原纤维的结构不清，横纹的超微结构不清晰，线粒体嵴的数目也大为减少或消失；而同时处死的对照组小白鼠的心脏心肌的肌原纤维结构清晰，线粒体嵴十分丰富并明显可见。实验组小白鼠肾脏、肾小管上皮细胞中线粒体嵴有些减少，高尔基体的膜系结构靠中间的部分亦有些呈泡状肿胀，它可能反映了细胞分泌功能的变化，核膜之间的间隙部分变大，尤其是位于核与刷状缘之间的细胞质内出现大小不等的空泡；而对照组小白鼠则没有上述变化。通过以上观察可以认为，中药大黄造成的小白鼠“虚证”模型，在心、肾能引起超微结构的变化。在大白鼠，用大黄形成的“虚证”模型，应用小剂量可以促进胃液分泌，有健胃作用。大剂量长时间服用如何？西医学对此没有记载。中医学认为，大黄性苦寒，过服能伤元气，耗阴血，损脾胃，会“伐胃”，表现为食欲不振、食量减少等症。扫描电子显微镜观察证实，过度刺激而引起浅表性胃炎，实验动物普遍有食欲不振、食量减少、体重减轻等，可能与此有关。大剂量使用大黄对大肠黏膜的刺激更为明显，黏膜上皮细胞破溃、糜烂、出血显著。在大黄致泻的3种机制即刺激肠壁、钠水潴留而致膨肿、刺激神经中，刺激肠壁似为主要的，这一点通过扫描电子显微镜的改变已获得证实。另有报道，利用中药大黄制作大鼠慢传输型便秘动物模型，电镜观察大鼠结肠壁形态结构的变化，揭示慢传输型便秘的发病机制。结果提示，光镜下与对照组相比，大黄组表现为黏膜慢性炎症，全层大量嗜酸性粒细胞浸润，肌层胶原纤维增生，肌间神经丛神经细胞空泡变性；电镜下大黄组与对照组相比，结肠肌间神经丛 cajal 间质细胞消失，神经元、胶质细胞退行性变，平滑肌细胞的肌纤维结构破坏，大量嗜酸性粒细胞浸润。

此外，超微结构方法在中药作用机制方面也应用广泛，如中药治疗乳腺癌、锡类散治疗胃溃疡、青蒿素抗疟作用等研究。总之，超微结构方法在中医药的研究中确为不可缺少的一个学科，它的优点是可以将局部结构用比肉眼和光学显微镜观察得更清楚，分析得更加细致。从亚细胞的水平上进行研究，能进一步发现和解决光学显微镜时代所不能观察到和解决的问题，在这方面人们可以观察身体各系统以至器官、组织、细胞和亚细胞的微细结构。不过，中医学非常重视整体观、天人相应，因此使用超微结构技术进行研究的实验设计和所得到的结果，在分析时必须注意整体恒动观的因素及其与环境的关系，使结构与功能结合起来，才不致得出片面的结论。

（三）膜学研究方法

生物膜是由脂质、蛋白质、糖等物质共同组成的一种双分子膜结构，主要包括细胞的作用膜和细胞内的具有多种特定功能的细胞器。生物膜的研究与构成生命现象本质的许多基本问题，如能量转换，代谢的调节控制，细胞识别，免疫、激素和药物作用，神经传导，物质转运及细胞癌变有密切关系。生物膜学与疾病关系的研究主要表现在膜疾病，主要包括局限性疾病，如红细胞膜异常、血小板膜异常（遗传性血小板无力症）、受体异常有关的疾病（胰岛素受体异常、肥胖症、LDL 受体的异常）、膜转运功能异常

（刷状缘病）、细胞内寄生性疾病、肥大细胞与过敏性、肺表面活性物质的减少、癌细胞膜的变化等；泛发性膜疾病，如进行性肌营养不良症、Huntington 病、胰囊泡性纤维症等。

膜学研究应用于中医药，主要体现在中医“证”的实质探索。如血瘀证与红细胞膜的研究显示，血瘀证模型的红细胞膜微黏度升高，流动性降低。无论是血瘀动物模型的红细胞膜，还是临床血瘀证患者的红细胞膜，其变化非常一致。变形性是红细胞膜的一种特殊功能，在血液循环过程中，特别是在微循环过程中，红细胞的形状经常发生改变，由双凹盘形变为折叠形状，以便顺利通过口径小于直径的毛细血管网，红细胞的流动性和红细胞变形能力有关，所以它也是影响血液流变性的重要因素。血瘀证患者红细胞膜的流动性减少，可使红细胞变形性降低，从而导致微循环障碍，并容易形成微血栓。在中药研究方面，有人采用荧光偏振技术测定了应用中药治疗前后，淋巴白血病小鼠淋巴细胞膜及红细胞膜流动性的变化。结果提示，补益中药可以通过降低白血病淋巴细胞膜的流动性，改善膜结构与功能，调节膜胆固醇/磷脂分子比值而发挥治疗作用。

膜学研究与中医药的研究还有很多报道，有些研究思路对临床治疗难治病有重要意义。如中药制剂脂微球就是通过生物膜的联想，这种由“不透水袋子”包着中药的脂微球在血液流动时不会因血液中的酶而水解，它们穿过各个部位时都不起作用，顺利通过，只有到达目的地——病变部位时，才将药物释放出来供病变细胞吞噬。设想把抗瘤中药封入脂微囊球膜内之后，再通过脂微球与癌细胞融合把中药注入癌细胞中，可以达到治疗癌肿的目的。

（四）血液流变学研究方法

血液流变学是在宏观、微观与亚微观水平上研究血液的细胞成分和血浆的变形性与流动性，以及与血液直接接触的血管结构的流变特性，也就是从不同层次上研究血液与血管流变问题的一门科学。

我国于 20 世纪 70 年代后期开始了血液流变学的研究，此时的研究与中医学的血瘀证及活血化瘀证相联系。到了 1982 年中国中西医结合研究会活血化瘀专业委员会成立时，血液流变学成为活血化瘀临床与基础研究中的重要指标，血液流变学正式列入血瘀证诊断标准的客观指标，同时，国内的医学界在临床诊断与疗效评定中开始应用血液流变学指标。20 世纪 90 年代以来，国内血液流变学检测仪器得到了迅速发展与进步，促进了本学科的普及与应用，特别是在血液高黏滞综合征、血液低黏滞综合征、休克等的鉴别，亚健康状态的识别和药物研究等封面取得了显著进步与成绩。

利用流变学指标对缺血性中风进行预报，是近年来一个重要而饶有兴趣的课题。目前已采用 8 项流变学指标进行预报，经 1200 例回顾性检验，准确率为 80%。80 例前瞻性研究表明，经预报者 88% 发生缺血性中风，未经预报者仅有 4.4% 发病。此外，流变学配合其他无创性测定，加之有关数学手段处理，对冠心病的预测达到 4/5 的符合率。因此，流变学方法为中西医结合研究工作贯彻“预防为主”的方针提供了方便的手段。

在实验研究方面，目前多采用高分子葡聚糖引起动物高黏滞综合征，模拟中医的瘀证；还有用高脂饲料造成动物高脂血症动脉粥样硬化，同时伴有血液流变学异常；结扎冠状动脉造成动物心肌梗死也可作为血瘀模型。为使用流变学手段研究中医学理论，采用游泳劳损动物模拟“气虚”，大黄攻伐模拟“脾气虚损”，大剂量醋酸泼尼松的耗竭作用模拟“肾阳虚模型”，也都观察到血液流变学指标的异常。用饥饿、劳累、高脂饮食及结扎左侧颈总动脉的方法，制作多因素综合作用的缺血性中风气虚血瘀证动物模型，同时出现偏瘫、偏身感觉障碍及精神萎靡、四肢蜷缩等气虚症状。抽血检查血液流变学发现，该气虚血瘀模型动物中血液黏度、血浆纤维蛋白原、血沉等指标明显升高，表明模型鼠血液流变性下降。总之，这类研究的基础方式是把流变学指标的改变同中医学的理论状态联系起来。

血液流变学方法在中西医结合研究中广泛应用，由于研究的对象是中医药，需要更多地注意在临床观察与动物模拟研究中的中医特点。例如，临床观察中要根据中医学理论进行辨证分型，并在治疗中辨证施治，当然，也要顾及方剂的相对稳定，以便于分析规律性。再如，在动物模拟实验中，需要改进现有模型并研制新模型，使之更接近于中医学理论所阐述的某种病理状态。

（五）电生理学研究方法

人体和动物机体在其生理过程中都伴随有电的活动，如神经的兴奋、肌肉的运动及腺体的分泌活动过程中均有电的变化。电生理学是现代生理学的主要内容之一。电生理学是研究有机体中的电现象和电流对于活体的作用的科学。电生理学的一些研究方法和研究结果已经成为临床实践中不可缺少的诊断、治疗手段，比如心电图可用于诊断各种心脏病及坏死部位等。在进行中西医结合的研究工作中，电生理实验方法也是一种有效的研究手段，如在针灸原理研究、中药药理研究等领域中的应用。例如，脑电图是电极记录下来的脑细胞群的自发性、节律性的电活动。脑电波的形成和大脑皮质神经细胞的突触后电位有关，在一定程度上反映了脑皮质的功能状态，脑电图是最早用于观察大脑功能活动的技术。观察接受针刺治疗后的多发性脑梗死痴呆患者的脑电图，发现治疗后脑电波频率趋于增快，波幅趋于增高，α 波指数明显增多，β 波指数趋于增大，而 θ 波指数稍减少，并认为这种规律性的变化说明大脑皮层的兴奋性有所提高。

生理过程中的电位变化，是组织发生兴奋变化的重要标志，根据这种电位变化的强度、持续时间、节律及发展过程中的特性，就可以说明兴奋过程的特征。应该注意的是，生物电的反应并不是生理过程的全部变化，还包括其他的化学、物理变化过程。因此，就不能把通过电生理技术所获得的资料孤立起来看，只有和其他的有关材料结合起来，才能对生理过程有一个比较深入、全面的了解。

（六）病理学研究方法

病理学是研究疾病的病因、发病机制、疾病发生发展的规律，以及它在细胞、组织或器官上所发生的结构与功能改变的一门学科。因而运用病理学方法进行中西医结合研究是中医基础研究中的重要组成部分。

病理学研究中最常用的是切片技术。各种组织制成菲薄的切片标本，需要经过一个步骤比较繁多的过程，主要包括取材、固定、切片、染色、封固。在上述5个主要过程中，又包括若干步骤。凡欲制作切片的组织，首先必须固定，以防止组织自溶而产生死后变化，再以流水冲洗。如为冰凉切片，即可直接将组织冷冻进行切片。在固定脱水切片之后，还要对其进行不同的染色，最后将切片封固，制成长久保存的组织切片标本。

中西医结合病理学研究主要是采取病理学客观方法，阐明疾病发生的原因与条件的辩证关系，主要包括各种病邪、正邪相争、阴阳失调和病机等内容。

1. 运用病理学知识分析中医中有关病理改变的论述

如对寒热虚实实质的探讨，对八纲病理生理学基础的探讨等。以热证为例，“热证的共同发病学原因，基本上都可归于热量过剩”，“面赤发热，手足温暖，唇红……”是散热增加的表现，“唇焦干，口渴，小便短赤”是体表等蒸发增加，也可能与分解代谢加强有关，“热证之病理变化多由于高级神经过度兴奋，交感神经紧张度上升……”所致。运用病理学知识来讨论、分析中医学的有关论述，尽管未必全部确切，但从总体来看，作为探讨的途径无疑有可取之处，而且分析本身是有价值的。

2. 结合医疗实践，利用诊断学和其他测试手段

通过对某些病、证的内在变化及其规律进行观察、分析，了解其病理变化的性质和机理，或者通过动物模型进行有关病、证病理变化的研究。近年来，沈自尹等围绕“肾”本质进行的一系列研究是这方面的成功例子，他们先是观察到呈肾阳虚证的患者，尽管原先的病种不同，但均有尿－17羟值低下的规律性表现。而后在分析这一变化的发病环节时，发现凡是肾阳虚者其下丘脑－垂体－甲状腺、性腺、肾上腺皮质轴呈不同环节、不同靶腺、不同程度的紊乱，而且有关脏器，特别是内分泌腺呈现一定的形态结构改变。又如根据“脾主运化”“四季脾旺不受邪”等理论设计研究指标，观察到脾虚患者有免疫功能低下和胃肠功能紊乱及器质性病变。用灌服大黄诱发脾阳虚的动物则有萎靡、怕冷、食欲下降、舌质变浅、竖毛、皮肤弹性差、大便频而稀溏，并有脱肛现象。在病理学上有上、下呼吸道的炎症病变，胃肠黏膜的慢性炎症及肝细胞高度浊肿，脾脏轻度纤维化，淋巴组织轻度萎缩等方面的病变。

3. 结合辨证论治观察用药前后患病机体发生的各种变化，以及利用正常动物和病理模型所进行的药理学和实验治疗学研究

这些观察研究，不仅阐明了药物和方剂的作用和规律，而且通过病理生理和病理解剖学的观察和分析，对一些证的物质基础也提供了旁证性的依据。例如，一些健脾药除了有调整消化道运动和吸收的作用，又有提高分解、合成代谢，加强高级神经运动，提高肾上腺皮质功能，改善血液循环和血管功能及提高免疫功能、造血功能等多种药效，从而启示脾虚证可能是上述功能代谢状况不佳的综合反应。另一方面，通过治疗观察病理变化的可逆转效应，在病理学研究中也极有价值。

（七）免疫学研究方法

免疫学技术包括免疫化学、细胞免疫、血清学、免疫标记技术、皮试及制备技术等，其中免疫扩散、电泳、补体测定、E-玫瑰花环试验、免疫复合物测定、免疫酶标技术、酶联免疫吸附试验等方法是中西医结合研究中常用的免疫学技术。

1. 免疫指标与中西医结合研究

免疫学与中医学理论相吻合之点在于两者都强调对立统一的辩证法则，目前的方法多是从免疫学角度研究中医学理论，阐明其物质基础。许多实验结果初步证明，临床上的各种“证”特别是虚证与免疫功能的变化密切相关。如测定虚证和实证患者的免疫状态发现，虚证患者E-玫瑰花环百分率，血清C3含量和免疫球蛋白IgM含量较正常人低，而实证患者的上述各项免疫指标与正常人相比无明显差异。部分实证型肿瘤患者的IgG、IgM含量和单核细胞吞噬功能则有偏高亢进的倾向。虽然临床辨证不同，其他免疫指标也可能不同，虚证患者的免疫功能特别是细胞免疫功能低于正常，但各证型间的指标变化并无特异性及规律性，提示要对证型辨证是否正确、免疫学指标选择是否恰当及如何控制实验条件对实验结果的影响等问题进行反思。

衰老是一种随年龄增长，组织细胞衰老、器官功能下降引起的不可避免的生理过程。但就每个人而言，年龄变化对各个器官组织带来的影响，个体差异却很大。关于衰老的原因和机制现代西医学有多种学说，主要包括自由基学说、神经内分泌学说、免疫学说、体细胞学说、应激学说等。其中免疫对机体衰老的影响很大，表现为感染、肿瘤和自身免疫性疾病发生频率增加。因此调节和改善机体免疫功能是延缓衰老的重要手段之一。中医药延缓衰老的免疫学研究很多。通过对淫羊藿多糖影响老年大鼠神经内分泌作用的研究，发现大剂量（240mg/kg）、小剂量（120mg/kg）淫羊藿多糖都能明显增强老年大鼠IL-2、NK细胞活性（$P<0.01$）。对抗衰延寿方药的研究显示，茯苓注射液能明显增强腹腔巨噬细胞的吞噬功能，本品注射5天吞噬率提高35.5%，吞噬指数最高58%，拮抗可的松免疫抑制作用。

动物实验方面，对大黄引起的脾虚模型研究表明，这种模型的淋巴器官如胸腺、脾和肠系膜淋巴结重量减轻，胸腺皮质变薄，胸腺细胞明显减少。应用过氧化酶及抗过氧化酶免疫组织化学技术观察小鼠氢化可的松模型的小肠浆细胞IgG变化时发现，其小肠固有膜中含IgG的浆细胞减少。用电镜观察小鼠脾脏淋巴细胞显亚微结构时发现，这种模型的淋巴细胞核异染色质减少，以致淋巴细胞溶解。“阳虚”模型小鼠脾细胞介导羊红细胞溶血程度、血凝抗体及淋转均较正常小鼠低下。以上两个模型均可用益气健脾、温补肾阳类方药纠正。

上述研究表明，免疫学与中医基础理论有一定的关系，但尚需进一步探索免疫反应与中医“证”的关联及规律性，才有助于对“证”的认识。经中医辨证后再用相应的中药对“证”治疗并检测其免疫指标，这样的临床研究和实验研究的优点，是能紧密地将中医学理论与其治疗方法结合起来探讨与免疫学的联系。曾有报道在200例肺癌患者中，经淋转、玫瑰花环实验和巨噬细胞吞噬功能检查等方法，观察这3项免疫指标与中医辨证分型的关系。结果表明，虚证患者，无论是气虚、阴虚、气阴两虚或阴阳两虚，这3项指标均普遍降低，若分别给予益气健脾、养阴生津、益气养阴、温肾滋阴的扶正药物治疗后，上述指标均有不同程度的提高，以治疗前后的测试结果做比较，有显著性差异。提示“证效结合”，做到“方证一致”有可能取得较好的效果。一方面，治疗前后的免疫学指标变化可能提示辨证的正确性；另一方面，其治则（方药）显效又“反证”了辨证的可靠性。也有报道用中医辨证、西医辨病的方法，选择以脾气虚为主症的消化系统疾病测定血中细胞免疫（T 细胞总数及活性，B 细胞计数）、体液免疫（1gG、IgM、IgA）及补体（C3 及 CH50）自身对照，全部治疗采用益气健脾法，经治疗 1 ~3 个月，各项免疫指标均有明显恢复，提示“理、法、方、药”相吻合，能取得较好的疗效。

2. 红细胞免疫与中西医结合研究

自从 1981 年美国学者 Siegel 提出红细胞免疫系统新概念后，国内外学者十分关注，并做了大量的研究。红细胞由骨髓产生后进入血液循环，濡养各脏腑组织器官。红细胞不仅运送 O_2 和 CO_2，而且它还具有免疫相关物质 CRl、CR3、LFA –3 等。研究已证明，红细胞参与机体的免疫反应及免疫调控，如：①它通过对 C3b 的降解，参与补体系统免疫调节的枢纽作用。②通过对免疫复合物的清除，可解除免疫复合物对其他免疫细胞的抑制作用。③红细胞 NK 细胞增强因子有抗氧化损伤，保护机体蛋白、核酸的作用，能增强 NK 细胞毒性，提升 NK 细胞对肿瘤细胞的杀伤作用；此外，它还参与 LFA –3 和 T 细胞 CD2 作用，T 淋巴细胞间接增强 B 淋巴细胞的免疫功能，对 γ 干扰素、免疫球蛋白、白细胞介素 –1 等有调控作用。另外，红细胞本身存在着自我调控系统，血清中有红细胞免疫黏附抑制因子及促进因子对红细胞免疫进行调控。红细胞免疫检测方法已建立了花环法、放免法、酶联法、发光法、血凝法，其中血凝法方法简便，为临床常规检测方法。

近年来，红细胞免疫在中医药的应用研究受到重视。中医学认为，肾藏精，主骨生髓，肾中精气不足则骨髓空虚。骨髓属于西医学中的免疫及造血器官，具有产生免疫细胞和造血的功能。因此，肾虚又直接影响免疫细胞生成和调节，并可能影响红细胞的质与量，使红细胞膜上 C3b 受体的活性、数目降低等，导致红细胞免疫黏附功能低下及调控失常。目前已有较多的资料表明，肾虚、脾虚患者红细胞免疫功能异常。对于血瘀证，有研究表明，红细胞 C3b 受体花环率和红细胞免疫复合花环率在血瘀证中均有显著变化，说明血瘀证红细胞 C3b 受体黏附功能增强。这种改变可能是血瘀证“血流失度”，出现高黏、高聚、高凝状态的原因之一。因为在红细胞 C3b 受体活性增强的同时，常伴随或继发一系列复杂的免疫反应，如红细胞被溶解，血小板 C3b 受体活化继而产生聚集，释放致凝物质等。

红细胞已被证明参与机体的抗肿瘤免疫，肿瘤患者红细胞免疫处于全面低下和抑制状态。近年来，国内外学者先后报道了红细胞参与 NK、LAK 细胞杀伤细胞的免疫调控，促进淋巴细胞、粒细胞免疫黏附肿瘤细胞和直接黏附肿瘤细胞。中药如天花粉等可以增加红细胞免疫黏附功能及膜 SOD 酶活性；增强携带 CIC 的能力，从而加强 CIC 的消除，消除 CIC 对 T 淋巴细胞免疫功能的抑制；降低血清中红细胞免疫黏附抑制因子的活性；增强红细胞免疫黏附肿瘤细胞和促进 PMN 吞噬肿瘤细胞的能力。

气血作为生命的基本物质，对机体的健康发挥着重要作用。针灸作为传统治疗方法，可补气血，平衡阴阳。红细胞是血液中的重要成分，与中医的气血功能类似。气血虚弱可导致许多脏器功能失调，产生诸多疾病。因此，针灸对红细胞免疫功能的调节对许多疾病的发展、转归有着重要意义。疾病可使红细胞免疫功能降低，针刺可增强红细胞的免疫功能。井穴刺血可祛除热邪，调整和增强经络脏腑功能活动，井穴刺血发热家兔能明显提高家兔的红细胞免疫功能。针刺命门、足三里，艾灸大椎 U_{14} 荷瘤小鼠后也发现同样的结果，机理是：一方面，激活了受肿瘤抑制的红细胞 C3b 受体活性；另一方面，刺激和增强了骨髓的造血功能，调整了机体的阴阳气血。对健康年轻人针刺背俞穴后 RBC－C3b 受体花环率升高、RBC－IC 花环率降低，说明肾俞穴可提高红细胞免疫黏附功能，因为肾俞穴为经气输注背部的特定穴位，既是肾经疾病的反应点，又是补肾调肾的要穴。不论是单纯针刺、艾灸还是药物灸、电针等，它对红细胞免疫的调节都是正向的，一般都选取了中医的保健穴，如足三里、肾俞、关元这些穴位都具有扶助正气、固本的作用，说明红细胞是人体的一种重要免疫系统，它可能是中医概念中“正”的一方的组成。针灸对这些穴位作用后可能是多方位、多靶点，但究竟是怎样发挥其效应的，目前有这样一种学说——针灸－神经－内分泌－免疫网络学说，但其中间环节究竟如何还不被人们所认识，利用现代分子学、免疫学、神经学加大对这方面的研究力度是很有必要的。

3. 受体学说与中西医结合研究

1987 年，英国生理学家 LangLey 根据阿托品和毛果芸香碱对猫唾液分泌的拮抗作用，首次提出了“接受物质”的假说。后经大量实验验证，已发展为今天的受体学说。受体学说是从药理学研究中发展起来的，是药效学的基本理论，现在已延伸到整个生物医学科学领域。它不仅在解释药物作用机理、指导合理用药及研究开发新药方面有极重要的价值，而且有助于从生理、生化效应的本质中去揭示生命活动。由于组化方法及电镜技术的应用，一些细胞膜及细胞内的受体先后被证实。尤其是近十多年来，成功地使用了放射性同位素标记的活性配体作为探针，使受体的研究进入了一个崭新的时代。因此，从受体水平研究中药作用机理或阐明部分中医基础理论已成为中医药研究中的一个热门课题。

（1）阴阳虚证的受体改变　阴阳失调是人体疾病发生、发展的内在依据，阴虚阳虚是中医临床最常见的两个“证”，为历代医家所重视。国内学者邝安塑最早提出阴虚阳虚与肾上腺皮质功能有关的认识，并被后来的研究工作所证实。早在 20 世纪 70 年代就有人发现临床阳虚患者大多表现为下丘脑－垂体－肾上腺皮质轴功能减退，但血中的皮质醇浓度有时并不减少。由于皮质醇的生物效应必须通过和靶细胞液中的糖皮质激素受体（GcR）结合才能发挥作用，由此推想，即使血中皮质激素浓度呈正常或偏高，如果胞液中 GcR 减少，仍可能表现为肾上腺皮质功能低下，因此人们开始了对阳虚患者及阳虚动物模型体内 GcR 的研究。20 世纪 80 年代就有学者发现阳虚动物模型肝胞液及阳虚患者混合白细胞中 GcR 都有明显降低。接着有人发现甲状腺功能亢进类阴虚大鼠肝胞液 GcR 也是明显减少，并推测 GcR 数量的减少可能是阴阳虚证发展到一定阶段时受体水平上共有的病理改变。用 3 月龄的新西兰白兔制成甲状腺功能减退阳虚模型，发现心、肾等处 β 受体减少，且与正常对照组相比有显著性意义。甲状腺功能亢进类阴虚大鼠脑中枢胆碱能 M 受体数量减少，甲状腺功能减退类阳虚兔模型大脑中枢胆碱能 M 受体数量增多。以上研究结果无疑是从不同的侧面反映了阴阳虚证在受体水平有一定的改变。但这些改变究竟是引起阴阳虚证的病因还是阴阳虚证所导致的结果，是个别模型或疾病的具体表现还是对阴阳虚证具有普遍意义等，都还未有深入的研究报道。

（2）归经理论与受体学说　中药归经是中药学理论体系中的核心组成部分。归是药物作用部位的归属，经是脏腑、经络的概称，归经就是指药物对机体某部位的选择性作用。把药物的这种对机体脏腑经络的选择作用做进一步地归纳，使之系统化，便形成了归经理论。归经是药物作用的定位概念，把药物作用与脏腑、经络紧密联系，弥补了性味的局限性，使中药理论更为完善。但目前归经研究方法中存在许多不足之处，加上归经所依附的脏腑、经络实质尚未完全阐明，给归经的研究带来了一定困难和局限性。药物进入人体后，究竟如何选择作用部位，机体的相应部位又是如何识别药物并与之紧密结合而发挥有效作用，迄今还是一个未解开的谜。受体学说的提出，为解开这个谜找到了一线希望，并为进一步研究药物发挥作用的机理奠定了基础。欲在归经研究中有所进展，须在分子水平阐明该理论所涉及的生理、生化、药理病理作用，以受体作为靶点，研究解释药物进入机体后怎样选择作用部位，机体如何识别药物并与之结合而发挥作用，以期实现中药疗效本质的分子水平解释，为中医药的系统研究提供新思路、新方法。

受体学说的核心是指机体存在着接受某一特定药物的特定部位，药物具有高度选择地作用于靶细胞的某一特定部位。中药归经与受体学说有许多相似之处，均强调药物的选择性作用。只是归经主要从药物特性的角度出发，说明其对脏腑、经络具有选择的性能；而受体学说则是从人体组织器官的角度出发，说明它对脏腑、经络具有选择的性能，对药物有特殊的敏感作用。故不少研究者提出中药有效成分及其受体是归经的物质。有人通过观察中药中某种活性成分在体内的分布特点，来说明与归经的关系。研究者对 23 味药物的有效成分做了归经与有效成分在体内分布的比较，结果：有 14 味药的归经所属脏腑与有效成分分布基本一致，占 61%；6 味药分布大致相符，占 26%；3 味药无关，占 13%。因此认为归经与有效成分在所属脏腑的高浓度分布有关，中药有效成分在体内选择性分布的特点是药物归经的重要依据。有学者分别应用放射自显影等技术，以 ^{3}H 标记的药物有效成分川芎嗪、白首乌总甙、芍药甙、栀子甙、柴胡皂甙、淫羊藿甙等观察其在动物体内主要组织器官的分布情况，发现分别与文献记载的药物归经基本相符，由此认为归经的实质是指药物活性成分在体内的某些脏器的高浓度分布。

早在 20 世纪 80 年代，就有学者建议在不离开中医药完整理论体系的前提下，利用受体学说的理论和技术来研究药物归经问题。最近，有人提出应用受体学说指导中药归经理论研究时，不仅要从中药的功能来确定作用部位，还要强调病变部位对中药的选择和适应作用。应该说，早在几千年前，我们祖先的归经理论多少包含着一些受体学说的含义，只是局限于历史条件，一直未能有一个明确、完整的科学阐述而已。因此，应用受体学说来探索中药归经理论的奥秘是一个重要的中西医结合科研方向。但笔者认为，只有在大量的中药发挥作用的受体基础逐渐被阐明之后，才可能在受体水平对中药理论给予一个恰如其分的论述。事实上也是这样，近十多年来国内许多学者围绕着某些中药方剂发挥作用的受体基础开展了大量的研究工作。虽然目前尚无有关受体与归经关系的实验研究，但近年来中药对受体影响的研究方兴未艾。如中药对雌激素受体（E－R受体）、绒毛膜促性腺激素/黄体生成素受体（HCG/LH受体）、白细胞介素－2受体（IL－2受体）等影响的研究屡有报道，这些都为归经与受体学说关系的研究打下了基础。

探索中药作用的受体将可能是归经研究的一种方法。但要想在受体水平对归经的理论有一个恰当的论述，还需要在大量的对中药发挥作用的受体被阐明之后。这需要中药化学、生物学、药理学等多学科的综合参与。

（3）中药对受体影响的研究　早在20世纪80年代初，有人就观察了附子、肉桂、淫羊藿、肉苁蓉4味助阳药对阳虚动物模型肝胞液GcR的影响，并未发现助阳药纠正阳虚模型GcR的减少。直至90年代初，凌昌全等在研究中药免疫药理作用的实验中偶然发现参附汤能增加应激大鼠的胸腺细胞而不降低血浆皮质激素（Gc）。为了进一步探索这一现象，研究者又专门进行了以下实验：以急性放血造成气随血失、亡阳虚脱的动物模型，同时观察参附汤对此模型动物GcR的影响。他们先后进行了两批实验，结果发现：参附汤对模型动物Gc的增高无明显的下调作用，但却能很好地纠正模型动物胸腺及肝胞液GcR的减少。

中药对雌激素受体（ER）的影响也陆续有所报道。有研究者发现附子、肉桂等温阳药能使下丘脑－垂体－肾上腺素皮质轴受抑大鼠模型子宫的ER含量增加，接近正常水平，且能提高E与ER的亲和力；附子与熟地黄能使大鼠肾上腺、甲状腺切除后卵巢内降低的HCG/LH受体功能提高，并同时观察到四君子汤则无此作用。日本学者沟口清弘等则发现Wistar大鼠肝内枯否氏细胞胞质ER对小柴胡汤有浓度依赖性增加的关系，并认为这一现象有利于小柴胡汤在人体内发挥免疫激活作用，增强排除病毒能力。

白细胞介素－2受体（IL－2R）是20世纪80年代免疫学研究中最活跃的领域之一，中药调节IL－2R的研究也随之起步。冬虫夏草水提取液与ConA在直接诱导脾细胞IL－2R表达方面的作用相近；同时还发现，雷公藤能完全抑制ConA刺激的DNA合成和IL－2R表达。通过采用荧光标记单克隆抗体及流氏细胞仪测定肾脏病患者外周血淋巴细胞IL－2R阳性细胞百分率，发现冬虫夏草、黄芪、淫羊藿可使肾小球肾炎和慢性肾功能不全患者的IL－2R表达明显增强，而雷公藤则只抑制肾病患者的IL－2R表达。

（4）中医药与受体研究的前景　围绕着中医药与受体理论的关系，广大学者开展了不少研究工作，这些研究结果对中医学基础理论及中药机理的现代研究无疑起到了很大的推动作用。但这些研究也都仅仅才起步，系统性不强，深度也不够，许多研究结果仅仅是发现了一种现象，对其机理研究不多，不同单位所做的类似实验，由于实验条件不一致而产生结果误差，更难说明问题。因此，中医药与受体关系的研究，今后似应朝以下两个方向努力：①集中一些过去在这方面研究有一定基础的单位和科研工作者，对中医药与受体关系的研究进行一个比较系统的设计，然后分工负责，一个单位专门研究某一个受体，集中研究 3～5 年，再回过头来总结。这样做具有手法熟练、技术稳定、结果可靠的特点，比较容易得出权威性的结论。②一旦发现有意义的苗头，就集中人力物力打歼灭战。譬如，发现阳虚患者 GcR 明显减少，那么为什么会减少？是 GcR 蛋白合成减少还是分解代谢加强？是某一部位 GcR 减少还是整个机体各部位都减少？阴虚患者是否也减少？如果不减少，又是为什么？如此一级一级研究下去，或许能搞清有关机理，从而推动中医药研究的发展。

近年来，人们开始探索应用受体技术（receptor technology，简称 RT）开发新药，提高了筛选效率和新药开发的概率，使药物研究进入了一个新时代。受体技术作为当今药物研究的一个崭新工具，以及伴随着对受体的分型、功能、结构和应用的深入研究，必将对中药新药的研究和开发带来巨大的影响。同时，可以预见，随着这一技术和研究成果的推广和利用，也必然会大大促进我国中医药学事业的蓬勃发展。

（八）组织培养研究方法

组织培养是指有机体的离体器官、组织或细胞，在体外人为控制的条件下，继续生长、繁殖、传代、维持其生理功能的方法，从而可用以研究其生长、发育等生命过程，以及在生理、病理状态下的变化和各种因素的影响。组织培养方法是现代西医学与生物学研究中常用的一种重要方法。具有因素单纯、实验条件可控、方法简便、多为活体观察、经济、快速、纯化组织不受其他细胞或组织的干扰、便于应用人体组织作为研究对象等优点，是整体实验或一般离体实验所不能代替的。

1. 药用植物的组织培养

植物组织培养研究与应用是 20 世纪科技进步的重大成果之一，为研究植物生长发育、抗性生理、激素及器官发生与胚胎发生等提供了许多良好的实验材料和有效途径。近半个世纪以来植物组织培养技术发展较快，从器官、组织、细胞、原生质体，直至细胞器，均可用于培养。全世界 75% 的人口以植物作为治疗、预防疾病的药物来源。仅 20 世纪 90 年代以来，植物药用有效成分的国际专利就达 50 多项，其中大多为抗病毒、抗癌化合物。但有些植物生长周期长，繁殖慢，市场价格昂贵，如从长春花提取的抗癌生物碱——长春新碱，用于治疗白血病时，售价高达每克 1000 美元。例如，白芷是一种药草，主要用于治疗头痛，其主要药效成分是 imperatorin，利用悬浮培养可以从白芷中生成次生代谢物 imperatorin。从薯芋（Dioscorea doryophora）愈伤组织和悬浮细胞生产的 diosgennin 用于合成甾体药物。德国科学家在洋地黄细胞培养中加入生物合成途径的中间化合物洋地黄毒素和 β－甲基洋地黄毒素，培养细胞以几乎 100% 的转化速率使之羟基化，变为医药强心剂地高辛，这一技术已实现工业化生产。最近抗癌药物紫杉醇——红豆杉细胞培养物，可用 75 吨发酵罐培养，已达到商业化生产水平。另外，达到商品化水平的还有紫草、人参、黄连、老鹳草等，牙签草、三分三、红花等 20 多种植物正在向商品化过渡。

以花药培养诱导单倍体植株，从体细胞分离出原生质体进行培养，使之再生、分化，形成植株，或用种间原生质体融合后，形成杂种细胞，进而增殖分化，形成杂种植物等，有着重要的理论与实用价值，特别是用于药用植物的育种等。如人参、西洋参、丹参、杜仲、乌头及青蒿等组织培养均已获成功，并在中药理论研究中做出了积极的贡献。例如，有些中草药的有效成分含量低，杂质多，提取工艺复杂，人工合成难度大，不能满足临床需要，通过组织培养的方法了解其有效成分的形成与生态环境的关系，提高其含量，研究其生源途径以指导人工合成，或用人工合成与生物合成相结合的方法大量生产。对于各种贵重药或稀缺药进行组织培养的研究，有着广阔的前景。组织培养在植物无性繁殖方面开拓了一个广阔的天地，它可以使不易进行有性繁殖的植物经组织培养出新苗而用于生产；可以加速植物的生长，如半夏、贝母等经组织培养，其生长速度大大高于自然生长速度，可以人为地使一些自然环境中不能生长的植物得以正常生长，使有用的次生成分达到或超过自然生长的原植物；可逐步地过渡到工业化生产，防止大量的采集而药源枯竭。

组织培养在传统中药材研究中的应用，尽管尚处于实验室阶段，但近年来所取得的进展令人鼓舞，前景诱人。因为传统中药材中还蕴藏着人们尚未认识和开发的具有知识产权的新药。借助组织培养这一手段，人们可望保存和繁殖那些濒临灭绝的药材资源，保持自然界生物的多样性。人们可望将那些数量极少而又极有价值的新类型化合物进行扩增，满足临床的需求，推动药用植物现代化发展的进程。

2. 组织培养方法在中西医结合研究中的应用

利用体外培养的组织，研究中草药的药理及毒性作用，筛选有效药物，阐明作用原理，在这方面，细胞药理学应用较多。细胞药理学以体外培养的活细胞为研究对象，从细胞、分子水平研究具有生物活性物质的药理及毒性作用，具有简便、准确、经济、重复性好等优点，主要观察对象为多种动物（蛙、鼠、鸡、兔、犬、猴及人等）的各种细胞（上皮细胞、成纤维细胞、神经细胞、心肌细胞、平滑肌细胞、骨髓细胞，以及肺、肝、肾及肿瘤细胞等）研究的内容涉及药物对细胞生长、发育、代谢及运动等各方面的影响，细微结构的变化（如线粒体、溶酶体、染色体、内质网、膜结构）等，近年更用于研究药物对生物膜、受体、生物大分子及遗传基因等方面的影响。

利用组织培养方法，研究肿瘤病因、正常细胞的癌变过程及逆转的可能性，研究肿瘤细胞代谢的特殊规律，以及药物、辐射等因素对肿瘤细胞的影响等，特别是用组织培养方法筛选抗癌药物，取得显著进展。文献报道以此法筛选 3382 种药物，与小鼠体内抗癌实验结果大致平行，证明这是一种简便易行，能够大量、快速得出结果的较好方法。如用体外培养的食管癌 109 细胞株，筛选 60 种中草药及 8 种复方，发现防己、蛇莓、王不留行、番木鳖及冬凌草等对癌细胞有较强的杀伤作用，且冬凌草与龙葵合用时，作用明显增强。

利用组织培养研究病毒，已有很久的历史，用于筛选抗病毒药物，特别是中草药，近年来有很大的发展，已发现确有一些清热解毒药具有抗流感、副流感病毒或腺病毒作用。有人用组织培养方法从 47 种中草药中筛选出 18 种有效药物，在试管内对病毒有直接灭活作用，其中金樱子根、南蛇藤、马勃等有广谱抗病毒作用。

1978 年中国中医研究院建立了心肌细胞培养方法，着重研究其在中医药研究中的应用，先后观察了附子、香毛冬青、野菊花、山楂叶及冠心Ⅱ号方等中药或有效成分对体外培养心肌细胞搏动功能及节律失常的影响，以及对“缺血样损伤”或免疫性损伤的保护作用等；其后，各地研究人员又发现人参皂甙、益母草提取物、丹参制剂等对心肌细胞生长、发育、代谢、搏动等各种生理功能的影响；同时，各种细胞病理模型（如代谢失常、心肌损伤、搏动节律失常等）为筛选中草药，阐明作用机理，进而从细胞及分子水平探索有关理论提供了一条重要途径。

主动脉内皮组织培养及细胞系的建立，对动脉粥样硬化的研究有重要价值。大量工作证明，在动脉粥样硬化斑块形成过程中，动脉内皮细胞损伤起重要作用，血管壁通透性增加，是血脂侵入动脉壁的基础。国内已建立家兔主动脉内皮细胞培养方法，并开始用于中药研究。

3. 组织培养方法在中西医结合研究中应注意的问题

组织培养方法对环境变化十分敏感，必须有严密的科研设计，严格控制实验条件，避免各种因素的干扰，对中草药有较高的要求，如品种、产地、制剂的纯度与酸碱度、各种离子浓度、溶媒及助溶剂等都须注意，最好是精制纯晶，使研究工作既深入又全面。

对于中医药用植物组织培养而言，还存在着一些重要的问题急待解决。例如：植物组织培养机理有待于进一步研究，组织培养的早期研究主要集中在基础探索上，而有关植物细胞全能性表达和激素的作用机理等未做深入研究；各种培养目的都建立在经验的基础上，相当多的植物没有得到相应的离体培养技术。因此，一些珍稀濒危植物无法得到有效利用或保存，组织或细胞产生的有用物质得不到开发，遗传转化技术不能得到广泛应用，植物体细胞无性系突变体筛选工作、人工种子研究等都受到了制约。基因型限制仍是组织培养的一大难题。根据植物细胞全能性学说，任何一种植物的基因型都能培养，但研究发现没有适合于培养任何基因型植物的培养基；操作复杂，效率不高，目前许多重要农作物及部分果树的原生质体培养已获得成功，但应用于遗传工程操作还有一定困难。除了基因型限制之外，还存在操作复杂、烦琐、完成周期较长等问题，如建立理想的悬浮系至少需要几个月的时间才能获得这些细胞系游离培养，到获得再生植株又要几个月甚至 1 年以上的时间，而且经过多代培养，众多无法预知因素的影响使培养结果不稳定，部分细胞丧失分化能力。因此，实际操作时应尽量简化操作程序并要防止细胞衰老、变异等。

（九）分子生物学研究方法

分子生物学是从分子水平来研究生命现象的一门基础学科，其理论和技术已渗透到了生命科学的各个领域，推动了生命科学的深入发展；在医学领域，它已经成为前沿学科。中医药学虽在理论、发展、思维等方面与分子生物学存在差异，但在物质基础、环境影响、整体观等方面也有其相近之处，分子生物学可能成为研究中医药学的一个突破口。近年来，将分子生物学及其技术运用于中医药的研究，主要体现在以下几个方面：

1. 运用分子生物学及其技术研究中医理论的生物学相关性

现代分子生物学研究证实，基因与人体的生长发育有密切关系，它决定着人体的生长发育、衰老和生殖、遗传，与中医“肾主生长发育”之间有着许多内在联系。鉴于基因对衰老的调控作用同中医关于肾气盛衰对衰老的决定作用有一定的相似性，推论出“肾主生长发育”的实质就是基因调控，从而深化了对中医“肾气”的认识，为从基因表达与调控角度阐述补肾中药延缓衰老的机制提供了理论依据和启示。亦有研究表明，部分中药可通过基因调控或通过改善老年人的DNA修复能力实现抗衰老。另外某些中药还可通过清除自由基，增强神经生长因子（NCF）受体等作用来达到抗衰老之目的。以上都说明中医藏象学说是有分子生物学基础的。

中医药理论的核心是辨证论治，所以作为概括病变某一阶段的内在病理本质和外部客观表现的证，是辨证学研究的主要对象，亦是中医迈向现代化的起点之一。沈自尹用RT－PCR技术发现肾阳虚证和下丘脑室旁核促肾上腺皮质激素的mRNA表达受抑，将肾阳虚证定位在下丘脑；并进一步研究表明温补肾阳药是直接提高下丘脑促肾上腺皮质激素释放激素（CRF）基因的转录和表达水平，从而改善下丘脑－垂体－肾上腺－胸腺（HPAT）轴的受抑状态，说明肾阳虚证的调控中心定位于下丘脑，而且涵盖神经－内分泌－免疫网络。所以，运用分子生物技术进行证实质研究，不仅可以更深入地探讨证的本质和内涵，而且还可能建立证型基因表达谱数据库，更好地为临床服务。

中医体质学说是以中医理论为主导，研究人类各种体质特征与体质类型的生理病理特点，并以此分析疾病的反应状况、病变性质及发展趋向，从而指导疾病预防和治疗的一门学说。利用分子生物学技术研究体质的本质亦是非常必要的。如王琦的研究结果表明，痰湿体质与人白细胞抗原（HLA－B40）关联，肥胖人痰湿体质与HLA－A11，HLA－B40关联，提示肥胖人痰湿体质有一定的免疫遗传学基础。

2. 运用分子生物学及其技术研究方剂作用机制

肿瘤一直都是中西医炙手可热的研究对象，而中医在肿瘤防治过程中的独特效果尤其被人们所重视，所以利用现代分子生物学技术研究中医药防治肿瘤的机制，亦是目前中医药抗肿瘤研究的热点。许多研究已经显示中医药在诱导肿瘤细胞凋亡、抗肿瘤细胞的侵袭及转移、诱导肿瘤细胞分化、抑制癌基因的表达、促进抑癌基因的表达等多个环节抑制着肿瘤的发生、发展与转移。而且许多中药可以同时作用于上述多个环节。随着中医药防治肿瘤研究的广泛与深入，疗效高、副作用小、多靶位、多环节抗肿瘤中药的研制，将是未来肿瘤防治的希望。另一方面，运用中医药治疗遗传性疾病疗效显著且毒副作用小。如运用补肾生血药治疗β－地中海式贫血，能明显提高β－地中海贫血患者血红蛋白和珠蛋白链比，通过Rt－PCR检测，确定该药能通过促进γ－珠蛋白的mRNA转录、表达，诱导HbF合成，代偿了γ－珠蛋白基因缺陷。

3. 用分子生物学技术研究中药的抗病机制

中药治病的物质基础，是通过其所含的生物活性分子而发挥作用，中药复方含多种生物活性成分，即使是一种植物中药，也常含多种化学成分，可能是某种或多种成分从各个方面调节病体内的多个环节，使之逐渐恢复平衡，这种整体调节及双向调节的效应是西医所不及的。利用分子生物学既采用还原的方法又辩证研究整体的综合分析方法，从分子水平研究中药作用原理，对发展中医药理论及促进中药开发都具有重要意义。例如，一些中药或复方可使某种免疫球蛋白数量增加、细胞因子水平升高等，这些都是通过基因表达调节实现的。用雷公藤甲素给予体外培养人外周血淋巴细胞，浓度达 50mg/L 时开始显著抑制刀豆球蛋白 A（ConA）刺激的白介素 -5 的 mRNA 的表达。这表明中药成分可通过调节免疫因子表达而影响免疫功能。

4. 运用分子生物学技术研究针刺作用机制

对中医经络现象近 40 多年来的研究发现，针灸对机体各个器官、系统功能几乎都能发挥作用。但过去的研究手段无法确定其物质基础，现在发现这与分子生物学对生命现象的研究中建立的在基因调控基础上的生物信息传导理论非常相近，与经络学说和"气"的理论相互渗透，殊途同归。在对针灸镇痛的研究中，已发现针刺镇痛的途径之一是内啡肽表达的结果。针灸→促进 jun、fos 基因表达→产物蛋白作为调控因子，进一步促进内啡肽基因的表达而产生镇痛效果，用 Rt - PCR 可测出 jun、fos 基因在 1 ~ 2 小时内的即刻早期反应。

总之，随着分子生物学新技术的不断出现，目前在前期经典方法的基础上，如 real time PCR、Western - Blot、免疫杂交技术等也广泛应用，为中西医结合的发展提供了更多的手段和方法。

（十）运用现代技术对中医药萃取和鉴定

1. 中西医结合思想下中药现代技术提取技术

传统中药在中医理论指导下，以四气五味、升降浮沉、归经、补泄润燥、配伍（君、臣、佐、使）反畏、功能主治等中医属性、内涵为特点，用于临床。中药传统的提取方法有煎煮法、浸渍法、索氏提取法等。但是传统提取方法存在以下不足：耗费时间长；需要大量有机溶剂，同时容易有溶剂残留；提取效率低；杂质多，后续处理复杂。为了减少有机溶剂的使用，提高提取效率，近年来出现了一些新的提取方法，主要包括超声提取、微波辅助提取、超临界流体萃取、毛细管电泳法、加压液体萃取、液滴逆流色谱、高速逆流色谱等。此外，分子印迹、分子蒸馏、半仿生提取法、荷电提取法也见于报道，但都处于研究的初步阶段，离应用尚有较大的距离。

很多现代中药的萃取往往受到传统药方的启发，用现代西医学的理论去解释中药疗法的疗效并最终获得成果。典型案例如 2015 年度诺贝尔医学和生理学奖授予中国科学家屠呦呦，其发现提取的青蒿素，就是利用乙醚在适当温度下萃取得到，并且得到了临床验证，是抗疟的有效药物。青蒿素的发现是中西医结合的产物，屠呦呦教授从中医典籍里寻找思路，在经历了多次失败之后，东晋葛洪《肘后备急方》中的几句话引起了她的注意："青蒿一握，以水二升渍，绞取汁，尽服之。"由此，她产生了新的思路，舍弃传统的煎熬方法，选用沸点较低的乙醚萃取并且一举获得成功。其实，还有许多药物和青蒿素一样，如黄连素、麻黄素、丹参酮、穿心莲内酯等，都是采用不同的现代萃取方法获得。

不同的萃取方法是根据不同的机制提取不同成分。例如超声提取法黄酮提取率较高；微波萃取技术是利用微波能来提高萃取效率的一种新技术，对皂苷有较高的获取率，也广泛应用在黄酮类、多糖类、苷类、挥发油、有机酸类和生物碱类的提取中；超临界萃取技术对皂甙类、黄酮类、生物碱类及挥发油类等和复方药物提取效率较高。

2. 中药药品鉴定技术

现代中药鉴定技术包括中药指纹图谱、半显微性状鉴定法、近红外傅里叶变换拉曼光谱、漫反射傅里叶变换红外光谱技术、谱效关系、生物分离/化学在线分离鉴定联用、代谢指纹图谱等方法。

随着分子生物学技术广泛应用到中西医结合领域，近年来运用分子生物学技术鉴定中药材是对中药鉴定技术的一种补充和完善，它可以不受药物的形状、剂型等外界因素和生物发育阶段及器官组织差异的影响，直接、便捷、准确地鉴定中药材。《中国中医研究院院报》1995 年第 24 期登载了《PCR 技术与 DNA 指纹相图谱》一文，提出了应用 PCR 技术建立中药真伪鉴别的鉴定可行性。香港中文大学中药研究中心科研人员报道，通过 AP－PCR 和 RADP 技术鉴定出中国人参与西洋参及中国人参与伪品的 DNA 指纹图谱方法，从客观上解决了用传统生药学手段难以解决的问题。所以，分子生物技术在今后的中医药领域的应用前景是广阔的，在对植物药源药材的分类、鉴别、质量及有效成分的提高、品种改良、抗病虫害能力的提高，以及动物药源的转基因研究必定起到积极作用，也会被广大科研工作者所认识，终将会促进中医药研究的发展和进步。

（十一）核技术研究方法

核技术主要是核素及核射线的应用，在医药学中最常用的是“示踪”方法。核素具有一定的原子核特征，可用专门的仪器鉴别和测量。放射性核素发射出各种射线，可以分别用液体闪烁仪、固体闪烁仪等测量，还可进行射线的能谱分析和鉴别。稳定核素，由于质量不同，可用核磁共振仪、质谱仪等进行测量和鉴别。随着仪器的改进和发展，测量核素的灵敏度高达 $10^{-12} \sim 10^{-15}$，比一般的化学仪器分析灵敏 $10^{6} \sim 10^{9}$ 倍。

核技术用于中医中药的研究已经取得了不少成果。由于它具有灵敏快速、简便等特点，不仅一些较深入的研究工作，如针麻原理的研究、中医“虚证”理论的研究、青蒿素抗疟作用原理的研究等广泛采用了核素技术，而且一些中草药筛选工作，如改善心肌营养性血流量的药物、促进骨质愈合的药物等也应用核技术进行。机体内许多微量活性物质（如内分泌激素、神经递质、环核苷酸等）用竞争放射分析、酶放射化学测定、放射自显影等建立超微量测定技术，使中医药的研究深入到细胞和分子水平。核技术涉及的范围很广，限于篇幅，仅就核技术在中医药研究应用的一些方面，举例简要介绍。

1. 核素标记技术

核素标记技术是利用放射性核素或其标记物作为示踪剂，在生物体内或体外研究各种物质或现象的运动规律，利用辐射检测仪器进行定量或定性分析追踪物质动态变化规律的技术。现代核素标记技术为研究正常和疾病个体中的物质代谢发挥了巨大的作用，包括对代谢转变的化学途径与速度进行定性，对代谢物质进行定位，并能对生物体内的生命活性物质进行定量。它揭开了生物体内和细胞内理化过程的奥秘，阐明了生命基本活动的物质基础，如蛋白质的生物合成，核酸的结构、表达、分布和代谢，基因的活性表达等生物学上最根本的问题，为宏观医学向微观医学的发展做出了极为重要的贡献。特别是20世纪90年代初以来，标记示踪技术发展迅速，技术更新、更快，应用更加广泛，几乎在医学、生物学的各个基础学科和临床学科都有它的足迹。

随着中医药研究工作的广泛和深入开展，用核素标记中药有效成分，研究它们在机体内的代谢和药物动力学，对阐明作用原理和提高疗效有重要意义。最常用于标记的放射性核素是^{3}H和^{14}C，此外还有用^{35}S、^{59}Pe、^{131}I等；常用的方法有交换法、化学合成法和生物化学法。目前，国内中药有效成分的标记化合物已经有60多种，而中药有2000多种，目前已知成分的有400种，可见核素标记工作的任务前景广阔。核素标记技术在中药研究中运用得还是比较早的。1923年，Hevesy首先用天然放射性铅研究铅盐在豆科植物内的分布和转移，从而建立了放射性核素示踪法。核素示踪技术在中药研究领域具有极其广阔的前景，但此项研究方法和技术在中药研究中发展得较慢，普遍性较小，研究深度也还存在着差异。

近年来，核素标记技术在中药研究中的应用主要表现在：①用核素标记技术研究药用植物在生长发育过程中对营养的吸收情况及有效成分在植物各部位的分布，为植物生理学和人工栽培提供理论基础。在研究枸杞吸氮规律时就应用了核素标记示踪法。其研究结果表明，枸杞对氮肥的吸收利用随着枸杞植株的生长发育，从4.11%上升到11.91%，从而阐明枸杞吸氮规律与其根系在土壤中的分布有关。同时，对枸杞日吸收氮量与生长发育的关系做了研究，从5月下旬的3.48mg/d，增加到8月中下旬的15.47mg/d。枸杞植株中氮素养分主要分布在根体多年生的部位，一年生的部位占的比例较小。在研究猪苓的第二营养源时，也是用^{32}P、^{3}H标记物进行示踪测定，放射性强度测定及宏观、显微放射性自显影结果显示，猪苓生长发育过程中主要靠蜜环菌供给营养，自身也能从土壤吸收一些有机和无机营养物质，作为补充营养，这为大量利用树叶和腐殖土栽培猪苓奠定了理论基础。②用示踪动力学方法研究药物和生理活性物质在体内的动态过程，包括它们的代谢率、更新速度、清除率及不同的交换情况。在研究茯苓素的药动学时，就是采用薄层层析与液体闪烁计数相结合的方法测定大鼠血液中同位素标记茯苓素浓度。该方法可将血液中原药与其他放射性物质分离。以葡聚糖蓝2000作为肠道标记物观察中药方剂五积散对小鼠胃肠道运动功能的影响，结果表明五积散具有明显的促进胃排空及小肠推动功能的作用，提示五积散可作为胃肠功能促进药，用于治疗胃肠动力障碍疾病；同时还证明葡聚糖蓝2000作为一种新的标记物，在研究药物对动物胃肠运动功能的影响方面较为理想。③利用核素标记技术对某些中药制剂中的生理活性物质示踪分析，从而研究该物质的吸收、分布和排泄，探讨物质的动态平衡。用雷公藤甲素的^{3}H标记物作示踪剂，研究雷公藤巴布剂中雷公藤甲素的离体皮肤渗透速率及辅料对其影响，在体透皮吸收速率及其在体内分布和不同剂量的血药浓度时程曲线。实验结果证明，雷公藤巴布剂中雷公藤甲素的平均渗透速率为8.03±1.98（小鼠皮肤）和7.54±1.83（家兔）$ng/cm^2 \cdot h$，其值大于橡皮膏（$4.23 \pm 0.66ng/cm^2 \cdot h$）和丙烯酸树脂（4.35 ±0.94ng/cm² · h）贴剂。在体实验表明，雷公藤巴布剂中雷公藤甲素透皮吸收率为 7.51 ±0.32ng/cm² · h；不同剂量的雷公藤甲素，其血药浓度与剂量呈正相关关系。④中药有效成分核素标记技术的研究是中药放射性核素示踪法的基础。此项工作的开展，为中药药动学和制剂学提供了新的方法，同时由于中药毒性较小，用中药标记物代替化学药品标记物在临床诊断上也是一种好的方法。

在应用放射性核素标记中药有效成分的研究中，应当注意一些问题。首先，标记的化合物的稳定性，要求标记的核素不易被简单交换而脱落，可以经试管内保温、振荡，体内与体外试验对照观察。其次，标记物必须达到一定的纯化强度（最好大于 95%），必要时进行多次分离纯化，及时使用。另外，对示踪实验结果的分析判断要慎重，如有可能，对组织及排泄物中的放射性进行鉴定，区别放射性属于原型还是代谢产物，对所测定的总放射性有基本估价。还必须指出，大部分示踪实验采用小鼠、大鼠，存在种属间药物代谢的差异，实验资料对临床应用仅提供参考。

随着稳定核素标记和测量技术的发展，将来利用稳定核素标记中药有效成分，直接用于人体药物代谢的研究，有很重要的价值。

总之，核素标记技术是一门新的学科，是研究中药栽培、中药制剂及中药有效成分及其在体内的吸收、分布、代谢的一个较好途径，同时也可研究出新的临床诊断试剂，对发展和扩大中药的运用范围具有很重要的意义。我国对核素标记技术的中药研究和运用虽说取得了一定的成绩，但同国外相比还存在很大差距，所以进一步拓宽核素标记技术在中药领域中的运用是我们义不容辞的责任。

2. 放射免疫分析

放射免疫分析法系综合了核素分析的高度灵敏度和抗原 - 抗体反应的特性发展而成。此方法的特点是灵敏度高，特异性强，操作简便，取样量少，受检者不被核素照射。它可以测到 $10^{-3} \sim 10^{-12}$g，甚至 10^{-15}g 水平。

放射免疫技术应用于中医药研究，近年来报道较多。如中医“虚证”与环核苷酸（cAMP）的研究、“虚证”与内分泌系统的关系一直受到重视。现在，下丘脑 - 垂体 - 甲状腺、性腺、肾上腺皮质功能的研究方法，一系列内分泌激素（如心钠素、内皮素）的测定主要应用放射免疫技术。中医扶正方剂玉屏风散的药物研究表明，玉屏风散及黄芪对溶血空斑试验（PFC）类免疫反应具有双向调节作用，当免疫反应低时，药物使之提高，反之可使之降低。这种效应可能是中医扶正的一种特征性表现。黄芪对 cAMP、cGMP 的含量及 cAMP/cGMP 的比值也分别呈双向调节作用。在药物影响下，PFC 与 cAMP、cGMP 及 cAMP/cGMP 比值变化分别呈正相关和逆相关，说明药物对免疫反应的调节作用与它对免疫细胞中环核苷酸含量的影响是有关的。

3. 放射受体分析

放射受体分析的基本原理与放射免疫分析法相同，只是特异的结合试剂不同，受体代替了抗体。受体绝大多数是蛋白质，有高亲和力、有限的结合能力、严格的立体专一性，可接受并传递信息。受体研究的主要困难是其含量极少，以及当其被分离纯化后，仅保留与专一配基结合的能力，其生理、生化、药理功能丧失，因此作为受体鉴定的标准要用饱和实验和高亲和力证明。建立表皮生长因子受体（EGF - R）放射受体分析方法（RRA），用于研究舌苔、EGF - R 与肿瘤的关系。方法：放射配基结合法^{125}I 标记 EGF 与肿瘤细胞膜 EGF - R 结合。结果显示，从饱和曲线和 Scatchard 作图得知，150fmol 浓度的^{125}I EGF 可使受体基本达到饱和，最大结合位点（Bmax）为 5. 89fmol，KD 为 106. 38fmol。受体是具有高度特异性的蛋白活性中心，能够进行分离。用标记配基为示踪剂建立放射受体分析法，可对多种生物活性物质包括药物做定量分析，也可用标记配基测定受体，对受体进行定位、定量、分型。对受体及其激动剂的拮抗剂的分子药理学研究，对阐明药物作用原理、设计新药有重要意义。例如，从半夏块茎鲜汁中分离出的半夏蛋白具有抗早孕、抗胚泡着床等作用，用大鼠附睾脂肪细胞与非标记及^{125}I 标记的半夏蛋白结合的研究表明，脂肪细胞与半夏蛋白的结合是专一的，从而证明脂肪细胞膜上存在半夏蛋白的受体。伴刀豆球蛋白 A 具有显著的但不完全抑制半夏蛋白与其受体结合的能力，它也能使半夏蛋白的受体复合物部分解离，说明脂肪细胞上的半夏蛋白受体与伴刀豆球蛋白 A 受体可能相似而不完全相同。在对糖尿病的研究方面，新近发现胰岛素抵抗是主要的病变机制，当体内胰岛素受体减少或失活，则发生胰岛素抵抗，采用中药降糖，可以通过改善胰岛素受体功能而达到降糖、治疗糖尿病的作用。

4. 活化分析技术

活化分析技术是利用中子带电粒子或 γ 射线照射样品，使样品中某些普遍元素或稳定核素经过核反应，产生放射性核素。根据每种元素形成特定的放射性核素，通过分析放射性的能谱特征、半衰期和强度，对样品中的元素进行定性和定量。活化分析在中西药研究中主要用来分析人体内和药物内微量元素的活性中心部分，对机体的代谢有着重要作用。如动脉粥样硬化患者血清铬减少，心肌梗死患者血清锌减少，钠、锰增多，铬缺乏引起糖尿病，镉过量与高血压有关。在实验研究中，有探索中医虚证与微量元素关系的报道。有人用质子激发 X 射线分析法研究阴虚、阳虚患者血清中某些微量元素的变化，发现虚证患者血清锌/铜比值下降。有人分析了补益中药的微量元素，按补血、补气、补阳、补阴分类，发现补阳、补阴药锌/铜比值较高，其变化趋势恰与虚证患者血清中锌/铜比值的变化趋势相反。而研究分析中药微量元素分布图，对中药性味、中药品种和质量鉴定、药物活性和疗效分析有一定意义。用中子活化法测定 5 种不同产地雪莲中的 33 元素，对其不同产地和不同生长部位的元素含量进行了比较；还测定了天然珍珠、珍珠层粉及珍珠核中铁、锌等 14 种元素，对不同部位的元素含量进行了比较。结果发现，不同产地的雪莲中大部分元素含量差别较大，从微量元素的角度说明中药材的地域性对其成分及药效的影响；雪莲和珍珠的不同生长部位其元素含量也不同，说明中药材不同部位的药效可以有差别。

此外，放射层析技术、放射自显影技术、微生物核素测定、多标记技术、辐射育种等方法在中医药研究中也有应用。

（十二）医学影像学研究方法

1. 超声影像技术

医学超声影像技术和X－CT、MRI及核医学成像（PET、SPET）一起，被公认为现代4大医学影像技术，成为西医学影像技术中不可替代的支柱。和其他成像技术相比，医学超声具有实时性好、无损伤、无痛苦、无电离辐射及低成本等独特的优点，超声影像设备广泛用于临床检查和诊断，倍受广大医务工作者和患者的欢迎。根据临床使用的要求，超声影像设备的领域正在发生重大的变化。目前最显著的发展特点是应用范围不断拓展，性能不断提高，功能不断完善。近年来，医学超声成像系统向更高层次发展，其目标主要是：①利用更多的声学参数作为载体，以获取体内更多的生理、病理信息；②提高图像质量，使图形清晰；③显示更多细微的组织结构。

超声影像学作为一门不断进步的新技术，在中西医结合研究中得到广泛应用。主要包括中医临床各科常见病多发病的诊断与治疗、介入超声治疗，以及对中医学基础理论的研究，如"胸胁苦满证""心主血脉"理论的研究、中医脉诊的研究等。例如，利用超声心动图或二维超声心动图配以脉冲多普勒血流可以描记各种脉象的血流频谱，从而为脉象的客观性、定量化提供了敏感的指标。对一些老年人经心电图、胸透、血脂等检查未发现有器质性心脏病，临床有心慌、气短、懒言等心气虚证者，与健康无心气虚者进行双盲超声心动图检查。结果发现，凡具有心气虚证者心脏每搏量、每分搏出量、心轴缩短率、射血分值、心脏指数5项左心功能指标都低于对照组，这就为心气虚证提供了一定的客观指标。值得注意的是，这些人中都是尚未发现有器质性疾病者，在早期超声左心功能已显示较正常低下，既说明该项检查的敏感性，也为心血管疾病提供了早期诊断依据。国外有学者对小柴胡汤主症"胸胁苦满"用超声进行检查，发现门静脉扩张、脾静脉扩张及脾肿大和胸胁苦满证之间有显著相关性。国内亦有报道用实时灰阶显像仪观察发现"胸胁苦满"患者，均有肝外胆管上段前后内径增宽，肝外胆管上段与相应门静脉内径的比值增大，胆管壁回声增强，并观察了"胸胁苦满"者服用小柴胡汤前后的胆道、胆囊运动变化情况，为中医学证实质研究提供了实验依据。

此外，用中草药进行"胃肠超声增效剂"的研究，为中西医结合研究中的应用增加了新的内容。超声检查胃肠疾病时，常因胃肠气体而影响结果，根据中医学"胃主受纳，腐熟水谷，以通降为顺"理论，和胃通降中药能使胃得安和，行气则气得流通而无气泡产生，化湿则使黏液溶解，故用此类中药消除胃内气体、气泡和黏液，便能清晰显示胃肠壁的层次和减少肠内气体的干扰，增加B超检查的准确性。对胃肠等含气脏器的诊断将得到发展。利用新型的各种食品型及中草药溶剂型胃肠超声显影剂，使胃肠充盈并吸附气体，利用显影剂与胃肠壁所形成的适当的阻抗差来达到胃壁及深层组织清晰成像的目的。这一方法在推广应用中不断取得良好的效果。

总之，超声影像学已成为临床诊断中不可缺少的一种无创性检查方法，并在中西医结合研究中显示广阔的前景。

2. 正电子断层图（PET）

正电子断层图是核医学、生物物理学、示踪动力学和电子计算机图像技术等相关学科综合而产生的医学影像新技术。其基本原理是将某些能发射正电子的示踪核素标记化合物注入体内，利用示踪动力学的数学模型，计算出人体各部位的局部血流量、物质传播速率、代谢速率及神经递质与受体的结合率与分布等。在图像处理方面，PET 与 CT（X 线断层图）相似，都是应用电子计算机对切面图像进行重建与显示，但 PET 不只是单纯显示静态的组织结构和病理变化图像，还可进一步显示动态的功能活动和代谢变化的图像，这是 CT 所不能比拟的。

PET 目前在国外已广泛用于临床。如应用于心肌血流量的测定以诊断冠心病；利用血容量测定法可测量心、肺、脑、肝、肾等脏器血量的多少与血流量的变化，并可观察其对治疗的反应，作为脑梗死、恶性胶质瘤的诊断及预后判断，作为癫痫病的定位诊断，作为老年痴呆症、精神分裂症的诊治依据；此外，亦可用来测定抗肿瘤药物与镇静药物等在体内分布的动力学，测定药物的亲和性与清除速率，还用来研究脑的功能活动，如感觉、思维、学习和记忆、语言及计算推理等。

PET 技术在中西医结合研究中的应用，主要体现在以下几个方面：

（1）*辨证论治机理的研究* PET 可为微观辨证提供客观的定量指标，测定在病理情况下机体功能偏离正常平衡范围的程度。例如，在血瘀证时，可以测定各重要脏器的局部血容量和血流量、氧代谢率和葡萄糖、脂肪、蛋白质等代谢率的变化，然后再观察活血化瘀治疗时各项指标的变化及对各脏器功能活动的影响等，从而为中医辨证论治机理的研究提供新的信息。

（2）*针刺镇痛机理的研究* 应用 PET 可为痛觉中枢定位、痛觉的传导及与痛觉有关的神经递质研究提供新的线索。PET 还可以观察针刺对内脏功能的调节作用，以深入探索穴位与脏腑的相关关系和针刺治疗的机理。

（3）*PET 与气功原理的研究* 脑电图的研究表明，在气功态时脑功能出现一定的变化。PET 是研究脑功能活动的先进方法。通过在气功态的不同时相脑的各部位（额、顶、枕、颞叶及海马、基底节、丘脑、脑干等）的血流量、氧和葡萄糖代谢率及各种神经递质与受体的结合率等功能状态的变化，再结合定位脑电图记录，可以确定气功态时脑功能变化的特点，为阐明气功的原理提供新的资料。

（4）*中药在人体的动态分布及其作用部位与作用机理的研究* 关于应用 PET 研究药物在人体内的分布、结合与清除的规律，国外已有报道，但有关用 PET 研究中药方面的工作尚未开始。应用 PET 可以开展中药对脏器亲和性的系统研究，并由此总结出药性归属的特殊规律；同时亦可为中药复方治疗的调整作用和中药疗效药理机制的研究提供一个整体、客观、定量与动态的研究方法。

（5）*关于经络循经转运与走行机理的研究* 关于一些示踪物质能沿经络传输的现象已有报道。应用 PET 技术可以进一步核实这一现象，并和血管与淋巴管的传输过程进行比较，以确切地对传输的途径和传输的结构做出定位定性的结论。

总而言之，PET 用于中西医结合的研究是一项很有意义的、有待于开发的新的研究领域，通过中西医的共同努力，发挥协作优势，充分利用 PET 这一先进技术，将会把中西医结合的研究提高到新的水平。

（十三）基因组学研究方法

基因组（genome）是一个生命体所有遗传物质的总和。2003 年 4 月 14 日，美国人类基因组研究项目首席科学家 Collins F 博士在华盛顿隆重宣布人类基因组序列图绘制成功。“人类基因组计划（HGP）”胜利完成。基因组学的迅速发展给中医药学在基因组学方面的研究带来极大的机遇，中医药学的发展有望从功能基因组学方面的研究取得突破性的进展。

近年来，利用基因组学技术研究中医药理论的研究成果颇多。如对阴阳学说、藏象学说、活血化瘀理论、痰瘀生化本质等方面都进行了深入的研究，揭示了这些理论的分子生物学基础，人类遗传病、肿瘤、心脑血管病等多种疾病与基因突变、缺失和插入、表达异常、调控异常有密切的关系。在中医基础理论研究中，有关中医证候的研究一直以来是人们关注的焦点。依据多基因致病的关联特性，用基因组学的理论与方法，特别是从基因表达谱或表达产物的差异性分析，研究证候发生的基因表达调控规律、证候表现的基因特性、基因表达调控的变化及其规律，可以据此探讨疾病证候、正常生命活动状态基因表达的差异性。

基因组学在中药现代化研究中的应用价值也已经被诸多学者的研究成果所证实，利用分子诊断技术（也称分子标记技术）进行有关中药的鉴定取得了可喜的成绩。因为任何生物种或个体都具有特定的 DNA 多态性，通过直接诊断分析其多态性，便能避开遗传特性表现过程中的环境因素、数量性状遗传或部分与完全显性的干扰，快速准确地测定其差异性。利用分子标记技术，开展有关药用动物遗传背景与化学成分相关性的研究，将有助于实现中药质量标准化、寻找和扩大新药源。因为药物作用于机体都有其作用靶点，从基因角度研究中药的作用机理，进而找到中药作用的靶部位，将对中药治疗提供客观的理论依据，使中药的黑箱作用理论透明化，提高药物的疗效，真正做到对证、对病用药。基于此，无论是对单味药，还是对中药复方，人们都进行了深入而广泛的研究。

（十四）蛋白质组学研究方法

“蛋白质组”的概念最早由澳大利亚 Macquarie 大学的 Wilkims 和 Williams 于 1994 年提出。蛋白质组学是继基因组学后提出的新学科，它以组织或细胞的全部蛋白质为研究对象，以蛋白质表达整体水平的研究为特点，其主要研究内容是蛋白质的特性，包括蛋白质表达水平、氨基酸序列、翻译后加工和蛋白质相互作用，是在蛋白质水平上了解细胞或组织的各项功能、各种生理生化过程及疾病的病理过程等。

蛋白质组学技术体系主要由蛋白质分离、质谱分析和生物信息学 3 个部分组成。目前，双向凝胶电泳（2－D PAGE）是最有效的蛋白质分离技术。双向凝胶电泳的第一向是等电聚胶（IEF），第二向是聚丙烯酰胺凝胶电泳（SDS－PAGE）。经过分离后的蛋白质采用高灵敏度的染色方法进行显色，如银染、荧光染色。可以经不同波长的光激发扫描后，分别获得每个样品的蛋白质组图谱。可以利用数字图像处理系统和大型统计分析软件，进行图像分析及数据处理。对于感兴趣的蛋白点，可将其从凝胶上切下来，经胰酶消化成肽片段的混合物，进样于基质辅助的激光解析飞行时间质谱和电喷雾质谱仪中，进行分析后可得到肽序列标签，从而对蛋白质进行鉴定。生物信息学是随着计算机技术、网络技术和生命科学研究三者发展起来而形成的一个不可缺少的组成部分，其在蛋白质组学研究中有两个重要作用：①构建与分析双向电泳凝胶图谱；②构建与搜索数据库。

蛋白质组学在中西医结合研究中的应用目前主要包括：

1. 中医证候研究

证候是中医辨证论治的基础和核心，对证候本质的研究是中医药现代化研究的关键问题之一。证候是疾病发展过程中某一阶段的病机概括，是机体内因和环境外因综合作用的机体反应状态，并随着病程的发展而相应地发生变化。证候既然是有规律的病理表现，就必然有其物质基础支配机制，而这种物质基础就有可能反映在蛋白质组学水平上，有学者提出了“证候蛋白质组”的概念，并有部分学者对证候的蛋白质组基础开展了初步的实验研究。例如，有学者应用蛋白质组技术观察了冠心病血瘀证患者与正常人血浆中的蛋白质变化，发现冠心病血瘀证患者的血浆与正常人相比有 3 个蛋白质下调和 6 个蛋白质上调，经质谱鉴定，其中表达升高的蛋白质有免疫球蛋白、纤维蛋白原、粒酶，表达降低的蛋白质有 CD44SP 等，并提出纤维蛋白原、粒酶有望作为诊断冠心病血瘀证的标志物。

蛋白质作为基因表达的产物，是细胞代谢和调控途径的主要执行者。细胞内蛋白质与证候具有相似的多样性和开放式网络，这些特性是机体即时性功能状态的反映。因此，寻找证实质相关蛋白质或及发现这些蛋白质的调控因素就成为中医学证型分型和辨证论治的迫切需要。

2. 中药复方的作用机制及其配伍研究

中药复方突出的特点是活性多组分、作用多靶点、多途径。对治疗疾病的认识，突出的是多层次、多脏器、多水平调理过程。因此与整体和全局为出发点的蛋白质组学有着天然的亲和性。中药进入体内发挥作用的基本环节是药物分子与生命分子之间直接或间接的相互作用。中药发挥作用必然会引起从遗传信息到整体功能实现中的分子、细胞、器官、整体多个层面的结构与功能状态的改变。而决定这些层面的结构与功能的基础是基因，其直接的决定因素主要是蛋白质。因此，以蛋白质表达为指标，采用蛋白质组相关分析技术及生物信息学等方法，通过比较分析中药作用前后组织、细胞的蛋白质组，不但可以了解哪些基因在中药作用后表达，哪些表达停止，以及哪些表达升高，哪些表达下降，使我们能在分子水平了解中药的作用靶点及方式、代谢途径。例如，有学者探讨了四逆汤保护缺血心肌的相关蛋白改变谱，利用二维凝胶电泳分离左心室肌总蛋白，发现四逆汤可以影响大鼠缺血心肌的多个蛋白质点的表达，经质谱鉴定，这些差异表达的蛋白与心肌的能量代谢、信号转导、机能、心肌细胞修复和抗氧自由基损伤等有关。

蛋白质组学作为生命科学新技术被中医学界广泛重视和关注，在疾病和药物抗病分子机制研究中的应用取得了一些可喜的成果，为中西医结合探索了新路，成为现代中医药研究的新领域。随着蛋白质组学技术本身的不断发展和成熟，以及与其他生物学技术的不断融合，蛋白质组学将能注解更多的中医理论，解码更多“证”与中药复方的分子机制，为中医治疗和中药新药的开发积累更多的证据。

（十五）代谢组学研究方法

代谢物组是基因－蛋白－新陈代谢产物这样一个生命活动链的终点集合体，所反映的就是疾病、中药对生命体作用所产生效应的最终结果和表现。如果说，基因组学和蛋白质组学告诉人们生命体可能发生什么，而代谢组学则是告诉人们已经发生了什么。任何外源物质、病理生理变化或遗传变异的作用都会反映到各种生物学途径上，对内源性代谢物质的稳态平衡产生干扰，从而使内源性代谢物中的各种物质的浓度和比例发生变化。总之，代谢组学就是关于生物体系代谢物质种类、数量及其变化规律的科学，是研究生物整体、系统或器官的代谢物质及其与内在或外在因素的相互作用。

代谢组学研究步骤包括：样品制备、代谢产物分离、检测与鉴定、数据分析与模型建立4个部分。其研究样品主要是尿液、血浆或血清、唾液，以及细胞和组织的提取液。主要技术手段是核磁共振（NMR），液－质联用（LC－MS），气－质联用（GC－MS），色谱（HPLC、GC）等。研究过程是通过检测一系列样品的谱图，再结合化学模式识别方法，量化一个生物整体代谢随时间变化的规律，建立在内在和外在因素影响下代谢整体的变化轨迹，来辨识和解析被研究对象的生理、病理状态及其与环境因子、基因组成等的关系，并有可能找出与之相关的生物标志物，从而达到从整体上把握人体健康状态和疾病治疗措施的效果。由此可见，代谢组学与中医学在许多方面有相近的属性，如果把它们有机地结合起来研究，将是非常有意义的工作。代谢组学之父、英国伦敦帝国理工学院 Jeremy Nicholson 教授也认为，人体应该作为一个完整的系统来研究，应用代谢组学和全面性系统策略来理解疾病过程，与中医的整体观念和辨证论治思维方式不谋而合。

代谢组学在中西医结合研究中的应用主要从以下几个方面进行：

1. 代谢组学与中医辨证论治的结合

代谢组学的研究通过对某一病证相关特定组分的共性加以分析、判断，能够帮助人们更好地理解病变过程及机体内物质的代谢途径和代谢状况；同时，代谢组学还有助于疾病的生物标记物的发现而达到辅助临床诊断的目的。它能够通过检测不同时间患者的尿液或血液，对这些由疾病引起的代谢产物的响应进行分析，即代谢物组的分析，其准确性依赖于仪器的性能，可以提高诊治的科学化、定量化，避免了人为因素的误诊。成都中医药大学的王米渠教授用基因芯片的方法研究中医寒证患者，发现寒证的基因表达谱有显著差异，在59条差异表达基因中，绝大多数与代谢（能量代谢、蛋白质代谢等）有关，说明寒证患者的代谢网络有别于常人。另外，上海交通大学药学院实验室采用代谢组学研究，发现肾阳虚模型动物的代谢网络明显偏离正常组动物，而用温阳中药干预后，模型动物的代谢谱回归至正常范围，呈现网络修复的结果。

2. 代谢组学与中药现代化的研究

首先，代谢组学研究可对中药各原料药有效成分进行动态监测，从而克服采用不同原料药材的中药成品质量不稳定的弊端。同一药材的多基源情况使中药或中成药品种多而复杂，成分极不稳定，最终影响成品中药的标准化推广。因此，应用现代代谢组学研究方法对道地药材进行指纹图谱水平鉴别，是严格控制中药原药材质量所应开展的关键技术研究环节之一。其次，在现代中药系统研究的指导思想上，既不能采用单一成分的西药模式，也不能采用粗放模糊的传统模式，应在两者间创建一个新的研究模式。该模式首先必须符合多成分、多靶点、整体调节的中医药基本思想，又能以现代技术进行有效的科学验证。对此，有学者提出了组分中药研究模式，即以组分为切入点，以标准组分替代中药材（饮片），以组分配伍替代饮片配伍的现代中药创新模式，组分配伍是方剂配伍中药特色的继承与发展。因此，建立基于代谢组学思想的化学分析平台得出的中药组分各种指纹化图谱（数据库），作为通用的准则抢占国际标准的制高点，应是中药现代研究的一个基本突破口。

3. 代谢组学与中药安全性研究

药物是一种特殊商品，其安全、有效和质量可控是基本保证。中药虽然是天然药物，但决不能说是绝对安全的。例如，中药安全性的典型事例“马兜铃酸肾病”是由于误将一种中文名称相似但不同科的植物广防己作为汉防己用于减肥药。广防己所含的马兜铃酸具有肾毒性和致癌性，而不同科的传统中药汉防己则不存在这个问题。但这种现象已为国际中药界所关注，这对中药的安全性评价、中药市场信誉和中药现代研究均有不可忽视的影响。除去原药材使用不规范和鉴别道地药材（地道药材）上的不足外，药物安全性问题本身的复杂性也是重要原因。药物安全性涉及药物毒性损害的剂量、药效毒性安全比、毒性作用靶器官、毒性作用持续时间、积蓄毒性及药物结构与毒性强弱的关系、区别中药自身原因引起的不良反应和非中药自身原因引起的毒性反应等多项内容。代谢组学能从整体图谱水平阐明中药对机体所形成的内源性代谢影响和外源性代谢毒性影响，以及生物标志物变化规律。以此作为体内药物安全性评价的方法，可更快、更准确地发现毒性物质和毒性规律。

进入后基因组时代后，代谢组学作为一门新技术，在药物靶点的发现、新药的开发、毒理学研究、疾病的预防和诊断等方面的重要性越来越明显。同时，代谢组学是一种较全面、系统的研究技术，在方法学上具有融整体、动态、综合、分析于一体的特点，符合中医整体性原则。利用代谢组学技术，不仅能够对参与机体所有功能活动的成分进行检识，还可以对其作用的结果进行全面的综合分析，获得有关中医药原理或机制的深入理解。可以预见，代谢组学将成为中医药现代研究的一种重要的技术手段。

第二节　动物模型研究方法

实验动物学（laboratory animal science）是医学生物学的重要组成部分。由于人体的结构功能和疾病的发生机制十分复杂，而且受研究方法和医学伦理的限制，要深入探讨人体的病理生理、发病机制和防治措施，大部分基础实验和临床试验是不允许在人体上进行的，但可以通过动物实验进行研究，进而推用到人类。因此，动物实验技术已成为医学生物学的重要方法，直接影响着医学生物学诸多领域的研究水平。

一、模型方法与动物模型

（一）模型方法

模型方法（model methods）是通过试验设计（design）、模型观察（observation），进而间接地了解原型（prototype）特征和规律的自然科学研究方法。随着模拟方法的广泛应用，近代形成了一门新理论——相似理论（similarity theory），成为模型方法的基础理论。根据这一理论确定了相似现象的基本性质与必要条件，定量的设计模型，并把模拟结果定量地推广到原型中去，是西医学科学研究常用的方法之一。

模拟的方法有3个基本步骤：首先建立与对象客体（原型）相类似的模型，然后在模型上进行实验研究，最后将实验结果类推到对象客体中以认识对象客体。

模型方法主要有两种形式：一是物理模型（physical model），又称形式化模拟，包括对无机物理过程的模拟，以及在生物界对生理病理过程的模拟及动物模型的建立；二是数学模型（mathematical model），即数字化模拟，是在数学形式相似的基础上进行的模拟。

（二）动物模型

1. 基本概念

（1）*模型*　模型（models）是对原型（研究对象）某些特征的模拟或刻画。构建模型是人类认识自然实践过程的一种创造性思维。模型研究优于实体，因为模型能更深刻、更集中地反映客观事物的主要特征和规律。模型能在所要研究的主题范围内更普遍、更集中、更深刻地描述实体的特征。华罗庚说：模型的作用，不在于也不可能表达实体的一切特征，而在于表达它的主要特征，特别是表达我们最需要知道的那些特征。巴甫洛夫说：整个医学，只有经过实验，才能成为它所应当成为的东西。

（2）*动物模型*　动物模型（animal models）是生物医学科学研究中建立的具有人类病理生理特征和疾病模拟性表现的动物实验对象和材料。动物模型是实验假说和临床假说的实（试）验基础。使用动物模型是现代生物医学研究中的一个极为重要的实验方法，有助于更方便、更有效、更科学地认识人体的结构功能和生理生化特征，以及人类疾病的发生、发展规律和探索疾病的防治措施。从这个意义上讲，动物模型体现了实验研究的价值。

（3）*疾病动物模型*　疾病动物模型（Animal models of diseases）是指生命医药科学研究中建立的具有人类疾病模拟表现的模型动物，主要用于实验生理学、实验病理学和实验治疗学（包括新药筛选）研究。人类疾病的发生发展十分复杂，如果以人类自身作为实验对象来探讨疾病的发生机制，医药学的发展则会存在许多难以解决的问题，临床积累的经验不仅在时间和空间上都存在局限性，而且许多实验在伦理学、社会学和方法学等方面也受到限制。借助动物模型的间接研究，可以有意识地改变那些在自然条件下不可能或不易排除的因素，以便更准确地观察模型的实验结果，并与人类疾病进行比较研究，有助于更方便、更有效、更科学地认识人类疾病的发生发展规律，研究防治措施。

（4）中西医结合动物模型　中西医结合动物模型是在中西医结合理论指导下，通过物理、化学、生物等现代科学技术方法建立的证候动物模型（animal models of syndromes）。围绕中西医结合证候学研究领域，把需要研究的病理生理现象和疾病的临床特征相对稳定地显现在标准化的实验动物身上，模拟与中西医结合临床证候相似的现象。中西医结合动物模型包括整体动物和离体器官、组织及细胞等。

（5）中西医结合动物模型涉及的相关领域　中西医结合动物模型是中西医基础科学的重要组成部分，以中西医结合证候动物模型为核心，主要涉及中西医基础生理学、中西医基础病理学、中西医基础药理学、医学实验动物学、动物模型技术评价等领域。中西医结合证候动物模型与上述各相关学科一起组成中西医动物实验科学。中西医动物模型是中西医研究的一种现代化比类取象方法，与古代比类取象不同的是，它遵循有类比附的科学要求，而且其研究对象不仅是象，也是藏。

2. 模型的命名

中西医结合证候动物模型的命名目前尚未统一。

（1）西医学动物模型　西医学动物模型多以疾病名称命名，因为建立动物模型的目的是研究临床疾病的诊治需求，而非研究建立模型的药物或方法。实际上，西医学动物模型的症状和评价指标也涵盖有中医证候的内容。如脑出血模型的评价指标也包括动物的意识状态和行为功能等指标。

（2）中医证候动物模型　中医证候动物模型多以证型命名，如肾阳虚模型、血瘀模型、热证模型等。现有的中医证候模型大多是通过一种或数种因素诱导建立的，但中医证候的病因十分复杂，所以，现有的中医证候模型有很大的局限性。例如，腹腔注射内毒素建立的热毒血瘀证模型，也只能表现出部分的热毒血瘀舌象和体征。

（3）中西医结合动物模型　从理论和实用角度讲，中西医结合证候动物模型实际上就是病证结合模型，兼有疾病的特点和证候的特征，其命名应能够反映客体特征，以模型与原型相似为原则。由于任何动物模型不可能完全等同人类临床疾病，因此中西医结合动物模型多采用以类似的原型特征来命名，如脑水肿模型、心肌梗死模型等。实践中比较通用的还有以施加因素命名，如氢化可的松模型、伤瘀模型等。还有使用复合命名的办法，即施加因素 + 反应证候命名法，如大肠缺血致肺损伤动物模型、房劳肾虚模型等。然而，中西结合证候动物模型的命名还有待于深入研究。

3. 模型的分类

（1）按造模因素分类　①自发性动物模型（spontaneous animal models）：是指实验动物未经任何有意识的人工处置，在自然情况下所发生疾病的模型动物。包括突变系的遗传疾病和近交系的肿瘤疾病模型、自然衰老认知障碍模型。②诱发性或实验性动物模型（inducible or experimental animal models）：是指研究者通过物理、化学和生物致病因素作用于动物，造成动物组织、器官或全身一定的损害，出现某些类似人类疾病的形态、功能和代谢等表现。诱发性疾病动物模型具有能在短时间内复制出大量疾病模型，并能严格控制各种条件使复制出的疾病模型适合研究目的需要等特点，因而为近代医学研究所常用，特别是药物筛选研究工作的首选。但诱发模型和自然产生的疾病模型在某些方面毕竟存在一定的差异，因此，在设计诱发性动物模型时要尽量克服其不足，发挥其特点。

（2）按系统范围分类　①基本病理过程动物模型：是指各种疾病共同性的一些病理变化过程的模型。致病因素在一定条件下作用于动物，使动物组织、器官或全身造成一定的病理损伤，出现各种功能、代谢和形成结构的变化，其中有些变化是各种疾病都可能发生的，不是某种疾病所特有的一些变化，如发热、缺氧、水肿、炎症、休克、弥漫性血管内凝血、电解质紊乱、酸碱平衡失调等，称为疾病的基本病理过程。②系统疾病动物模型：是指与人类各系统疾病相应的动物模型。如呼吸、循环、消化、泌尿、血液、生殖、内分泌、神经、运动等系统疾病模型，还包括各种传染病、寄生虫病、地方病、维生素缺乏病、物理损伤性疾病、职业病和化学中毒性疾病的动物模型。

（3）按中西医结合模型的理论和方法分类　①根据西医病因病理研（复）制动物模型：在施加物理、化学、生物等综合因素下复制出的类西医性模型，是目前应用最广泛的模型。例如，经兔耳静脉注射高分子右旋糖酐液复制血瘀模型，线栓法阻塞大鼠大脑中动脉复制模拟中西医结合中风模型，巴氏杆菌性兔温病气营传变模型及小鼠模型。这类模型的优势主要是实验结果可靠、与西医学有可比性、方法成熟稳定；不足之处是采用西医思路探讨中西医结合的理论和指标，缺乏辨证施治的中西医结合特色。②与中西医结合病证对应联系的西医病理模型：根据中西医结合研究结果，将西医病理模型代表中西医结合病证，用于中西医结合理论研究或中药、方剂作用的研究等。③根据中西医结合传统病因病机研（复）制动物模型：根据中西医结合药学理论，选用可控的致病因素复制类似中西医结合临床的动物模型。此类模型主要依据中西医结合传统理论，以中西医结合证候为目标，少有西医学内容。例如，采用猫吓孕鼠的“恐伤肾”理论研究子代个体的先天性肾虚模型，采用睡眠剥夺法和小站台法模拟人类中西医结合惊与劳证模型。这类模型的优点主要是模型与中西医结合理论一致性明显，清晰地揭示证的本质；但研（复）制出的动物模型很难反映证的全貌和本质，代表性较差。④采用中西医结合病因学说研（复）制动物模型：既应用中西医结合的发病学说，又参照西医的发病机理，是一种理论较复杂、涉及因素较多的研（复）制动物模型的方法。例如，采用中剂量链脲佐菌素（streptozotocin，STZ）腹腔内注射，附以高脂类饲料持续饲喂10周，复制消渴证动物模型。这类模型的优点是吸取了中西医理论的特色，应用中西医结合综合因素复制动物模型，但两个医学体系的交叉点较少，联合作用的机制尚不十分清楚，复制模型的难度较大。

（4）按疾病模型的种类分类　包括整体动物、离体器官和组织、细胞株模型。

4. 建立中西医结合动物模型的目的

从动物与人的关系而言，动物毕竟不是人，所以疾病模型不会等同于患者。但任何临床疾病都是一个经过抽象的概念，在自然的患者身上存在多种干扰因素，难以纯粹地看到疾病的原貌。而动物模型实验中，由于实验方法的应用，则能高度地实现这一抽象。

动物模型研究是中西医结合学科发展的基础，建立中西医结合动物模型还应有其特殊的目的，即应阐明中西医结合的治疗效果、新的理论、新的方法，揭示中西医结合理论的本质。作为中介手段，使中西医结合理论研究能涉足多层次的形态、结构、功能和代谢等方面，使不特定的“象”赋予量化指标和具有可验证性。运用多学科技术，按计划扩展中西医结合理论的内涵，促进中西医结合的发展。

对实验动物进行有目的的繁育，实施严格的质量监管，对动物实验过程实行全程质量控制，目的就是使模拟人类疾病研究的结果准确无误和更接近真实，具有科学性和可重复性。因此，利用动物疾病模型来研究人类疾病，可以克服平时一些不易见到，而且不便于在患者身上进行实验的各种人类疾病的研究。同时，还可克服人类疾病发生、发展缓慢，潜伏期长，发病原因多样，经常伴有各种其他疾病等因素的干扰。可以用单一的病因在短时间内复制出典型的动物疾病模型，对于研究人类各种疾病的发生、发展规律和防治疾病的措施等是极为重要的工具。

5. 建立中西医结合动物模型的意义

动物实验研究发现，在模拟人类疾病发生发展的过程中，动物对施加因素反应出的生理和病理现象，与人类有很多相似之处，并可互为参照，一种动物的生命活动过程可以成为另一种动物乃至人类的参照。这样就赋予动物实验更广泛的意义。

（1）避免了在人体上进行实验所带来的伦理、社会、方法学等方面的影响　实验往往带有损伤性或潜在损伤性，从人道主义的角度考虑不宜直接在人体上进行。古代由于实验条件所限，各种研究只能在人体上进行。临床上对外伤、中毒、肿瘤的病因等研究有一定困难，甚至是不可能的，如急性和慢性呼吸系统疾病的研究就很难重复环境污染的情况，辐射对机体的损伤也不可能在人体上反复实验。而动物可以作为人类的替难者，在人为设计的实验条件下反复观察和研究。因此，应用动物模型除能克服在人类研究中经常会遇到的伦理和社会限制外，还容许采用某些不能应用于人类的方法学途径，甚至为了研究需要可以损伤动物组织、器官或处死动物。

（2）避免了人类临床实践中较少见到的研究对象缺失　目前临床上平时很难收集到放射病、毒气中毒、烈性传染病等患者，而实验室可以根据研究目的和要求，随时采用实验性诱发的方法在动物身上复制出来。

（3）避免了中西医结合研究中某些疾病潜伏期长、病程长和发病率低的缺点　一般遗传性、免疫性、代谢性和内分泌性等疾病，临床上发病率很低。例如，急性白血病的发病率较低，研究人员可以有意识地提高其在动物种群中的发生频率，从而推进研究。临床上某些疾病的潜伏期很长，很难进行研究，如肿瘤、慢性气管炎、肺心病、高血压等疾病，这些疾病发生、发展很缓慢，有的可能需要几年、十几年，甚至几十年。

有些致病因素需要隔代或几代才能显示出来，人类的寿命期相对来说是较长的，但一个科学家很难有幸进行三代以上的观察，而许多动物由于生命周期很短，在实验室观察几十代是容易的，如果使用微生物甚至可以观察几百代。

（4）避免了因实验条件、实验材料非标准化造成的干扰　一般说来，临床上很多疾病是十分复杂的，各种因素均起作用，即使疾病完全相同的患者，因年龄、性别、体质、遗传等各不相同，对疾病的发生、发展均有影响。采用动物复制疾病模型，可以选择相同的品种、品系、性别、年龄、体重、活动性、健康状态，甚至遗传和微生物等方面严加控制的各种等级的标准实验动物，用单一病因作用复制成各种病证。温度、湿度、光照、噪音、空气、水质、饲料等实验条件也可以严格控制。限定可变因素，取得条件一致的模型材料。

（5）避免了因实验操作复杂和样品收集困难对实验结果的影响　动物模型作为人类疾病的缩影，便于研究者按实验目的的需要随时采用各种样品，甚至及时处死动物收集样本。实验动物小型化的发展趋势，更有利于实验者的日常管理和实验操作。

（6）避免了对疾病本质认识的片面性　临床研究带有一定的局限性。很多病原体除人以外也能感染多种动物，其表现可能各有特点。通过对人畜共患病的比较研究，可以充分认识同一病原体（或病因）对不同机体带来的各种损害。因此，从某种意义上说，可以使研究工作升华到立体水平来揭示某种疾病的本质，从而更有利于解释在人体上所发生的一切病理变化。动物疾病模型的另一个富有成效的用途，在于能够细致地观察环境或遗传因素对疾病发生、发展的影响，这在临床上是办不到的，对于全面地认识疾病本质有重要意义。

综上所述，目前国内中西医结合动物模型的研制主要围绕以下特点进行：①按中西医结合的基本特点来研制动物模型；②以整体观念为主导思想研制动物模型；③以中西医结合病因病机为准则，采用多种方法研制动物模型；④用中药反证法检验证的动物模型。

二、中西医结合动物（模型）实验发展历史

（一）古代中医动物（模型）实验

1. 动物解剖学知识

人体解剖学知识最初是从其他生物身上获得的，然后才从人体认识自身。庖丁解牛，游刃有余。《韩诗外传》载：“其肢体之具，与禽兽同节。”从动物种类来看，最初多是水族动物。《尔雅·释鱼》曰：“鱼枕谓之丁，鱼肠谓之乙，鱼尾谓之丙。”郭沫若认为，甲、乙、丙、丁四字作为一系统，均为鱼身之物，而“甲，象人头；乙，象人颈椎；丙，象人肩；丁，象人心”。渔猎畜牧生活进入农耕生活后，许多生理解剖学名词多源于动物，如禽兽之骨曰“骼”，鸟兽之残骨曰“骴”。其后，“骼”“骴”之名反多用于人类。王清任的《医林改错》在了解大网膜与水液代谢的关系时也参考了动物解剖的材料。可惜的是，我国古代的生理解剖学在奴隶制社会末期和封建社会初期就已

停止。

2. 古代中医动物实验的种类

古代中医动物实验有两类。一类是对动物治病本能的观察应用。《吴普本草》载："駏驉食庵蔄神仙，遂以之为长寿药。"《抱朴子》载："张相国庄内有鼠狼穴，养四子为蛇所吞。鼠狼雌雄情切，将蛇当腰咬断而劈腹，衔出四子，尚有气，以大豆叶嚼而敷之，皆活。"后人据此而以豆汁治蛇咬。另一类是对动物施加某种人为因素后的观察。《论衡·道虚》载："致生息之物密器之中，覆盖其口，漆涂其隙，中外气绝，息不得泄，有倾死也。"《异苑》云："青州刘烬，宋元嘉中射一獐，剖五脏，以其草（无名精）塞之，蹶然而起，烬怪而拔草，便倒，如是三度。烬密录此草种之，主伤折多愈。"《本草拾遗》载："赤铜屑主折伤，能焊人骨，及六畜有损者。细研酒服，直入骨损处，六畜死后，取骨视之，犹有焊痕，可验。"

3. 古代中医动物实验的特征

与古代西医动物实验比较，古代中医动物实验有如下特征：①对人与动物关系的认识，中西医均有朴素性，但中医更缺乏科学分析，在人与动物之间，以非理性生物观形成一道鸿沟，使人类孤立于生物界；②实验的受控性较差；③在实验目的和内容上带有强烈的实用性；④在研究精神上，多是为了证明已知。这是古代中西医的非构造性自然观所决定的，也是其发展缓慢的原因。

（二）近代中西医结合动物（模型）实验

近代中医科研方法开始受西医动物实验的影响。张山雷为验证中风与脑的关系，"尝以两兔，用针锥伤其脑，以试验此说是否可信。一则伤其前脑，而即已僵仆不动，然自能饮食，越十余日不死。一则伤其后脑，而时时奔走，遇物碍之则仆，而不知饮食，数日饿毙冶"。

近代中西医结合动物（模型）实验的发展首先开始于中药药理研究。我国早期从事中药现代研究的主要是欧美和日本留学生，如陈克恢、赵承、赵黄等。研究内容先是化学，其后是药理学，然后是生药学，再后是临床，与当时国外研究的情况基本相似。从20世纪初至中华人民共和国成立前约40年间，中药药理、化学研究大致可分为3个时期：

1. 初始期（1909～1927）

1923年陈克恢与Schmidt、Read等研究中药当归和麻黄，次年联名发表论文报道，国产当归粗制浸膏对动物子宫、小肠、动脉血管等平滑肌有兴奋作用。1924年，陈克恢与Schmidt联名发表文章指出，麻黄有效成分麻黄素（麻黄碱ephedrine）的生理作用与肾上腺素类似而持久，其效能完全与交感神经兴奋剂相同。

2. 发展期（1927～1937）

北平研究院下设药物研究所和生理研究所，都从事中药的研究。中央卫生实验处下设化学药物系，该系下有药物研究室，研究防己、贝母、延胡索等的药理。20世纪30年代初，陈克恢通过实验证明，贝母素甲（peimine）和贝母素乙（peiminine）两者作用相似，均可使兔的血糖升高、猫的血压下降并伴有轻度呼吸抑制，使蛙的心率减慢伴房室传导阻滞，但未针对贝母传统的镇痉止咳作用进行实验。延胡索乙素（tetrahydropalmatine）和延胡索丑素（corydalis）均能使多种哺乳动物产生典型的强直性昏厥，但对延胡索传统的镇痛作用未见实验。

3. 艰难期（1937～1949）

研究常山、鸦胆子等的药理。1945 年，王进英、傅丰永、张昌绍报道，常山浸膏和常山全生物碱对鸡疟有效，而从常山中提取的 5 种成分对鸡疟无效。

（三）现代中西医结合动物（模型）实验

现代中西医结合动物模型研究始于 20 世纪 60 年代，经过 50 多年的努力，用 160 多种方法建立了 30 余类中西医结合动物模型，对临床理论的深化发挥了重要作用。当代中西医结合动物实验的核心是中西医结合证候动物模型研究，因为其在受试动物上体现了中西医结合理论、证候的特点。其发展有以下几个阶段：

1. 散在发生期（1960～1976）

此期研究模型种类少，没有形成趋势或集约力量；研究者均为西医机构，中西医结合机构没有参加；研究工作在中西医结合界未产生影响。

2. 方法尝试期（1977～1984）

中西医结合界认识到了动物模型实验方法在中西医结合研究中的重要性，因而此项工作得到迅猛发展，但在方法论上有较大分歧。因此，许多模型创立后难以付诸应用，而用于探索如何在造模上体现中西医结合的特点。

3. 初步总结期（1984～1988）

由于中西医结合动物模型研究不断增加，学术上日趋成熟，中西医结合界要求从组织、理论上加以把握，促使它从前学科走向常规学科。

4. 实用发展期（1988～至今）

在有关方法论的争论逐渐减少的同时，造模为实用服务的目标得到确立，造模方法和技术也趋于实用、完备，表明中西医结合证候动物模型这一新学科已步入稳定发展的轨道。20 世纪 80 年代，中西医结合动物模型主要应用于中西医结合基础理论研究领域。20 世纪 90 年代，特别是 21 世纪以来，中药药理研究也成为其重要的发展动力，并对这一学科有进一步的总结和规范。但中西医结合医学要进一步与现代自然科学沟通和融合，就必须在中西医结合理论的指导下，建立中西医结合实验科学体系——中西医结合实验动物学及中西医结合动物模型研究技术规范，将中西医结合理论模型实证化，从病因、病机、诊断、治疗等方面模拟研究中西医结合病证结合动物模型，促进中西医结合临床的发展。

三、动物模型制作的指导原则

病指疾病单元，证指证候类型。早在《黄帝内经》（以下简称《内经》）中就记载了 180 多个病证。《伤寒杂病论》是针对外感疾病和内伤杂病的第一部完整的辨病论治和辨证论治专著。秦汉唐宋时期，我国医家主要致力于疾病单元、专病、专方、专药的探索，以辨病论证为主，辨证论治为辅；药学从《神农本草经》至《证类本草》，都保持着记载药物主治病证的传统。金元以后，疾病的诊治以辨病、专方施治为主，逐步向辨证用药为主的方向发展；至明清时期，形成了现代意义上的辨证论治体系，但病证交融，辨病、辨证论治仍是中西医结合临床诊治疾病的模式。为了有别于西医学，找到中西医结合的优势，有学者提出西医是辨病的，中西医结合是辨证的，人为地将中西医结合独具一格，从而造成近几十年的研究只着眼于证候的探求，忽略不同疾病各自的特性和固有规律的研究，使中西医结合理论难以突破。

（一）疾病动物模型复制的基本原则

1. 动物模型必须满足的条件

（1）相似性（similarity）　相似性是反映条件，即模型与原型之间有相似关系，并且能被明确地表达和精确地刻画出来。因此，设计动物疾病模型的一个重要原则是，所复制的模型应尽可能近似于人类疾病的情况。

（2）可替代性（substitutability）　可替代性是代替条件，即模型可以替代原型接受实验操作，模型内的实验过程与原型基本符合。但与人类完全相同的动物自发性疾病模型毕竟不可多得，往往需要人工加以复制进行替代。

（3）可外推性（extrapolation）　可外推性是外推条件，即可以从模型的研究结果推导出原型的相关信息，但模拟信息不完全代替原型信息。在动物身上复制人类疾病模型，目的在于从中找出可以推广（外推）应用于患者的有关规律。

以上三个条件互相联系，互相制约，缺一不可，是建立模型的必要条件。根据以上三方面的要求，动物模型的研究过程不外乎三步：第一步是建立模型，即从原型客体过渡到模型；第二步是模拟实验，即对模型进行实验研究；第三步是从模型再回到原型，即把研究结果再移到原型客体上。其中，最为关键的是第一步。

2. 动物模型应具有的特征

（1）普遍适用性（universal applicability）　模型研究的结果不是仅回答某一个别问题，而是对某一个预定领域的共性问题具有普遍使用意义。即对特定领域问题的回答具有普遍适用性，而不是单一地表达一个症状或体征。中西医结合动物模型，在复制时应尽量考虑到今后的临床应用和便于控制其疾病的发展，以利于研究工作的开展。

（2）可重复性与可验证性（repeatability and verifiability）　动物模型是否有与原型本质上的相似性和合理的可比性，即“像不像原型”，除有原型的主要症状、体征外，还应让其他研究者只要严格遵循造模程序和实验方法，就能多次重复造模，并可获得基本一致的实验结果。这必须要求造模条件、程序与指标具有相对稳定性。理想的动物模型应该是可重复的，甚至是可以标准化的。一致性是重复性的可靠保证，为了增强动物模型复制时的重复性，必须在以下方面保持一致：①动物的品种、品系、年龄、性别、体重、健康状况、饲养管理；②实验及环境条件，包括季节、昼夜节律、应激、室温、湿度、气压；③消毒灭菌；④实验方法及步骤；⑤药品生产厂家、批号、纯度、规格、剂型、剂量、给药途径；⑥麻醉、镇静、镇痛等用药情况；⑦仪器的型号、灵敏度、精确度；⑧实验者操作技术的熟练程度等。

（3）可靠性（reliability） 复制的动物模型应该力求可靠地反映人类的疾病，即特异地、可靠地反映某种疾病或某种结构、功能的变化，应具备该种疾病的主要症状和体征。易自发地出现某些相应病变的动物就不应加以选用，易产生与复制疾病相混淆的疾病者也不宜选用。模型应有一套明确的定性指标作为评定标准，包括病因学标准、症状学标准、病理及生化学标准、诊断性治疗标准；此外，还应具备相关性特征，可取得定量标准。定性指标要以其特异性来反映中西医结合学的特征，如脾气虚证模型应从消化功能方面、血瘀证模型应从微循环方面选择指标。指标应首选计量指标，根据各指标的相关性，用约定的模糊裁定，以模糊判决的方式使其量化（模糊评判语言应客观科学，具有一定的准确性）。这样，动物模型的评价标准才具有可信性，有益于促进中西医结合病证的规范化。

（4）可变换性（convertibility） 也称可塑性、可扩性。动物模型也是一个开放的系统，应有可解析、可重构的能力，不应该是不可改变的。已研制的模型，可以不断吸收新的实验技术，利用新的检测方法不断改进指标，向原型靠近。例如，由单一造模因素向多因素综合造模改进，借鉴西医疾病模型，结合中西医结合的特点改进模型。

（5）易行性和经济性（easy and economical） 复制动物模型的方法应尽量做到容易执行和合乎经济原则。灵长类动物与人最近似，复制的疾病模型相似性好，但稀少昂贵，即使是猕猴也不可多得。很多小动物（如小鼠、大鼠、地鼠、豚鼠等）也可以复制出十分近似的人类疾病模型，而且容易做到遗传背景明确，体内微生物可加以控制，模型性显著且稳定，年龄、性别、体重等可任意选择，且价廉易得，便于饲养管理。

（二）中西医结合动物模型复制的基本原则

建立中西医结合动物模型除上述基本原则外，还应坚持中西医结合的基本原则。

1. 以中西医结合病因病机理论为依据复制动物模型

复制人类疾病动物模型是人为地将各种因素施加于动物，类似于致病因素损伤。中西医结合病因病机认为，六淫、七情、饮食、劳倦等在一定的条件下使人发病。将致病因素与发病途径结合起来为临床辨证施治提供依据，即所谓辨证求因、审因论治。因此，复制中西医结合动物模型要以中西医结合病因病机理论为准则，针对各种致病因素的性质、特点，充分了解邪正斗争、阴阳失调、脏腑气机升降、气血功能紊乱等情况，掌握病证的临床表现，采用不同的方法复制动物模型。

2. 以中西医结合证候特征为依据复制动物模型

辨证施治是中西医结合的基本特点之一。中西医结合诊治疾病从辨证入手，以辨证为依据。中西医结合的证是一个综合现象集群，包括了疾病不同阶段的临床表现，可能是引起某些相应变化的不同疾病的共同表现，即西医学不同的病可能属于中西医结合相同的证，相同的病在不同发展阶段也可能属于中西医结合不同的证。因此，在复制中西医结合动物模型时，应遵循中西医结合辨证理论，如八纲辨证、六经辨证等。

3. 以中西医结合整体观念为依据复制动物模型

多因素复制动物模型是以中西医结合整体观念为指导，用两种以上能反映中西医结合证候特征的造模因素来复制动物模型。与西医相比较，中西医结合的显著特征之一是整体观念，人体是以脏腑、经络为内在联系的有机整体，而且与自然界有着密切的联系。中西医结合脏腑病理有多因素致病、多脏腑相关、多层位辨证的特点（如兼证、变证、表里证、真假证、包容证、上炎证、下移证等）。单因素造模、单指标观察不能全面反映脏腑病机原型，故应采用综合性指标，筛选能反映中西医结合整体特征的多种造模因素。

4. 以脏腑理论为依据复制动物模型

中西医结合脏腑理论认为，脏腑不单纯是解剖学概念，而且涉及生理、病理等方面的范畴。尽管有些脏腑名称与西医学雷同，但其含义有所区别。因此，不能直接照搬西医学研究所复制的动物模型，必须以脏腑理论为依据复制动物模型。中西医结合脏腑之间互相影响，如心和小肠相表里、心主血脉、心开窍于舌、肺和大肠相表里、肝开窍于目等理论，都说明脏腑之间、脏腑与形体各组织器官之间在生理、病理等方面的联系。加之中西医结合病因病机的多样性，在中西医结合药学实验研究中，选择观察指标时不能单纯地用西医某些生理、生化、病理及免疫学指标作为判断中西医结合药学实验动物模型的客观依据。因为西医指标反映西医病的特征，比较单一、局限，应该有选择性地采用综合性指标，并筛选反映中西医结合整体观念的客观化、科学化、高层次方向发展的动物模型，把中西医结合理论提高到当代科学水平上来。

四、中西医结合动物模型的建立方法

人类的生物学特性源于生物并与其他生物相联系，尽管人类比起其他生物来说社会学特性更明显，生物学特性却仍是其基础。因此，有关人类医学的研究可以并应该在生物学领域中进行。生物学原理和研究方法是中西医动物模型研究的方法基础。模型思维是普遍的思维形式，因为模型方法是推理思维的唯一基础。阴阳、五行是普适性的理论模型。中西医动物模型是中西医结合现代形式的比类取象，与古代中医理论的形成所用的比类取象方法一样，都是用人体以外的事物来类比人体。不同的是，动物模型比类取象的目的是求实而不只是一种解释的工具，运用上述原理的严格约束以保证可比性，类比对象的内容也由象扩展至脏。相对于观察研究方法来说，实验是逻辑归纳法原理的完美体现，它使研究结果有更高的可信度。中西医结合动物模型研究应遵循中西医结合学的内容、规律和方法等方面的特殊性，如证候研究、病证结合、中药辨病治疗、中药四气五味研究、复方研究、针灸针麻原理研究等。

（一）模型动物选择

1. 根据经验选择

充分查阅文献，加强信息交流。在进行动物模型复制之前，进行文献检索，查阅有关资料。各专业领域都有自己常用的动物品种（系），用哪些动物都很明确，但为什么要用这种动物，就不一定会知道原因。因此，在查阅本专业的文献资料外，还应查阅实验动物与动物实验方面的文献。

2. 根据研究对象的结构功能及疾病性质选择

选择实验动物前应了解各种实验动物的生物学特点。恒河猴的生殖生理与人很接近，月经周期为28天，适用于妇产科学领域的研究。犬具有发达的血液循环系统和神经系统，其消化生理、毒理和对疾病的反应与人相类似，适合生理学、营养学、药理学、毒理学、行为学和外科手术等领域的研究。猫可以耐受麻醉和脑的部分破坏术，常用于神经学、生理学和毒理学方面的研究。小型猪的皮肤与人类皮肤极为相似，表皮厚度、被毛密度、表皮形态学和增生动力学、烫伤皮肤的代谢和修复机制等与烫伤患者相似，采用猪皮代替液态石蜡纱布敷于烫伤部位，能减少感染，减轻疼痛，加快伤口愈合。

3. 根据实验目的按动物的解剖生理特点选择

犬的甲状旁腺位于两个甲状腺端部的表面，位置比较固定；而兔的甲状旁腺分布得比较分散，位置不固定。犬是色盲，锥状细胞少，不能用颜色作为刺激因素。犬视力很差，每只眼有单独视力，视角25°以下，正面景物看不清，对移动物体敏感，视野20～30m，雄性无精囊腺和尿道球腺，大多用来进行实验外科、器官移植。兔的颈部交感神经、迷走神经和减压神经分别存在并独立行走，而人、马、猪、犬、猫的减压神经混合行走于交感干或迷走神经中。切断兔的迷走神经，立即造成肺水肿。兔体温变化十分灵敏，最容易产生发热反应并且反应稳定；而大、小鼠体温调节不稳定。大鼠、小鼠性成熟早，8～10周龄即可用于繁殖，性周期短，孕期为20±2天，产仔多。大鼠无胆囊，不能用来做胆囊方面的研究。中国地鼠的血糖比正常高出2～8倍，易产生真性糖尿病。豚鼠有夹囊，体内缺乏维生素C合成酶，对维生素C缺乏很敏感，适用于维生素C的实验研究。豚鼠易于致敏，发生变态反应，适用于过敏性疾病的研究。鸽、犬、猫的呕吐中枢发达且反应敏感，适合选做呕吐实验。兔、豚鼠等草食动物呕吐反应不敏感，鼠无呕吐反应。

4. 根据实验动物品种（系）特点来选择

不同品种（系）的实验动物对同一刺激的反应差异很大。C57BL/6小鼠对肾上腺皮质激素敏感性高出DBA、BALB/c小鼠12倍；DBA小鼠对噪声刺激极敏感，电铃声可导致阵发性痉挛而死亡，而C57小鼠不会有如此反应。即使是同一品种的不同品系，对同一刺激反应差异也很大。大耳白兔、新西兰兔对猪瘟细胞苗的反应相对较弱，而长毛兔的反应最敏感，发热反应最典型。一般情况下，研究者在不了解实验动物生物学特性时要参照国内外文献来选，咨询有关专家，拟定预实验方案，认真分析结果和排查干扰因素，最后方能制订选择方案。

5. 选择标准化的实验动物

实验动物标准的制定是否符合国情、切合实际，是影响管理成败或成效高低的关键。实验动物质量标准化要有一定的标准，如遗传学标准、微生物和寄生虫控制标准、环境设施标准、营养学标准等。选择实验动物就是要求选择具有合格证的标准化实验动物，这样才能排除因实验动物质量的差异给实验结果带来影响。近交系动物有遗传均一性、反应一致性，这些性状显著而稳定，恰当地选择可提高实验结果的可信性。清洁级以上标准（二级）实验动物，携带有微生物，没有人畜共患病的常见、多发的病原体；SPF级（三级）实验动物携带的微生物种类很少，与研究者所用材料的交叉反应少，产生的干扰效应低。

目前，科技部等部委和各省市科技部门，在课题立项、鉴定、评奖时对实验动物的等级标准均有严格的要求。一般需要提供以下证明：实验动物生产许可证、实验动物使用条件许可证、实验动物质量合格证、动物实验人员资格认可证等。有关法规依据包括：①GB 14922—2001：实验动物微生物、寄生虫学监测等级（啮齿类和兔类）；②BG 14923—2001：实验动物哺乳类动物的遗传质量控制；③GB 14924—2001：实验动物全体营养饲料；④GB/T 14925—2001：实验动物环境及设施；⑤GB/T 14926—2001：实验动物微生物学和寄生虫学的检测方法（啮齿类、兔类）；⑥科技部《实验动物许可证管理办法（试行）》（国科发财字〔2001〕545号）。

6. 按照3R原则选择

1959年，动物学家Russell和微生物学家Burch在《The Principles of Humane Experimental Technique》中首次提出refinement、replacement、reduction原则，现已成为国际上有关实验动物法规中的重要内容。复制动物模型时，实验人员只能在动物福利法规的框架内享有自由选择实验动物的权力。

（1）refinement（优化、精练）　由于动物实验能造成实验动物的疼痛和不安，引出的伦理问题几乎成为许多国家的政治问题，迫使研究人员慎重考虑对实验对象的选择。refinement就是指改善动物设施、饲养管理和实验条件，精细地选择、设计技术路线和实验方法，精练操作技术，尽量减少实验动物的痛苦。

（2）replacement（替代、替换、代替）　指不使用活的脊椎动物进行实验或者利用替代方法达到实验目的。①相对替代：指采用体外试验的方法，如组织和细胞培养物、短期维持的组织切片、细胞悬液和灌注器官、亚细胞结构等，尤其是大量人类细胞的广泛采用，缓解了替代方法的选择压力。随着人类组织库、细胞库、器官三维培养等的开展和改进，将有良好的前景。②绝对替代：指数学和计算机模拟的应用。

（3）reduction（减少、减低）　如果必须使用实验动物，又无别的替代方法，选择时就应把实验动物的数量降到实现目的的最小量，使实验动物受痛苦和不安（pain and distress）的数目减至最少，但必须以保证科研目的为前提。应做到：①合并使用；②高质量；③控制条件，合理设计。

（二）模型建立方法

中西医结合动物模型一般是在物理、化学、生物等因素的作用下，使组织器官或全身产生一定程度的损害或功能改变，从而出现某些类似人的各种证候表现。

1. 物理因素（physical factors）

即应用物理学方法或技术建立的动物模型。例如：在机械力作用下产生各种外伤性脑损伤、骨折等模型；外科手术结扎颈内动脉建立脑缺血模型；应用线锯切断大鼠股骨建立骨折模型；通过气压变动复制高空病、潜水病；温度改变产生各种烧伤和冻伤；放射线照射可复制各型放射病，引起免疫功能抑制或诱发大鼠乳腺癌；闪光刺激诱发癫痫模型；噪音刺激引起听源性高血压及改变行为记忆功能等。物理因素复制模型时，必须严格考虑不同对象应采用的不同的刺激强度、频率和作用时间；否则，这样的模型会丧失或缺乏临床研究的价值。

2. 化学因素（chemical agents）

即应用化学因素或技术直接或间接（通过代谢产物）对机体产生有害作用而建立的动物模型。如用各种化学致癌剂诱发各种肿瘤模型，用化学毒（药）物或毒气诱发中毒性疾病，用强碱、强酸可致皮肤烧伤等。由于不同品种、年龄、性别的动物对外源性化合物的反应具有明显的个体差异，存在剂量、耐受性和副作用等差异，实验者需要通过广泛地收集有关信息，在预实验中摸索稳定而有效的实验条件。可根据研究目的，选择相应的实验方法（药物或毒物），在健康动物身上复制出所需要的疾病模型。根据对149种毒物对雌雄小鼠、大鼠LD50的比值分析，可见雌性动物较雄性敏感，但差别不大，一般不超过2倍，而成年动物与新生动物的LD50比值介于0.002～16之间。一般认为，幼年动物比成年动物敏感，特别是对中枢神经系统、肾、血脑屏障功能及与血浆蛋白结合有关的外源性化合物，新生动物与成年动物的毒性反应差异更明显。老年动物的代谢功能低，反应不敏感。

3. 生物学因素（biological agents）

即应用生物因素建立的动物模型。生物学因素包括各种病原生物及其所产生的毒素等各种致病原。

（1）*病原生物*　包括细菌、病毒、寄生虫、衣原体、支原体、朊蛋白等。如接种细菌、病毒于敏感动物，病原生物本身和/或其在宿主体内产生的各种毒素，使宿主动物产生各种传染病或引起相应细胞、组织、器官、系统的结构损害和功能障碍。目前已知的150余种人畜共患病提供了极有意义的传染病材料。从流行病学、病理学或并发症等不同角度研究，首先要充分了解动物与人在疾病易感性和临床表现等方面的异同点。例如，轮状病毒可引起婴儿急性坏死性肠炎，犬感染轮状病毒后的表现只是亚临床的，严重威胁幼犬的肠道病毒是细小病毒，而人对细小病毒则并不易感。

（2）*病原生物毒素*　利用病原生物在体外产生的毒素或代谢产物建立动物模型。例如：腹腔注射细菌内毒素建立大鼠热毒血症模型；免疫毒素（192－IgG－SAP）脑内定向微量注射选择性破坏基底前脑胆碱能细胞，而留下其他化学属性的细胞成分，从而诱发模拟认知障碍小鼠模型。不同动物对外源性毒素的反应存在个体差异，这与实验动物机体的健康状态、年龄、性别、营养状况有关。

4. 心理因素（psychological factors）

即通过实验动物自身的心理、行为等因素建立的动物模型。例如：利用猫吓孕鼠建立“恐伤肾”子鼠肾虚模型；长期的应急反应造成交感神经系统张力增高和垂体－肾上腺素轴系统过度分泌，最终导致神经源性及应激性高血压动物模型。

5. 环境因素（environmental factors）

利用自然环境因素（气候、气温、湿度、昼夜规律、动物天然习性等）诱导复制的动物模型。例如，在自然环境中长期常规喂养大鼠建立自然衰老认知障碍动物模型。

6. 复合因素（composite factors）

即利用两种（或以上）因素建立的动物模型。单一方法制造模型相对简单，如给某一种药造成模型。但在临床上，疾病的病因病机往往是复杂的，因此最好根据实验目的需求，利用多种方法配合建立动物模型，才更符合中医病因病机学。实际上，现有的大多数中西医结合动物模型，都是利用多种因素建立的。例如，采用饥饿、放血等方法建立血虚模型；在高脂饲料喂养的基础上，腹腔注射四氧嘧啶（alloxan）诱发动脉粥样硬化性糖尿病模型，然后再利用线栓法经颈内动脉插线阻塞大脑中动脉，建立模拟人类的动脉粥样硬化性脑血栓形成动物模型。

复合因素相互影响、共同作用，所建立的动物模型更接近于临床病证原型。但造模过程复杂、步骤繁琐、时间较长，对动物的损伤性较大，动物死亡率较高，最终模型的成功率较低。因此，建立模型时应全面考虑，尽量提高动物模型的成功率。需注意以下几点：

（1）造模时程　动物模型是否成功，不能只看症状和指标，而且要看产生症状的时间，这对虚证尤其重要。一般虚证慢性起病，所以动物模型也应尽可能地制成慢性模型。如果用药一两天即形成了阳虚，这有悖于中医学的病因机制。但是，若时间过长，动物易受各种外界因素的影响，且小动物本身寿命较短，不能以人的岁月来要求小动物的病程。

（2）是否用药　化学因素是利用药（毒）物的药（毒）理作用诱导模型，而饥饿、放血、模拟风寒湿邪侵袭、电针刺激或放射等是物理因素造成，两者各有所长。按现行的倾向性意见，以物理因素造模更接近于中医学的病因病机学说。

（3）用药剂量　动物用药剂量应按体重计算，但不能等于人的体重剂量。严格地说，人与其他动物的剂量应按体表面积计算其比例。小动物的体表面积如果按体重计算则比人大，故不论中药或西药，一般比人的剂量要高，但最合适的剂量要根据动物对各种药物的耐受性和药理作用而定，最好经过预实验摸索结果。

（4）给药途径　肌内或腹腔注射途径容易准确控制剂量，但注射易引起动物应激。中药一般是浓煎后经消化道给药，强制性灌胃给药需要有熟练的插胃管技巧，尽量避免对食管的损伤，更不能注入气管。也可将中药煎剂拌于饲料内，每天称被吃掉饲料的重量，计算当天的中药剂量，虽然对动物损伤少，但剂量不准确，尤其是动物发生厌食更易受到影响。

（5）环境条件　中西医结合动物模型很多是用物理因素刺激机体，需要实验室具有控制条件，如对声、光、风、湿、温等条件的控制。设计动物模型实验时，对这些条件均要细微考察并做预试验摸索，以便使复制的证候模型准确可靠、重复性好。

（三）模型评价指标

随着科学技术的发展，各种检测指标愈来愈多，但一种动物模型不可能用所有指标进行评价。实际工作中应根据具体情况有针对性地选择几种敏感性高、特异性强、简便易行的评价指标（assessment criteria）。

1. 一般指标

即证候指标，能够较客观地反映动物模型的证候，更接近于原型。但这些指标不易量化，带有一定的主观性。因此，具体操作时应预先设定定性和/或定量标准，采用双盲法，由不知情的两位专业人员同时进行评价，综合分析评价结果。

（1）精神状态　包括意识状态，睡眠状态，萎靡、倦怠，目光呆滞，对声、光的反应性、灵活性，行走步态，感觉灵敏度、反射活动，对有害刺激的避险性、反抗性、攻击性，动物之间的戏耍、打斗能力等。

（2）皮肤毛发　包括皮肤的干燥或湿润程度、皮温、颜色，有无瘀血、紫癜，毛发的疏密、光泽、颜色，毛发排列是否紊乱，巩膜的颜色，结膜是否充血，角膜的光泽度，瞳孔的形态大小、对光反射等。

（3）饮食状况　包括食欲、食量、饮水量，对不同气味的食物和饮水水质的反应性，口唇颜色有无紫绀，舌体的形态、颜色，舌苔的色泽、厚度，有无出血，唾液、牙齿的变化，以及呕吐物、体重的变化，基础代谢率等。

（4）呼吸状况　包括呼吸的频率、节律、深度、形式（胸式或腹式呼吸）、声音等变化，呼出气体是否有水蒸气等，有无呼吸暂停、潮式呼吸等。

（5）排泄状况　包括尿的量、色、味、浊度、频率等，粪的量、色、味、形态、质地、次数等。可进行 24 小时尿量观察等。

（6）性功能状态　主要是雄性动物的睾丸大小、形态、质地，以及性欲的变化等。

（7）其他　随着科学研究的进展，将逐步发现、总结一些新的评价指标。

2. 生命体征（vital signs）

包括体温（T）、脉搏（P）、呼吸（R）、血压（BP），以及意识状态（consciousness）。体温一般用肛温计测量肛温；大动物的脉搏、血压测量较为方便，可以用婴儿血压计进行测量；小鼠、大鼠可以鼠尾血压计测量，同时可以测量呼吸、心率等；有些动物（兔、豚鼠等）不能用无创性方法测量血压。

3. 行为学指标（behaviour）

不同的动物有各自的习性，造模后动物的习性会发生改变。通过定性、定量观察动物的行为学和习性改变，可以评价模型是否成功，以及进行疗效评价和预后判断。不同的动物模型有相应的行为学评价标准，例如大脑中动脉缺血再灌注损伤大/小鼠动物模型，利用神经行为功能缺损评分法，根据动物的意识、运动、感觉、反射、饮食、排泄等方面的变化程度，赋予不同等级的量化评分，可以根据评分多少来判断模型是否成功，并评价疗效和判断预后。

4. 形态学指标

包括动物整体和各器官组织（包括肿瘤）的大体形态。

5. 影像学指标

包括 B 超、X 线、CT、MR、SPECT、PET，以及小动物成像系统。

6. 血流动力学指标

包括血液成分、血液流变学指标、激光多普勒血流监测系统。

7. 电生理学指标

包括心电图、脑电图、肌电图、胃电图、诱发电位等。

8. 病理学指标

包括动物各系统器官的组织细胞病理学和超微结构病理学。

9. 生物化学指标

包括血液、体液和组织器官（如肝、肾）的各项生化指标。

10. 免疫学指标

包括血液、体液和组织器官的各项免疫学指标。

11. 分子生物学指标

包括基因组学、蛋白组学、代谢组学等指标。

12. 其他

如细胞凋亡、细胞自噬、生物标志物、糖指纹谱等。

中医学博大精深，中西医结合寒、热、虚、实、表、里等证候内涵深刻，往往难以用一种或几种症状和体征表现即可以解释清楚。因此，需要在具体工作中针对不同模型的症状、体征进行仔细观察、归纳演绎、分析综合、不断创新，发现一些客观的、可靠的、有针对性的证候表现，建立不同模型各自的评价体系。

（四）注意事项

复制动物模型时，除了要了解、掌握上述一些原则外，还要注意以下问题：

1. 动物模型要尽可能再现中医证候表象

必须强调从研究目的出发，熟悉诱发条件、宿主特征、疾病表现和发病机理，即充分了解所需动物模型的全部信息，分析是否能得到预期的结果。例如，诱发动脉粥样硬化时，草食类动物兔需要的胆固醇剂量比人要高得多，而且病变部位并不出现在主动脉弓，病理表现以纤维组织和平滑肌增生为主，可有大量泡沫样细胞形成斑块，这与人类的情况差距较大。因此，要求研究者懂得各种动物所需的诱发剂量、年龄、性别和遗传性状等对实验的影响，以及动物疾病在组织学、病理学、生化学等方面与人类疾病之间的差异。要避免选用与人类对应器官相似性很小的动物作为模型材料。为增加所复制动物疾病模型与人类疾病的相似性，应尽量选用各种敏感动物与人类疾病相应的动物模型，可参考《各种敏感动物与人类相似的疾病模型》等相关文章。

2. 所选用动物的实用价值

模型应适用于多数研究者，容易复制，实验中便于操作和采集标本。应首选一般饲养员较熟悉而便于饲养的动物作为研究对象，这样就无须特殊的饲养设施和转运条件，经济上和技术上容易得到保证。

动物来源必须充足，选用多胎分娩的动物对扩大样本和重复实验是有益的。尤其对慢性疾病模型来说，动物需有一定的生存期，便于长期观察使用，以免模型完成时动物已濒于死亡或毙于并发症。野生动物在自然环境中观察有助于正确评价自然发病率和死亡率，但记录困难，在实验条件下维持有一定的难度，且对人和家畜有直接和间接的威胁。因此，复制模型时必须注意动物种群的选择，要了解各类动物种群的特点和对复制动物的影响。

用于生物医学研究的动物种群，可按其遗传成分和环境被研究人员控制的程度，分为3种基本类型：①实验室类型，可提供最大限度的遗传和环境操作；②家养类型，不论是乡村饲养还是城市饲养，人类对其干扰的程度均不同，且动物环境与人类环境可能极为接近；③自然生态类型，几乎没有人为的干扰。如某种动物（啮齿目、食肉目、兔形目）可按所有3种类型进行研究，这就增加了对环境和遗传因素做比较研究的可能性。

3. 施加因素对模型动物的影响

拥挤、饮食、光照、噪音、屏障系统等任何一项被忽视，都可能给模型动物带来严重的影响。此外，复制过程中如果固定、麻醉、手术、出血、药物和并发症等处理不当，同样会产生难以估量的后果。因此，应在标准动物实验室内，尽可能减少对模型动物的应激和干扰。

4. 正确评估动物疾病模型

动物毕竟不是人体的缩影，没有一种动物模型能完全复制人类疾病的真实情况。模型实验只是一种间接性研究，只能在一个局部或几个方面与人类疾病相似。因此，模型实验结论的正确性只是相对的，最终必须在人体身上得到验证。复制过程中一旦出现与人类疾病不同的情况，必须分析其差异范围和程度，找到相平行的共同点，正确评估哪些指标是有价值的。

五、中西医结合动物模型研究存在的问题

中西医结合研究的指导思想是中体西用。自20世纪60年代将动物实验研究引入中西医结合研究以来，在理论研究和应用方面尚未有突破性进展。综观中西医结合动物模型研究的现状，有必要对中西医结合理论研究的指导思想和科研方法进行反思。近年来，科技工作者对中西医结合动物模型的研究思路、指导思想、科研方法进行了一系列研究，总结了一些规律性的东西。中西医结合动物模型研究尚未取得突破性进展，除理性思维尚未建立、理论本体未能确立外，现阶段存在的主要问题是：

1. 基础研究薄弱

轻理论、重临床仍是中西医结合的主要学术传统。当前，中西医结合学科的发展未受到应有重视，主要问题均在基础医学领域。例如：发现解剖、生理、病理等理论与人体实际的不相符而出现对中西医结合的信任危机；统一病名之争，即中西医结合治疗学要不要以中西医结合病理学作为指导；临床竞争力减弱等。同样，中西医结合动物模型研究在中西医结合基础理论研究中的学术地位显得低下，这是造成中西医结合基础理论研究不能持续性发展的根源所在。

2. 造模因素非规范化

建立动物模型的过程中，很难将中西医结合病因作为施加因素进行规范化。尽管在这方面做了大量的工作，但从整体理论发展而言，收效不大，病因病机等因素还没有达到量化的程度。

3. 造模方法非规范化

动物模型研究是方法学的范畴，诸如实验动物品种（系）的遗传背景，微生物、寄生虫的携带状况，实验条件，施加因素，建模过程中实验动物的体内平衡状态等，对中西医结合动物模型都有直接或间接的影响。客观量化指标的选定，参照系的设立等，也会影响中西医结合动物模型的结果。

4. 证候评价非规范化

中西医结合理论研究过程中，许多证未能加以量化。以往证候动物模型的发展特点是不断地寻找可行的方法，建立覆盖面广的多种模型，但对证候动物模型特点多是概念化。在模型与原型之间、同一证候的不同模型之间、不同证候模型之间缺乏比较，使证候动物模型的概念和内涵陷于模糊之中。

六、中西医结合动物模型研究的发展前景

中西医结合动物模型研究的发展包括证候模型自身完善，发展中西医结合实验动物科学，发展与中西医结合相关的生物学研究等方面。

1. 中西医结合动物模型研究体系

中西医结合动物模型研究是依附于临床医学发展而来的，目的是参照西医学动物实验体系和中药基础研究的常用方法。但任何一个学科均有其相对独立性，中西医结合动物模型研究除继续紧密结合临床外，还应着重强调以学科本身的独立完善、发展为首要目标，从学科内部寻找发展方向。以动物实验单纯对临床内容的解释、证实并不能发展临床，只有在其真正成为独立的学科之后，才能以其独立的研究成果去验证、修改、补充、完善、发展临床医学。

中西医结合动物实验体系主要包括：正常动物实验方法与证候模型的相关研究；离体实验方法与证候模型的相关研究；细胞和组织培养方法与证候模型的相关研究；病理动物实验方法与证候模型的相关研究；血清药理学等方法；与中西医结合病理相关的细胞和组织培养方法；以中西医结合证候病机为核心，建立新动物模型、离体细胞和组织培养方法等。

2. 中西医结合证候模型的规范化

以增加与临床证候的相似性为核心，对同一证候、同一造模方法形成的模型本身，同一证候、不同造模方法形成的不同模型之间进行统一、优化和标准化；以及相关的对同一证候、同一造模方法形成的模型本身，不同证候模型之间，同一证候、不同造模方法形成的不同模型之间，模型与临床证候之间的生物学特性进行深入了解和比较研究。

以往证候动物模型的发展特点是不断寻找可行的造模方法，建立了覆盖面广的多种模型，但对模型的生物学特点的研究则往往是概念化的。故应以实证性方法论为指导，

开展比较医学研究，在此基础上明确各模型的生物学特性，并据此提出其适用范围。

辨证与辨病相结合是中西医结合临床诊疗的特点，体现在中西医结合模型上就是证病结合动物模型，此类模型贴近中西医结合临床实际，为中药复方、新药药理研究提供了合适的方法。目前，证病结合动物模型的研究发展较快，在可见的将来仍为一个主要的发展方向。

3. 中西医结合实验动物学

中西医结合实验动物学是中西医结合证候动物模型学发展的必然趋势。中西医结合实验动物学研究包括中西医结合实验动物体质学研究，常用遗传性疾病动物模型的中西医结合体质学研究，中西医结合实验动物评价及选择标准研究，中西医结合遗传性证候模型、转基因证候动物模型研究，中西医结合实验动物繁育、饲养、质量控制的研究等。

4. 中西医比较医学

中西医比较医学是中西医结合动物实验的必然发展方向。可借助于生物学、比较医学、兽医学，以及已有的中西医病理模型实验的有关研究成果，开展不同物种的证候病理学和治疗学比较研究，建立中西医比较医学。最终目的是以中西医结合动物实验科学为桥梁，使中西医学与生物科学互相渗透，形成与中西医有多种形式联系的生物科学体系，为中西医结合学科的发展奠定基础。

第三节　中西医结合临床疗效评价方法

临床疗效是指在临床实践中，运用不同的医学手段和治疗措施作用于患者机体所产生的生物－心理－社会属性的独立或综合效应。疗效评价是对临床治疗效应所产生的效能和效力，按照既定的标准进行定性、定量和综合判断的过程。临床疗效是中西医结合医学发展的基础，建立严谨、科学基础上的临床疗效评价方法，是中西医结合临床研究发展的关键和核心问题。分析研究目前中西医结合临床疗效评价的现状，逐步完善中西医结合临床疗效评价方法，有利于体现中西医结合治疗的优势和特色。

一、中西医结合临床疗效评价的现状

古代中医疗效评价主要是针对个体患者的治疗效果进行评估，主要有两种方法：一是患者报告的服药后的感受和体验；二是医生根据患者的临床表现和“神”的状态，判断病机转归。历代中医文献，尤其是医案、医话中蕴含着丰富的疗效评价信息。古代中医将“患者报告”与“医生报告”作为疗效评价的主要方法，为医生的临床决策服务，是中医辨证论治的重要环节，保证了中医辨证论治个体化治疗方法的形成和发展。但是，古代中医临床疗效评价只是停留在针对个体患者诊疗的传统临床研究阶段，并没有上升到群体层次的临床疗效评价，群体层次的疗效主要是依靠长期的临床实践检验，并以学术流派的形式存在。目前中医药在群体层次的临床疗效评价方法，基本上照搬了产生于20世纪60年代的“临床流行病学”理论和方法。中医学自身并没有形成系统、

规范的疗效评价方法和推广应用模式。

（一）临床流行病学、循证医学在中医药领域广泛传播

临床流行病学是“从群体的层面，采用量化的科学方法对临床疾病研究的现代临床研究方法学，是创造临床最佳研究成果的有力工具”。世界卫生组织（WHO）认为，临床流行病学是“20 世纪临床医学的重大发现”。循证医学（EBM）也被称之为实证医学，根据患者实际病症情况，结合临床治疗经验，选择最为适宜的治疗方式。循证医学为西医治疗提供优良的科研证据，对临床治疗质量进行详细的划分，其中总体分为 5 级，对照不同的质量评定标准，不同等级的疾病也将对应不同的治疗差异。在临床流行病学和循证医学方法的指导下，我国中医药领域开展了大量的临床研究工作。

中医学与西医学同步引入临床流行病学。1983 年，原华西医科大学、原上海医科大学及原广州中医学院建立了 3 个国家 DME 培训中心，成为我国临床流行病学人才培训、学术交流、科研和咨询工作的平台。1984 年 4 月第一届 DME 全国学术研讨会在原华西医科大学召开，正式拉开了我国 DME 工作的序幕。1989 年 4 月中国临床流行病学网正式成立；由中国循证医学中心牵头组织的教育部循证医学网上合作中心之中，中国中医科学院是最早的 4 家单位之一。此外，世界中医药学会联合会、中国中西医结合学会、中国针灸学会等学术团体近年来都成立了循证医学、中医临床评价的专业委员会，通过学术交流，培养人才，促进发展。中华医学会临床流行病学专业委员会、中国医师协会循证医学专业委员会也有中医药领域的人员参与，并都担负着重要的职责。

（二）随机对照研究的数目逐年增加，临床研究质量逐步提高

RCT 设计被公认为评价疗效的“金标准”。中医药临床研究领域第一个随机对照试验产生于 1983 年，30 多年来中医药 RCT 的数量在逐年增长。为减少临床研究与报告的偏倚，提高研究质量和水平，中医药学术界广泛推广应用了临床研究注册、临床研究管理规范、临床数据管理、强化临床报告质量标准等措施。在国家“十五”科技支撑计划中，中医临床研究数据管理与质量控制专题就被列入了研究计划，临床研究“中央随机化”、第三方“数据管理”与统计分析、制定和推行临床研究过程质量监督机制等已经成为许多课题采用的方法。中医药专家还对国际上的中草药临床试验发表规范进行了修订。临床研究的伦理审查和“知情同意”已经成为中医药临床研究的基础。

（三）中医药临床疗效评价的指标、方法与体系研究成为中医药临床研究热点

疗效评价指标决定疗效评价的方法。目前，常用的中医药疗效评价方法包括病证结合疗效评价、系统评价、证候疗效评价、生存质量疗效评价、主证起效时间疗效评价等。著名临床流行病学专家赖世隆教授曾指出：“一个具有较强科学价值的中医药临床疗效评价标准应该包括以下条件：一者，对于病的公认常规疗效评定标准；二者，构成证候的若干指标变化的评定标准；再者，生存质量的评定标准（通用的生存质量评定量表、体现中医特点的生存质量量表、疾病特异性的生存质量量表）。”目前，这一观点

已经得到中医界的广泛认同。由此可见，中医疗效评价体系应该是多层次、多角度、多靶点的，应当反复从不同角度对中医药治疗方法或方药进行评价。因此，如何根据评价指标和方法的客观性和科学性，合理取用中医和西医学的疗效评价指标，建立完善、统一，能够反映中医特色的中医药临床疗效评价标准及体系，成为当前中医药临床研究的热点。

二、中西医结合临床疗效评价的基本原则

（一）要充分考虑状态调整、个体化、综合干预等中医药诊疗的特点

我们知道，西医学起源于以原子论、还原论、主客对立为特点的西方文明，关注患者的病和外部干预；而中医学植根于以元气论、整体观、天人合一为特点的东方文化，更重视患病的人和自身调节。状态调整、个体化、综合干预等是中医诊疗的特点，系统科学指导下的综合评价是中医疗效评价的最适宜方法。中西医结合临床疗效评价应从中医药的特点出发，学习、借鉴西医学疗效评价体系的原理、方法及研究成果，建立包括中医证候和生存质量等科学、客观、多维的疗效评价体系，以评价中西医结合临床疗效，并使之逐步得到公认。如中风病的疗效评价，脑卒中急性期患者，过去多采用神经功能缺损计分及 CT、MRI 等指标进行评价，神经功能缺损计分主要着眼于肌力和关节活动度的评价，具有一定局限性。随着医学模式的改变和康复医学的发展，西医学对脑卒中恢复期的疗效评价越来越多地使用日常活动能力、生存质量等身体残疾和社会活动障碍水平的指标。逐步形成包括病理、病损、残疾/生活能力和残障/生存质量等 4 个方面的综合整体评价体系，包括 NIHSS 量表、FIM 量表和残障量表等。由王永炎、张伯礼院士主持的国家“八五”“九五”攻关课题致力于中医中风病证候的标准化研究，目前已经研制出的《中风病诊断疗效评定标准》《中风病证候诊断标准》为中医界其他疾病建立诊断及疗效评定标准奠定基础。

（二）借鉴临床流行病学、循证医学方法评价中西医结合临床疗效

临床流行病学和循证医学提出了将经验医学提升到循证医学的理念和方法，使大量涌现的临床研究成果被广泛应用，促进了临床医学的发展。近几十年来，中医学积极采用临床流行病学、循证医学的原理与方法，开展了大量的临床研究。在设计方法上，强调病证结合，随机对照研究逐年增多。在评价指标上，吸纳了许多西医学公认的评价指标，对生存质量、患者报告结局等也给予了高度关注，加之临床研究过程的质量控制、数据管理与统计等专业化队伍参与到中医临床研究，催生了大量中药新药及新型诊疗技术，中医药在慢性重大疑难疾病的治疗，以及中医药在急性严重呼吸综合征（SARS）、甲型 H1N1 流感、艾滋病等传染病防治中所发挥的作用也被社会广泛认可。可以说，近几十年的临床研究实践为中医学从经验医学向循证医学的转化奠定了坚实的基础。

（三）建立证候疗效研究的标准规范

辨证论治是中医药学的临床模式，证候是辨证论治的关键环节，对证候及其变化的

动态观察是指导临床治疗，提高中医药疗效的重要前提。因此，人们普遍认为在评价中医药的临床疗效时，证候的改善程度应该是评价指标的内容。目前，证候疗效评价主要采用构成证候诊断的主要症状和次要症状的分值治疗前后的变化来衡量。其计分方法则是根据在证候诊断中的贡献大小确定其权重，一般主症占有较大权重。症状一般可分为4级，即正常、轻度异常、中度异常、重度异常。在证候疗效评价时，多采用尼莫地平法来计算证候积分的变化量，计算公式：减分率 =（治疗前积分 - 治疗后积分）/治疗前积分 ×100%。研究结果显示，不同的症状赋分方法对中医证候疗效评价及对单项症状的疗效评价会有重大影响，且可能存在疗效评价敏感性较差等问题。为了规范中医临床研究中证候诊断与疗效评价的相关内容，证候疗效评价指标被纳入中医及中西医结合临床研究的疗效评价体系中，而建立起适当的证候疗效评定标准，是完善中医临床疗效评价指标体系、科学评价中医药临床疗效的一个重要部分。

（四）重视生命质量的疗效评价

生命质量（QOL），又称为生活质量、生存质量。生命质量是包含生物医学和社会、心理、精神等因素的多维概念，它能够全面地反映人体的健康状况。评定生命质量，可以避免单纯追求延长患者的生存期限的现象，使临床治疗真正体现以人为本的精神。生命质量是在1947年WHO推荐的健康新概念的基础上提出来的。随着医学模式从单纯生物模式向生物 - 心理 - 社会综合医学模式转变，人们对健康的认识发生了根本性改变。越来越多的临床医学专家认识到，过去沿用的有关疾病防治措施的有效性评价指标，如患病率、发病率、生存率、病死率及有关疗效评价的痊愈、显效、好转、无效等指标存在一定的局限性，在防治疾病时应该全面考虑疾病对患者精神、情绪、心理、工作能力、社会职能及生活方式的影响，甚至对社会卫生经济的影响。如在高血压的疗效评价上，不但要观察药物的降压效果，更注重对重要器官的保护，如心、脑、肾等重要器官并发症是否减少，生命质量是否改善，寿命是否延长等方面的问题。在评价冠心病心绞痛的临床疗效时，不但关注心绞痛症状的缓解及心电图改善情况，更重视急性冠心病事件的发生，如心肌梗死、猝死的发生情况。中医不仅强调人的自然属性，更重视其社会属性。中医在治疗疾病时，强调整体调节，意在协调脏腑气血功能，使其阴平阳秘，提高人体对自然和社会环境的适应能力，这种观点与生命质量有着相同的理念，实质上是一个强调患者生命质量的过程。

三、中西医结合临床疗效评价的基本方法

把握中医理论与临床治疗的基本特点和优势，是建立中医有效性科学假说的前提。包括中医学在内的传统医学的理论价值，对疾病的诊断、分类思维和模式已日益受到国际医学界的认同和重视。1999年在北京召开的协商传统医学与现代西医学的会议上，WHO指出：当对传统医药进行临床评价时，另加的两个标准是相当重要的，即用于指导治疗的传统诊断构架的使用，和可能时给予受试对象量体裁衣的治疗。上述论述，认同并强调了中医的诊断思维和方法对指导治疗和评价其干预措施有效性的重要作用。

（一）借鉴流行病学方法

临床流行病学一词的提出始于20世纪30年代，至80年代初期，临床流行病学发展为临床医学的基础医学。流行病学是一门从群体角度，研究疾病的分布特点、流行因素及消长规律，从而探讨疾病在人群中发生和流行原因的方法学。临床流行病学所关注的问题是疾病的病因、诊断、治疗、预防、预后等临床流行规律，适用于群体和个体。在中医临床疗效评价方面引入临床流行病学的原理和方法，其意义包括：①提出临床试验必须遵守对照、随机、重复、盲法的原则；②如何选择临床试验设计方案；③临床试验在设计、实施、结论推导各个阶段克服、识别偏倚的方法和措施；④减少和识别机遇对研究结论影响的方法；⑤应用诊断性试验的评价原则和方法建立中医证候标准的研究；⑥研究结局评价的一系列方法，包括结局指标的选择、评价标准的确定与测量等；⑦应用软指标的衡量与评价体系的原则和方法，用于证候标准和生命质量评定的研究；⑨统计分析的应用，临床意义与统计学意义在结论推导中的作用。

（二）随机对照研究（RCT）方法

临床流行病学和循证医学十分强调多中心、大规模、前瞻性的临床研究原则，尤其强调RCT对干预措施有效性评价的价值，更肯定多个同类RCT结果对指导临床治疗决策的作用。RCT是评价干预措施有效性的金标准，它强调临床试验必须遵循对照、随机、重复（受试样本的代表性）及无偏倚观察与判断原则，尽可能地避免和消除一些人为的、已知的或未知的偏倚因素的影响，使对干预措施的临床评价获得真实、可靠、客观的结论。所以相较其他类型的研究设计提供的论证而言，它判断干预措施有效性的真实程度最强，被认为是在人体上所进行的真正试验，是目前医学界公认的对检验干预措施有效性假说能提供最有力支持的研究方法。基于RCT的价值，许多经过RCT评价的有效诊疗措施在临床上得到广泛的应用。Meta分析对多个同类RCT结果的综合，使得RCT的价值不仅体现在单个疾病的诊疗作用上，而且成为医疗卫生、健康服务决策的重要依据。RCT对临床医学科学研究具有普遍的指导意义，它不仅适用于西医药干预措施有效性的评价，对中医药临床疗效评价也具有同样的价值，严格按照随机对照的原则进行中医临床研究并非不可能。

在建立干预措施有效性的科学假说的前提下，一项设计良好的、实施完善的随机对照试验至少应包括以下几个方面：①受试对象的标准应该明确、具体，具有一定的代表性，应有足够的受试例数；②将合格受试对象真正地随机分配至试验组与对照组，对照措施应合理，应尽可能地实施盲法；③受试因素应稳定可控，能有效地控制沾染、干扰；④结局指标的选择要合理、全面并明确，避免出现用次要结局指标代替主要结局指标的现象，报告所有的相关结局事件，包括不良事件；⑤数据的收集应准确、可靠，统计分析方法应合理，结合研究的临床意义和统计学意义进行结论的推导；⑥应随访全部受试对象，研究结论应来自纳入研究的所有受试对象；⑦在保障受试者权益和安全的同时，强化管理，加强临床试验质量控制和质量保证。

（三）借鉴量表测评方法

量表测评的方法在国外已被广泛接受并应用于现代临床研究和新药研究的临床试验中。如患者报告的结局指标（PRO）是临床评价的重要内容，它包括患者描述的功能状况、症状和与健康相关的生存质量（HRQOI）。侧重健康状况的量表评价有健康调查表（NHP）、疾病影响调查表（SIP）、生存质量指数（QWB），侧重生存质量测评的有 WHOQOL－100、WHOQOI－BREF 等，这些成熟的观察量表值得中医界借鉴。

当前，可从借鉴国际公认的关于人群健康评定的通用生存质量量表入手，在中医药理论的指导下，建立适用于中医药疗效评价标准的生存质量通用表。这一疗效评价体系在考虑与国际接轨的同时，立足于中医药的优势，将国际上所接受的生存质量评价引入中医药学，客观反映中医学自身的特点，同时量表的制定有国际标准，其评价结果易于被国际同行所接受，便于交流。生命质量测评主要依据的是受试者的主观感觉，在临床上属于软指标，主观性较大，易受其他因素的干扰，评定比较困难。在中医临床评价时，需要在中医理论指导下，借鉴西方心理测试和生命质量量表研制的方法学，应用现代数理统计分析方法和技术，按照严格的程序进行测量，并通过多病种、多中心的反复临床验证和修改后才能广泛应用于临床。

（四）开展真实世界研究

真实世界研究是运用流行病学研究方法，在真实无偏倚或偏倚较少的人群中，研究某种或某些干预措施（包括诊断、治疗、预后）的实际应用情况。随机对照试验（randomized controlled trial，RCT）作为目前临床疗效评价的金标准，是在理想条件下研究某药物或干预措施能否产生预期的效果，注重内部有效性，而中医临床的 RCT 常采用单一方药治疗，与中医学辨证论治的特点不符。RCT 重视基线平衡，严格控制纳入标准，很难体现中医临床个体化诊疗的优势。真实世界研究是以患者为核心，采用宽泛的纳入标准，研究真实临床环境下药物或干预措施的治疗效果，以及药物的不良事件发生情况等，重视个体化诊疗，结果贴近临床实际，使蕴含在临床诊疗数据中对疾病的认识、用药方案及治疗效果得到充分的数据支持和展现，是进行中医临床疗效研究的一种新思路。真实世界研究方法有效果比较研究、回顾性病例对照研究、巢式病例对照研究、注册登记研究、数据挖掘方法等。目前，中医真实世界研究多运用医院信息系统（HIS）和临床科研信息一体化平台等技术体系，解决了临床诊疗中各种海量临床数据全面、规范、准确采集与应用问题，为大数据时代的中医药临床研究带来了意想不到的价值和意义。

第四节　病、证、药结合研究方法

中西医结合研究历经 60 多年的发展，取得了令人瞩目的巨大成就。2017 年 7 月 1 日起施行的《中华人民共和国中医药法》在“总则”中指出：国家大力发展中医药事业，实行中西医并重的方针，建立符合中医药特点的管理制度，充分发挥中医药在我国医药卫生事业中的作用。发展中医药事业应当遵循中医药发展规律，坚持继承和创新相结合，保持和发挥中医药特色和优势，运用现代科学技术，促进中医药理论和实践的发展。国家鼓励中医西医相互学习，相互补充，协调发展，发挥各自优势，促进中西医结合。为了完成这一任务，我们应对目前的中西医结合研究方法进行分析归纳，从中找出适合中西医结合发展的有效途径，这种研究方法也是有关中医、中西医结合事业发展的关键所在。

一、病、证、药结合研究方法的提出、含义

始于20世纪50年代末期的以邝安堃为代表的中医实验研究，以后又发展成以基础研究带动临床研究的证本质探讨，曾经为中医客观化研究及中西医结合研究提供了新思路、新方法，成为中医学术的一大热点。但是，随着研究的深入，以实验研究为基础的证本质研究，逐渐暴露出其证候的不确定性，指标的非特异性及标准的模糊性，使得中医客观化的研究出现片面追求客观指标的倾向。针对这种情况，国内学术界根据中医学理论及其发展过程的特点，提出了辨证与辨病相结合，微观与宏观相结合的研究思路。同时，由于中医学的发展是以临床为特征的，临床疗效的不断提高，一直是中医药学进步的动力和源泉，因此，不论是辨证论治研究，还是证本质研究、病证结合研究，其立足点还在于提高临床疗效，而提高临床疗效的根本措施则在于临床治疗及有效药物的研究及应用。因此，病、证、药相结合的研究方法被正式提出，并逐渐得到学术界的认同，它满足了中医药学科本身的基本条件，符合中医药现代研究的趋势，是加快中医、中西医结合学术发展的有效途径。

所谓病、证、药结合研究，是以中医学理论为指导，现代科研技术（包括西医学）为手段，以提高临床疗效为目的，以病的研究为基础，证的研究为关键，药的研究为重点，以病带证，以证带药，使病、证、药的研究组成有机的结合，相互渗透，相互促进。这既是一种新的思维方式、新的研究思路，也是研究过程中切实可行的具体方法。

病、证、药结合的研究方法，不是来自凭空想象，是中医、中西医结合研究的发展需要，这基于临床研究渴望基础研究的支持，期待药学研究的新成果，为临床治疗提供新的手段与方法。同样，基础研究又离不开临床研究，基础研究与临床研究的紧密联系，是中医药学研究之特点，是与西医学有所不同所决定的。实际上，中医研究和中药研究的结合、临床研究与基础研究的结合，也不是今天才有的。在过去的许多研究中，就有过不同程度的相互依靠、相互支持、相互结合。不过这种结合不那么自觉，或缺乏整体计划，或缺乏周密安排，也就是没有很好地集中3个部分的技术力量，以至于有的应用性课题研究水平不高，不能及时地发挥应用效果。有的中医、中西医结合的临床课题，没有体现辨证施治的特点；有的中药研究课题，强调药物研究的特殊性，忽视医药结合的迫切性与必要性，甚至走上中药西药化研究之道路。因此，病、证、药结合的研究方法就是将临床、基础、药学研究相结合的方法，以促进中医、中西医结合学术水平的发展和提高，促进医药学术的发展和提高。

二、病、证、药结合研究的意义

（一）病、证、药结合研究有助于基础研究、临床研究、中药研究的进一步发展

病、证、药结合的研究模式并不排斥基础研究、中药研究的独立发展。作为某一学科，总有独特的规律，特别是基础学科，总有比较集中研究的一面，具有相对的独立性。但是，中医学的基础与临床的关系和西医学的基础与临床的关系不同。所谓中医学基础理论是临床经验的规律总结，是基于临床经验又反过来指导临床实践的理论。而西医学的基础学科是独立发展的实验研究的学科。在采用现代科学方法对中医基础包括证候进行研究的时候，不能忽视中医基础与临床关系紧密的性质。中药研究亦是如此，中药是中医治病的主要工具，是提高临床疗效、实现医疗目的的重要手段。中药的研究与开发，目前除了剂型改革外，最常用的方法是提取有效成分（单体），这种方法对中药研究尤其是复方研究有其局限性，因为中药复方有多种成分且各成分又相互作用，如果纯粹追求单一的有效成分，不仅背离了中医药理论的精髓，而且有废医存药的倾向。所以不论是临床病的研究，还是证的研究和中药的研究，其自身学科的发展都必须基于共同发展的基础之上，也只有顺应了中医药的发展规律，其自身学科才能得到相应的发展和进步，而要达到这一发展水平，病、证、药结合的研究方法是最基本的研究方法之一。

（二）病、证、药结合研究是中药新药开发研究的需要

中药新药研究的指导思想，是要遵循中医学理论体系，以中医中药为研究对象，保持和发扬中医特色，采取传统的和现代的科学知识、方法和手段，以临床研究为主要任务，着重解决常见病、多发病和疑难重病。所谓中医学理论体系，概括而言，是以整体观念为指导的理、法诊治系统，与方药相统一的医学科学体系，是基础理论与临床医学的密切结合，是理、法、方、药的统一。中药新药的研究要充分应用现代科学（包括西医学）的理论、方法和手段，开展多学科多途径的综合研究，继承与创新相结合，以创新为主，基础与临床相结合，以临床为主。在充分发挥现代科学技术的优越性方面，方法越先进，发现的中医药精华就会越多，揭示的本质就会越深入。

当前在中药新药研究中，往往忽视中医药理论作指导的原则。有的则按西药的思路，单纯地以“提取有效成分”为目的，将中药作为天然药物来组方研究；有的忽视理、法、方、药一致性的原则，拼凑药物组方，不符合君、臣、佐、使的配伍法则；有的药效学研究，与组方的功能主治脱节，药证（病）不符，例如某种药物制剂主要是补气养血生血，主治血虚，而药效学研究重在免疫、抗炎等研究，或单纯对血液系统、造血功能方面进行研究，忽视了“补气生血”的中医治疗原则，忽视了健脾益气的药效学研究。在中药新药的临床研究中，中医诊断标准的制定及证候主要表现的疗效观察，甚至所选病证与使用方药脱节。因此，病、证、药结合研究，有利于中药新药的开发研究，是中药新药开发研究的指导思想。

中药新药的研究与创制工作是多学科使用的系统工程，包括药学部分（药材的品种与质量鉴别、生产工艺与剂型的优选研究、质量标准与稳定性研究等）、药理学部分（主要有药效学、一般药理学、常规毒理学、特殊毒理学研究）及临床研究三大部分工作。中药新药的研制过程，实际上就是病、证、药结合研究的过程。化学制剂的研制是以实验室为基础筛选进行的，而中药新药的研制则是以临床为中心的，即首先筛选临床上对某种病（证）有疗效的确切处方，根据现有病证研究水平确立相应的研究方案，进行药学、药理学等方面的研究工作，这样由临床处方变成较稳定的制剂后再回到临床进行疗效验证或证实。因此，新药研究过程既体现了以临床疗效为标准、现代研究方法为手段的原则，又在研究内容中涉及了临床、基础、药物研究等方面。可以说，只有熟练掌握临床、基础、药物研究三方面的思路与技能，或者说三方面互相结合、互相支持，才有可能进行中药新药的研制工作。

（三）病、证、药结合研究有利于发挥中药的优势与效用

中医药学是中华民族优秀传统文化的重要组成部分，有几千年的悠久历史，是一座伟大的宝库。当今，在人类“回归大自然”思潮影响下，世界各国都十分重视民族医药，从天然植物药中寻求研制新的药物。

中药的疗效是在中医学理论指导下应用产生的，离开中医学，中药就失去了应有的魅力，尤其是若干药物按一定组方原则组成的有效方剂，更离不开中医理论的指导。如清代著名医家王清任的补阳还五汤，重用补气药黄芪，辅以活血通络的当归、川芎、赤芍、桃仁、红花、地龙，补气药虽仅一味，其用量却相当于活血通络药的5倍，意在气旺血行，瘀去络通。用本方治疗脑血栓形成及缺血性脑血管病疗效优良，实验证明该方能影响血液流变学，使血液的“浓、黏、凝、聚”情况得到改善，抑制血小板聚集，抗血栓形成，提高血浆纤溶酶活性，扩张微血管，改善微循环，以及提高机体免疫功能。该方综合了多方面的功效，是在中医理论指导下，方中各味不同药物合理配伍的结果，临床治疗脑血管病偏瘫的优良疗效，也是西医辨病与中医辨证相结合，恰当使用本方的结果，因此，病、证、药结合研究，有利于在中医理论指导下，发挥中药的优势与特色。

当前，系列中成药的研究与开发就是在中医学理论体系指导下，采用辨病论治与辨证论治相结合的办法，以中医或西医病名为对象，根据疾病发生发展的不同阶段，归纳证候，确定治则，固定方药，研制出治疗某一个疾病（中医或西医）的相互有联系的序列性成药。如市场上治疗痹证的新药——寒湿痹冲剂、湿热痹冲剂、瘀血痹冲剂及尪痹冲剂等。这种系列中成药的研制，不仅突出了中医的特点，而且满足了临床工作的需要，有利于提高临床疗效。这种系列中成药的研制也是病、证、药结合研究的产物。

当然，病、证、药结合研究中的药物研究，除病证结合用药外，不排除单味药物有效成分、有效部位的研究开发。

（四）病、证、药结合研究有利于中医药走向世界

中医药要与世界医药接轨是当前中医药界的热门话题，中医药要走向世界，这是我

国改革开放大好形势的必然结果。事实也是如此，中医药学不仅越来越受到各国医药界的重视，而且我国中医或中西医结合专家受邀走出国门前往讲学，对国际上不少疑难病症进行诊疗，并在癌症、艾滋病等治疗方面引起了很大的反响。这些国际公认的疑难病症，需要有西医学知识，懂得与掌握其诊断检查方法，根据中医辨证辨病的方法加以辨证治疗，可以充分发挥中医治疗的优势。因此，必须充分发挥中医、中西医结合甚至西医的优势，通过病、证、药结合的方法，研究有效的方药进行治疗，并在有效的制剂研究中，使制剂、药理、毒理、质量标准、化学成分等方面为国际社会所理解和接受，使中医药真正走向世界。

三、病、证、药结合的研究方法

（一）辨病与辨证结合是病、证、药结合研究的前提

疾病诊断是中西医医疗工作的起始点。所谓“病”的概念，包括中医的“病”与西医的“病”。西医的“病”是建立在西医学理论体系的基础上，以研究人体的组织、器官、细胞、分子的结构与功能的病理变化为特点，根据疾病的病因及病理的需要，进行相应的药物或其他治疗。西医的“病”大多较为客观，从微观角度加以认识，而且大多有国内、国际的通用标准。中医的“病”是以中医理论作为指导，有它自身的特点和理论体系，每一个病都有其各种不同的临床特征，各个不同疾病的发生发展、变化转归，构成了各个不同疾病的一系列异常变化的全过程，都有其病因、病理、病位、辨证分型、治疗方药、预后转归等一整套理论体系。目前临床实践大多以西医病名来诊断，作为辨病的主要诊断内容，当然也不排除以中医病名来诊断，应用双重诊断，即列出两种不同疾病名称的诊断。

证是中医学特有的概念，是疾病发生和演变过程中其阶段本质的反映，是疾病某一阶段的病因、病位、病性、病机、病势及邪正虚实等的病理概括，中医的病与证是密切联系的，病统辖证，证从属于病，一病可以见数证，某一证候可以见于数病。临床上，一般先了解患者的各种临床表现、发病过程及各种实验室检查，确立患者的病名诊断，同时根据患者的临床证候、舌脉表现来判定疾病的证候，使用相应的方药进行治疗。辨病与辨证是用药的前提，没有正确的疾病诊断和辨证分型，就无法正确地进行治疗。因此，辨病与辨证是病、证、药结合研究的前提。

随着医学科学技术的发展及中西医结合事业的发展，在临床的辨病与辨证过程中，可以充分运用西医学理化检查及影像检查指标，把中医辨证与西医病理检查的分型分期结合起来，把中医辨证与客观指标及量化结合起来，将临床表现、舌脉表现及西医学检查融为一体，以便进行正确、合理的治疗，从而提高病、证、药结合研究水平。

（二）病、证、药结合研究要与提高临床疗效密切结合

这种病、证、药研究与临床研究的结合方法，可以避免基础研究中脱离实际和泛泛空谈的倾向，有利于把握中医药研究的客观性和复杂性。最典型的例子就是中医阴阳与

环磷酸腺苷（cAMP）、环磷酸鸟苷（cGMP）的关系问题。自1973年美国生物学家Goldberg根据cAMP、cGMP这一对环核苷酸对细胞功能的相反作用，提出了生物控制的阴阳学说，认为这就是东方医学阴阳学说的物质基础。之后，国内学者便以极大的兴趣投入了环核苷酸与证实质关系的研究。几十年过去了，围绕这一思路进行的研究并未对中医药学的进步起多大作用，甚至出现对证的认识混乱不清的局面。其实，现代生物学发展过程中发现的许多相互对立又相互统一的现象和物质，都先后被外国科学家比作中医阴与阳，多数只是取其哲学意义，并不肯定某种物质就是中医阴和阳的物质基础。

到目前为止，对于八纲辨证的阴证和阳证，是一种高度概括的总结，不可能从各种属阴的病（证）的患者体内都能提取出一种“阴素”，从各种属阳的病（证）的患者体内提取出一种“阳素”。所以病、证、药结合的研究方法可以在中西医结合研究中指导研究者趋于务实的研究，规范研究的思路和方法，重在以提高临床疗效为目的，加速创制有效方药，这样才能起到推动中医药学进步的作用。

（三）加强药学研究，推动新药创制

中药研究的主导思想应当是为了创制新药，走从研究到开发的高速公路。其总的目标是为了把中医药研究的成果转化为临床有效的新制剂，以提高临床疗效。为了实现这一目标，中药研究必须走病、证、药的研究之路，临床与基础相结合，方剂与单药相结合，化学与药理相结合，中西医理论相结合。加强中药研究，应将中药新药研究与创制建立在基础研究与临床研究的成果基础之上，以临床研究成果推进新药的筛选及应用，以中医基础研究成果丰富中药研究的内容，药物研究与证候研究、病证研究相联系、相融合，互相促进。如中医的“热证”，是中医病理学的基本属性与证型，其范围包括现代许多急性传染、感染性疾病，也包括了许多重要的非感染性疾病，如肿瘤、白血病、某些心血管病、内分泌代谢性疾病等。清热解毒药是中药用于治疗“热证”的主要药物之一，具有抗病原微生物、抗内毒素、抑制炎症早期的毛细血管通透性、降低发热高度和热程、抑制血小板功能、改善微循环、保肝利胆等多种临床药理学作用。通过对比分析中医学应用清热解毒药治疗“热证”中理法方药等基本理论的应用与西医药理学等观测指标的相应变化，就不难理解中医“热证”本质与西医药理学、病理生理学等理论之间的相关性。我国中药学家屠呦呦，多年从事中药和中西药结合研究，创制新型抗疟药青蒿素和双氢青蒿素，并因此成为首获诺贝尔科学奖项的中国本土科学家。所以在进行中药研究时，应以临床药理学为手段，将辨证论治等中医中药理论与现代药理学研究相结合，从而提高治疗水平。

（四）把握方向，创造条件，培养人才，做好病、证、药结合研究

病、证、药结合研究方法不仅仅是一般的研究方式，应该是一种高水准的研究模式，尤其适合临床应用，突出应用研究的研究模式，要求研究人员充分认识病、证、药结合研究方法的重要意义，根据自己的临床经验、科学研究水平及实验研究条件，选准选好研究发展方向。申报中医、中西医结合研究课题时，要有战略的眼光、周密的部

署，有计划、有步骤地进行病、证、药结合研究。当然，病、证、药结合研究并不是要求每一个人，或一个研究单位都能完成这 3 个部分的研究，应提倡科研协作精神，可以将有不同专长的研究人员有机结合起来，并不断造就培养临床、基础造诣较深且一专多能的研究人才，使他们具有良好的基础知识和专业知识的基本功，又有较丰富的临床经验，并能做实验、搞研究。因此，积极培养病、证、药结合研究人才，创造病、证、药结合的研究条件，选准病、证、药结合研究方向和研究课题，是搞好病、证、药结合研究的关键。

病、证、药结合研究方法，并不是要求每一个研究课题都能完成这 3 个部分的研究。中西医结合研究的最大特点是为临床服务，是以提高疗效为目的，应该从总体目标上实现病、证、药相结合，即使是某些基础性研究课题也应考虑到为临床服务，为提高临床治疗水平服务。

总之，病、证、药结合研究是在总结中西医结合 60 余年来发展经验与教训的基础上，适应医学发展趋势、科学技术发展趋势而逐步形成的，尽管这一研究方法仍在探索与完善中，但已显露出对中西医结合事业的巨大促进作用，正在成为中西医结合研究的基本方法之一。

第五节　多学科研究方法

中西医结合研究的一个重要方法是多学科研究方法。多年来，从天文学、气象学、心理学、数学、分子生物学等多学科综合研究中医学理论的基本观点，并把中医理论和实践经验的基本观点与现代自然科学发展的总趋势相联系，从而可以清楚地看到中医药学随着现代科学的发展向微观化、客观化发展，向科学化、现代化发展，有力地促进了中西医结合事业的发展。

一、多学科研究的含义与意义

所谓多学科研究，就是运用现代科学（包括西医学）的理论和方法、技术和手段，对中医学进行多学科、多层次、多领域的深入研究，其目的在于运用现代多种学科的理论和方法，研究论证中医药理论和实践，丰富中医药理论和临床实践的内涵与外延，从而起到推动中医与中西医结合事业进步的作用。同时，通过中西医学与现代多种学科技术的交叉渗透，把不同领域的知识、思想、方法联系起来，融合在一起所产生的新理论、新学说，形成新的边缘学科。这些新的边缘学科的诞生为中医学研究提供了新的思想与方法，拓展了中医、中西医结合研究的领域，促进了我国医药学事业的发展。

多学科研究方法是现代科学技术发展的基本思路，自然界本来就是一个相互联系与相互影响的整体，随着现代科学的发展，人类对客观物质世界的认识不断深化，出现了两种趋势，一方面是学科越分越细，另一方面是学科之间的相互联系越来越密切，越来越认识到孤立地观察和研究一个侧面难于反映事物的本质，故越发展越趋向综合，这是科学发展的一个客观规律。在现代条件下，任何一门学科是不可能脱离科学技术的整体水平去发展的，必须有相关学科领域和技术部门的协同配合，才能使本学科跟得上时代的发展，这也是现代科学发展的客观规律。中医学、中西医结合研究也必须服从这些规律，才能求得自身的相应发展。实际上，中医学有着几千年漫长的历史，传统中医学理论是在我国古代哲学思想的指导下，将多学科知识引入医学实践，形成了一个完整的理论体系。其发展过程一开始就同人类的物质生活有着密切的联系，并不断地吸取了同时代的科学技术成就而向前发展。因此，中医学与中西医结合研究就应采用现代哲学思想去剖析中医学理论，从中国哲学史和中医学理论的相互渗透中去理解其形成、发展过程，用现代多学科技术研究传统的中医理论，探索其精髓，阐明其实质。

二、多学科研究的研究方法

（一）社会科学

社会科学包括的内容十分广泛，与中医发生直接联系的有社会学、逻辑学、体育和音律等。社会学是研究社会人际关系及其规律的科学。人是组成社会的分子，家庭是组成社会的细胞，社会因素、人际关系及个人的生活方式等对人体健康和疾病的发生都会产生直接或间接的作用。中医药学作为传统的生命科学，从与现代生命科学体系不同的研究角度，运用不同的研究方法和思维方式，通过医药结合的实践，观察人体外部的生命活动表现，获得人的生命信息。通过对这些生命信息的变化规律进行综合分析和把握，进而分析和把握它们与人所处的外在环境的变化关系，形成了对人整体生命活动的认识，以及人与其所处的社会环境、自然环境整体联系的认识，也掌握和认识到了许多迄今尚未能破解的生命奥秘及其现象。

逻辑学是研究思维规律的科学，它分为形式逻辑、数理逻辑和辩证逻辑。形式逻辑是以思维形式及其规律为研究对象；数理逻辑是用数学方法研究思维规律的；辩证逻辑在于揭示思维形式之间的辩证关系，把握它们的转化和发展。从认识发展的辩证进程来考察思维的形式及其规律，中医学形成了自身特有的逻辑体系和结构。“阴阳”“五行”等特殊概念构成的“理想模型”及其数理逻辑，从整体、功能、动态联系上反映和把握住人体生命活动、疾病变化的各种情况。中医医家成功地应用了许多的思维形式、思维方法和思维规律，所以有人说研究中医必须应用逻辑学的知识和方法。

体育运动能够提高身体健康水平，预防疾病，延年益寿。生命的本质在干运动，中医非常强调体育锻炼，如吐纳、导引等发展为后世的气功、推拿、按摩，严格地说都属于体育疗法的范畴。中医的各种体育治疗方法不仅在预防疾病中起到了重要作用，而且在疾病的康复中也发挥了重要作用，愈来愈受到人们的重视。尤其在当今老龄化问题比较突出的情况下，体育疗法在延年益寿中的作用更加明显了。

音律既能表达人的思想感情，又能陶冶人的情操，对人体的生理活动起到调节作用。现在用音乐疗法治疗某些疾病已收到较好的效果，这就启发人们，认为音乐和中医的结合是可能的。

（二）基础自然科学

1. 天文学与“天人相应观”

“天人相应”是中医学理论的一大特色。应用天文学的技术与知识去研究《内经》中有关四季变化与生长发育、脏腑活动、经气运行及舌脉的关系，四时六淫与发病的关系，昼夜变化与疾病演变的关系，四时昼夜与用药的关系等，这是多学科研究的成果之一。

例如，通过对太阳黑子周期的研究，证实异常的太阳辐射对地磁有干扰作用，并影响人体健康，使血液、淋巴细胞和细胞内原生质的不稳定的胶体系统电性质发生改变，引起胶体凝聚，促使血栓形成，从而促使心绞痛、脑栓塞、心肌梗死和动脉粥样硬化发作，可促使心肌坏死，甚至引起猝死，还可削弱人体某些防御系统，如使白细胞数下降，降低了免疫力，因而易患传染病。

又如通过对日全食的研究，发现日全食对人体也有影响。如对 55 例心血管疾病患者进行观察，发现他们的病状在日食时加重，其中阳虚者以畏寒现象最明显；脉象仪表明，脉多转沉、变慢；收缩压和舒张压均上升；心电图以 V_5 导联变化较多，说明心肌病变加重。日食 24 小时，说明阳气不足，此时下丘脑－脑下垂体－肾上腺素皮质的功能下降，这正与中医所说的“阳气者，若天与日”一致。

2. 气象学与“天人相应观”

中医学的“天人相应”学说还包括了气象与医学的关系，尤其是中医学的“运气学说”，从总结天体变化规律中推算出气候变化规律，并进一步指出气候的正常与异常对人体疾病的影响。

例如，对蚌埠 1952～1970 年气象资料与运气学说相比较，发现有 74% 是一致的。以杭州资料为例，如 1976 年为丙辰年，按五运六气学说推算应为寒气太过之年，结果当年冬季酷寒，西湖结冰甚厚，为几十年所罕见，最低气温达－10.5℃。由此可见，运气学说成功地应用了控制论的黑箱原理，它并没有涉及气象变化中具体的因果关系，但成功地从总体上正确地叙述气象变化的结果。运气学说确有其独特之处，目前已逐渐形成被人们重视的天文－气象－医学理论。

运用现代气象学技术还对气象与中医脏腑、经络生理功能的关系，气象与中西医病理的关系，气象与中西医治疗的关系，气象与中西医诊断及预后的关系，气象与预防的关系，以及气象变化与人的体质的关系等做了深入的研究。总之，中西医结合的气象医学内容是十分丰富的，它是“天人相应”原理的一个重要组成部分。

3. 时辰生物学与生物节律学说

时辰生物学是从研究生物现象的时态特点，进而客观地描述生物的时间结构的科学。时辰生物学在中西医结合领域里的研究，又形成了若干分支，如时辰生理学、时辰病理学、时辰药理学、时辰治疗学。在人体节律中研究最多的是昼夜规律。

例如，时辰生物学研究证实了中医子午流注生物节律的科学性。在生理方面，如心室率在清晨睡眠后最高，然后逐渐下降，下降至上午 11 点至下午 1 点间突然上升，此时正是心经时辰午时；同样，肺功能在寅时最强，如支气管对组胺反应上午10时最强。在病理方面，如狂郁精神病患者以12小时为周期交替狂喜和抑郁，一些精神分裂症患者比较严重的表现也是以12小时为周期的。在中药药效方面，中药的质量与采集和制剂的时间有关，如附子的冷浸液在5～9月可抑制心脏传导，在11月至次年2月则不仅没抑制作用反而有强心作用。

时辰生物学的研究表明，人体的生物节律与内分泌核酸、膜受体、神经与激素的介质等周期变化有关，人的生活规律顺应生物节律则有利于健康，反之则成为致病因素。

综上所述，现代天文学、气象学、时辰生物学都有力地证明了“天人相应”观的深刻哲理及科学意义。“天人相应”体现了人体生理、病理与天文、气象同步变化的规律，体现了大量的时辰生物学知识，对于中西医结合的防治理论也将起到重要的参考作用。

（三）人体学、心理学、生物学

人体学包括人体的物质代谢、形态结构、生理功能、病理变化等，传统中医理论对人体学进行了全面系统的论述。《内经》认为组成人体的物质包括精、气、血、津液，这些物质在体内的代谢过程称为气化过程，气化过程的表现形式为升降出入。《内经》对五脏六腑的位置、重量、容量、长度及相互之间的表里关系等也颇多论述，而且与西医学的解剖学概念大体相同；阐明了心、肝、脾、肺、肾的系统功能，而不仅仅是具体脏腑的生理功能，这与西医学截然不同，也是阻碍西医理解中医的难点。

心理学包括对人体心身活动的认识、心身与自然、形神相应、心理活动的个体差异、梦与释梦、生理与心理、病理与心理、临床治疗中的心理问题、摄生理论中的心理卫生思想等。《内经》指出心藏神、肺藏魄、脾藏意、肝藏魂、肾藏志，认为神、魂、魄、意、志等5种精神意识活动，在五脏各有所主。并在论述五脏藏神的基础上，指出人的情志是由五脏所生，即心在志为喜、肝在志为怒、脾在志为思、肺在志为忧、肾在志为恐。所以五脏与五神、五志的关系是：五脏藏精化气以生神，神接受外界刺激而生情，神活动于内，情表现于外，这就是情志活动的全过程。目前已了解到由精神因素致病的发病率占总发病率的70%以上，其中威胁人类最严重的疾病如心血管、脑血管、肿瘤，其发病主要是由于精神活动异常所造成的内源性代谢紊乱病。除此以外，精神因素异常的活动还广泛引起消化系统、呼吸系统、内分泌系统、生殖泌尿系统、肌肉、骨骼、皮肤系统等疾病，其中有些重要疾病如冠心病、高血压、肿瘤等病与人的性格也有一定关系。广泛的社会调查和动物实验都支持这一观点。值得注意的是，精神因素对免疫功能也有直接影响。例如，人长时间处于应激状态可使免疫功能下降，因而易患疾病。因此，近年来发展了各种放松疗法来治疗精神因素引起的疾病，如生物反馈、松弛反应、行为疗法、心理疗法、气功疗法、整体医学等多种疗法。在人的精神活动中，神经内分泌起重要作用，其中研究最多的是神经肽，包括内啡肽、脑啡肽、P物质、睡眠肽等20种以上，它们在信息、物质、能量代谢调节中具有十分重要的作用。目前已了解一系列行为，如学习、睡眠、摄食、饮水、性行为、攻击等都与神经肽直接相关。从现代科学角度研究心身医学，不仅会导致中西医结合理论的飞跃和对疾病防治的根本变化，而且可认识到自我调节的巨大潜力，这将使人类更合理地发展自身，提高工作效率，增强体质和延年益寿。

生物学主要是研究生命运动及其发展变化规律的科学。现在有人从生物物理学的角度，利用声、光、电、磁、热等，对中医的经络现象进行了试验研究。还有人从生物气候学、分子生物学、时间生物学等方面研究中医，为中医理论找到了科学依据，丰富了临床的诊断和治疗。

中医药现代化是一个庞大的系统工程，包括中医理论现代化和中药现代化。中医理论已经数千年发展，虽不断完善，但其理论模式和表达方式一直以《内经》为基础。中医理论中的阴阳五行、藏象经络宏观而又抽象，四诊辨证无法量化，因此中医在具体审证处方的量度上主要依赖经验把握。中医理论现代化的首要问题是解决中医理论体系的量化、数字化，这就要求中医理论研究引进计算数学、非线性科学、信息科学、传感技术、医学工程等不同学科的原理和技术。

（四）数学

数学理论具有十分抽象的特征，能广泛运用于科学和技术的许多门类，在某种程度上使科学技术趋于精确。中医药学具有较大的随机性和模糊性，缺乏精确的定量概念，在中医现代化的研究中数学发挥着越来越大的作用。

1. 生物统计学

中医、中西医结合的科学研究、防治工作计划的拟订及科研成果的正确评价，都必须有计划地收集资料并进行合理的统计分析。例如，通过对病史的分析，进行某种中药疗效的研究；通过对疾病登记资料的分析，了解哪些病是常见病、多发病及其发生发展规律，哪些是危害健康最严重的疾病；通过对历年资料的对比，可以了解在防治工作中已取得了哪些成绩，还有哪些差距，今后的努力方向是什么，如何制订有效的防治措施和计划等。因此，中西医结合与生物统计学结合，使中西医结合更加科学化。

2. 模糊数学

1965 年美国控制论学者查德（L. A. Zadeh）第一次提出模糊集，标志着模糊数学的诞生。当前整个科学的发展要求数学提供研究软科学的手段，而模糊数学则是其中一项有效的方法。在中医药学中，模糊概念、模糊事件是极多的，譬如中医四诊（望、闻、问、切）所获得的患者信息，几乎都是模糊性的。而模糊概念、模糊事件只有用模糊数学才能求得数量规律，然后用精确的数学方法来处理。如马斌荣等用模糊数学建立了关幼波治疗肝病的专家系统，张衍芳等用模糊数学著述的《中药缺损方法》，江一平等的《四虚辨证的模糊数学方法》等，还有许多科研成果，如急腹症诊断、胃脘病的模糊数学辨证、癌细胞的识别、缺血型中风预测、阑尾炎鉴别诊断、眼科疾病的鉴别诊断，以及冠心病的预防等。虽然目前模糊数学还是用精确数学手段进行模糊化，但毕竟提供了一个研究中医学理论最好的方法之一。尤其是从模糊控制、模糊逻辑、模糊语言角度研究中医学理论，更容易体会到中医学理论的科学性、合理性。

3. 数学理论

中医学对人体科学的研究，除注意某些症状与属性的联系外，还对症状与症状、属性与属性间的联系加以研究，为了揭示疾病间联系的本质，可以运用现代数学中“关系”这一基本概念，并建立以“关系”为象的数学模型。这样就可以把生命体看成是由1个或几个集合组成的整体。肌肤、体表、器官、组织便是集合中的元素。各元素属性的数和量实质上就是集合间的关系，这样的数学模型可以进行多种复杂的推理，从而揭示集合间的关系或集合中某些元素的性质。

脉象是动脉中的脉搏波在桡动脉处显现的部位（深浅）、速度（快慢）、振幅（强弱）、周期（节律性）和波形（形态）的综合反应，通过研究脉搏波在动脉血管中的传播规律，有利于揭示脉象的本质。对脉象的研究方法是典型的数学方法，即首先归结出一个能基本代表脉象特征的简化分析模型，再利用力学的一些基本定律建立数学方程，并求出各数学方程的解，最后检验模型的准确性，其常用的数学方法有弹性腔模型、传输线模型、非线性模型等。此外，也可把脉象用一个多维的线性空间表示，把脉象看作是感觉的非空子集集合组成的子空间，如把数、迟、缓作为一维小空间频率表示，紧脉作为二维子空间表示（弦、躁动不安），濡脉作为四维子空间表示（浮、细、柔、无力）。此外，数学方法在中医临床客观化研究、针灸经络的定量研究等方面也应用广泛。

（五）现代系统科学

现代系统科学方法是20世纪逐渐形成的一组新兴科学技术，其核心是将研究对象作为系统来考察的理论与方法，包括以一般系统为对象进行研究的系统论，以通讯为研究对象的信息论，以控制系统为研究对象的控制论。系统理论的产生，揭示了客观物质世界新的本质联系和运动规律，改变了科学家的思维方式，对现代科学技术的发展产生了重大的影响。

中医药学理论贯穿了系统观念，并具有丰富的系统思维，致使许多学者运用系统科学方法阐发中医学理论，主要表现在生理（藏象）系统、辨证系统及方药治疗系统3个方面。中医学的藏象概念本质上是一种功能集约的概念，是一种系统功能概念，它是从系统中心论出发，观察和归纳人体的生理功能联系，与西医学从实物方法入手的解剖生理概念有着根本的不同。中医特有的辨证体系，就是由现象进而到现象的系统，并把这种稳定的现象系统“证”作为认识疾病的根本环节来把握，这正是系统科学对人体病态的成功认识。中医的脏腑辨证、八纲辨证、卫气营血辨证、六经辨证与三焦辨证都是从不同的侧面来认识现象的系统。系统科学运用于治疗手段的探索，又创造了中医的治疗系统，从药物四气五味的区分，到方剂君、臣、佐、使的有序配伍，系统科学方法的切入，使方剂的功能已不是药物功能的简单叠加，其方剂的整体功效已大于它的组成部分的总和，方剂已具备了它的“系统质”。近年来，许多复方如补中益气汤的研究已证明了这种“系统质”的客观存在。

中医学作为中国传统文化的一个重要组成，其中就包含着丰富的、朴素的控制思想、系统思想和信息内容。它采用整体的综合方法，比较重视客观世界各种物质运动形态的规律，认为构成系统控制的基本条件是系统的整体性、信息交换传递和各部分的内在联系。因此，系统科学与中医学具有某种相似的联系。“黑箱”理论与中医学藏象学说有不谋而合之处，信息方法在辨证论治中有充分体现，系统思想在脏腑学说、阴阳学说、经络学说中可找到根据等，采用系统科学方法研究中医学具有可行性、必要性。

中医药学和现代科学特别是现代系统科学的联系是相当紧密的。多年来，利用现代系统科学方法在中医“证”的研究、基础理论研究、专家系统的模拟研究、针灸经络的研究等方面已经取得了丰硕的成果。如根据控制论的黑箱理论与中医藏象学说相似性而建立的人体构造模型和人体内稳态模型，根据系统理论与中医的“天人相应”理论的相似性，应用电子计算机建立的多种诊疗系统，根据系统理论的整体与部分关系与中医经络穴位的相似性而建立的生物全息模型等，都是运用现代科学理论而取得的。

中药的临床应用以复方为主，单味中药所含化学成分已经是一个复杂的化学成分库，复方所含化学成分是一个更大的化学成分库，这样复杂的化学成分，多途径、多层次、多靶点地作用于更为复杂的人体系统，就形成了一个网络巨系统。要在这个巨系统中阐明中药的哪些成分对人体产生了哪些作用，以及通过什么机制产生了作用，必须利用生命科学、分析科学、统计学、生物信息学等相关学科的原理和技术，多学科紧密合作，才有可能取得突破。

当前世界正兴起一场新技术革命，各种新技术推动着自然科学的发展，也推动着医学科学的发展。未来世界医学的发展将出现以下一些趋势。在研究层次上，向微观和宏观两个方面发展，分子医学和系统医学并进。在技术方法上，广泛采取数学、物理学、化学、生物学及各种技术的新成就，向快速、精确、高效、直观、自动化等方向发展。所有这些新的趋势，为中医、中西医结合的研究提供了有益的借鉴，开拓了研究的新方向，启迪了研究的新思路。

中医、中西医结合的多学科研究是一项浩大的系统工程，仅仅依靠其自身的力量还不够，必须吸收一大批其他学科的工作者，包括哲学科学工作者、自然科学工作者、社会科学工作者、思维科学工作者、现代西医工作者及其他工程技术人员，组成浩浩荡荡的多学科研究同盟军，这样才能将中医、中西医结合的多学科研究不断引向深入，结出丰硕的成果。

第六章　中医学基础理论现代研究的思路和方法

中医基础理论是中医学的重要组成部分。它运用朴素的唯物论和自发的辩证法思想来解释人类生命的起源，阐述人体的生理、病理、病因及疾病的诊断、防治等基本理论知识，在指导临床实践及医学的发展中起着重要作用。由于历史条件所限，其认识方法具有直观性、整体性和一定的推测性，因而主要从宏观上总结了人体生理、病理的规律。随着现代科学技术的发展，特别是生命科学的发展，中医基础理论应朝着客观化、科学化和规范化的方向发展。坚持宏观与微观的统一，在中医整体观、恒动观的指导下，借助现代科学方法，运用多学科手段，从器官、细胞、分子水平更深刻地认识人体生理、病理，使中医基础理论不断突破和发展，更有效地指导临床实践。

第一节　中医基础理论的学术特点及研究思路

一、中医基础理论的学术特点

中医基础理论是中医学体系中的基础部分，是中医认识人体结构、生理功能、病理现象和进行诊断、防治疾病的基本理论。在其理论形成的过程中，由于受到当时朴素的自然科学和自然哲学的影响，其理论在现在看来具有自然科学和社会科学的交叉性，基础学科和应用学科的双重性，科学、仁术和技艺的融合性及东方传统文化的综合性。因此，这种理论具有如下的学术特点：

（一）内在的人文主义

在中医学的理解中，人与自然是一种和谐的关系：自然被认定内在于人的存在，而人被认定内在于自然的存在。这样，在人与自然、主体与客体之间就没有绝对的分歧，“人与天地和其德，与日月和其明，与四时和其序”（《易传·乾·文言》），人是内在于而非外在于天地万物的。因此，中医学理论中蕴涵了一种内在的人文主义，它不是面对自然并征服自然，而是亲和自然；不是人类中心主义，而是强调天地人物各安其位、融洽相处。然而，这种天人合一决定了中医没有形而上学，不能发展逻辑学来超越经验的观念。

（二）生机的自然主义

《灵枢·岁露》说："人与天地相参也，与日月相应也。"人与自然互为依藉和补充，成就和保存了生命与理解，体现了人的生命活动规律与自然界的变化是息息相关的。《灵枢·邪客》说："人与天地相应也。"天有三阴三阳六气的变化和木、火、土、金、水五运的变化，这些变化会引起人体三阴三阳六经之气和五脏之气的变动，结果六气之"过犹不及"均可致病。在治疗上，中医药学强调"消患于未兆""消未起之患，治未病之疾，医之于无事之前"，其次才是治疗疾病。这是迄今为止记载最早的预防思想，体现了一种生机的自然主义。

（三）实用的理性主义

中医学的"实用理性"就是它关注于疾病及治验，不做纯粹抽象的思辨，没有纯粹知识的积累；强调"实用"和"实际"，满足于解决问题的经验性思维水平。这里的理性主义并不是从一个抽象的意义来说的，而是从具体的意义来建立理性精神。

从实用的方面讲，藏象理论不是主观与客观的符合关系，主要作用在于将诊断、用药、疗效圆满地联系起来，强调其联系诊疗过程中经验的适用性、有效性和有用性。从理性的角度说，中医学强调去符合一个客观的原则、规则或秩序，这就是病状的减轻或痊愈。中医学的实用理性实际上是以农业小生产的经验论为基础的，这是中医学实用理性能顽强保存的重要原因。这种建立于经验基础之上的思维方式有其积极内涵，但也在一定程度上阻止了思辨理性的发展。

（四）动态的整体主义

在方法论上，中医遵从中国的"元气论"和"天人合一"的哲学传统，在象数模型的支配下，采用横向、有机整合的方法认知生命；在生命观上，中医学在生命的精神层面、整体层面、动态层面的总体认识及功能调整上，体现了对生命的混沌现象的直觉、灵性观测和把握；在认知方法上，中医依靠直观的、灵性的、整体的方法，形成了未病养生的预防观念，辨"证"求"本"的诊断方法，发掘正气潜能、自稳自组自调节的治疗原则；在医学模式上，中医则是一种综合性的、大生态、大生命的医学模式。

二、中医基础理论的研究思路

60多年来，运用现代科学技术和方法尤其是实验方法，开拓并探索了研究中医基础理论的思路和方法，基础理论研究的动力机制已从单一的经验总结、注重经典发展到科学实验，在工作方式和研究手段上不断进步，取得了可喜的成绩。

（一）中医基础理论研究的主要思路

中医基础理论的研究思路大致有3点：①对经典理论的整理、引申和理论探讨。②对经典论述的现代解释和实验证明，包括中西医结合理论研究，寻找中西医结合的契合点，对中医理论的概念、证候、症状等进行客观化、微观化和规范化等研究。③从临床的方法手段入手，运用实验和理论思维探讨机制；其中，中医实验科学的崛起，是中医学研究方法变革的重要标志。研究的基本原则基本上都是以中医学理论为指导进行选题和设计，运用多学科、多途径及多层次探讨中医基础理论的实质。对整体观、阴阳五行学说、藏象学说、经络学说、病因病机学说、证实质、气血相关理论、诊法及治法等进行了客观的、科学的研究，使中医基础理论研究取得了一定的突破和发展。

（二）存在的主要问题

1. 认为中医药学与西医学（生命科学）一样都属于自然科学，能够用还原论的方法进行现代化的改造。然而，中医理论是一种内在的人文主义、动态的整体主义，这样的理论难以进行证实性或证伪性的分析。

2. 认为中医学应该固守传统，把老祖宗的“经典”参透，就已足够。传统的中医药固然有丰富的经验，实用的理性和生机的传统，但一头扎进故纸堆里拔不出来，只做训诂与考据，则中医必然在停滞中走向灭亡。海德格尔说：“从我们人类的经验和历史来看，只有当人有个家，当人扎根在传统中，才有本质性的和伟大性的东西产生出来。”但本质性和伟大性东西的产生又要求人们跳出传统，才能返本开新。

第二节　脏腑的中西医结合研究

一、脏腑研究的基本思路与方法

（一）脏腑研究的基本思路

1. 重视中医脏腑外象

五脏皆有其外象，如心外象在舌，肺外象在鼻，脾外象在口，肝外象在目，肾外象在耳。以脏腑外象为基础着手进行研究，是中医脏腑生理病理的中西医结合的主要思路之一。如在鼻肺关系的研究中，通过鼻肺反射研究发现：①化学物质刺激鼻黏膜可引起窒息、喉梗阻、支气管平滑肌收缩、心率改变、完全性呼吸抑制、血压升高、颈动脉搏动变慢而力度增强。②机械刺激鼻黏膜可引起皮神经、迷走神经、副神经及舌下神经发生冲动，出现呼吸抑制、心率减慢、喉痉挛、支气管收缩及许多软组织（包括四肢、皮肤、肌肉、肠系膜、脾、肾动脉的血管床）的血管收缩、心率减慢、冠状血流减少、心肌氧耗减少、意识丧失甚至死亡。在耳与肾关系的研究中，发现对内耳有毒性的抗生素，对肾脏亦表现毒性作用；抑制肾功能的利尿剂，同样可以使人和动物耳聋并对内耳生物电产生明显的抑制作用；先天性肾功能障碍伴有先天性耳聋：晚期肾功能不全患者也常出现听力下降。近年来一些研究表明，醛固酮对内耳功能的影响在致聋因素作用时有所表现，提示醛固酮是联系肾与耳之间的一种物质基础。在心与舌的关系研究中，发现把速效救心丸、复方丹参滴丸等药物放在舌下，药物很易被唾液溶解而迅速吸收，说明舌直通心脉。近年来，人们开始研究舌苔蛋白质表达谱与心功能的联系，为脏腑功能的研究开辟了新的思路。肝与目关系密切，急性肝炎多见眼睑干燥、眼部胀痛；慢性肝炎容易出现视疲劳、视物模糊、视力下降、复视等。对眼底病患者进行肝肺血流描记，发现患者肝血流阻力增大、血流速度减慢和肝血流量减少，而肺血流改变不明显，这里从血流动力学论证了肝主目的科学性。

2. 通过中医临证异病同证同治探讨藏象实质

在中医学中，有异病同证、异病异证、同病同证、同病异证等概念。异病同治是指不同的疾病，若促使发病的病机相同，可用同一种方法治疗。例如，脾虚泄泻、脱肛、子宫下垂等均为不同疾病，但如果均属中气下陷，都可用补中益气的方法治疗。异病同治的基础是证同治亦同，证是决定治疗的关键。证既可体现疾病某阶段的状态，也可体现其健康的状态。病证结合是中医学的特色，也是中医诊断的基本原则。通过对异病同证同治的仔细分析，可以发现：①异病虽可以同证，但由于所处病种不同，其证候的临床表现并非完全相同，即构成同一证型的诸要素如主症、次症、兼症及舌脉等，在不同的病种其主次地位是不一致的。如哮喘、水肿、崩漏、阳痿等不同疾病，虽均可出现肾阳虚证之腰膝酸软、畏寒、舌苔白、脉沉弱等，但它们各自的主症显然是不同的。②异病同证，证同治亦同，但结合具体疾病，其理、法、方、药仍应有所不同。如上述哮喘、水肿、崩漏等病之肾阳虚证，以温补肾阳立法，可选右归丸或肾气丸为基本方，但哮喘治宜兼以化痰平喘之陈皮、半夏、苏子、茯苓等，水肿治宜兼以利水消肿之白术、泽泻、车前子、大腹皮等，崩漏治宜兼以养血止血之当归、阿胶、白茅根、侧柏叶等。③异病同证之同，是在异病的基础上，不同疾病发展过程中至某一阶段所具有的共同的临床表现或具有的共同病理过程，但其本质仍是有所差异的，这说明中医证是多系统、多层次、多靶点的变化，因此需多指标综合地去揭示证的病理生理基础。

“异病”既然可以“同治”，必有其共同的物质与功能变化基础。只要能找到某些反映这些基础的特异性指标（如脾虚：唾液淀粉酶活性下降，木糖吸收率降低等；肾阳虚：尿中17－羟皮质类固醇含量减少等），就可以求得“同治”的某些客观依据。从脏腑病理出现的“证”实质，可以推导出某脏腑的实质。

3. 临床研究与实验研究相结合

临床研究和实验研究相结合是藏象研究的重要方法和途径。实验研究包括临床实验室检测及动物实验。其目的在于寻找客观指标阐明藏象实质，实现科学化。实验研究应以藏象生理功能和特性为基础，结合西医学发病原理，采取公认先进、稳定的实验方法，并进行多方面对照。如与正常人、自身前后、异病同证等相比较来评价指标的特异性，并进行动态观察。由于中医藏象具有多方面的生理功能，涉及面广，如肾涉及西医学的内分泌、神经、代谢、免疫等多系统功能，因此应采取多途径、多指标、多层次合参与互补的同步研究方法才能全面、客观地阐释肾的本质。动物实验研究是藏象研究的重要内容和补充。动物观察指标可与临床证候类似，与实验室指标相互验证。造模因素尽可能接近自然，可采取复合因素造模，急性与慢性形成过程互渗，并运用多种动物和方法进行比较。基本模式如下（图6－1）：

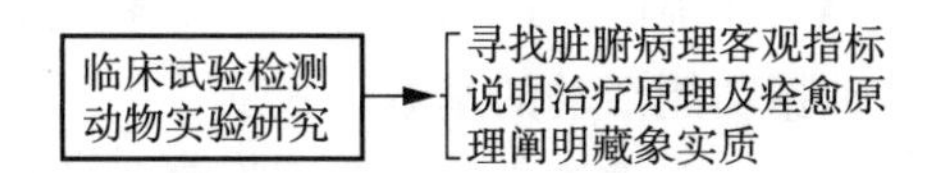

临床试验检测
动物实验研究
寻找脏腑病理客观指标
说明治疗原理及痊愈原
理阐明藏象实质
在患者身上观察：临床试验—
采用安全、稳 定的实验方法，对
实验室检测批标的特异性进行对
照评价，并进行动态观察
相互补充，全面了解藏
象，建立反映共性的客
观指标
在模型中观察：动物试验—
模拟人体过程（急性、慢性模
型）观察指标与临床观察类似

图 6-1　临床研究与动物实验研究相结合基本模式

（二）脏腑研究的基本方法

1. 基于文献学多学科交叉的规范化研究

中医将整个人体分成5个生理病理系统，即心系统、肺系统、脾系统、肝系统、肾系统。在辨证时，以五脏系统为核心，按虚实分类立论。它是以古代解剖形态学为基础，通过长期对人体生理病理现象的观察、积累和总结，借鉴古代哲学中比类取象、逻辑推理等思想方法而形成的一种独特的理论，反映了以五脏为中心的整体观念，与西医学的生物器官有着根本意义上的区别。因此，脏腑研究应在全面搜集、整理相关文献的基础上，运用传统文献学方法，以及史学、文字学、哲学、社会学、逻辑学、发生学等综合方法，并移植、嫁接信息科学的理论与方法，对脏腑功能逐一进行从“源”到“流”的考察和辨析。

首先，找到其原始出处，弄清楚其本意是什么；西医传入之前，历代医家是如何论述和运用的。其次，考察自近代以来是如何将其与西医学相“汇通”或“衷中参西”，直至中华人民共和国成立后被编入教科书的历史过程。再次，从中医学的固有认知模式及中国传统思维方式出发，并紧密结合临床实际，对其是否符合中医理论原旨做出判断和辨析。最后，对那些经过考察和辨析进而证明是正确的脏腑功能，利用发生学的研究方法，对其原理做出说明，进而进行理论范畴梳理、理论概念考证、理论内涵阐发，对基本概念、基本观点和基本理论的形成和演变，从发生学的角度做出客观而确实的诠释；探索建构能够全面、系统、准确地阐明脏腑学说的基本概念、基本观点、基本原理、基本法则，层次清晰，结构合理，便于现代人理解、把握、交流、运用的新体系；同时，为脏腑学说的现代研究提供可靠的切入点和突破口，为辨证论治的规范化和标准化提供科学的理论基础。

2. 应用分子生物技术研究中医脏腑的功能

中医的脏腑无论是在生理功能上，还是在病理上都具有功能单位特征。其生理功能上的表现：①一般功能。如肺宣发卫气和通调水道，肝司疏泄，肾纳气，脾统血等。②脏腑藏神。如五脏都与精神意识有关，主要表现在五脏皆藏神，即心藏神、肝藏魂、脾藏意、肺藏魄、肾藏志。③为脏腑之间及脏腑与机体其他组织之间广泛的联系，如脏腑与机体五官之间的联系，脏腑之间的生克制化关系等，其中较为突出的内容是五行学

说在脏腑认识中的运用。④脏腑之气：脏腑皆有气，气运行于身，升降出入，消长盛衰，彼此交换，相生相克，这些是脏腑功能活动的基本形式。

由于藏象具有实体脏器与功能系统的双重含义，因此可将藏象学说的内涵利用分子生物学的成果延伸到微观层次加以阐释。以肾为例，从基因角度来界定藏象的三重涵义：其一，肾、膀胱器官的相关基因。从在线人类孟德尔遗传数据库（OMIM）检索到已知基因，包括肾脏虚的相关基因座，膀胱本身器官及病变的相关基因座。其二，肾藏象功能的相关基因。以耳聋为例，检索到相关基因座 50 个。其三，神经内分泌网络的相关基因。现代对肾脏实质的研究认为，肾与神经内分泌网络有本质上的联系。举例认为，肾虚证与 3 个线粒体相关。以“恐伤肾”可查出 4 个与神经内分泌网相关的基因座。

3. 基于“组学”的脏腑研究

基因组学是从整个基因组的层次来阐明所有基因在染色体组上的位置、结构、基因产物的功能及基因与基因之间的关系，充分体现了基因组研究的整体性。应用基因组学的理论与方法，特别是从基因表达谱或表达产物的差异性分析，研究脏腑生理、病理状态下的基因表达调控规律、脏腑功能的基因特性、基因表达调控的变化及其规律，可以据此探讨疾病证候、正常生命活动状态基因表达的差异性。

蛋白质组学是对机体、组织或细胞的全部蛋白质的表达和功能模式进行研究。运用最新的蛋白质组学及蛋白质化学的技术和方法，分析、研究脏腑功能的蛋白质成分，鉴定脏腑功能的总体蛋白质表达图谱，通过对脏腑不同疾病的同一证候蛋白质表达差异的研究，揭示决定脏腑功能的关键蛋白质，或通过同一疾病的不同脏腑在不同阶段的蛋白质表达差异，阐明脏腑功能或证候特点所表达的或差异表达的所有蛋白质，以及蛋白质翻译后的修饰情况，并进一步探讨脏腑各种功能与相关蛋白质之间的关系。

代谢物组是基因－蛋白－新陈代谢产物这样一个生命活动链的终点集合体，所反映的就是疾病、药物对生命体作用所产生效应的最终结果和表现。如果说基因组学和蛋白质组学告诉人们生命体可能发生什么，而代谢组学则是告诉人们已经发生了什么。应用代谢组学可以对脏腑不同病理、生理状态引起的代谢产物的种类和数目进行分析，能区分出不同的代谢状态，得到脏腑的一些病理、生理信息，能够帮助人们更好地理解病变过程和机体内代谢物组的关联，有助于疾病的生物标志物的发现，有利于对疾病进行预防和辅助临床诊断，指导临床病理生理学研究。

二、脏腑研究的临床与实验研究进展

（一）肾

1. “肾”生理学研究进展

（1）肾主气化　肾主气化体现了生命的根本动力，是脏腑气化的核心。肾主气化的物质基础及作用机制的研究表明：一是人体内完成慢速调节和快速调节的物质基础，主要是 DNA、激素和神经递质等物质；二是进行生命活动的能源，主要包括 ATP 等高能物质。气的功能可以理解为人体及各脏腑的慢速调节和快速调节的能力，主要是DNA通过RNA合成蛋白质的能力和对合成出蛋白质空间构型的调节能力。肾的气化作用的过程，实际上也是体内物质代谢的过程，是物质转化和能量转化的过程。这一过程主要表现为肾阳的作用。肾阳的作用类似于肾上腺的作用，肾上腺皮质激素对蛋白质、糖类、脂肪的代谢，钾、钠的排泄及水的平衡，对血液细胞的增减和神经肌肉的应激性，对消化液的分泌、抗感染和抗变态反应及对皮肤色素沉着的控制等，都具有重要的调节作用。

（2）肾主纳气　肾主纳气与肾脏调控酸碱平衡相关，HCO_3^- 是 CO_2 在体内主要的存在形式，肾脏的 H^+ 和 HCO_3^- 的重吸收功能及其代偿机制是维持血浆 H^+、HCO_3^- 浓度的重要方面；肾主纳气与肾脏有关的内分泌调控相关，当交感-肾上腺髓质系统兴奋时，儿茶酚胺的分泌显著增加，呼吸加强、加深、加快，当该系统被抑制或儿茶酚胺受体功能低下时，呼吸变弱、变浅、变慢；促红细胞生成素（EPO）应属于“肾精”的范畴，EPO调节红细胞生成的反馈环，使红细胞数量保持相对稳定，红细胞是 O_2 和 CO_2 的运载工具，因此，肾脏可通过EPO而影响呼吸。肾性贫血时出现呼吸浅快，即为“肾不纳气”之实例；糖皮质激素分泌增多，可使骨髓造血功能增强，使血中红细胞数量增加，使运载“气”的能力增强，是肾主纳气的又一佐证。

2. 肾虚证临床研究进展

（1）肾虚证与下丘脑-垂体-靶腺轴

1）肾虚证与下丘脑-垂体-肾上腺皮质轴　肾阳虚患者，24小时尿17-羟皮质类固醇含量普遍低于正常值。下丘脑（血皮质醇昼夜节律测定）-垂体（美替拉酮试验）-肾上腺皮质（ACTH兴奋试验）轴3个层次的全套测定方法，显示慢性气管炎肾阳虚者有不同环节的异常值，27项测定中就有12项异常，证明肾阳虚证者有下丘脑-垂体-肾上腺皮质轴不同环节、不同程度的功能紊乱。

2）肾虚证与下丘脑-垂体-性腺轴　多数研究表明，男性肾虚证患者性腺轴各激素的含量改变，血液中睾酮（T）下降，雌二醇（E_2）和 E_2/T比值升高。

3）肾虚证FSH和LH的改变　肾阳虚组绒毛膜促性腺激素（LH-HCG）值较正常对照组明显升高，其中LRH兴奋试验较正常对照组有显著差异，肾阳虚组LH-HCG和LRH均与老年正常组无显著差异。肾阴虚者FSH多低于正常，E_2、T、LH基本正常，LH有少数低于正常。老年性肾虚和肾虚兼血瘀组FSH值明显高于肾阴虚组。老年人中肾阳虚组血清T、E_2 和 E_2/T比值明显低于肾阴虚组，而LH、FSH明显高于肾阴虚组。肾虚血瘀不孕症患者性腺轴激素（LH、FSH、PRL、E_2、P、T）含量和子宫内膜雌激素受体（ER）含量异常变化，子宫内膜ER减少，提示垂体-卵巢轴功能失调是肾虚不孕症的发病机制之一。多囊卵巢综合征和内分泌失调闭经的肾虚患者雌激素水平低下，尿FSH低水平，LRH垂体兴奋实验多反应正常。围绝经期综合征属肾阴虚患者血FSH、LH升高，E_2、ER显著降低。

4）肾虚证与下丘脑-垂体-甲状腺轴　慢性支气管炎肾阳虚者的下丘脑-垂体-甲状腺轴有不同程度的功能紊乱。肾虚证 T_3、TSH值降低，肾阳虚证 T_4 值下降，促甲状腺激素释放激素（TRH）兴奋试验出现延迟反应。尿毒症肾虚型患者肾阳虚组和肾阴虚组 T_3、TSH 均分别低于正常组，肾阳虚组较正常组 T_4 值明显降低。

5）肾虚证与细胞免疫　细胞免疫低下是肾虚证的共性。尿毒症肾阳虚型和慢性支气管炎肾虚型 E－RFC 值降低，肾阳虚型淋巴细胞转化率亦降低。老年人肾虚证周围血 T 淋巴细胞亚群中 T_3、T_4 较正常对照组显著降低，T_3 显著升高，T_4/T_3 显著下降，且肾阳虚证较肾阴虚证明显；肾阳虚组 T_4/T_3 与 IgA 呈高度正相关，与 C3 及 CIC 分别呈高度负相关。因此，推测肾虚证老年人 T 细胞亚群改变致细胞免疫功能失调，可能是衰老的肾虚本质之一。肾虚患者的 NK 细胞活性明显低于健康人，且肾阳虚组低于肾气虚组和肾阴虚组，表明 NK 细胞活性低下可能是多种肾虚的共同表现之一。

6）肾虚证与体液免疫　肾阳虚证主要表现为血清 IgG 下降，抗病邪能力较差，肾阴虚证主要表现为血清 IgM 升高，尿中 IgG、IgA 亦升高。尿毒症肾阳虚者免疫球蛋白中 IgG 明显下降，而肾阴虚者 IgM 显著升高。补体方面，多数学者认为，肾虚证 C3、CH50、C3b 受体花环率和补体溶解免疫复合物（CRA）活性均低于正常人。肾气虚、肾阴虚、肾阳虚各组的红细胞免疫功能均明显低于对照组，其补体 CRA 活性也都明显低于对照组。肾虚患者红细胞免疫黏附活性在昼夜不同时辰的变化有一定的特点，提示肾虚患者适应自然的能力更弱。

7）肾虚证与自由基、脂质代谢　肾虚者超氧化物歧化酶（SOD）活性明显低于正常对照组。对各种肾虚证分组比较发现：病情愈重，SOD 活性愈低，病程愈长或有夹杂证（如夹瘀、夹湿）者则 SOD 活性愈低；肾虚可导致 SOD 活性下降，使机体消除自由基的能力减弱。男性肾虚组血浆 LPO 水平与 TC 水平均明显增高；男、女性肾虚组血浆 HDL－C 水平均有低于非肾虚组的趋势；男、女性肾虚组 HDL－C/TC 比值均较非肾虚组明显降低；肾虚组血浆 HDL_2－C 水平及 HDL_2－C/HDL_3－C 比值均较非肾虚组明显降低，提示血浆 LPO、HDL－C 及其亚组分水平变化可能是老年肾虚证的内在物质基础之一。

因此，中医学中的“肾”与垂体－肾上腺皮质功能、垂体－甲状腺功能、垂体－性腺（睾丸、卵巢）功能等有关，即肾阳虚证与下丘脑－垂体－甲状腺、性腺、肾上腺等轴功能失常密切相关。补肾则起到如下作用：①可以改善肾上腺皮质的功能；②可以改善甲状腺、性腺及胸腺的激素水平；③可以使下丘脑－垂体－靶腺轴的形态结构得到改善和恢复；④可以延缓衰老；⑤可以改善机体的免疫功能；⑥可以对某些激素的受体起到调节作用。

今后，对肾脏的研究可集中在以下几个方面：①从整体、器官、细胞乃至分子水平，进一步探讨肾与神经－内分泌－免疫网络的关系；同时，比较疏肝、健脾、补肾法对网络调节的异同点。②探讨“肾为先天之本”与有关遗传疾病中 DNA 变异的关系，与机体生、长、壮、老、已中激素变化的关系，与衰老的关系，与记忆功能障碍（如痴呆）的关系；肾主水与急、慢性肾炎疾患中水液代谢失调的关系；肾主骨与老年骨质疏松症中骨矿物含量及骨密度的关系。③通过临床流行病学研究，确定常见肾脏病证的诊断标准。④从藏象相关的角度，探讨肝肾同源、心肾相交的生理与病理机制。

3. 肾虚证动物模型研究

（1）肾虚证动物模型　①肾虚证动物模型：根据“劳倦过度、房事不节”致肾气虚的理论，利用 Colldege 效应使小鼠频繁交配，通过强迫小鼠游泳以造成劳倦过度，诱发出典型的肾虚模型，表现为小鼠萎靡不振，畏寒怕冷，拱背少动，反应迟钝，拥挤在一起，饮食减少，皮毛无光泽，竖毛现象明显，腹部皮毛潮湿。②肾阳虚证动物模型：使用过量的皮质激素损伤肾上腺，或使用抑制甲状腺素功能的药物，或切除甲状腺，或使用羟基脲等。如给 250g 左右的雄性 Wistar 大鼠灌胃腺嘌呤，每 100g 体重 30mg，连续 30 天，模型组大鼠于第 5～7 天起，出现恶寒蜷卧、精神萎靡、反应迟钝、少动、体毛干枯脱落、消瘦、生育力低下、睾丸生精功能障碍等类似肾阳虚证的表现。③肾阴虚证动物模型：使用过量的甲状腺素，或甲状腺素加利舍平，或条件反射，或结扎肾动脉，或使用过量的皮质激素，或使用热性中药等，动物可出现类似肾阴虚证的表现。

（2）大鼠肾虚证研究　老年大鼠各器官随增龄发生明显变化：下丘脑视上核、旁室核的甲细胞增加、乙细胞减少；腺垂体生长激素细胞、促进腺激素细胞数量减少，嫌色细胞增加，并有性别差异；生殖器官萎缩退化，3β-HSD、20α-HSD、G-6-PD、SDH 等酶反应显著降低，胸腺萎缩等。

（二）脾

1. 脾生理的基础研究

脾为后天之本，气血生化之源，对其生理功能的研究主要有以下几方面：

（1）脾主运化　中医脾的功能包括西医学的消化、吸收、排泄功能。脾虚患者唾液淀粉酶活性差，消化腺分泌的储备不足；脾气虚患者血清蛋白含量降低（肝合成蛋白质下降）；脾虚患者 24 小时尿量减少，代谢紊乱。

（2）脾统血　脾统血的功能包括 3 个方面。①生血：吸收养分、铁质以资造血；②行血：涉及心血管功能；③摄血：涉及血小板功能。动物实验脾虚模型见有心血管组织细胞的线粒体空泡样变，心肌糖原、脂类、酯酶活性下降，血小板功能不良和毛细血管脆性增加，血液处于高黏和易形成血栓的状态等。

（3）脾主四肢肌肉　脾主消化和吸收以营养肌肉。动物实验脾虚模型见有肌糖原减少，蛋白质翻译后修饰降低，线粒体形态、数量及功能异常，ATP 含量下降，肌肉储能下降，消瘦。

（4）脾开窍于口荣唇　脾虚患者食欲、口味、唾液的质与量大多异常，唇失荣润。

（5）脾旺四季不受邪　脾的功能正常，则形质厚实，免疫调节、屏障功能正常，抵抗力强。

（6）脾主涎　①唾液的分泌：脾阳虚患者大多有副交感神经偏亢的现象，其消化腺分泌亢进，唾液量多；脾阴不足的患者交感神经兴奋性增高，能降低唾液的分泌量。②唾液的 pH 值：唾液 pH 值的下降也反映了脾对营养物质的吸收障碍，脾的功能是否强健可从唾液 pH 值的结果上显露。③唾液渗透压：脾胃虚寒型之唾液渗透压稍有降低，唾液量多而稀薄；肝胃不和型患者的唾液渗透压显著升高。④唾液蛋白含量：唾液蛋白含量依次按湿热、正常、阴虚、气血两虚、阳虚的顺序递减，此为脾经实热涎多而稠又提供了一个佐证。⑤唾液淀粉酶活性：脾虚患者在无负荷下唾液淀粉酶活性偏高；而在酸的有效负荷下，唾液淀粉酶活性反而降低。表明其储备力不足，应激性较差，消化功能低下，为脾虚消化功能减退寻觅了一个方面的实质内涵。⑥唾液的免疫功能：脾虚证在酸刺激前后 SIgA 含量均高，存在着局部免疫反应性增高的现象，证实脾与胃肠道局部免疫关系密切，也为涎提供了物质基础。

（7）*脾胃与胃黏膜防御功能* 研究表明，脾胃与胃黏膜抗感染反应有关。以健脾益气为主的胃乐汤可预防或减轻无水乙醇等多种损伤剂造成的大鼠胃黏膜肉眼损伤，以及光镜和电镜下黏膜细胞的改变，减少胃黏膜电位差的下降幅度，具有非特异性的胃黏膜保护作用。这种作用的产生是迅速而持久的。脾虚患者胃黏膜血流量（GMBF）、胃黏膜前列腺素（PG）、超氧化物歧化酶（SOD）等均明显减少，健脾益气的胃乐汤可增加 GMBF 和 PG 含量，可通过增加黏膜表面黏液层的厚度及黏膜内氨基己糖的含量来增强黏液屏障，提示脾胃与胃黏膜防御功能的关系涉及多种防御因子。

2. 脾虚证研究

对脾虚证的临床与动物实验研究几乎遍及各大系统（消化、内分泌、神经、免疫、血液、肌肉运动及组织的病理形态等）。根据中医“异病同证”，脾虚证是慢性消化系统疾病（慢性消化性溃疡、慢性胃炎、胃下垂、胃黏膜脱垂、慢性肠炎、慢性痢疾、消化不良、胰腺炎、肝炎等）的主要证型，亦是非消化系统的多种疾病（慢性支气管炎、功能性子宫出血、慢性肾炎、各种慢性出血性疾病等）的常见证型，运用补脾方药治疗均可取得一定的疗效，故有治脾胃可以安他脏之说。

近年来对脾虚证的研究较 20 世纪 90 年代以前有以下显著特点：①脾虚证的研究已逐渐转移到证病结合研究的轨道上来。如对脾虚证的诊断，制订了针对不同科或某些具体疾病的诊断标准；在脾虚证的证病结合动物模型的研制上亦进行了有益的探索，对脾虚证的客观指标加以完善。②对脾虚证的专题研究。如脾主运化的研究，主要集中在胃肠道功能、胃肠道激素、胰腺功能下降等方面的研究；而脾主肌肉的研究，通过探讨脾虚证时肌肉与能量代谢间的关系（已突破了原有的框架），将脾主肌肉的理论延伸到运动医学领域中，以提高运动能力、抗运动性疲劳等。对于四季脾旺不受邪的研究，主要集中在免疫系统，如免疫器官、免疫细胞、免疫活性物质的改变与免疫功能的关系。

有学者提出“脾虚综合征”这一新的病证诊断学概念，主要有如下 3 点问题：

（1）*脾虚证的动物模型* 无论是何种方法塑造的脾虚证动物模型，尽管出现了某些类似人类脾虚证候的外观表现，但首先忽视了脾虚模型与人体脾虚证病程的差别。人体脾虚证多因先天禀赋不足、后天失养所致，病程较长，一般不经适当治疗和调护则自愈的可能性低；而脾虚证动物模型不用复健药亦可很快恢复至正常（如进食量顿时增加、便溏停止、体重迅速恢复等），这与临床实际情况难以吻合。其次，塑造的动物模型往往并非单一的脾虚证。中医病因具有非特异性，劳倦、饥饱失常等往往是脾虚、肾虚、心虚、肺虚、肝虚等虚证的共同致病因素。中药大黄苦寒泻下所造成的脾虚证模型，在胃肠有超微结构的改变，在心与肾亦有同样超微结构的变化。大黄不仅伐胃，而且伤心与肾，所以这个脾虚模型，也存在着心、肾虚的问题，不应认为是单纯的脾虚模型。再加之脾虚模型的自然恢复，给什么补药（补脾、补肾、补心、补肺、补肝）都能奏效。因此以方测证，即以健脾益气法反证脾虚证模型的成功与否有待商榷。

（2）脾虚证的临床与实验研究　对脾虚证的研究所涉及的范围之广，可谓盛况空前。但首先存在着低水平重复，致使某些检测指标的结果前后矛盾，难以揭示该证的实质，如环核苷酸、血液流变学、微量元素等往往前后结果不一致。其次，在脾虚证本质的研究中，所筛选的指标虽多，但特异性的较少且只能反映脾虚证的局部。在脾虚证的研究中，估计有70余种实验指标，D－木糖排泄率低下被公认是反映脾虚证特异性较好而阳性率较高的指标之一，但它只能反映脾虚证的局部。因为D－木糖试验是反映小肠的吸收功能障碍，而脾虚证的外延远远不只是小肠的吸收功能障碍所能概括的，至少还包括了胃和消化腺所分泌的各种消化酶的功能障碍；此外，唾液淀粉酶、胃肠激素、尿淀粉酶等指标也有重要的参考意义。因此，脾虚证不应等同于西医学的“吸收不良综合征”。这也提示我们在脾虚证的研究中，今后不应再把寻求反映证的特异性指标作为重点，因为证是病的阶段性变化，明显受到病的影响和制约；企图以西医还原分析方法从异病同证、同病异证这一良好的愿望中获得证的物质基础，可能并非良策；今后不宜再把寻求诊断某一证型的特异性指标作为研究重点，而应该从多层次、多角度来研究某证型的指标群。脾虚证本质的现代研究应当在系统继承中医理论精华的基础上，积极应用临床流行病学、数理统计学和电子计算机等多学科的方法和手段，逐步实现脾虚证的科学化、客观化和定量化诊断。

（3）治疗脾虚证的有效方药还有待开发　如对脾气虚证的治疗，目前优选方是补中益气汤、四君子汤等，这种固定主方的思路限制了该证治疗方药的深度和广度。以《普济方》治疗脾气虚弱为例，脾气虚弱呕吐不下食证治、脾胃气弱不能饮食证治、脾气虚弱机体羸瘦证治、脾虚泻痢证治、脾气虚腹胀满证治、脾气虚弱水谷不化证治等，载方数十种，说明对脾气虚弱证的治疗是多种多样的，并不拘泥于优选某方。故对脾虚证的治疗，临床上应拓宽思路，突破常规用药模式。

中医脾虚证的研究，既要符合中医理论，又要运用现代科学技术和方法予以阐释，如何有机地融合中西医两种医学体系已不仅是脾虚证研究中所遇到的困惑，也是整个中医药现代化进程中所要解决的难题。任何偏废均不利于中医学术的发展。鉴于脾虚证研究已取得的成果和暴露出的问题，为了使脾虚证研究得以深入，应着眼于以下几个方面：①明确脾虚证的内涵与外延，以及脾气虚证、脾阴虚证、脾阳虚证、脾不统血等诸证之间的联系和区别；弄清楚这些基本概念是深入脾虚证研究的重要基础，这需要从文献学、临床流行病学的角度进行发掘和整理。②临床研究与动物实验并举。因脾虚证动物模型目前难尽人意，在此情况下应加强脾虚证临床的前瞻性研究。如脾主肌肉应着眼于对运动系统中骨骼肌的能量代谢的研究，脾主运化可集中于对消化系统中胃肠道激素、胃肠动力学的研究，脾统血则侧重于对造血系统中有关的血液病的研究等，使脾虚证的研究以证病结合为主。③脾虚证治疗方药的深度和广度需要进一步深入。应在临床中针对不同系统疾病的脾虚证进行药物筛选，形成专病专方专药；从脾虚的角度开发胃动力、提高运动能力及调节免疫功能的中药；在复方的基础上进行拆方研究以优化组方，确定药物的有效部位、活性成分及药物的作用机制等。④脾虚证有待分化。中医“脾”被誉为后天之本，主运化、统血、肌肉等，西医脾的生理功能为造血、破血、储血，是人体最大的免疫器官，二者相距甚远。若把脾脏进行剖析，就会发现脾的生理与消化系统中的消化水谷、吸收营养是不相干的，这可分化成胃、肠、胰及消化腺、胃肠道激素等的功能；而非消化系统中，诸如脾主运化与水液代谢、脾虚与免疫、脾不统血与血证等则可视为脾本脏的生理病理。

3. 脾虚证动物模型

（1）脾气虚证模型　运用中药大黄，塑造中医脾虚证动物模型。苦寒泻下、饥饱失常、甘肥过度、劳倦伤脾等各类脾气虚证模型相继问世。

（2）脾阳虚证模型　用番泻叶造成大鼠脾阳虚证模型，用大黄造成家兔脾阳虚证模型。利用过劳、饮食失节法配合苦寒泻下法复制了大白鼠脾阳虚证模型。

（3）脾阴虚证模型　饮食失节、劳倦过度加甲状腺激素和利舍平致脾阴虚证模型，以番泻叶加甲状腺片致类脾阴虚证模型。

（4）脾不统血证模型　在偏食法塑造“脾气虚证动物模型”的基础上，用过酸法模拟成“脾不统血黑便证（上消化道出血）动物模型”，醇酒法模拟成“脾不统血便血证（下消化道出血）动物模型”，破血法模拟成“脾不统血肌衄证（肌肤出血）动物模型”。

（5）脾虚证病结合模型　建立了大鼠脾虚、胃病的证病结合模型，对证病结合模型研究进行了有益的探索。用20%番泻叶浸剂给豚鼠灌服，3天后肛门注入5%冰醋酸0.1mL，复制了辨证与辨病相结合的豚鼠脾虚型溃疡性结肠炎模型。

（三）肝

1. 肝生理学研究

（1）肝主疏泄与心理应激的现代研究　研究发现，中医肝病患者普遍存在着自主神经功能状态失调，实证以交感神经功能偏亢为主，而虚证则以副交感神经功能偏亢为主；肝气郁结与中枢神经对精神情绪调节功能的异常密切相关；肝阳上亢、肝风内动及肝火上炎证患者的病理生理基础是外周交感－肾上腺髓质功能偏亢，患者处于心理应激水平增高的状态；而肝气虚证主要分布于慢性肝病及自主神经功能紊乱性疾病之中；肝气虚证的临床特征是：女性、中年、情绪不稳定者与其有密切联系，情绪异常以焦虑抑郁的混合状态为主，其人格特征以不稳定、倾向内向或内向者居多；肝郁证患者的细胞免疫功能低下；肝阳上亢证的动物模型亦出现T淋巴细胞亚群中T_4明显下降的现象，从而得知肝的实证和虚证都表现出不同程度的神经内分泌功能紊乱，中医肝的功能存在着一定的神经－内分泌－免疫网络调节机制。另有研究认为，肝主疏泄与解剖学之脑和肝脏功能相关，肝窦内皮细胞窗孔构成的肝筛结构可能是肝输布、宣泄气机及精微、毒物的超微结构。

（2）肝藏血　中医学认为“藏血”是肝脏的主要生理功能。现代生理学发现，肝有门静脉和肝动脉两个血液来源，血液供应丰富，整个肝脏血管系统可储藏全身血量的50%。西医学发现，人静卧时肝脏血流量较活动时可增加40%，正与此说相吻合。病理情况下，肝藏血功能失职，常易导致各种出血。一般认为肝不藏血所致出血多与情志因素有关。西医学认为是以人体应激机制为介导，表现为神经、内分泌、凝血等多环节的病理变化。参与凝血的凝血因子、纤维蛋白原等都由肝脏合成，抗凝物质肝素在肝脏中含量也较多。此外，肝在胚胎时期为造血器官，出生后造血作用停止，但在特殊情况下仍会起作用，这一理论也为"肝藏血"的科学性提出了论据。研究表明，肝血虚证患者血浆亮氨酸脑啡肽（L－EK）含量水平增高，L－EK增高对下丘脑－垂体轴的功能有显著影响，能抑制血浆黄体生成素（LH）、卵泡刺激素（FSH）、促甲状腺激素释放激素（TSH）的释放，使FSH、LH调节卵巢产生卵子及分泌性激素的功能降低，提示可能存在卵巢功能减低等生理改变，是引起女性患者月经量少、闭经或不孕的因素之一；血浆去甲肾上腺素（NE）、孕激素（E）降低，提示该类患者在交感与副交感神经系统调节紊乱，以副交感偏亢为主；6－酮－前列环素（6－K－PGF）、心房利钠因子（ANP）降低，血栓素B_2（TXB_2）、前列环素/血栓素（T/K）及降钙素基因相关肽（CGRP）升高，提示肝血虚证患者存在调节血管活性物质紊乱，这可认为是肝脏调节血量的证明。红细胞膜3种ATP酶活性及红细胞的耗氧量均显著降低，提示有红细胞能量代谢低下及结构形态的异常；血细胞比容明显降低，影响因子（IF）值明显增高，且呈低黏血症，提示存在于血液中的有形成分减少，血液黏度改变，微循环阻力增大，可能与患者出现眩晕、视力下降、肢体麻木、面唇爪甲淡白无华有关；而血浆环磷酸腺苷（cAMP）/环磷酸鸟苷（cGMP）降低，使小血管痉挛，也可能是出现"爪甲不荣"的原因。

2. 肝病证本质研究

继脾、肾之后，国内对中医肝病证的研究也取得了可喜的成绩。如中南大学湘雅医学院对肝脏五证（肝郁证、肝阳上亢证、肝火上炎证、肝阳化风证、肝血虚证）进行了较系统的研究，从流行病学资料中初步确定肝病五证的主证、诊断标准及其与疾病的关系，并找到一些相关的有诊断参考价值的实验指标。北京中医药大学对肝气虚证，从肝及其与他脏的相关角度研究神经－内分泌－免疫网络；并通过文献研究，认为在藏象学说中，心与胃处于较重要的地位，而自元代朱丹溪强调郁证之后，肝脏在五脏中的地位逐渐提高，主要表现为：①肝病的辨证颇为精细，如王旭高提出治肝三十法，这种细致分类为其他脏腑所未有；②若干常见病、多发病与肝有关；③其他一些脏腑病变与肝有关；④至明清，一些医家已将肝脏列为五脏的首要地位。可见，对肝的研究与重视反映了生物－心理－社会的医学模式，发展了单纯注重先、后天之本而以治肾、治脾为主的旧学说，使之适应社会及医学发展的需求。

尽管如此，对肝脏的研究亦存在一些问题。如肝脏辨证的诊断标准的制定来源于中医理论、文献及专家咨询，由此初步认定为某证后再进行临床流行病学调查，之后根据多元统计回归得出诊断方程，但中医理论、文献及专家经验均是尚有待严格科学验证的带有一定主观性的理性认识，以这种带有主观成分的标准对患者做出证的诊断，然后进一步测定其生理病理变化指标，所得出的客观标准实际上仍带有主观因素（注：其他证的诊断标准的制定亦存在类似的问题）。只有将这些标准付之临床实践，看依此诊断标准予以治疗的结果是否较不用此标准的疗效好，才能判定标准是否符合客观和能否指导临床。在病证结合的研究中，某些指标的变化存在着共性与特性的矛盾，如作为肝阳化风证指标之一的颈动脉多普勒超声异常率达90%，这究竟是反映该证的特异性指标，还是作为脑梗死、颈椎病等急性脑缺血和脑出血急性期而无昏迷的共性指标？此外，对于复合证、兼夹证的诊断及其与单一证的鉴别，亦是棘手的问题。如肝郁证与肝郁脾虚证，前者为单一证，后者为复合证，但肝郁可引起脾虚，脾虚亦可导致肝郁，应如何界定？

无论是肝郁证、肝阳上亢证、肝郁脾虚证，所得出的共性结论是神经功能活动紊乱，这主要是因为肝脏与情志关系密切，不良情志的应激引起大脑功能改变，继之使神经功能活动紊乱。当今人们处于一定的精神紧张状态，社会与心理因素的应激对疾病的产生、发展有着很大的影响。今后对肝脏的研究，应加强从肝及肝脾相关、肝肾同源的角度研究神经-内分泌-免疫网络，丰富肝脏学说的科学内涵。具体为：①在机体应激过程中，肝主疏泄在调节神经递质、神经肽、激素等的合成与释放的研究；②肝主疏泄在神经内分泌对免疫功能调控中的机制研究；③从肝脾相关探讨物质能量代谢对神经内分泌的作用；④从肝肾同源、肝肾与内分泌的关系，探讨下丘脑-垂体-肾上腺轴、性腺轴等各环节的物质基础；⑤以调肝理气立法，兼以健脾、补肾，探讨中药复方对神经-内分泌-免疫网络的整体调节作用，同时探讨肝、脾、肾之间的相互关系，并加大对肝脏和其他脏腑的联系的研究；⑥肝主疏泄、调畅情志、调节消化研究的重点应转向中枢定位及调控机制研究，肝主疏泄微观机制研究向多变量整体研究发展，应重视肝失疏泄诱发病证动态演变过程等工作重点；⑦探讨肝主疏泄、肝藏血等的物质基础；⑧通过临床流行病学研究，确定常见的肝病证候在疾病中的分配规律，继而制定肝病证结合的诊断标准，将实验研究成果逐步投入临床试验，更好地服务社会。

3. 肝病证动物模型

（1）肝郁证动物模型

方法1：选用雄性Wistar远交系大鼠，体重300~400g，3~7只置于同笼，用纱布包裹尖端的止血钳夹鼠尾巴，令其与其他大鼠厮打，会很快激怒全笼的大鼠。每次刺激30分钟，每隔3小时刺激1次，每天刺激4次。2天后进行各项指标的观察。主要观察行为的改变、血小板凝聚率、扩大型血小板的含量、全血黏度、血浆比黏度、血细胞比容、血沉、血小板超微结构及用药物反证。

方法2：选用艾叶（超过人的药用剂量150倍），制成注射液给小白鼠注射。本法复制的模型特征：动物表现为活动增加，兴奋厮打，不易抓到，肝肉眼观察暗红、粗糙（45天艾叶组），或灰黄、粗糙（60天艾叶组）。模型的皮质、丘脑及肝脏的cAMP、cAMP/cGMP，艾叶组均高于对照组。

方法3：束缚大鼠四肢，限制其自由活动，并将自由活动大鼠放入造模鼠笼内，是借鉴K-Morton的实验技术，具有增强致郁的效应。模型特征：大鼠表现出类似肝气郁的整体反应，出现胡须下垂、叫声尖细、贴边、扎堆及活动、饮食减少等情志和行为改变。

（2）肝郁脾虚证动物模型　选用体重25~30g雄性小白鼠或体重220~300g雄性大白鼠。取小鼠，在第1、6日皮下注射10% CCl_4 糖油溶液，每次剂量为每100g小鼠用0.1mL，观察模型行为的变化，肝、肠、组织学及组化检查，生化检查及药物反证。

（3）肝火证动物模型　用大肠杆菌内毒素复制家兔实验性肝火证模型。于家兔两后脚掌肉垫皮下注入内毒素溶液0.5mL。观察家兔皮肤温度、心率和呼吸、血清晶体渗透压、眼征、病理形态变化及药物反证。

（4）肝血虚证动物模型　用乙酰苯肼造成大鼠溶血性贫血的血虚证动物模型。模型表现：口、唇、舌、趾甲淡白，耳、尾苍白发凉，精神萎靡，行动迟缓、蜷缩，毛蓬竖立干枯，眼裂变窄（闭目）；肝细胞发生肿胀，胞质疏松，出现少量脂滴，肝血窦扩大，巨噬细胞增多、变大，严重时肝小叶结构可被破坏。镜下见部分肝细胞内线粒体肿胀、嵴减少、基质空虚，RER减少，SER成小囊泡，内有絮状物，溶酶体增多。

（5）肝郁气滞致血瘀　SD大鼠应用40% CCl_4（花生油稀释）诱导肝纤维化模型。

（四）心

1. 心生理学研究

（1）心主血脉的研究　《中医基础理论》认为“心主血脉，包括主血和主脉两个方面：全身的血，都在脉中运行，依赖于心脏的搏动而输送到全身，发挥其濡养的作用”；“心脏的正常搏动，在中医学理论上认为主要依赖于心气”；“在血液循环方面，提出‘心主身之血脉’（《素问·痿论》）的观点，认识到血液在脉管内是‘流行不止，环周不休’（《素问·举痛论》）的”。对动、静脉也有一定的认识。

现代对“心主血脉”的研究主要是基于现在公认的解剖学常识，即根据心脉是循环系统的主要组成部分来进行研究，近年来的主要研究进展有：①心钠素：心钠素（ANP）对心脏完成这一功能起着保证作用。心钠素可以改善心肌的血液供应，增加心肌营养血液量，减轻心肌肥厚，对心排血量和每搏量及心率均有调节作用。应用心钠素可使心衰患者的心功能明显改善。②神经内分泌效应：研究表明，心脏可以根据人体的需要而控制其他器官的血量调整，松弛血管和影响血压。心脏不仅是动力射血器官和神经-体液作用的应器官，也是一个内分泌器官。血管不仅是血流循环的通道，血管内皮也不单是一种被动性血管上的覆盖物，它也具备内分泌功能，参与体内平衡、炎症反应和免疫反应。心血管系统通过自分泌、旁分泌、胞内分泌、循环分泌和神经分泌等方式，分泌多种生物活性物质，既有自身调节作用，维持循环系统的相对功能，又参与多种生理病理过程，调节整体的生命活动。人们相继在心血管系统中发现各种激素，主要有心源性激素，如心房钠尿肽（ANP）、脑钠素（BNP）、抗心律失常肽（APP）、内源性洋地黄素（DLS）、肾素血管紧张素（RSA）等；血管内皮细胞产生的激素，如内皮舒张因子（EDRF）、内皮收缩因子（EDCF）、内皮素（ET）、血管紧张素转换酶（ACE）、血小板活化因子（PAF）等；心脏神经递质，如儿茶酚胺（CA）、乙酰胆碱

（Ach）、降钙素基因相关肽（CGRP）、神经降压素（NT）、神经肽酪氨酸（YNPY）、血管活性常肽（VIP）等。③血液成分及其重要活性物质功能的研究：覆盖血管内膜的内皮细胞层受到损伤，使细胞失去正常功能而丧失其屏障作用是血管病变的始动机制。高血压导致的机械性损伤、高血糖或高半胱氨酸血症、高脂血症导致的代谢性损伤、免疫障碍导致的免疫性损伤、细胞功能障碍导致的血浆内有关成分的积集，可使单核细胞及血小板黏附机制被启动，促使内皮细胞、血小板、白细胞激活，并使凝血因子、纤溶活性、血液黏稠度改变，同时释放相应的活性物质，从而导致心脑血管病变。而红细胞膜流动性变化也对红细胞的其他功能（如通透性、变形性、脆性及酶活性）产生影响。主要研究指标有血小板 α - 颗粒膜蛋白（CMP - 140）、抗磷脂抗体（APL）等。

（2）心主神明　心主神明是中医心的主要生理功能。现代研究也表明，实体的“心”主宰人体生命活动（包括精神思维意识的功能），心脏移植之后几乎改变了一个人的性格和生活方式，简直变为了另外一个人。失去大脑皮质的人还有意识存在，某患者右大脑半球切除 14 年后，他的某些高级功能仍然存在。精神心理检查表明，对颜色、音乐、具体人物、环境认知和时空的分辨关系上并没有明显障碍。窦房结构功能失常出现的主要症状有眩晕、昏迷；心脑综合征的表现有反复的意识丧失、失语、感觉减退；重度休克常有意识障碍，如果人脑中的血液循环停止 6 秒，就会引起知觉丧失。体外循环，特别是在阻断主动脉之后，多数患者的意识和自主呼吸均消失，心脏复跳后又能清醒。心脏手术后的患者可以出现精神障碍，心脏的跳动表明生命代谢在进行，它的停止则是死亡的象征。心脏离体后，在一定的条件下，可以自律性运动，而机体内其他器官则没有这种特殊的功能。这些资料均有力地证明，生命活动（包括精神思维活动）和心脏的功能有着不可分割的关系。

（3）心与舌关系的研究　中医学认为，心开窍于舌。①舌色与心脏功能及血管功能的关系：舌色不同，心脏血管功能亦有相应的变化。淡红舌的心脏血管功能较好，考虑其作为正常的舌色，患者的病理改变一般尚不严重。而紫瘀舌的舌色变化较显著，心功能和血管指标的变化均较明显。紫瘀舌、暗红舌的血液黏度增高，末梢微循环障碍较明显，紫瘀舌尚有心脏和大血管方面的功能异常。紫瘀舌的形成是在各种致病因子的作用下，机体相继发生的血流动力学、血液流变学及微循环障碍等综合因素影响的结果。而暗红舌则是一种介于淡红或红舌与紫瘀舌之间的病理变化现象，心脏血管功能改变相对不显著。淡白或暗红舌组排血前期（PEP）、血流动力学指数、心肌收缩力指数（HI）、每搏量（SV）、射血指数（SVI）、心排血指数（CI）等项均明显有别于淡红舌组。若将 5 种舌色核心功能指标的优劣排序，则为淡红舌 > 红舌 > 暗红舌 > 淡白舌 > 紫瘀舌。②舌象与血液状态的关系：急性缺氧时，舌色变化依次为淡红、淡暗、暗红、淡紫、暗紫、紫蓝；当 CO_2 潴留时，舌质由淡红变红，边缘血管扩张；当单纯碱中毒时，舌色由淡红变稍绛而有光泽；当酸中毒时，小血管扩张，舌色由淡红变红；当缺氧、CO_2 潴留同时存在时，舌象的变化则更为明显，舌色由淡红变为暗红，再变为紫蓝。青紫舌与缺血缺氧、电解质紊乱等因素有一定的内在联系。其形成与静脉淤血、血中氧合血红蛋白减少、血细胞比容、血浆黏度、全血黏度、纤维蛋白原等有关，舌质从淡红到红绛再到青紫表示病情恶化，缺氧趋向严重，酸碱平衡失调加重。舌尖和唇的血流速度、血管管径、红细胞聚集和出血等异常变化与冠状动脉狭窄支数多少呈相关关系。冠状动脉狭窄支数愈多，微循环异常变化愈显著。当舌下络脉增粗、扭曲、色泽暗紫、质地变硬时，血流变也发生相应的改变，特别是全血黏度，血浆黏度呈显著性增高，而高密度脂蛋白胆固醇呈降低趋势，低密度脂蛋白胆固醇呈上升趋势。由此可见，舌脉的瘀血与肺动脉的高压密切相关。③舌与红细胞谷胱甘肽过氧化物酶（GSH－Px）活性的关系：心绞痛患者红细胞 GSH－Px 的活性明显低于健康人；心绞痛患者舌质暗红和紫暗者，血红细胞 GSH－Px 的活性明显低于舌质淡白和红的患者（$P<0.01$）。提示机体血红细胞GSH－Px活性的降低与冠心病的发生有关，而冠心病患者舌质颜色的变化与红细胞GSH－Px活性有一定的关系。

2. 心虚证研究进展

（1）心虚证与心功能　主要指标有射血前期（PEP）、左室射血时间（LVET）、射血前期与左室射血时间比值（PEP/LVET）、左室射血分数（EF）、高峰充盈率（PFR）、高峰充盈时间（TP－FR）、每搏量（SV）、每分排血量（CO）、心排血指数（CI）等。

（2）心虚证与血流动力学　主要指标有左心室有效泵力（VPE）、SV、CO、CI、总外周阻力（R）等血流动力学参数。

（3）心虚证与微循环　①心气虚证患者的甲皱微循环的主要改变是轮廓模糊、血色淡和暗红、流态存在显著差异，形态发夹状减少、扭曲状增多，血流速度减慢，血流量降低；②心阴虚证患者的甲皱微循环管袢多为纤细状，微血流流态多表现为线流，血流速度快；③心血虚证患者甲皱微循环管袢多表现为线流，血流不正常。

（4）心虚证与内分泌功能　主要指标有血浆心钠素样免疫活性物质（irANP）、血浆雌二醇（E_2）水平及其与血清睾酮（T）的比值（E_2/T）、RAAS 活性和血浆血管紧张素Ⅱ等。

（5）心虚证与免疫功能　主要有淋巴细胞转化试验、E－玫瑰花环试验和淋巴细胞酸性 α－萘乙酸酯酶染色试验，血清中 IgG、IgM 和 IgA 的含量。

（6）心虚证与自主神经功能　心气虚证、心阴虚证的部分临床表现（如心悸、失眠、潮热、盗汗等）与自主神经功能紊乱有关。主要有呼吸差、立卧差，活动后心率复常时间、血清多巴胺－β－羟化酶活性、血清的酪氨酸浓度、心搏间距、24 小时尿儿茶酚胺等指标改变。

（7）其他　唾液淀粉酶活性、cAMP 与 cGMP 水平、核酸及物质能量代谢水平、红细胞血红蛋白 2，3－二磷酸甘油酸含量、红细胞糖酵解活力、血糖含量、血红蛋白、白细胞总数、血清丙种球蛋白、舌面 pH 值、舌尖温度、脉象的变化等。

总之，对中医心脏本质的研究进入了一个新的时代，主要表现为研究手段上采用了西医学与科学的技术与方法（如心功能检测、血液流变学、血流动力学、微循环、内分泌、免疫、自主神经功能检测等方面）。从研究着眼点来看，主要集中于从心血管疾病中左心室的舒缩功能这一病理角度去阐发中医“心主血脉”的生理功能，并已基本达成共识，认为心气虚者的左心功能异常。但由于在诸如心气虚证、心阴虚证、心血虚证、心阳虚证及其相关兼证的诊断与鉴别诊断上缺乏量化标准，因而导致有些结论缺乏一致性。同时，在研究心气虚与左心功能关系的问题时，缺少同病异证、异病同证的对比研究，因而导致某些结论缺乏可比性。在研究方法与思路上仍有待于突破，如中医的心脏除了“主血脉”外，还具有“主神明”的功能，如何开展研究心脏“主神明”的功能将是今后研究的重点与难点。

随着心钠素的发现，改变了既往认为心脏只是起到泵血作用的单一观念模式。西医学在不断地创新与发现中发展与完善自我。可以想象心脏还有诸多奥秘还未阐明，为什么在研究中医的过程中只会或至多最大限度地采取拿来主义的方式去证实自己的理论，而不会最大限度地去发展中医学乃至西医学呢？这是中医和中西医结合科研中值得思考的问题。

今后，对中医心本质的研究可集中在以下几个方面：①从整体、器官、细胞乃至分子水平，进一步研究“心主血脉”的生理功能；②探讨“心主神明”的物质基础及其与“主血脉”二者之间的关系，同时从藏象相关角度探讨心肾相交的生理与病理机制；③通过临床流行病学研究，确定常见心脏病证的辨证规律及相关证候的计量诊断标准；④心开窍于舌，开展舌象的变化与心血管疾病的早期诊断及预后的判断之间相关性的研究。

3. 心气虚证的动物模型

（1）采用动物剥夺睡眠的小站台法　对大鼠施以“惊”“劳”病因，令大鼠产生某些心证体征，并通过控制睡眠剥夺时间、血压、心率等，选择性地造成类似心气虚证的动物模型。

（2）选用狗急性心肌缺血动物模型　尝试性探讨了缺血心肌的“心气”变化，短暂心肌缺血及复灌过程中“心气虚”表现，同临床结果一致。

（五）肺

1. 肺生理研究

（1）肺朝百脉　“肺朝百脉”是中医基础理论的重要组成部分，日益为人们所重视。主要从以下几个方面加以研究：①肺内凝血与抗凝物质，强调肺对血液流态的调节作用的研究。主要指标是凝血活酶。②血管活性物质，强调肺对脉管的调节作用的研究。肺内有前列腺素（PG）、白细胞三烯（LTS）、肺表面活性物质（PS）、血管紧张素（AT）、激肽、胺类血管活性物质等。肺通过对这些物质的生成、激活或灭活，以产生相应的血管收缩和舒张，发挥调节血容量与血压的作用，从而使血液在脉管中循行不止。这一调节机制正是“肺朝百脉”肺调节脉管的功能表现，“肺朝百脉”即肺对血液循行、血脉运动、血液流态及血管调节的作用。

（2）通调水道　从原生动物细胞膜系统到海绵动物的水沟系、腔肠动物水螅型的原始消化腔，以至腔肠动物水母型复杂的水管系，既起着呼吸作用，又有“通调水道”的功能；肺对PG的控制可能是肺通调水道、下输膀胱的协调作用的实验证据，因为PG的合成、释放和灭活均在肺脏进行。有学者认为肺通调水道的功能，肺对肾脏泌尿功能的调节，一是通过丘脑下部－神经垂体（垂体后叶）抗利尿激素（ADH）的分泌或释放；二是通过自主神经或肾素－血管紧张素－醛固酮系统；三是通过肺组织细胞对生物活性物质的释放，或转换，或灭活，从而由多方面影响和调节着整个泌尿过程。还有学者从以下几方面来解释肺通调水道的功能：①肺通过呼吸蒸发一部分水分；②肺循环调节水液代谢；③肺的代谢功能调节水液的代谢，如血管紧张素转换酶、前列腺素、心钠素、内啡肽、白三烯、P物质、血管活性肠肽等肺代谢物质均在水液代谢中起着一定的作用，还从肺的代谢物质论证肺通调水道的生理功能，以及代谢物质分泌不足或增多引起水液代谢紊乱而产生肺水肿等。在扩肺期间尿量减少，平均值为0.7，呈现显著的抗利尿效应，并认为与ADH释放增多有关。ADH可以被肺组织摄取，并可从肺结核组织中提取具有ADH活性的物质，从而为肺通调水道理论提供了实验依据。

（3）肺主皮毛　中医学认为，“肺在体合皮，其华在毛”。西医学从5个方面加以论证：①在性状功能上，肺与皮毛相似；②在解剖组织学上，肺与皮毛关系密切；③在病理上，肺与皮毛相互影响；④在治疗上，肺病治皮或皮病治肺；⑤在用药上，同一药物既可治肺又可治皮。皮肤病患者均有不同程度的通气障碍、弥散功能低下，皮肤烫伤后肺血管通透性显著增高；大面积烧伤早期肺顺应性下降、闭合容量增加、小气道病变、气道阻力增加；后期的肺损害与创面的炎症和感染密切相关。肺虚证时鼻腔具有机械性防御功能的柱状纤毛细胞脱落增加和具有非特异性免疫功能的中性粒细胞减少，说明肺虚鼻窍失养，鼻黏膜受损，抗病能力降低，是肺虚易感的病理生理基础之一。有学者归纳肺的防御途径有4点：①肺泡巨噬细胞的吞噬能力；②肺其他细胞的化学防御机制；③支气管黏膜下淋巴细胞的体液和细胞免疫机制；④呼吸道黏膜纤毛转运机制。这些研究从不同的角度为“肺主皮毛”的理论提供了物质和实验依据。

（4）肺与大肠相表里　许多严重肠道功能异常的患者常伴发急性呼吸衰竭。钳夹肠系膜上动脉的动物均出现严重的肺损害（如充血水肿、片状出血、肺不张），而其他脏器（包括心脏、肝脏、胰腺、肾上腺及肾脏）均无肉眼及镜下异常。钳夹肾动脉、股动脉并不造成肺及其他脏器的损害，说明缺血性肠道功能异常与肺损害有内在的联系，并具有明显的特异性。动物模型显示大小肠胀气、粪石燥结和食糜淤滞，同时伴发肺脏明显的病理变化，表现为肺充血、出血，Ⅰ、Ⅱ型肺泡上皮和巨噬细胞肿胀、变形、结构变异和坏死，肺泡巨噬细胞死亡率增高，而其他脏器未见明显异常。

现代研究认为，其作用机制与肠道气体排泄途径的影响、肠源性内毒素的作用及肠道内分泌物质的影响等有关。

2. 肺虚证本质的临床与实验研究

（1）肺虚证与肺功能　①肺部X线变化；②心肺功能改变；③肺血流图改变。

（2）肺虚证与神经－内分泌－免疫功能　主要表现为迷走神经功能亢进，肾上腺皮质功能及免疫功能低下。主要指标有血中真性胆碱酯酶含量，血浆cAMP与cGMP含量，外周血与支气管肺灌洗液胆碱酯酶、去甲肾上腺素及肺泡巨噬细胞（AM）内cAMP和cGMP含量，血清α_1－抗胰蛋白酶（α_1－AT）含量，尿17－羟与17－酮类固醇含量，多巴胺8－羟化酶含量，血管紧张素Ⅱ水平，血浆心钠素含量，外周血与支气管肺灌洗液T淋巴细胞亚群（OKT_8），皮质醇与去甲肾上腺素及肺泡巨噬细胞（AM）分泌TXB_2/PGF_1，以及免疫球蛋白IgM、IgG等。

（3）肺虚证与血液流变学　指标有红细胞电泳时间、红细胞电泳率、全血比黏度、血浆比黏度、血细胞比容、血沉、血浆渗透压等。

（4）其他　血清红细胞、尿中微量元素的含量测定、胃肠运动功能、唾液淀粉酶活性比值等。

总之，对中医肺本质的研究主要采用西医学与科学的技术，如肺功能检测、肺血流图、血气分析、血液流变学、神经－内分泌－免疫功能等检测方法。主要集中于从肺系疾病的角度去阐发中医“肺主气”的生理功能，并通过实验表明肺气虚者肺功能异常，且免疫功能低下。此外，在肺虚证的诊断标准、动物模型方面亦进行了有益的探索。但总体来看，相对于其他四脏而言，肺本质的研究进展不大，尤其是将其定位在肺系疾病的思路上有一定的局限性。因此，肺虚证实际上是多方面症状组成的一个多器官、多系统功能障碍的概念。

今后，对中医肺本质的研究可集中在以下几个方面：①从整体、器官、细胞乃至分子水平，多角度、多层次地进一步研究“肺主气”的生理功能；②探讨“肺主气”的物质基础及其与“心主血脉”二者之间的关系，研究肺功能失调对心脑血管疾病的影响，同时从藏象相关角度探讨肺与其他脏的生理与病理联系；③通过临床流行病学研究，确定常见肺脏病证的辨证规律及相关证候的计量诊断标准。

3. 肺虚证动物模型

①二氧化硫吸放法：取健康小白鼠（体重20～30g），将其置于玻璃瓶内，以1% SO_2吸入，每次30秒，每日，1次，连续20天。②烟熏法：将实验组18只大鼠按组别分置于特制的$10m^3$的烟室中，用刨花、锯末、烟叶各30～50g，另加雄黄5～10g（为每组用量），点燃熏烟，每日2次，每次30分钟。③SO_2烟熏法：上法改用SO_2烟熏。

寻找沟通中西医理论本质的客观指标对于藏象本质、脏腑相关理论的研究是一件很有意义的工作。如肝肾同源、心肾相交、心主神明与脑的关系等是否通过某种物质或机制来实现，能否找到客观依据，这些都是藏象研究应考虑的问题。西医学关于脏腑间的体液调节有很多发现，如存在于心房心肌细胞中的心钠素，在正常人血浆中约30pmol/L，而在肾脏和血管中均发现有心钠素受体，提示血循环中的心钠素可以运行到靶器官，与受体特异结合而产生生物效应。其既有强而持久的扩张血管和降压的作用，又有利水利钠的功效。因此在心肾相交的理论中，心钠素似可作为沟通中西医理论实质的突破之一。同时，心钠素与脑也有一定的关系，因此也可作为“心主神明”“脑为元神之府”的观察项目之一。又如，前列腺素似属于中医“肾”的范畴，它有舒张血管、抗血小板聚集、防止血栓形成的作用。前列腺素与血栓素的代谢平衡，是心血管疾病发生发展的关键因素之一，观察心肾不交时的前列腺素、血栓素的变化，可能对探讨该证的发生机制有一定的意义。诸如此类，可通过不断探索一些可以沟通中西医理论实质的指标，来客观说明藏象学说中的脏腑相关理论。

第三节　中医“气血”的现代探讨

一、从生理学角度探讨气血学说

气血学说是中医学基础理论的重要组成部分，中医学认为气血是构成人体的重要物质基础，在机体中不仅是一个物质的概念，也是一个功能的概念。从现代生理学角度，对气血学说进行探讨研究，有如下几个方面：

1. 气血学说与生理学有关论述的比较

气血学说的内容与现代生理学的有关论述是非常相近的。如中医学认为，“气”源于肺吸入的清气和脾胃运化的水谷之气，两者结合而成，不仅有推动呼吸和心血运行的作用，而且有温煦、防御和多种生理作用。而现代生理学认为，机体所需要的能量来源于食物营养成分的消化吸收和吸入之气，被吸收的物质渗入组织细胞内，经过一系列的代谢变化，最后生成高能化合物三磷酸腺苷（ATP），为生命活动提供能量物质。其功能为：①参与机体的各种运动；②主动运输、调节细胞内外离子浓度差——离子泵；③供给机体合成大分子物质（蛋白质、核酸等）的能量。所以，可以看到“气”与ATP的产生、利用和功能有相似的内容，血离不开气的推动，犹如一切生理功能离不开能量一样。

2. 血液构成的比较

中医学认为，血的生成由脾胃中的水谷精微化生；血运行全身，对全身组织器官起着营养和滋润的作用，即“血主濡之”。生理学认为，血液除有形成分外，还包含蛋白质、糖类、脂类及许多小分子物质。古代医学缺乏检验分析技术，所以将上述成分概括为精微或营气。

3. 心气与心血功能的关系

中医学认为，“血”在心气的推动下，循行于脉，内注于五脏六腑，外润四肢百骸，营养于周身，维持机体正常的生理活动。所以心气、心血的盛衰，可以从脉搏、面部色泽等方面反映出来。心脏是循环系统中最重要的器官，本身就是一个耗氧、耗能多的器官，心肌细胞中有极为丰富的线粒体，不间断地合成ATP，以维持正常的心脏搏动，推动血液的运行。因此，从心脏对生命的重要性或从它与气血的密切关系考虑，选择心脏来研究气血实质是较为合适的。心肌耗能可以分为3个方面：①维持心肌的兴奋性和收缩反应性，主动运输（钠泵）；②调节心肌纤维的收缩力，主动运输（钙泵）；③供应心肌细胞维持细胞收缩过程的机械功。在心气、心血亏虚的情况下，钠泵作用减弱，钙泵功能增强，使心肌纤维的收缩力减弱，心肌搏动力减弱，而补气养血之剂，有加强心肌纤维收缩的正性肌力作用。心气对血的推动和壅遏作用，是通过心主血脉实现的。《灵枢·决气》说：“壅遏营气，令无所避，是谓脉。”心气虚弱不足，气的推动作用减弱，运血无力，可致血液流行缓慢，内皮对白细胞和血小板的黏附性增大，是瘀血形成的前提。《诸病源候论》说：“血之在身，随气而行，常无停积，若因堕落损伤，血行失度……皆成瘀血。”说明了气是血液运行的动力，气的推动作用对维持血液正常运行的重要性。功能失调的脉管壅遏营气之力弱，内皮释放血管活性物质、细胞因子、生长因子和促凝因子，诱发炎性反应，启动瘀血形成的瀑布样反应，促进血瘀的形成。总之，气血阴阳失调是脏腑病机之本，现代研究证明与机体神经－内分泌－免疫调节规律的失调有关，蕴涵着微生态内容和机制，内容广泛。气血学说在这些方面已有研究和阐述，用现代科学的思维和方法，密切联系中医临床实践，对中医学的气血学说进行更科学的阐发，并更好地指导临床实践。

4. 肝气与心血功能的关系

肝气的疏泄作用能调节全身各部分血液的分布，疏泄有常则气机条畅、血液通达。肝细胞具有调节血液凝固因子的作用，对毛细血管壁也有影响；若肝气生成不足，凝血因子减少或毛细血管壁通透性增加都会导致出血。

5. 脾气与心血功能的关系

脾主升清，以升为健，血随气行，气升则血升，故曰“血之运行上下，全赖乎脾”。脾主统血，通过脾资生旺盛的营卫而保证了血液各种有效成分及血管功能，以及保持人体免疫功能正常，维护血细胞不受免疫反应损伤。所以说，脾统血的实质是营卫统血，是通过正常的营卫功能对造血系统和免疫系统的保护作用而实现的。这就是说，脾能统摄血液与脾气化生营卫，营行脉中，卫行脉外，起到摄血护脉的作用有关。如动脉粥样硬化后期，持续的炎症反应，激活 T 细胞诱导释放基质金属蛋白酶，侵蚀已经薄弱、溃疡甚至坏死的脉管，就可能导致血脉破裂，出现统血失司。《灵枢·口问》曰：“邪之所生，皆为不足。”气虚不能卫护血脉，血管中膜和外膜在各种炎性因子的作用及血流剪切力的冲击下，遇到异常压力就会破裂，导致出血性脑血管事件的发生。

6. 肾气与心血功能的关系

张景岳说：“血液生化于脾，总统于心，藏受于肝，宣布于肺，施泄于肾，灌溉全身，无所不及。”此“施泄于肾”，即指血液施注于肾，亦有肾气助心推动血运，灌溉全身之义。

肾主元气，而元气为一身诸气之根本，他脏之气对气血的调节有赖于肾脏之气。“肾藏精”，“主骨生髓”，肾气充足，动员内皮祖细胞入血，具有修复血管炎症的作用。《医林改错·论抽风不是风》中说：“元气既虚，必不能达于脉管，血管无气，必停留而瘀。”元气亏虚，生血功能减低，除分化为血细胞的能力减弱外，血中内皮祖细胞的数量降低、迁移活性减弱，对内皮炎症的修复功能降低，导致血脉病变炎症持续进展。在中医学理论上解释为气虚无力祛邪外出，导致动脉粥样硬化低度炎症持续存在、缓慢进展，形成斑块，是糖尿病、动脉粥样硬化等疾病血管损坏形成的重要因素。

二、气血病证病理的现代探讨

（一）气虚证病理的现代探讨

在有关证的研究中，气虚证一直是中医界关注的热点。随着现代科学检测手段的应用及相关学科的渗透，气虚证的诊断标准及客观指标研究不断深入，取得了可喜的成果，但仍存在一些亟待解决的问题。

1. 气虚证客观化指标研究

①气虚证与舌苔脱落细胞学；②气虚证与脉图参数变化；③气虚证与能量代谢：指标有血液红细胞糖酵解活力、尿肌酐、尿酸、尿素氮含量等；④气虚证与免疫功能：主要指标有红细胞免疫功能、免疫球蛋白和补体水平、外周血中性粒细胞化学发光值及T淋巴细胞亚群比值等；⑤气虚证与血液流变、甲皱微循环；⑥气虚证与氧自由基：指标有过氧化脂质（LPO）、超氧化物歧化酶（SOD）含量及活性水平、血清丙二醛（MDA）等；⑦气虚证与血清甲状腺激素水平；⑧气虚证与微量元素：指标有头发中Zn、Mn元素含量及Zn/Cu、Cu/Fe比值等。

2. 气虚证诊断标准与客观指标研究

鉴于中医学在症状、辨证、治则、处方等各方面均不同程度地表现出明显的模糊性，有人提出了中医诊断思维模型——中医辨证的语言变量系统与模糊逻辑。文中探讨了根据医理和经验计算非数值基础变量（症状）与语言值（证）隶属度的方法，用之解决由诸特征构成一个模糊模式的问题。这是模糊数学在中医诊断中的成功运用，它无疑为中医证候诊断标准的规范化、客观化、科学化提供了可行之道。近年来研究者们通过拟定诊断量表来实现对气虚证诊断的标准化，如肺癌气虚证量化诊断标准的具体内容：神疲（6分）、乏力（13分）、懒言（7分）、头晕（8分）、呼吸气短（15分）、胸闷（7分）、舌质淡（4分），诊断阈值为24分，并规定24～38分为轻度气虚证，38～48分为中度气虚证，48分及以上为重度气虚证。针对该研究制定的诊断标准进行前瞻性检验，敏感度91.67%，特异度88.00%，准确度89.19%，表明具有较好的诊断意义。

此外，由于证本质是许多相互关联的指标之集合，需要引入多元统计分析方法、DME等先进数学模型，以期对观察指标进行精确有效的处理，从而得到特异性较强的客观指标。即在现阶段研究的基础上，应加强现有指标的精确化、规范化。选用新指标时，应在常用诊断标准下，选取不同层次的对照组，如阴虚组、阳虚组、气阴两虚组、健康组，采用多元回归分析及DME等进行数据处理，以获得具有较强特异性的指标。此外，可以考虑从气虚证与体质的关系方面探讨气虚证的特异性指标。

（二）血瘀证病理的现代探讨

血瘀证是中医临床常见的证型之一，吸引了国内外许多从事中医药的研究者。现从血瘀证诊断及其标准的研究、血瘀证动物模型的研制、血瘀证的临床与实验研究等方面的进展加以阐述。

1. 血瘀证诊断的研究

研究认为，脏腑、气血、经络相互关联。它们在内的病变可以从腹部表现出来，多种病因导致血液瘀滞，以种种形式表现于相应的腹诊部位。研究发现，瘀血腹诊的本质特征与血液黏度升高、血小板聚集及黏附性增高、血栓易于形成及肌电图异常有关，将以上几项指标运用电子计算机和多因素回归分析，作为瘀血腹诊的客观指标用于诊断，能达到80%以上的判断符合率。临床观察表明，气滞血瘀和气虚血瘀两证在面、舌、甲、脉诊上各有一定的证候特征。平均红细胞体积（MCV）对血瘀证具有一定的诊断价值，其敏感性高达85.7%，而特异性为73.3%。4项指标的联合检测，其阳性率高达92.7%，有助于血瘀证的筛选与诊断。血浆心钠素水平的增高，可作为诊断心脑血管疾病气虚血瘀证的指数之一。微循环容积波（OPG）图参数可作为血瘀证诊断新的量化诊断依据。血小板α－颗粒膜蛋白有可能作为诊断血瘀证的一项实验室指标。细胞参数可作为诊断血瘀证的新参数指标，血黏度、血小板聚集和凝血因子的增加可以作为血瘀证的诊断标准，特别可作为观察糖尿病合并血管病变严重程度的判断标准。瘀血状态出现低血清辅酶Q状态。且实验已证明，血瘀证与红细胞变形能力、炎症发生、血管内皮细胞损伤、血小板功能改变等多因素相关，包括特定基因表达水平变化，这些因素相应的一些指标与血瘀证的发生发展过程具有相关性，可为血瘀证的诊断提供直接和间接的证据。

2. 血瘀证动物模型的研制

（1）*根据血瘀证的病因病机建立动物模型*　①根据“内感忧怒，外感寒邪”致血瘀而制作血瘀证动物模型：给予大鼠注射大剂量肾上腺素模拟暴怒，以冰水浸泡模拟寒邪。该模型制作简单、迅速，既反映了血瘀证的部分病因，又与临床血瘀证的血液流变学的某些指标相近。②用肾上腺素加冷刺激形成的大白鼠血瘀证动物模型，测定其血液流变学指标。③热毒血瘀证动物模型：采用铜绿假单胞菌血行感染家兔，造成血受热凝涩的热毒血瘀证模型。其病理生理实质是内毒素与血液体液成分相互作用，导致炎症损伤，微循环障碍，出现典型的血瘀证特征。④利用金葡菌、大肠杆菌内毒素、地塞米松加内毒素3种不同的攻毒方法复制了“热毒血瘀证”的动物模型。⑤衰老血瘀证模型：选择寿命约3年的大鼠，老年鼠与人类血瘀证很多方面相似，可作为天然的衰老血瘀证动物模型。⑥气滞血瘀证动物模型：采用电针刺激家兔引起恐、惊、怒，电针连续刺激致家兔疼痛，引起五脏损伤，造成气滞血瘀证动物模型。⑦模拟阴虚火旺复制慢性血瘀证模型：用氟氢可的松和肾上腺素可对大鼠制成一种慢性血瘀证病理模型。⑧离经之血的血瘀证动物模型：采用人工将瘀血块或鲜血置入动物体内制作血瘀证模型。⑨血虚或脾虚血瘀证动物模型：采用放血法制作家兔血虚证模型，证明符合血虚血瘀或脾虚血瘀的特点。⑩气虚血瘀证模型：依据“劳则耗气”“气虚则血行无力而瘀滞”的原理，采用游泳力竭法，可制备气虚血瘀证模型，或反复多次静脉滴注大量去甲肾上腺素，使家兔心率加快，心脏扩大，心肌收缩无力，也可制成气虚血瘀证动物模型。⑪阳虚血瘀证模型：断食一夜后放置于－15℃冷冻造模4小时，使大鼠在既无能量补充又急速消耗体能的环境下形成阳虚模型。⑫外伤血瘀证模型：根据外伤致瘀理论，采用物理刺激方法，运用杠杆压力器对家兔右后肢大腿内侧肌肉加压，结果以外伤1天组的瘀血指征最为明显。

（2）*根据血瘀证研究中发现的病理生理过程异常而制作血瘀模型*　①全身性微循环障碍与血液流变性改变的血瘀证动物模型：较常用的是高分子右旋糖酐静脉注射法。

动物选用家兔，该方法制作的血瘀证动物模型是一种以微循环障碍为主的急性动物模型，主要用于血瘀与微循环障碍关系的阐明与活血化瘀药物的筛选等。②模拟微循环与血液流变性障碍的造模方法以制作血管内凝血的动物模型：制作方法有静脉注射羊水、静脉缓慢滴注凝血酶，或利用兔脑粉激活外源性凝血系统来代替凝血酶；尚有静脉注射大肠杆菌内毒素激活凝血系统引起弥散性血管内凝血。此类模型属于极其严重的血瘀证动物模型。③局部血流动力学障碍的血瘀证动物模型：局部滴注肾上腺素或去甲肾上腺素引起微血管痉挛而阻滞血流；通常选择大、小鼠或家兔肠系膜及金黄地鼠的颊囊作为观察部位，可观察到毛细血管收缩，血流速度及血流量均减低；通过结扎冠状动脉或脑动脉造成心肌梗死或脑梗死作为局部血循环障碍的血瘀证动物模型。④血栓性血瘀证动物模型：其一是以动脉血栓形成，用电刺激实验动物颈总动脉，致局部血管内皮损伤，激活内源性凝血系统，导致局部动脉血栓形成。其二是以静脉血栓形成，结扎实验动物下腔静脉，损伤局部静脉内皮，激活内源性凝血系统，促使凝集因子在局部聚集，导致静脉血栓形成。其三是以细菌内毒素（LPS）与角叉莱胶（Ca）两种因素联合造模，制备一种方法简便、稳定的血瘀证和血栓形成病证结合动物模型。

（3）炎症型血瘀证动物模型　①放射损伤型血瘀证模型：动物经 γ 线或 X 线照射后，可出现符合血瘀证变化的血液流变学和微循环障碍。②肠粘连型血瘀证动物模型：采用腹腔注射甲醛液引起实验性腹膜炎；亦可打开腹腔取出阑尾，划伤口后送回从而造成实验性肠粘连血瘀证动物模型。

（三）血虚证病理的现代探讨

1. 从血虚证病理的整体水平研究

（1）临床体征　临床多按《中医虚证参考标准》来确诊血虚证。①面色苍白；②起立时眼前昏暗；③唇舌色淡；④脉细。以上 4 项具备 3 项者为血虚证。

（2）血液流变学　血虚证患者血液流变学改变，全血比黏度（高切、低切）降低，全血还原黏度明显升高，血沉加快，血细胞比容明显降低。老年血虚证患者患病程度与全血黏度、血细胞比容有一定的关系，全血黏度和血细胞比容越低，患病程度越严重。

（3）微循环　血虚证患者甲皱微循环有如下改变：管袢血色淡红或苍白，视野清晰度模糊，管袢排列不整齐，管袢数减少，畸形管袢数增多，管袢长度变短，甲皱血流断线或粒流，管袢出血或瘀血。类血虚证动物耳部循环变化：血色淡红，血流呈虚线状，充盈度不足，有片状渗出，细动脉、细静脉和毛细血管流速均降低。血虚证患者脑血管血流阻力增高，血管的弹性和收缩功能降低，颅底动脉两侧流速差值大，左侧高于右侧，表明血虚证患者两侧供血不平衡。结果显示，血虚证患者脑的自动调节能力降低，脑血流量相对减少。

（4）头发的理化性质　借助材料力学、脆性测定原理及光学反扫描电镜技术测定血虚患者的头发，结果显示，患者头发应力强度和应变强度均降低。其超微结构的改变主要表现在毛小皮纹络紊乱，边缘不整、缺损，毛小皮剥离，洞状损伤，毛干鼓状膨大及毛干赘生物等。

（5）视网膜　光镜下观察：视网膜各层结构呈不同程度的疏松、水肿，内、外核层细胞排列紊乱，间隙增宽。电镜下观察：视网膜光受器细胞内节线粒体数量减少、肿大，甚则脱嵴、空泡形成；外节膜盘肿胀，不规则，排列紊乱、疏松，严重扭曲变形、断裂、空泡形成。

2. 血虚证病理的细胞水平研究

（1）红细胞功能　血虚证患者红细胞膜的 $Ka^{+}-Na^{+}-ATP$ 酶及 $Ca^{2+}-Mg^{2+}-ATP$ 酶活性降低，且酶的活性降低程度与患者血虚轻重的程度密切相关。红细胞数量减少，血红蛋白含量降低。急性失血引起的组织缺氧可刺激肾脏产生促红细胞生成素，促使骨髓网织红细胞提前释放进入循环血液内，因此可见网织红细胞增多。血虚证患者血液中的红细胞变形能力降低。

（2）免疫学功能　按西医辨病与中医辨证的原则，属血虚的再生障碍性贫血患者淋巴细胞转化率、IgG、IgA 水平降低；属血虚的急性白血病患者治疗前处于血虚阶段时，其 EIFC、IgG、淋转率均降低，急性白血病治疗后显效组水平高于无效组，其余各项免疫指标均与疗效和预后无明显关系。体液中的 T 细胞亚群，特别是 CD4/CD8 比值反映机体免疫系统内环境稳定最重要的指标之一，CD4/CD8 比值降低提示除免疫力降低外，尚有免疫调节紊乱。研究发现血虚证患者 CD3 型、CD4 型细胞水平下降，CD8 型细胞水平不变，CD4/CD8 比值降低。

（3）骨髓造血功能　用环磷酰胺给药和 ^{60}Co 照射分别造成犬和小鼠血虚证模型，观察到造血祖细胞（CFU－GM、CFU－E、BFU－E、CFU－MEG）的增生受抑制，而中药能刺激其再生恢复，尤其是对红系祖细胞的刺激作用更加明显。外周各种血液成分亦下降，说明骨髓造血干细胞或祖细胞的功能变化是血虚证最基本的本质。

3. 血虚证病理的分子水平研究

（1）肾上腺素（E）和去甲肾上腺素（NE）　用高压液相色谱——电化学检测法对辨证属肝血虚证的缺铁性贫血 18 例和慢性再生障碍性贫血 9 例分别进行血浆 E 和 NE 的测定，发现患者血浆 E 和 NE 含量降低，提示肝血虚证患者具有外周交感－肾上腺髓质功能减退的病理生化改变。

（2）血栓素 A_2（TXA_2）和前列腺素 I_2（PGI_2）　TXA_2 是花生四烯酸的代谢产物，能强烈收缩血管，诱导血小板聚集，而 PGI_2 是目前有效的抑制血小板聚集物质。TXA_2、PGI_2 的水解物血栓素 B_2（TXB_2）和 6－酮－前列腺素 $F_{1\alpha}$（$6-KETO-PGF_{1\alpha}$），间接反映 TXA_2 和 PGI_2 水平。股动脉放血的方法制备的血虚证模型动物的血浆中 TXB_2 水平升高，$6-KETO-PGF_{1\alpha}$ 无明显改变。这两者的比值升高，可促进血管收缩、血小板聚集和血瘀的发生。

（3）心钠素（ANP）、降钙素基因相关肽（CGRP）和醛固酮（ALD）　研究发现，肝血虚证患者 CGRP 升高、ANP 下降、ALD 升高，能够起到维护机体相对恒定的循环血量和保持体内环境相对稳定的作用。

（4）甲状腺素　用放射免疫法测肝血虚患者的血清甲状腺素和促甲状腺素，结果血清 3，5，3'－三碘甲状腺原氨酸（T_3）水平降低；反 T_3（rT_3）水平升高，rT_3/T_4 比值升高。这种甲状腺素的变化是机体的一种保护机制。

（5）自由基代谢　失血性血虚证家兔血浆中 SOD 活力降低，LPO 含量增加，SOD 与 LPO 存在显著负相关；LPO 与红细胞变形性存在负相关。血虚证患者血浆中谷胱甘肽过氧化酶（GSH－PX）水平降低，血硒亦明显降低，且 GSH－PX 活力下降与血硒的降低呈正相关。这表明血虚证时机体代谢功能紊乱，对氧化物的消除力下降，脂质过氧化程度增强。

（6）血清铁蛋白　用放射免疫法测肝血虚证患者血清中的铁蛋白，属肝血虚的缺铁性贫血患者血清铁蛋白含量降低，属肝血虚的慢性再生障碍性贫血患者血清铁蛋白含量显著升高。这提示血清铁蛋白含量水平不能作为肝血虚证病理生化改变的特异性指标。

（7）金属离子水平　心血虚证患者血清 Zn^{2+}、Ca^{2+}、Fe^{2+} 含量下降。另有研究发现，血虚证患者红细胞内 Ca^{2+}、Na^{+} 含量明显升高，K^{+}、Mg^{2+} 浓度降低，提示红细胞膜离子转运功能异常。

综上所述，各研究者对血虚证的病理改变做了一定的探索，主要表现在临床体征、血液流变学、微循环、红细胞功能、免疫功能、骨髓造血功能及体液因子的研究，这为今后研究中医证型提供了一定的模式、方法和思路。但目前血虚证的病理研究尚缺乏客观性、特异性、定量性，临床疾病诊断、疗效判断、新药开发与评价尚缺乏一个全面、定量的客观标准，操作者往往有较大的主观性和片面性。今后应在各种水平上深入研究并探讨各水平变化之间的相互关系，以推动中医现代化进程。

第四节　经络的现代研究

经络学说是中医学基础理论的核心之一，始于远古，沿用至今，为中华民族的健康发展发挥着重要的作用。在我国第一部中医理论经典著作《内经》中，经络这一重要的概念贯穿于全书，书中确立了经络学说，《难经》又补充了《内经》的不足。经络是人体运行气血、联络脏腑、沟通形体组织、贯穿上下的路径和网络，通过经络系统把全身脏腑组织、四肢百骸联系为一个有机的整体。

经络是经脉和络脉的总称。经络学说是研究人体经络系统的循行分布、生理功能、病理变化及其与脏腑相互关系的一种学说。经络系统是由经脉系统和络脉系统共同组成的。前者包括十二经脉及其附属的十二经别、十二经筋、十二皮部、奇经八脉；后者包括十五络脉及难以计数的浮络、孙络等。经络现象的发现与经络系统的形成，既来源于古人对针感（经气）传导和腧穴功效的总结，又与脏腑疾病状态时体表病理现象的推导密切相关；古人亦受所能观察认识到的人体解剖生理知识的启发，在长期的积累与总结中形成了经络及其相关理论与实践体系——经络学说，成为中医基础理论的重要组成部分。所以，历代医学家均十分重视经络学说，甚至有“不诵十二经络，开口动手便错”之说。直到现代为止，对于经络的认识还是以功能效应方面为主导，而其形态学基础尚未被阐明。因此，现代研究提出：经络的实质是什么？它与现代人体科学研究中的有关结构、功能有何联系？与解剖生理学有无关联……诸多问题一直为国内外学者所关注。半个多世纪以来，我国自然科学研究的重点项目之一就是经络实质和经络学说的研究，说明经络的现代研究已引起国家的重视。

一、经络研究的原则和基本思路

半个多世纪以来，国内外学者对经络问题进行了不懈的探索。经络的固有特点是以整体、系统的观点，强调人体各部分的相互联系和影响，维系机体内外、机体与环境的平衡。因此，研究经络要注意功能和结构相统一、综合与分析相结合的原则。一方面，从微观层次探索经络腧穴的形态结构与物质基础；另一方面，从宏观经络现象研究经络的整体调节功能和作用规律。由于经络的经气传导和经脉的流注与西医学中神经兴奋传导和体液（血液与内分泌）的循行相关性最大，都具有整体联系与功能调节的功效，因此，经络研究的“近期目标”是探讨经络系统与西医学神经系统和体液系统之间的区别与联系。而经络研究的“远期目标”是深入研究经络的生理功能，包括其在人体能量、物质、信息的转换，机体的调节、反应和联络，从而在结构与功能的统一上阐明经络的实质。

直到目前为止，经络研究的核心仍是经络循行路线的客观检测和经络实质的探讨。这些研究一般都是沿着下述的思路进行：从经络现象入手，通过感官现象调查并证实经络存在的客观性；然后对客观存在的感传现象进行定位、定性、定量的客观化研究；进而用现代的感觉生理学方法研究与解释感传现象，为揭示经络实质提供依据。与此同时，研究经穴－脏腑相关的联系途径和调节规律，多学科协同研究经穴的物质或结构基础，达到阐明经络实质的目的。进入20世纪80年代中期，经络的研究受到了国家的高度重视，诞生了我国第一个国家级经络课题，即“七五”国家攻关课题——“十四经循经路线的客观检测”。90年代，我国又先后进行了“八五”和“九五”国家攀登计划“经络的研究”项目，研究从现象逐渐深入到本质。

二、经络现象的现代研究

20世纪50年代，在针刺研究中发现：某些人在接受针刺治疗时，会产生一种沿经脉路线移动的感觉。1979年5月中国针灸针麻学术讨论会议统一规定，正式命名这一现象为循经感传现象。经络现象是在经脉循行线路上出现感觉传导和感觉异常（循经感传），或者是沿经络循行部位出现特征性的生理、病理现象（循经感应）。经络现象是经络本质在某种生理、病理条件下的客观反映的一种形式。

经络现象的反映形式主要有6个方面：①经络敏感人，具有沿经络行程传播主观感觉的个体，即能产生循经感传现象的人，但这类人只占人群中的很小一部分；②循经皮肤病，即沿经络线路出现皮肤病变损害，如疣状痣、色素痣、白癜风等，或者皮损分布与经络循行线路基本吻合者；③循经病理反应，即出现循经牵涉痛、阳性反应点或出现阳性反应物、阿是穴等；④循经低电阻，即经络循行线上及穴位上呈现低电阻现象；⑤针刺治疗循经取效，即循经取穴“得气”之后酸麻胀感气至病所；⑥循经幻觉感传即幻肢经络现象，截肢者针感循经超越残肢，有在已残缺部位内传导的感觉。这些经络现象的反映形式是进行经络感传研究的主要依据，为验证经络的客观存在奠定了一定的基础。

（一）循经感传现象调查

循经感传现象调查的目的，是肯定经络现象的客观存在。进行随机抽样的大样本人群调查时，用电流强度为1mA左右的低频脉冲电流，刺激受试者的井穴（分布于指、趾末端，为经气所出之穴位）或原穴（分布在腕踝附近，为脏腑原气输注、经过或留止的穴位）。根据刺激后发生感传的经脉数或感觉循经传导距离的长短，按统一分型标准，将感传结果分为Ⅰ－Ⅳ型：Ⅰ型为显著型，这部分人群的循经感传出现率代表循经感传显著率；Ⅱ型为较显型；Ⅲ型为稍显型。Ⅰ、Ⅱ、Ⅲ型出现率之总和，代表人群循经感传出现率。Ⅳ型为不显型，即在不加刺激诱导的情况下未显现循经感传现象，这部分人群在健康人群中占多数（隐性循经感传）。经过统计，在健康人群中循经感传出现率不足20%；但通过激发感传或气功入静后，感传率可以明显提高达50%～80%。说明人群多数存在隐性感传，在一定条件下可外显成为显性感传。

黑龙江省中医研究院（现为黑龙江省中医药科学院）进行过2次循经感传现象调查。一组是对4086例人群测查49032条经，结果循经感传显性率为53.8%，隐性率为46.2%。将患者与健康人分别统计，则患者组在控制感传的情况下感传显性率达96.3%，健康人组尽管显性率低，但经过激发后可显示不同程度感传现象的隐性感传率亦95.4%。另一组是对420例人群进行检测，其中对200例健康人测查4800条经，结果感传显性率为17.8%；对220例患者测查5280条经，结果显性率为48.1%。上述调查结果说明，循经感传（经过激发）在人群中具有普遍性，是人体共同的规律性特征。

从1972年至1978年，我国有20多个省、市、自治区的有关单位按照统一规定的普查方法和分型标准，对不同民族、性别、年龄的健康人群进行了6.3万多人次的普查分析，结果发现感传出现率最高达45.2%，最低为5.6%，大多数在12%～24%之间，其中显著型最高达2.2%，多数在0.2%。研究者们还对203例莫桑比克人进行了循经感传现象的调查，亦可出现循经感传现象。大规模的调查结果表明，循经感传广泛存在于人群之中，基本上无种族、地域、年龄等方面的差别。

（二）经络感传特征性研究

经络感传特征性研究的目的，是确定经络感传具有哪些可被人们认识并能进行具体描述的物理学或生物学特征。这是针对经络感传进一步开展检测和观察分析的前提。经络感传具有如下特征：

1. 可感受性

循经感传的性质是多种多样的，针刺引起局部针感之后，循经络行程可出现由胀→热→麻→凉至舒服平息的感觉，而且感传感觉的性质常与刺激物的理化性能、刺激方式和强度、手法、时间及个体差异、部位差异有关。针刺和指压时多产生酸、麻、胀、抽动、冷、热等感觉传导；电脉冲刺激时除上述感觉外，尚有水流感、蚁行感、虫样蠕动感、压迫感、波动感、触电感等；艾灸时则多产生热感或麻感；穴位注射后以酸、胀、沉重感居多，偶有热感、冷感等，往往有几种感觉混合出现。感觉的性质还和针刺的部位、深浅、手法等有关。这说明古人关于“病有浮沉，刺有浅深，各至其理，勿过其道”等论述确有其科学依据。

2. 循经性

刺激经穴引出的感传轨迹绝大多数是循经或基本循经的，基本上与古典经络循行线路的走向一致。刺激点部位的高低、刺入的深度、针刺的方向、体位的改变及局部病灶瘢痕的存在等，对感传走向有一定的影响；重复测查其线路亦有一定的变化，但基本的循经特征并无改变。

3. 局带性

感传分布是具有一定宽度的，多数的感传宽度为线状、绳索状，粗细在 2 ~ 5mm 之间，部分感传宽度的横径为 1 ~ 3cm 的带状。感传的宽度与刺激的方法、强度、不同个体、不同部位、不同经脉有关。其中，电脉冲刺激多表现为一定宽度的带状，针刺或穴位注射呈线状或绳索状，并可以与邻经融合或者重叠。感传带的中心线感传最敏感，周边感觉较模糊，所以较难确定绝对边界。一般感传带在肢体较集中，靠近躯干逐渐加宽，在腰背胸常为 3 ~ 10cm，头面部的感传有时连成一片。

4. 方向性和回流性

循经感传沿一定的方向进行。刺激四肢末端的井穴或头顶穴位，向躯干、头面部方向产生向心性的单向感传；刺激肢干或躯体部任何一个经穴可出现从该穴向两个相反方向的感传，即双向感传；刺激督脉穴、背俞穴、夹脊穴等可产生上下、横向、斜向及向内脏穿透等多向性传导。更有部分受试者引发的感传至终点后，尚可沿原路线返回至原刺激点，大多数受试者在停止刺激后，感传又能由原传导路线向刺激穴位回流，直至消失，这就是感传的回流特性。循经感传的双向性和回流特性乃是古人各种控制感传手法的作用基础。

5. 层次性

由于针刺刺激的深浅不同，感传深浅也有一定的规律性：一般四肢末端及头面部肌肉浅薄处感传似在皮下；肌肉丰厚处感传较深，似在肌肉中。因此，可在体表皮肤、皮下、肌肉、内脏多个层次或深度出现循经感传。

6. 速度的可变性

循经感传的速度有快、慢两种。循经感传速度快的犹如触电样感觉，可立即走完全经；但多数情况下为慢性传导，从每秒数毫米至数厘米不等，一般在每秒 0.1m 左右，其速度比神经兴奋传导的速度明显要慢。但个体差异很大，似与刺激强度、频率、受试者的情绪及环境、温度等有关。快传往往表现出阶段性特征，慢传表现为超体节性特征。但在激活状态下，可出现传导速度加快。

循经感传速度在不同个体、不同经脉或同一经脉的不同部位感传速度也有差别：四肢部较躯干部快，而且有“间歇”现象和通过关节时的“停顿”现象，或越过某一部位的“跨越式”传导。循经感传的慢性传导速度似与《灵枢·五十营》篇中“呼吸定息，气行六寸”（其速度合每秒2.8～3.6cm）的气行速度相近，说明古人对循经感传的速度乃至经气运行速度的观测是十分精确的。

7. 经络感传的其他特性

根据感传现象的观察研究，发现经络感传还有其他特性：①感传中顿：刺激量未达阈值而中途暂停，疏通经气后继续通行。②感传接力：在第1次感传的终点部位进行刺激，可使循经感传继续；若第1次接力未达全经，可再行第2次、第3次接力，直至全经疏通。③感传改路或绕行：感传遇到困难时，可以改变线路或绕道通行。如感传可绕过瘢痕组织及通过局部麻醉区，可趋向病灶。④感传泛化：感传显著者，在经穴刺激后其感传轨迹不断增宽、扩散，甚至多经乃至整个肢体。⑤感传后效应：经络敏感人在留针过程中或取针之后，每隔数分钟就出现一次循经感传，重复多次后强度由强变弱，间隔时间由短到长。⑥感传阻断：感传可被机械压迫或注射生理盐水及冷冻降温所阻断。⑦幻经络感传：部分截肢患者在截肢部位出现幻经络感传。⑧循经感传的路线上有时出现血管扩张、轻度水肿，并可测出肌电发放。⑨感传可出现回流或乏感传等。

（三）经络感传规律性研究

经络感传规律性研究的目的，是通过对经络之间、经络与体表内脏之间的联系和经络调整制约规律的研究，探索内病外治的规律，指导提高临床疗效。

1. 经络感传的可控制规律

经络感传是客观存在的生命现象，但其表现形式和程度是可以被控制的。

（1）隐性感传在某种条件下可以激发为显性感传　如在经络循行线上施以低频振动或叩击，可以作为有效的外周启动信息，使原来的隐性感传激发为显性感传。此外，针刺捻转提插、循经按摩、循经加热与电提针刺激相结合、循经导入某些药物（如三磷腺苷、乙酰胆碱、肾上腺素等）及气功入静等，均可能激发、启动或加强循经感传。刺激强度大，感传强而远，成正比关系；但过强刺激反而会使感传受抑制而停滞。

（2）循经感传可以被多种理化刺激因素阻滞　在循经线路上，施加一定的压力或快速注入一定量的液体、局部降温、软毛刷来回轻刷局部皮肤等，可使阻滞区以远的感传效应减弱或消失。当取消阻滞条件后感传便可迅速恢复，内脏效应亦随之显现。

（3）经络感传的趋向性可随手法改变而变化　如针尖向上、大拇指向前推捻，可使感传向上；针尖向下，大拇指回捻，感传便可改为向下。不仅方向可控制，而且通过按、循、推、闭等手法，还可以控制感传距离的长短；通过手法控制，可以提高气至病所率，从而提高疗效。这种可控制的趋向性，已不是单纯的信息传递，亦不能以目前联系得比较多的神经系统的结构与功能解释。

这些现象使人们对经络的认识趋向复杂化，因为单纯的神经传递或血液流动均无法解释上述特点。

2. 经络感传的循经性、趋病性和效应性三者并行规律

循经性是感传的循经分布；趋病性是感传对患病机体、病变部位（病所）的趋向性、高选择性；效应性是感传信息对“病所”产生的生物调节效应。

感传“三性并行”，是指循经感传现象（包括显性与隐性感传）普遍存在；但患病机体更容易出现显性感传，显性感传到达病变部位立即产生治疗调整作用。例如，针刺内关穴，感传至胸时，可产生心收缩力增强、射血时间延长、心排血量增加、外周阻力下降、血管顺应性增加等效应。这就是经络独具特色的特性、规律与功能。因此，经络的感传并不是单纯的信息传递，而是信息传递、能量转换和物质转化导致组织结构和功能产生一系列生物效应的过程。在这个过程中可能存在神经系统的参与，但并不能取代经络的本质与功能。

感传的趋病性，是指循经感传在传导过程中有“趋向病灶”的特性，表现为感传沿该经脉线循行到接近“病灶”部位时，即偏离本经而趋向病所。感传的趋病性既表现在患病的本经或其表里经，也可表现在其他经。其趋病规律可以是单经直接趋向病灶（病灶部位往往是这一感传的终点），也可以是串经绕道通过他经趋向病所。如有人观察到聋哑患者的感传均有入耳趋势，只要一经入耳，其他经亦可入耳。又有人发现一腰痛患者，十二经感传均由井穴起，传至腰背志室穴而终。有的针灸医生还体会到，部分患者在发病期，其相关经脉的循经传导十分明显，一旦疾病缓解，其感传随之减弱或消失。这种趋病性证实古代医家所强调的针灸治疗中的“气至病所”是有其实践基础和生理学依据的。

3. 经络感传的交互制约规律

这种交互制约关系可以表现为感传经本经左右对称制约，也可以表现为同名经交叉对应制约。

（1）*本经感传左右对称且互相制约*　感传的对称性是刺激左右两侧同一经线的同一经穴，可在两侧产生对称性感传线；在感传显著的个体，还可以观察到刺激一侧某穴时，可同时激发两侧本经的对称性感传，或从一侧传至对侧本经。左右制约性是一侧的感传，可以对对侧本经的功能进行调解制约，这是针灸临床中“左病右治，右病左治”的依据。

（2）*同名经感传交叉对应与相互制约*　经穴刺激不仅能产生单经感传或两侧本经对称感传，而且在同名经之间也能产生左右上下的交叉对应感传，两者存在着特效的调节制约关系。例如，阳明经交叉对应感传，手阳明大肠经的手三里穴可对应感传至足阳明胃经的足三里穴。肢体的疼痛可采用局部痛点及对侧同名经交叉对应部位的经穴进行治疗，常可以收到良好的效果。

4. 经络感传的超体节特性和全息性感传

感传的超体节特性多为慢速感传，是指经络感传现象不受机体节段区域的限制，可以通过单经感传、表里两经接通感传、手足同名经接通感传和多经串通感传等方式往返传递。这是经络气血运行周流全身、循行不已的生理基础。十二经均具有超体节感传的特性。

全息性感传是指经络系统相互关联并构成广泛联系的网络系统，当经络接受刺激时，可以通过一点多经并发感传、一点多经连发感传、一点多经串通感传、一点多经融合感传及多点归一感传、多经通一穴感传等形式，全身形成感传的全息网络。

（四）经络感传线路检测方法——感传路线与感传性质实验研究

循经感传的许多特性主要依赖于患者的主观感觉和描述，其真实性要打一定折扣，因而进行可见经络现象和经络客观检测的研究是十分重要的。其研究目的是对经络感传线路进行定位、定性、定量的客观化分析。为了寻求经络存在的客观指标，研究者采用包括声、光、电、热、核素、磁场等现代研究手段对经络及经络现象进行检测，以证明经脉路线的客观存在。

1. 在感传线上记录生理反应

有研究者发现部分受试者针刺时，循经出现的发汗、立毛现象和沿经皮肤温度、肌电发放及血流图的变化，如用电极记录感传线上肌肉电位的变化（肌电反应），可观察到循经肌肉肌电发放现象；用红外线热像仪记录感传线上的温度变化，其温度分辨率为0.1℃。配合计算机分析处理装置，可观察针刺激发循经感传产生的红外线图像变化，说明“热”可以循经感传。循经部位出现的各种复杂的功能反应，其路线是有迹可寻的。

2. 在经脉循行线上测定生物物理学指标

（1）*皮肤低阻抗与高电位*　人体体表存在着循经低阻抗现象，其中存在循经低电阻点，经穴或经线上的皮肤静电位较其他部位高。截肢后离体肢体（已脱离神经及血循环的支配）仍原位保留循经低阻抗特性，提示在体表存在着与经络低电阻特性相关的特殊物质结构。通过皮肤的光镜与电镜的定量形态学观察，认为表皮的缝隙连接可能是经穴皮肤低阻抗特性的结构基础。

（2）*经络声信息*　用声波发射检测技术研究发现，压迫穴位可产生声信息，并且其具有循经传导的特性，声信息传递具有双向性、缓慢性的特点，并有回流现象。其声信息频谱与皮电、肌电、心电、脑电的电信号均明显不同，而且在动物身上也发现同样的声信息特征。

（3）*经络发光*　穴位发光真空图像仪和循经亮线照相仪，可用来观察和拍摄人体循经线排列的发光点，并把拍摄到的发光点显示于真空像管内的电发光效应图像胶片，用带有电子计算机的测微光光度计使胶片图形数据化，然后再转换为等亮光密度图，从而求出不同等级照相黑度的积分。曾有报道在高频高压电场的作用下，拍摄到手足部位循十二经脉走向呈线状排列的发光点。中国科学院生物物理研究所所做的人体体表超微弱冷光信息研究，通过对144人144经的测试，亦发现人体体表存在高发光线，测得12条高发光线的轨迹分别与十二经的古典经线部位重合。通过配对t检验认为，经穴内外发光强度的差异具有明显性，而且经内电阻明显低于经外两侧，经内为经外的0.4～0.6倍。观测结果证明：人体体表高发光线、低电阻线、叩击隐性感传线与古典经线基本吻合；并观察到井穴发光最强，人体生命活动越强，发光越明显，认为经穴发光特性反映了气血功能。该检测法是在不需要任何外加激发条件下进行的，故属于人体主动发光。当针刺或低频脉冲电刺激经穴时，人体产生的感传速度、距离、性质与人体体表超微弱冷光信息之间有相应的定量变化关系。

（4）经络放射性核素示踪　主要应用^{32}P、^{125}I、^{131}I及^{99m}Tc等进行经线检测，使用盖革－缪勒计数器记录核素强度，或用γ－闪烁照相技术拍摄到同位素循经脉路线运动的轨迹，均可以证实放射性核素循经迁移的轨迹确实存在。有研究者将$^{99m}TcO_4^-$注入94名健康成人腕踝部穴位，以放射性钴作经线定位标志，观察示踪放射性核素循经迁移情况。结果显示：①放射性核素循经迁移的动态轨迹：循经迁移轨迹最长者为足太阴脾经（85.87cm），最短者为手阳明大肠经（33.21cm），十二经平均迁移距离为57.36±16.65cm。手足三阴经几乎走完四肢全程，进入胸腹腔后分布弥散，与《灵枢·经脉》手足三阴经线路对照基本一致，符合率达78.1%。②循经迁移速度：注入放射性核素后均有一段潜伏期，平均潜伏期为37.28±15.63秒。开始迁移后，离心方向与向心方向的迁移速度几乎无差别。但各经迁移速度不等，其中手阳明大肠经和足阳明胃经最快，手少阳三焦经和足厥阴肝经最慢。十二经平均迁移速度为每分钟17.35±5.79cm，与经络感传速度相近。③迁移阻滞效应：在迁移前压迫经脉近心端穴位，可产生潜伏期延长、移行速度减慢、清除率和强度时间曲线值减小等阻滞效应；解除压迫可以立即恢复正常迁移状态。皮下注射生理盐水、普鲁卡因或冷热刺激等均可产生阻滞现象。④循经迁移与注入部位、深度有关：放射性核素注入非穴部位一般不能循经迁移。注入承山穴位皮下，不产生循经迁移；注入穴位皮下，循经示踪轨迹吻合率达78%；若深刺达肌层并找到感传后再注入，则吻合率可达95%。

（5）经络磁信号检测　为了避免任何接触经穴的刺激影响检测结果，可采取非接触性的磁信号检测法进行检测。在零磁实验室的良好磁场屏蔽环境下，用高温超导量子干涉仪配合计算机信息处理技术，同时用X－Y记录仪进行时阀图像记录，获得经穴内外特征性磁频谱的实时记录。在观察磁频谱分布状态和规律性变化后，发现无论是患者或健康人，经穴上的磁信号均强而集中，经穴外则弱而分散。针刺后经穴上磁信号增强，波动及振荡显著扩大；而且感传过程中磁信号的波形、振幅、频率等呈周期性规律变化。

经过众多研究者的研究，先后发现经脉路线上具有低电阻、高声振动和较好的声光热传导及同位素迁移等物理学特性，充分证实了经络的客观存在。

（五）经络脏腑相关研究

1. 循经感传的内脏及器官效应

《灵枢·海论》说："夫十二经脉者，内属于腑脏，外络于肢节。"经络连缀了人体各部组织，当经络功能发生变化时，可在相应脏器有反应。表现为刺激体表一定的穴位产生循经感传，气至病所后，可引起相关脏器的功能改变。循经感传与内脏相关性的研究主要归纳为：

（1）心血管系统　针刺心肌病患者双侧内关穴，用易感点寻气法及摇针进捻搓弹的催气法，配合接力法等手法，使感传沿手厥阴心包经气至病所。测试有关心血管功能指标发现，气至病所后能使心缩指数（HI）提高，射血前期（PEP）缩短，左心室射血时间（LVET）延长，每搏输出量（SV）与心排血量（CO）均增加。提示感传气至病所可使心脏病患者心功能代偿潜力和心肌活动能力得以调动，左心室功能好转。

（2）消化系统　无论针刺感传还是经穴输声之声信息循经传导，均能产生胃肠道运动效应，使胃电图改善，胃肠平滑肌张力改善（低张力提高、高张力降低）。刺激脾经腧穴感传到达腹部时，受试者腹内觉灼热感，其对内脏的调节均为双向性良性调节。

（3）呼吸系统　适宜的循经感传强度，对支气管平滑肌的紧张性、肺循环阻力有良性调节作用，从而改善肺功能。当感传到肺时，受试者每分钟肺通气量从5.25mL增加到7.3mL。

（4）泌尿系统　感传对泌尿系统功能的影响显著。电针肾经复溜穴和膀胱经至阴穴，感传显著组的尿量、尿钠、尿钾、尿肌酐、cAMP排出量均有显著增加。针刺治疗遗尿、尿潴留、泌尿系结石的效果良好。

（5）神经系统　循经感传到头部可诱导睡眠状态，是脑电有序化的高度抑制下的整合过程。感传对大脑皮质体觉区诱发电位存在影响，这从感觉生理的角度给循经感传现象提供了客观证明。

（6）免疫系统　激发循经感传可以增强机体细胞免疫和体液免疫功能，并调节免疫过程。特殊感官：感传至五官时（当感传循着经络至面颊部时），受试者觉下齿发酸；至迎香时，觉鼻内发酸；至唇部时，觉嘴唇“变厚”；至眼部时，觉眼花或视觉明亮；至耳部时，觉耳鸣；至咽喉部时，觉咽干、言语困难；至面部时，面肌抽跳，同时可记录到肌电发放等。针刺光明穴、合谷穴，可使视网膜电图（ERG）的b波增大，产生视觉变化。针刺胃经足三里或肝经中都穴贴磁，当感传上达头部时，可使瞳孔扩大，视觉骤然清晰。针刺肝、胆经穴，感传上达眼部2分钟后，色觉由白色变绿色，红绿周边视野缩小，视网膜颞侧反光增强；当停止刺激后感传消失，色觉又恢复正常。针刺脾经三阴交等穴，凡感传到达舌下者，均可观察到脾经味觉现象。

（7）筋膜系统　通过研究人体14条筋络361个经穴的进针部位和深度，发现人体绝大部分穴位的针刺部位均位于筋膜内的不同层次。进一步对该筋膜支架断层图像上筋膜汇集区进行选择性标记和三维重建，发现了与古代经络记载走行相似的线性结构，并结合后继的影像学、解剖学、分子生物学实验印证，提出经络实质的筋膜学理论。随后运用小针刀、物理学中的能量密度、能流密度和声强级概念，并认为经络的实质就是广泛存在于人体各部的筋膜组织。

从以上循经感传与内脏相关的研究，以及大量针灸治疗脏腑病变的临床实践证明：穴位刺激可调节内脏功能；脏腑病变有时可在体表相应经穴上出现病理现象，如反应点、循经压痛、结节、丘疹、条索、色温改变、色泽变化等阳性病理反应。从内脏疾病在相应部位所出现的这些体表病理现象推理，证明了相对特异性的“经穴－脏腑相关”（躯体－内脏相关）理论确实存在，这是经络现代研究的重要成果之一。所谓“气至病所”，就是针刺得气后，感传循经趋向病变部位，使病区痛阈提高，功能发生调节，其调节效应类似自主神经的内脏调节效应。

2. 循经感传与针灸临床

在循经感传调查中，受试者不仅反映感传所到部位出现的痛阈、触觉阈及脏腑、五官功能的相应变化，而且还表现在针灸疗效和针刺镇痛及针麻效果等方面。

中医学认为："刺之要，气至而有效。"大量的临床观察资料证明，感传越显著，疗效越好。有人对 170 例近期心电图 ST 段、T 波有不同程度改变的冠心病患者，观察针刺内关穴时心脏收缩间期、心输出量等 8 项指标的变化，结果发现 170 例患者感传与针效之间的相关系数为 0.893，$P<0.01$。说明感传显著程度和针刺效应的优劣之间存在高度正相关。当针刺穴位循经感传到痛症部位时，能提高镇痛疗效。例如：心绞痛患者，当针刺内关穴感传循经到胸前时，疼痛即可缓解或显著减轻；胆绞痛患者，针刺阳陵泉穴感传循经到达右胁部时，疼痛就减轻或消失；痛经患者，针刺太冲穴感传循经到达小腹部时，疼痛常获得缓解。这就是"气至病所""气至而有效"也。

3. 体表－内脏植物性联系与"第三平衡系统"假说

根据中医学关于经络是"内属脏腑，外络支节"的理论，以及多年来关于经络现象和经穴－脏腑相关的研究成果，提出经络是"体表－内在植物性联系系统"。1978 年在我国生理科学大会上有人提出"第三平衡系统"的假说，认为这种联系与躯体神经联系和自主神经联系不同，其感传速度明显慢于后两者，但又较内分泌调节系统作用为快，以上 4 种生理平衡系统分别为第一、第二、第三和第四平衡系统，经络感传被置于第三平衡系统位置上（表 6－1）。

表 6－1　四种生理平衡系统

调节系统	信息传递速度	调节效应	平衡系统
躯体神经	100m/s	快速躯体应答反应调节	第一平衡系统
自主神经	1m/s	内脏植物性功能调节	第二平衡系统
经络感传	0.1m/s	体表－内脏平衡调节	第三平衡系统
内分泌	以分钟计	整体慢平衡调节	第四平衡系统

"第三平衡系统"假说认为经络传感速度介于神经和内分泌调节速度之间，是协调体表与内脏之间的未知系统，它与现代生理学中已知的神经系统和内分泌系统协作，共同完成全身平衡调节的功能。此学说角度新颖，也有一定的生理根据，但缺乏形态研究的支持。"第三平衡系统"的生理功能属于整体区域全息性质，即在完整的机体上，某些局部具有影响全身信息的作用。如针刺背部十二俞穴中任一穴，均可引出通过相应脏腑所属经脉的感传；针刺耳穴可产生全部十四经的感传等。有人提出背部俞穴和耳区穴位具有调整全身平衡的全息作用，其通路可能是 APUD 系统——摄取胺前体脱羧系统。APUD 系统是一些散在于胃肠胰、血管内皮、呼吸道、排尿管道及生殖管道等处的内分泌细胞，它们通过摄取胺前体经脱羧后而产生和分泌胺。进一步研究发现，APUD 细胞不仅产生胺，而且也产生肽；同时还发现神经系统内的许多神经元也产生和分泌与 APUD 细胞相同的胺和（或）肽类物质，他们是分布于下丘脑、松果体等中枢部分的神经内分泌细胞。因此，将具有分泌功能的神经元（称分泌型神经元）和 APUD 细胞统

称为“弥散神经内分泌系统（DNES）”。这个系统与神经系统的关系十分密切，能将机体神经系统和内分泌系统两大调节系统统一起来形成一个整体，共同调节和控制机体动态平衡及各种生理活动。DNES 被认为是神经系统（继躯体神经和自主神经后）的第三分支，并与经络系统作为“第三平衡系统”相提并论。DNES 通过内分泌、旁分泌及神经递质 3 种方式发挥其调节机体生理功能的作用。DNES 活动的特点是启动较慢，作用时间较长，与经络现象十分相似，从而提出 DNES 可能是经络活动的通路之一。

三、经络实质研究

经络学说是历代医家在医疗实践中不断积累经验、提高认识而逐步发展起来的，与我国独特的医疗保健方法（如针灸、砭石、按摩、点穴等）的应用分不开。古代医学通常把经络看作运行血气的通道，维系体表之间、内脏之间及体表与内脏之间的枢纽。近代医学在经络研究方面肯定了经络感传现象的存在，证明了“经络穴位是客观存在的”，总结出感传规律，使经络学说在实践中不断发展和完善，至今仍有效地指导中医各科的临床实践；并且在经络学说的指导下，一些新的诊断、治疗方法也逐步形成。经络研究的目的就是要揭示它的实质、物质基础、功能性特征、生理作用等，以更好地指导中医临床，提高疗效。

针刺镇痛在临床上有明显的疗效，但要进行科学论证，弄清楚针灸原理，前提是明确作为针灸作用载体的经络的实质。从经络的功能来看，经络系统一是把机体各个部分联成整体的“联络系统”，二是维持机体脏腑功能平衡的“调节系统”，三是机体对环境刺激做出适应性应答的“反应通路系统”。基于上述的经络功能，在 20 世纪 60 年代以来单纯寻找已知调节系统结构以外的独特的形态结构的设想失败之后，众多的研究是从现代人体科学已知的机体“联络－调节－反应”相关性最大的“神经－内分泌－血液－淋巴”等方面探索、探求经络的实质。目前，多学科协同攻关研究经络实质主要有以下几个方面：

（一）经络与目前已知的调节系统和组织结构的关系

1. 经络与神经－体液的关系

（1）分布区域的同一性　应用经穴局部解剖的方法证实，经穴与周围神经关系非常密切。经络、穴位的所在部位均有神经纤维及神经末梢分布，而且经络的循行分布大部分与周围神经分布基本一致。经穴周围的神经分布与相关脏器的神经分布属于同一脊髓节段，或在该脏器所属的神经节段范围之内。十四经经穴主治病症大多数都可以用神经节段反射调节机制来解释。

（2）调节效应的同一性　经络针刺效应如疼痛、镇痛、改变胃肠蠕动、调节心率等，均须通过神经－内分泌或自主神经的调节来实现。譬如针刺镇痛作用原理，是针刺激活脑内的内阿片肽系统，通过 3 个部位发生镇痛作用：一是脊髓内脑啡肽能神经元释放相应递质，抑制传入末梢释放 P 物质，从而抑制脊丘束痛反射；二是中脑脑啡肽能神经元兴奋，释放 5－羟色胺，以抑制脊丘束；三是垂体释放 β－内啡肽，通过血循环到达脑与脊髓，阻断痛觉传递。上述诸方面的神经-内分泌调节共同作用达到镇痛的结果。

（3）可被同步阻滞　局部神经被麻醉剂阻滞时，相应部位的经络感传被同步阻滞，穴位刺激的效应亦被取消。

2. 经络与血管-淋巴系统的关系

（1）分布有一定程度的相关性　经络走行线路与血管、淋巴管的分布有联系，古人把观察到的血管或经脉作为经络的形态学依据。

（2）络脉与微循环生理功能相似　《灵枢·本脏》曰："经脉者，所以行气血而营阴阳，濡筋骨，利关节者也。"说明经脉是运行气血的通道。经脉的生理功能是"输气血，濡组织"，并进行营血与津液之间的相互转化。西医学中，微循环的生理功能是供血供氧、血管内外进行物质交换、血与组织液相互渗透平衡，从而可见络脉与微循环在功能上是一致的。

（3）病理及其逆转原理相似　经脉气血瘀阻与微循环障碍的病理和临床表现相类似；用活血化瘀治法疏通经脉气血与西医学改善微循环的治疗效果可以互通互用。根据目前研究的情况，经络与血管、淋巴的相关性远不如与神经-内分泌系统的相关性密切。除"营气血"可称"经脉"外，"经脉"的多数功能和病理变化都是以古代尚未能发现与描述的神经-内分泌生理病理为基础的。因此，"经脉"与"经络"名称有时被互用，但其实质是偏于"经"而非在"脉"。

3. 经络与针感组织的关系

针刺后获得的针感，源于刺入部位的上皮组织、皮下结缔组织和肌肉组织等针感组织接收信号而传播。因此，研究针感组织细胞在接受针刺时和接受针刺之后发生的生物物理或生物化学改变，如产生生物电流、组织化学改变、超微结构改变、粒子漂流、生物场的变化等，可能对探索经穴现象的实质会有所帮助。目前的研究尚未有实质性成果报道。

4. 经络与筋膜-结缔组织的关系

利用数字人数据和电子计算机体层摄影（CT）、核磁共振成像（MRI）数据对人体结缔组织断面图像进行标记和重建，并与中医经络相比较，然后对全身筋膜结缔组织支架进行生物进化和胚胎发育分析，结果显示经过标记和重建的人体结缔组织断面图像与中医经络记载走行接近，提示全身的结缔组织均与经络密切相关。

（二）有关经络实质的几个假说

近几十年来，经络实质的假说层出不穷，经络的研究从现象逐渐深入到本质，围绕着循经感传的机理、经脉脏腑相关和经脉线的理化特性3个方面展开，形成了若干个假说，如经络与神经系统相关说、经络与神经体液调节说、经络波导说、动态液晶系统说、经络与血管淋巴管相关说、生物电磁场说、第三平衡系统说、经络与进化学相关论、经络信息论、轴索反射接力联动说、经络的基因观、芯片论等。但目前众多的假说还缺乏应有的实践基础，都不能独立地对经络系统循行、分布、功能等做出完美的诠释，因而难以得到公认。

1. 经络与神经系统相关假说

该假说认为循经感传是神经元之间兴奋传递的结果。有的学者根据幻肢经络现象，气功对穴位的意念集守可诱发循经感传，改变中枢功能状态的入静诱导可大幅度提高感传显现率，以及感传可扩布、可回流的特征与高级中枢神经活动兴奋抑制的扩散和集中的特性非常相似等事实，认为经络与神经系统相关联，发现两者在人体的重要地位、与脊髓的关系及全身分布的网络性、躯肢两侧的对称性、支配的节段性等诸多方面极其相似，认为感传过程可能就在中枢神经系统中发生。由于未找到解剖学上的支持，加之神经冲动传导速度远高于“循经感传”速度，再如“循经感传”能跨越神经节段等，使神经假说搁浅。又有学者提出，经络是大脑皮质各部位之间特有的功能联系，经穴在大脑皮质上各有其相应的点。刺激经穴引起该点兴奋后，就按其特定的规律扩散到同经的有关穴位相应点而引起兴奋，这些兴奋在体表的投影便在主观上形成了循经传导的感觉，即“感在中枢，传也在中枢”。于是，有了自主神经反射接力的设想，认为自主神经系统是神经末梢的组织带，穴位有较为丰富的神经末梢。当穴位受到刺激时，激发交感神经末梢产生各种感觉，即循经感传。感传速度较神经传导速度慢，是因为每个反射弧所跨越的距离很短，因而使每个交感神经反射弧的相继激活表现在体表上，表现为兴奋点的移动减慢。

2. 二重反射假说

认为针刺穴位一方面可通过中枢神经系统引起通常的反射效应（即长反射）；另一方面由于局部组织损伤而产生一些酶化学物质，后者作用于游离神经末梢，引起一系列局部反射（短反射），从而出现各种经络现象。在经络循行线上，以神经和血管为基础的局部短反射效应，可以认为是一种比较古老的和较低级的外周整合系统效应，是进化过程中遗留下来的一种比较原始的功能。

3. 经络与神经体液调节假说

认为中医经络中的气血指人体中的各种体液，经络是体液运行的通道，体液运动刺激神经产生循经感传。

4. 轴索反射接力联动假说

轴索反射是指刺激穴位神经末梢发生兴奋后，冲动传至轴索分支处，返转逆向沿另一分支传向皮肤并释放生物活性物质，使肥大细胞激活，小动脉扩张，微血管通透性增加，形成潮红与风团。“接力联动”是指肥大细胞的活动改变了中间物质的成分和数量，并将信息从一个神经元的轴索终端传递给下一个神经元的轴索终端。具有强导电能力的中间物质激动皮肤中按一定线路特定顺序的下一个神经元轴索终端发生兴奋，遂产生下一个轴索反射。如此一个接一个的接力传递，便形成了经络的感传现象。

5. 第三平衡系统说

认为经络传感速度介于神经和内分泌调节速度之间，为机体的“第三平衡系统”。详见表6-1。

6. 经络信息论、能量论

认为经络是某种物理能量与信息的传输渠道。所谓经络传感现象，就是自主神经纤维上动作电位的传导，而传导所需的能量，是由生物能源——三磷酸腺苷释放出来的。

7. 经络环基本结构说

在经穴及激发的过程中，感传运行逐步串通产生循经麻感带，把循行部位麻感带标记出来，即是经络环的轮廓。十四经均有经络环，各经的经络环均以本经为起点，串通相关经络所组成。经络可能并不是什么“未知系统”的特殊组织形态结构，以十四经为主干线的经络环就是经络的基本结构，电磁波循低阻通道的有序振荡是循经感传的实质。电磁化学振荡通道可能是经络实质，钙离子等为感传介导的重要因子，人体的细胞、分子等物质系统就是经络的载体，经络感传的中枢可能就是大脑。人本身是由物质系统和信息系统构成，容易被人忽略的信息能量系统可能就是经络的主体部分，经络穴位的表皮部分（即经络皮部）可能是调整内环境、平衡外环境的关键部位。

8. 筋膜学新理论

该理论认为经络的解剖学基础是人体筋膜支架，经络的组织学结构为非特异性结缔组织（疏松结缔组织和脂肪组织）；穴位是筋膜上在接受刺激时能产生较强生物信息的部位。

9. 传导向量假说

该假说认为经络是在外界刺激信号足够强的情况下，激发传导组织而产生的一种生理现象，体内的传导组织参与了其形成，其中神经系统起了决定作用，而经络本身并非具备一个独立的经络解剖组织，而是信号传导过程中所产生的一种现象。而平时这个形成向量的组织结构是客观存在的，一些轻微的刺激可能不会产生明显的经络感传现象，但局部组织的神经体液改变可能是存在的，因此局部环境可能发生改变，导致一些和神经体液免疫相关的皮肤疾病产生，其临床表现就与经络线很相似。

综上所述，经络的现代化研究已经从大量的资料中认识了经络现象的客观存在，但这些现象尚未能完全用西医学中已知的系统结构和功能来解释；又没有能够找到有别于已知结构的属于经络的特殊的形态结构。目前，众多的假说都不能对经络实质给出一个完美的解释。它们不等于经络，经络也不等于几种物质、几根神经和（或）管道的简单相加。经络既可以是有形的神经、血管、淋巴管、内分泌细胞，又可以是无形的、有时间属性的，还可以是连接有形与无形的中间介质……因此，经络研究的方法还是应从经络现象入手，研究经络现象发生的机制，用现代科技方法检测经络及经穴的理化特性，在进行大量循经取穴治疗内脏疾病并提高疗效的同时，在理论和临床实践的结合上逐步阐明经络的实质。这就是多数研究者形成的“肯定现象，掌握规律，提高疗效，阐明本质”的经络研究的“十六字方略”。毫无疑问，经络的研究正逐步走向更为宽阔的境地，科学阐释经络学说的路还很漫长，需要不脱离中医理论，认真审视经络研究的思路和方法，强调多学科融合，立足临床和功能，从一个立体的层面去认识经络，才可能有所突破和发展。

第五节　中医四诊方法的客观化研究

中医四诊是指望、闻、问、切，《内经》称为诊法，四诊是中医临床收集病情的传统方法。要全面、详细地收集证候资料，必须四诊合参，审查内外，辨证求因，力求全面、系统、客观、真实地反映疾病的客观规律，为中医辨证、辨病提供第一手资料，使四诊所收集的信息具有较高的临床价值。

中医历来十分重视四诊的研究，直到清代仍以《四诊心法》作为中医诊断学教材。古人即有"望而知之谓之神，闻而知之谓之圣，问而知之谓之工，切而知之谓之巧"的说法。自王叔和以后，针对脉诊和舌诊有精深的研究和很大的发展，使舌诊、脉诊成为中医理论指导下的独特的诊断方法。自 20 世纪 50 年代以来，中医四诊客观化研究，尤其是舌诊与脉诊的研究，采用现代科学与西方医学的新技术，中西医结合，使诊法研究有了迅速的发展，取得了许多科研成果，相继出版了脉诊、舌诊、手诊、足诊、腹诊、望诊等专著；许多成果已在临床应用，提高了临床诊断水平。有了可测、可行、有效的客观标准，有利于促进中医及中西医结合工作的开展，有利于推动中医药事业走向世界，为人类造福。

一、舌诊的客观化研究

中医舌诊历史的记载可追溯到3000 多年前的西周年间，经历代医家的探索和实践，舌诊著述层出不穷，使中医舌诊作为辨证论治不可缺少的客观依据之一，在中医诊断学中具有重要的地位。舌有丰富的血管和神经支配，在疾病过程中变化明显，能客观地反映出正气盛衰、病邪深浅、邪气性质、病情轻重及变化趋势，可了解机体的生理功能和病理变化，可帮助判断疾病的转归和预后，可指导处方遣药。尤其是近些年来，计算机技术迅猛发展带动的信息技术革命，为舌诊现代化研究注入了新的活力，使中医舌诊研究进入了现代化、信息化、客观化、标准化的快速发展轨道。

（一）舌诊客观化的研究方法

传统的舌诊观察，是依靠医生对舌象进行观察、判断、分析、描述，只能定性，不能准确定量，且受许多因素的影响，误差较大，有很大的主观性。自 20 世纪 50 年代中期以来，许多中医、中西医结合和其他学科的研究人员都致力于舌诊现代化的研究，在专家学者的临床实践和科研工作的推动下，舌诊在客观化、规范化研究方面，有了很大的发展。

1. 舌脱落细胞学研究

舌脱落细胞与舌苔的生成具有相关性，故舌脱落细胞学研究为早期舌诊现代化研究的热点之一。

该研究的取材方法有挑舌法、印片法和刮舌法；染色方法主要有苏木精 - 伊红染色、瑞特染色和帕帕尼科拉乌染色。细胞通常分为 3 ~ 5 类，计数 5 ~ 10 个视野，在 400

倍显微镜下观察、计数，取平均值，计算角化的上皮细胞、渗出细胞等各类细胞数及核固缩指数、成熟指数等。常用的刮舌法是用牙签或玻片刮取舌苔，均匀涂于载玻片上，固定，染色；印片法是将玻片横向舌背面按印一下，随即向上移开，固定，染色。脱落细胞法与舌苔法较能防止细胞变形、撕裂，避免失真。

舌脱落细胞学的检查方法简便，便于观察舌上皮细胞的更新速度和细胞变性、坏死等情况，主要用于探讨舌脱落细胞与舌苔颜色、机体证候和不同疾病等之间的关系。

2. 舌活体显微镜研究

为分辨舌象的微细变化，初始用放大镜观察，逐步发展到眼科裂隙灯观察，可清晰观察到舌形态、血流及管周的渗出、出血情况。进而采用微循环显微镜观察，不仅检查方便，而且可进行摄影及显微电视、计算机系统测定舌微循环血流速度。舌微循环比甲皱微循环更直接、更清晰。

研究发现舌乳头的形态、大小、多少和血管丛的形态、数目及微血管袢内血液的流速、流态等，在不同的疾病中都有不同程度的改变，与舌质、舌苔的异常存在着某些规律性的变化，对协助中医辨证有重要的临床意义。从舌尖微循环的研究结果可以看出，“血瘀”是许多疾病过程中出现的重要病理改变，而微循环检查可通过观察“血瘀”的变化，对病情的转归给予某些提示。

3. 舌血流量测定

根据温差电动势与流量之间的对应关系，将探头置于舌表面可测出舌表浅血流量（mL/s）。

4. 舌色鉴定的研究

针对舌色的鉴定研究，先后研制了一系列相应的检测方法与设备，使中医舌象研究迈上一个新的台阶。

（1）标准色系列比色法　该方法较简单，制定各种色系列舌色比色板，将其与患者舌色比较，得出相应的颜色与标号，用以检测人体的舌质、舌苔的颜色。

（2）荧光分色法　用紫外光照射舌面，产生荧光。不同的舌质色泽产生不同的荧光光谱，分析荧光的波长来反映舌色，能分辨淡白舌、淡红舌、绛红舌及青紫舌。荧光分色测定舌色，可对患者的舌色进行客观的测定。

（3）光谱反射法　利用光谱光度法原理，用红、绿、蓝3种光谱反射的能量来测定各种舌色。通过仪器对舌面的反射光谱特性进行直接测量，模拟人眼的标准观察条件，检测人体舌质、舌苔的颜色。

5. 舌面pH值及唾液分析

正常人的舌面pH值接近中性。疾病状态时，人体内环境的变化，致使唾液成分改变，从而影响舌pH值的改变。如阴虚证者，pH值可偏酸性；厚腻苔、黄苔者，pH值也可偏酸性。

6. 电子显微镜研究

通过透射电镜，可观察舌基底细胞的增殖速度、膜粒的多少、桥粒存在与否和自溶速度等影响舌上皮代谢中的各个环节，来表明舌苔的变化过程。舌黏膜的上皮代谢过程一般为3～7天，表现为细胞的分裂增殖、分化、迁移和剥脱，是一个动态平衡的过程。病态时黏合力增加和剥脱减慢有关。通过电镜扫描，能获得形态分明的舌丝状乳头、菌状乳头及轮廓乳头的三维结构图像。

7. 舌诊真彩色图像识别系统的研究

将传统的中医察舌方法与现代色度学、计算机图像处理技术、真彩色模式识别技术相结合，具有舌象采集、图像存储、舌图分析、颜色数据、舌体割取、反光点消除、舌苔面积和厚度计算、齿痕程度估计等多功能，能表示舌质、舌苔的RGB数量特征，可作为血瘀诊断定量化、客观化的依据，具有良好的应用前景。

8. 红外技术在舌诊中的应用

红外线是一种波长大于可见光中红光的电磁波，在检测应用中具有非接触性、无创无损、无辐射等特点。它是通过观察、测定人体表面温度场和热流的异常，发现或预示病变。因此，可利用红外热像仪测定舌面温度场，通过生物传热计算得到其内部温度，进而获取其他参数，以使舌诊量化。

检测方法：将红外热像仪探头与舌面成水平线放置，距离1cm。测试灵敏度为0.2℃。研究发现，健康人舌尖平均温度为33.0±0.9℃，舌中为33.9±0.8℃；阴虚患者分别为34.2±0.8℃及34.98±0.6℃，阴虚患者舌温较健康人舌温明显增高。红外热像技术为中医舌诊的研究提供了新的技术手段，也为临床诊疗疾病提供了一定的客观依据。

另外，舌诊客观化研究还有放射自显影技术研究舌上皮代谢、同位素标记测定舌上皮更新率、氨基酸测定仪分析舌上皮细胞的蛋白质中氨基酸含量、微量元素方法研究舌苔、X线技术显示舌乳头微血管等，特别是舌生物特征识别技术的内容和方法在不断发展和完善。随着电子计算机技术和网络信息技术的发展和应用，在舌象生物特征提取、舌色与苔色的颜色识别、计算机舌的图像处理分析及舌象采集系统的建立等方面，会取得更大的发展。

（二）舌诊仪的研制

舌诊仪是舌诊进行定量化和客观化过程中必不可少的工具，目前研制的舌诊仪主要有以下几种：①舌象摄影仪：主要用于临床舌象的拍摄记录。②舌体测量器：主要用于临床正常舌体及病理舌体的测量。监测方法是让患者伸出舌体，测量舌体中1/3最宽和最厚处的幅度。③舌津液测定仪：主要用于临床舌表面津液的测定，为中医临床舌象的湿润与干燥辨证提供依据。④舌表浅血流量测量仪：该仪器根据温差电动势原理研制，由探头、恒流电源和数字电压表等部分组成。⑤舌诊比色板：舌色板有多种类型。如33色的舌诊比色板，可分为淡白、红绛、红紫、淡紫及青紫，6类。临床上，将受检者的舌质颜色和比色板对比，即可确定相应的舌色。⑥舌色检查仪：舌色检查仪种类较多，可根据不同的测色原理而设计。其中，由天津中医药大学中医工程研究所和沈阳仪器仪表工艺研究所共同研制的舌色测色仪已通过国家中医药管理局主持的技术鉴定，并获得国家专利权，批量生产。该舌色测色仪应用色度学原理，模拟人眼的标准观察条件，来检测人舌质的舌苔颜色，提供包括舌色的色调、色饱和度及明亮度的12项色度学参数及参考舌色诊断结果。应用该仪器对557例健康人和766例患者进行舌象检测，所得舌色诊断结果和目视诊断平均符合率达到85%以上。

光谱光度法舌色仪采用光学多道分析技术，能快速获得所测舌部的反射光谱特性，进而按国际照明委员会规定的标准计算出舌的色度学参数。在实验时，把舌质分为5种，即淡红舌、淡白舌、红舌、绛舌、紫舌；把舌苔分为薄白苔、薄黄苔、白腻苔、黄腻苔、厚黄腻苔、厚白腻苔、灰黑苔、少苔或光剥苔8种。经过临床大量实验，对于这些由医生肉眼判断为同舌质、舌苔的表现，用该仪器的色度学参数表示，均可以在色度空间内找到对应的空间位置。这两种方法的符合率较好，而且仪器提供的参数比医生用肉眼观察的结果能提供更细致的数据，在临床上具有较大的使用价值。

（三）正常舌象的形成机制

望舌质、舌苔是舌诊的主要内容，在辨证中占重要地位。舌质是指舌的形态、色泽及水分的分布等情况。正常舌质淡红而润泽，因舌黏膜和舌肌的血管分布丰富，故可反映脏腑气血的盛衰。舌苔是附于舌体上的一层苔状物，正常情况下为薄白苔，干湿适中，不滑不燥，观之可辨别邪气的深浅。正常舌象简称为“淡红舌、薄白苔”。显微镜下观察，舌黏膜的乳头可分为丝状乳头、菌状乳头、轮廓乳头3种结构形式。

1. 正常舌质——淡红舌

（1）*舌微循环的正常状态*　微循环观察显示，舌菌状乳头的血供丰富，每一菌状乳头有7~9根毛细血管供给血液。毛细血管袢粗细均匀，张力良好，微血管丛大多呈树枝状排列。血液流速较快，血色鲜红，管周很少渗出，舌表血流量较大。正常人淡红舌色的主要形成因素是舌乳头内具有良好的微循环功能状态，血色透过白色半透明的舌黏膜，构成淡红的舌质。在健康壮年和老年人中，因其舌微循环障碍的比例升高，并且乳头内血管丛的数目也相应减少，故表现为正常淡红舌的比例明显降低。

（2）*菌状乳头的比例*　由于菌状乳头的微血管血运较丝状乳头好，因此淡红舌的形成与菌状乳头的多少有很大关系。资料表明，健康青少年舌尖部的菌状乳头数较多，而老年人舌尖部的菌状乳头减少，丝状乳头增多。这可能是老年人中淡红舌的比例远远低于青少年的原因之一。

（3）*舌上皮各层细胞的厚度*　菌状乳头上皮各层细胞的层次较丝状乳头少。电镜下见菌状乳头上皮的棘层由2~4层细胞组成，颗粒层有2~3层细胞，表面仅覆盖2~3层角质细胞，如此菲薄的上皮使固有层中血管的血色极易透露出来。如舌上皮细胞层次增加，则会影响血色的透出度，而不利于正常舌色的形成。舌微循环检查发现，老年人中一部分舌菌状乳头的表面角化层增厚，其中的血管丛减少，形成所谓的“过渡型”乳头，这类乳头的增多势必影响正常舌色的形成。

（4）*血循环中的红细胞、血红蛋白、血氧饱和度*　血循环中的红细胞数量和血红蛋白的含量及正常的血氧饱和度，也是构成正常舌色的必不可少的条件。

2. 正常舌苔——薄白苔

薄白苔是由丝状乳头表层分化的角化细胞与脱落上皮、唾液、细菌、食物碎屑、渗出的白细胞等共同组成。其形成与下列因素有关：①舌黏膜上皮细胞的正常生长、分化；②桥粒结构对舌上皮细胞脱落的影响（桥粒结构对丝状乳头上皮部分的延长和缩短有一定关系）；③膜被颗粒内含物对上皮细胞的黏合作用；④口腔局部环境：对正常和各类病理舌苔的测定结果显示，正常薄白苔的口腔 pH 值在中性范围，而病理舌苔的口腔 pH 值偏酸性或偏碱性，这说明口腔内的中性环境是正常薄白苔形成的必要条件。正常薄白苔的舌苔细胞学检查很少见白细胞，细菌培养也常为单一的条件致病菌（如草绿色链球菌），这都提示舌上无明显炎症存在。舌苔的变化，主要为丝状乳头的变化。

（四）常见病理舌象的客观指标

1. 淡白舌

舌的丝状乳头增生，上皮变厚，部分细胞肿大，角化上皮呈菜花样，有时甚至遮盖舌质基底，使红色舌质被掩盖而显淡白色，或由于红细胞减少、组织水肿、蛋白代谢障碍等，菌状乳头萎缩，微循环内血流充盈减少。多见于虚证和寒证，以阳虚证为多见。西医常见于营养不良、贫血等。

2. 暗红舌

暗红舌是指舌色红而晦暗无光泽的一种舌象。暗红舌的各项血液流变学指标异于正常，但较青紫舌变化轻；微循环异常也较青紫舌轻。暗红舌是血瘀轻证的一种表现，也可见于血虚证。

3. 红绛舌

舌绛为深红之意。红绛舌多由红舌发展而来，与舌上皮萎缩变薄，血管扩张充血，尤其是毛细血管扩张有关。多见于热证和虚证。西医常见于炎症发热、基础代谢率高所致的疾病等。

4. 青紫舌

青紫舌又可分为全舌青紫与局部青紫（淤斑、淤点）。青紫色的色泽主要与黏膜下层的血液成分及微血管状态有关。如微血管扩张、淤血、微血管周围渗出或出血、血细胞比容增高、血液黏度增高、血氧含量降低、血小板聚集增高等，使舌色暗紫。主要见于气血瘀滞证。西医常见于肝胆疾病、癌症、心脏病等。

5. 镜面舌

舌上无苔，光滑如镜，又称光舌。舌丝状乳头缺少，菌状乳头很少，脱落细胞很多，且有不同程度的坏死，并有核破裂、胞浆内空泡等现象

6. 白苔

分薄白苔与厚白苔两种。薄白苔多见于正常人及病邪初起之际，舌面上有一层匀净而薄白的舌苔；厚白苔则丝状乳头的角化突起增多，分支增多，可有多种形状。一般表、里、虚、实各证均可见到，但寒证较多。西医常见于传染病早期、消化系统疾病等。

7. 黄苔

一般主里证、热证。多为热邪熏灼，故苔现黄色。黄苔多见于舌面中央或舌根部，可有厚、薄、燥、腻之分。薄黄苔的丝状乳头角质突起较正常分支多，呈黄色；厚黄苔

的丝状乳头角质突起，高度增长，可达5～10mm，呈黄色，毛状面倾向一方；黄腻苔的丝状乳头增生明显，而且致密，与浑浊唾液黏合呈油腻状，盖住舌基质；黄燥苔的丝状乳头分支则较稀疏，唾液少，有时可见到红色的基底。黄苔的菌状乳头一般在舌背，难以见到。黄苔多见于实证和热证。西医常见于炎症发热、较严重的营养不良等。

8. 灰苔

多由白苔发展而成，也可与黄苔同时并见，呈浅黑色。灰苔的丝状乳头角质突起增高，且有分支形成。灰苔主里证，常见于里热证，也可见于寒湿证。

9. 黑苔

由黄苔发展而来，少数为灰苔转化而成。此时，丝状乳头基底增宽，呈锥形，色淡灰而半透明，顶尖部有细丝状灰色或黑色的毛状分支。长毛黑苔为丝状乳头的角质突起，自基底部即开始分支，成簇直立。黑苔的形成与真菌、细菌的繁殖有关，口腔pH值减低不仅易使细菌繁殖，且能增加细胞间的黏着力，使丝状乳头延长。黑苔多见于里证中的大寒证和大热证。西医常见于各种急性化脓性炎症感染和癌症等危重期患者

二、脉诊的客观化研究

《内经》云："微妙在脉，不可不察。"脉诊跟舌诊一样，也是极具中医特色的一项重要内容。中医学认为，人体的血脉贯通全身，运行气血，周流不息，内连脏腑，外达肌表。因此，通过脉诊可以了解患者的脏腑功能、气血和阴阳的盛衰，可以探测病因、病位及预测疗效等。几千年来，中医一直依靠主观指感来体会患者桡动脉所提供的脉象信息，在判别脉象的属性方面仅停留于一些形象化的概念上。中医传统脉诊对脉象的认识是以医生指下的体会，结合该医生对脉象概念的领会和经验来加以鉴别、区分。因而中医脉象的教学困难较大，临床脉诊的分歧较多。难怪《脉经》的作者王叔和认为："脉理精微，其体难辨……在心易了，指下难明。"

近几十年的脉诊现代研究中，中西医结合运用现代科学技术，对脉诊方法、脉学诊断、脉象实验等方面做了大量的研究，在脉诊的客观化、规范化、定量化等方面，做了许多卓越的工作，取得了显著的进展。脉诊的现代化研究主要集中反映在脉象的客观化描述上，即在脉象仪描记出的脉图基础上，通过对脉图的系统分析、定型与鉴别及脉图的生理病理机制的探讨，再结合中医传统脉学理论及诊脉经验丰富的中医指感诊断，进行特征参数分析，以寻求脉象的客观化判断标准。这种多途径、多方法、多学科结合的脉诊研究，将中医传统脉诊推向一个新的阶段。

（一）脉象仪的研制

中医的脉诊特点与西医的脉搏信号采集不同。中医脉诊在于，用手对桡动脉施加浮、中、沉不同压力，采集脉搏信息。随着现代电子技术、数学、计算机、生物力学、生物医学工程学的发展，研究人员想到用换能器来模仿中医手指，研制换能的脉搏描记器。脉象换能装置是脉象仪的重要部分，早在20世纪50年代末，中医研究院（现为中国中医科学院）就研究出酒石酸钾钠、锆钛酸铅等压电晶体式脉象换能器，其他如电感

式、容积-电阻抗式、电磁悬脉式、液态换能式、超声多普勒小英式、半导体应变片式等脉象换能器均在不同的仪器上试用。自20世纪70~80年代以来，我国研制了不少中医脉象仪，应用较多的有：

1. ZM-1型脉象仪

采用单头测力式脉象换能器，脉象仪包括高输入阻抗电桥放大器、脉搏波放大器、取脉压力指示器、脉图微分电路、心电放大器、脉幅指示器、模拟量输出电路等。

2. BYS-14型脉象仪

采用半导体应变片式压力传感器、四笔式热笔记录仪，可同步描记心电、斜率、时差、脉象，并能指示浮、中、沉取法。

3. MYv-A型三导脉图仪

第一导换能器检测脉管粗图像。第二导用液压技术：浮沉自动加压电路及描记自动控制电路做出浮沉趋势图。第三导以传统脉象图来确定脉的至数、节律、脉形等。

4. HMx-3型脉象仪

采用双曲线型刚性触头悬臂梁应变换能器。可对脉管施加轻、中、重不同压力，并用定量描记，从脉波频率、节律、幅度、波形特征来判断脉象。

5. Mx-811型脉图仪

采用液态（水银或水）传感器，以乳胶膜作为感受面，紧贴动脉搏动，精确地拾取动脉内压力和体积的瞬间变化，取得体积变量、压力波-轴向波和扭转波等参数。

6. BD-SZ便携式四诊合参辅助诊疗仪

北京中医药大学几代专家、教授所组建的研发团队自“六五”开始至“十二五”历经30余年，在多项国家自然科学基金和国家支撑计划的资助下，研发完成便携式四诊合参辅助诊疗仪（图6-2）。该诊疗仪兼备多种医学测量原理，具有可穿戴式简便适宜技术，动态检测可获取的多种理化属性（光、声音、气味、心电、热红外、超声、压力等），主客观判断融合，既可辨病，又可辨证，融中西医诊断于一身，辅助医生辨证论治、四诊合参，提供医学干预方案。

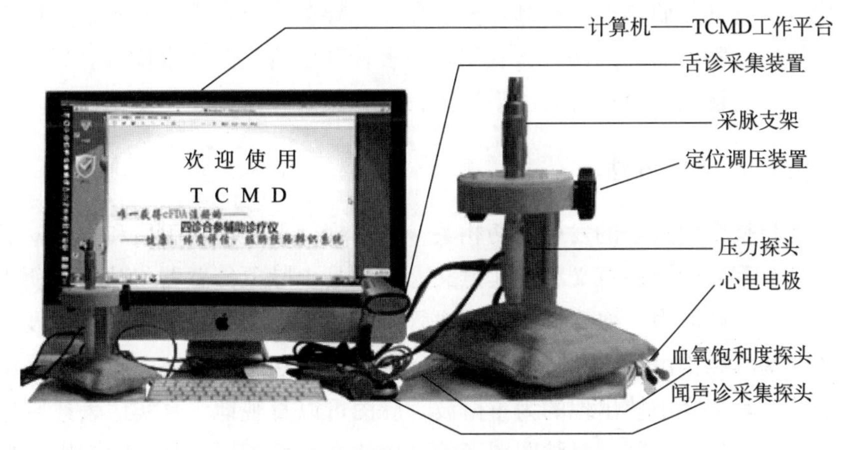

图6-2　便携式四诊合参辅助诊疗仪

便携式四诊合参辅助诊疗仪完成了部分四诊合参信息获取－同步分析－主客观联合－四诊合参辨识的系统级构架，结合人的主观辨识优势与设备的可量化的诊断数据，提升了中医医师的诊断精度，辅助中医师实现治疗方案的优化，是当前中国医疗器械领域摆脱引进，形成自主知识产权、集成创新的必然方向。

该诊疗仪为 CFDA 首次批准的一款具有中医特色优势的医疗设备，是一款能够智能辨证论治和辅助医生遣方用药、养生调理的中医类诊疗装备，已基本具备数字化诊断和干预的医疗功能，是我国自主研发的中医类重大装备。

7. 其他

电感式压力换能器脉象仪能将脉管的张力与压力变化转换为相应的电信号输出。实时脉象仪用有机压电薄膜制成有指感的传感器，浙江大学用面阵式 PVDF 薄膜换能器检测脉象信号，用计算机作综合分析。

在中医脉象研究领域中，由于仪器不统一，脉象探头种类很多，有单部、三部、单点、多点、刚性接触式、软性接触式、气压式、硅杯式、液态汞、液态水、子母式等，同时组成脉象探头的主要原件有应变片、压电晶体、单晶硅、光敏元件、PVDF 压电薄膜等，其中以单部、单点应变片式为最广泛，现在向三部多点式方向发展。其中仿生压力探头在模拟人的手指触压方面有不可替代的优势。首先，模拟人手指的传感器可以更加逼真地模拟人类手指指端感受到的脉搏压力信息。其次，采用液压传触可以无衰减地将压力变化值传递到远端压力传感器传感触点。这种信息的远程传输设计理念有助于将传感器贴身部分的探头设计得更加轻便精巧。内部的压力传感器阵列能够仿真模拟手指上的触压感受器，达到手指的两点辨别阈，精确中医医师指下的脉诊信息。针对各种脉象仪所记录的脉搏波之间是否存在可比性，陆耀祯对 3 种不同的脉象探头做了频率响应性的实验研究，发现频率曲线的平坦部分都在 30Hz 以上，可以满足测试要求。施诚对国内常用的几种脉象探头所截取的物理量进行了分析，结果是在低频部分存在可比性。随着脉象研究工作的深入，为了方便学术交流，统一探头是大势所趋。

总之，目前临床使用较多的脉象仪有心电脉象仪、中医脉象仪、液态脉象仪、气压电阻脉象仪等；近几年研制的三头脉象换能器、三导多头脉象仪等，特别适用于对寸口三部脉象的探测。随着研究的深入，利用超声多普勒血流检测技术检测脉搏的宽度、血量、血管弹性、心输出量及血管周围阻抗等，使脉象研究进入了声像图领域。

（二）脉图的分析方法

脉学研究与整个中医学的发展密切相关，利用现代科学技术手段和方法对脉象进行深入研究，具有重要的历史意义和现实意义。脉图是由脉象传感器与脉象仪所得的脉搏波图，系反映血管内压力、血管壁张力及血管整体位移运动的综合力学变化及其变化的轨迹。脉图的基本结构由升支和降支组成。降支上有一切迹降中峡，主波和降中峡之间常有重搏前波，紧接降中峡出现的为重搏波。脉图可以直观地、真实地表述脉象的主要特征。由于使用的仪器不同，对脉图图形的分析法亦有所不同。脉图的判别分析基本上可以分为以下几种：

1. 时域分析法

时域分析法是建立在对脉图的一个周期（单一波形）进行参数定义并分析研究的，是中医脉象分析方面最常用、最普遍的一种分析方法。因为这种方法比较直观，容易被研究者接受。时域分析法对脉管内流体参数与时间和空间的函数关系进行分析，如从脉图上量取脉波的时间、波幅、角度、面积等参数，并计算出各波幅值、各时值，进行多元分析判别，可了解频率、节律、虚实、形态特征等。时域分析法结合中医师的切脉经验，在对脉象图进行大样本统计分析的基础上，找出典型脉图的特征参数范围，并确定出了相应的脉象脉型和证候、脏腑疾病之间的关系。

2. 频谱分析法

频域分析法是近代工程上处理周期振动信号常用的方法，鉴于脉象信号的周期特性，人们将其应用于脉图的研究上，它将复杂的脉波分解为不同强度的简谐分量。如同期性的复杂振动，可分解为一系列频率为原有基本振动频率的整数倍的简谐振动，从而构成原有周期性振动的分离谱，用以分析该振动的频域特征。由于脉象图形是呈周期性变化的振荡波，并且包含了不同的频率分量，因而中外脉象研究者在20世纪80年代后应用频域分析法对中医脉象图进行了分析研究。华有德等运用信息离散谱的理论与方法，对脉图压力波与容量波数据做了频谱分析，表明对分析弦脉的病理生理状态有意义。有研究者用频谱研究中医脉象，发现25Hz以上的脉谱图在患者与正常人之间存在显著差异。

频域分析法是建立在对函数空间中的周期信号进行分析的基础上的。但是，由于脉象图形常常发生瞬态突变，是非平稳信号，所以至今为止脉象图形的频域分析法研究受到很大限制。

3. 速率图分析法

又称脉象微分图，为动脉管壁的位移曲线。其反映脉图曲线中任意一点的变化率，能更灵敏的反映脉图的生理特征。

4. 时差图分析法

将心电Ⅱ导R波叠加于前一个心动周期脉图的降支上，能反映脉搏传导速度，以表明血管壁顺应性的高低。

5. 多因素脉图分析法

从血管粗细图、脉象趋势图、传统脉象图中综合分析，判断脉象性质。

6. 计算机分析法

上海市第一人民医院中医研究室和上海交通大学微机研究所共同研制成功首台脉象计算机增龄变化测报系统，运用电子计算机进行图像分析及指标的数据处理。

7. 血流动力学参数分析法

张大祥将高等数学引入了动脉搏动图的研究之中。何素荣等在对脉搏图形曲线进行时域分析的基础上，引用生物力学、生物数学、生物物理学，建立出脉图曲线方程，同时结合医学生理学经典的Frenk－Starling心脏定律中的两条心脏活动的生理曲线，建立了心室收缩压力及心室舒张末期容积两条曲线的数学方程组，将脉图曲线方程组与

Frenk - Starling 曲线方程组进行曲线拟合，推导出心脏力学参数，并结合血管力学及血流动力学，推导出血管力学及血流动力学参数，统称为“心血管血流动力学”（cardiovascular hemo - dynamics），从而建立了脉搏血流动力学检测方法，为脉图的生理理论分析建立了基础。由此研制的“脉图检测监护仪”，可判定和监护缺血性心脏病、心律失常、高血压等心脏疾病。

8. 时间 - 频率分析法

简称时频分析法（time frequency representation，TFR），是把一维信号或系统表示成一个时间和频率的两维函数。时频平面能够描述出各个时刻的谱成分。时频分析法中的小波变换与多尺度估计理论，是近几年才发展起来的新型数学分析方法，在生物医学领域的信号分析及图像处理中广泛应用。它也是中医脉象图形、信号分析研究中非常有力的数学工具。

9. 位、数、形、势属性分析方法

周学海在《诊家直诀》中提出的“位数形势、微甚兼独”八字脉诊纲领在脉诊数字化信息采集领域中发挥了重要的联系作用。一方面，该理论支持使得脉诊数字化分析的数据结构能够与中医理论建立直观的理论关联：另一方面，选择位数形势属性，是因为在对脉诊信息分析过程中，依据这种分析方法得到的数据具有较强的正交性，这种分析方法实现了四维最简脉诊模型。而且其方法对脉诊的范围覆盖面广，从中不仅可以推演出 28 种典型脉及相兼脉，而且能够描述诸如十怪脉等少见的脉型。

（三）脉象形成的机制

1. 脉象与心血管功能

有人研制出位变、数变、形变和势变的各种脉象模型，应用多种先进检测技术，对这些属性变化的心血管生理学机制进行了研究。研究发现，脉位浮变时，寸口桡动脉的径向扩张和轴心位移均增大，但以径向扩张为主；脉管上方组织的厚度稍减或不变，寸口处血流速度和加速度有所减小，脉波传播速度减慢，表明脉管与有关组织的弹性模量下降，组织顺应性增大；频谱分析，“输入阻抗”有左移的趋势。全身血流动力学的变化为：平均动脉压下降；心率加快而心排血量稍减，总外周阻力下降。脉位沉变时的各种变化，恰好与浮变时相反。研究结果显示，脉诊的一种或数种属性的突出变化，是形成各种脉象的基础，对于揭示血管活动的个性化，阐明中医脉象的形成机制均有重要意义

2. 脉象与血液流变学

研究结果表明，与平脉相比，弦脉患者的血栓素、全血比黏度和血栓的干重、湿重、长度，以及动脉硬化指数显著升高；红细胞电泳率、红细胞变形系数显著降低；前列腺素和血浆比黏度无明显变化。血栓素和全血比黏度、血浆比黏度、红细胞电泳率、体外血栓及动脉硬化指数呈直线正相关，与红细胞变形能力呈直线负相关，提示血栓素、前列腺素的平衡失调是形成弦脉的主要机制。另有研究表明，血瘀脉涩患者血液流变学各项指标明显升高，血液呈高黏状态，且揭示血瘀脉涩与血管流变呈一种“涩脉 -

高黏”的关系。血虚脉细患者血液流变学各项指标均明显降低，血液呈低黏状，揭示血虚细脉与血液流变学呈一种“细脉 - 低黏”的关系。涩脉、细脉的实质可能与血液流变学的高黏 - 低黏有关。中医学认为细脉为气血两虚所致。

3. 脉象与生物力学

心脏搏动将血液排入血管而形成脉搏。脉象是心脏射血活动引起的血液、血压和血管壁的周期性震荡运动，这是循环系统表现出的典型的力学现象，所以生物力学有助于揭示脉象的本质。目前，在脉诊研究中运用的生物学原理有弹性理论和脉搏波线化理论。弹性理论把大、中动脉集中看作一个弹性腔，讨论了动脉系统中压力、流量、流阻、动脉顺应性等动力学参量的关系。脉搏波线化理论则讨论了心脏搏动周期、臂动脉弹性、臂动脉端点阻力对桡动脉压力脉搏波图形的影响。从生物力学角度分析，脉位的沉浮变化是血压、脉管半径、脉管刚度及脉管外周软组织刚度等 4 个因素变化综合形成的，建立寸口部位的生物力学模型，对阐明脉象浮沉的力学内涵有较大意义。鉴于此，研究者在原有的弹性腔理论的基础上，考虑动脉管壁的非线性，建立了非线性弹性腔理论，以脉搏图来估算某些心血管动力学参数，并在以后对其进行了改进，以说明脉象与生物力学的关系。

4. 脉象与器官共振

近年来有学者将器官共振概念应用在脉搏频谱分析，并以血液流体力学说明心跳谐波和器官共振原理。

根据该原理，各脏器与相连动脉协同共振，该共振频率以落在心跳的谐波上时有最大的共振效果；共振得越好，阻力就越小，血液便能顺利地出入其间，器官在获得充分的养分供应时，才能发挥适当的生理功能。由于各脏腑神经血管丛的结构不相同，各脏腑与相连动脉所形成的共振频率也不一样，然皆以心跳的谐波为主，如此才能获得最大的共振效果。五脏六腑各依其共振特征，选择适当的谐波频率来共振，以减少血液循环阻力，顺利地从大动脉中分取压力波与血流的充分供应，器官组织在获得充分的血流供应后才能发挥其功能。从进化的原则来看，如各重要器官组织均拥有不同的心跳谐波频率，而有最大的器官动脉协同共振效应，血循阻力会减至很小，血流将顺利出入其间，则整个循环系统和谐稳定，脉搏从容和缓，心脏也能以最有效的方式工作，符合心脏血管系统的演化趋势。

该原理还表明，各回路虽然自成一体，却受到其他回路特性的间接影响，因为动脉中含有各种不同频率的谐搏波，各器官组成又分别与各谐波共振，组成完整的脉搏频谱。如果某一脏腑有病，器官功能则降低。血液循环不佳，阻力大增，甚或共振频率改变，不能与谐波共振得很好，则与其相同共振频率的谐波必然大受影响，故脉波频谱也将因而改变，医生即可由脉波的浮沉、迟数、滑涩来判断脏腑的虚实。可见，脉搏谐波频谱分析与一般脉搏频谱分析最大的不同在于“心跳的谐振波”及“协同共振的血管树丛”等概念。

（四）临床常见脉象图

1. 平脉

是正常人的脉象，故又称常脉。平脉图呈三峰波，主波、重搏前波、重搏波依次递降，波幅及节律均匀。平脉不浮不沉，不大不小，来去从容，和缓有力，节律一致，一息四至，并随生理活动和气候的不同而有相应的正常变化。

2. 浮脉与沉脉

沉浮是脉位的不同。浮脉脉图出现后比正常脉小。当浮取（压力小）时波幅最高，中取、沉取时波幅依次降低，脉势减弱；反之，则为沉脉。浮脉主表，反映病邪在经络肌表的部位；沉脉主里，有力为里实，无力为里虚。

3. 迟脉与数脉

迟数是至数的不同。迟脉是脉来迟缓，每分钟 60 次以下；数脉是脉来去急促，每分钟 90～120 次，脉象形态和大小不拘。但迟脉主寒证，数脉主热证。

4. 洪脉

洪脉极大，状若波涛汹涌，又称大脉。洪脉脉体宽大，搏指有力，来盛去衰，来长去长，轻按便得，中按宽大有力，重按脉稍减。脉体呈双峰波，主波幅高。降中峡极低，重搏前波较高大。洪脉为气分热盛所致，多属邪盛正衰的危候。

5. 细脉与濡脉

细脉指脉细如线，又称小脉。脉图呈波幅低，总面积减小。濡脉浮而细软，亦称软脉。脉图呈三峰波或双峰波形，升支和降支斜率低。主波幅低，脉位浮取。细脉为气血两虚所致。濡脉虚证和湿证均可出现，主诸虚。

6. 弦脉

弦脉端直而长如按琴弦之脉。脉图主波幅高，升支陡峭，脉波上升速度快，斜率大，重搏前波不显著或无重搏前波，降中峡位置抬高，重搏波降低或消失，脉波降支下降速度较缓等。弦脉时血管外周阻力升高，血管顺应性降低，心排血量减少。弦是脉气紧张的表现。

7. 滑脉

滑脉应指往来流利，如盘中走珠。脉图主波幅度较高，升支陡，升支斜率较大，重搏前波不显著或无重搏前波。重搏波明显，降中峡位置较低，切迹明显，降支速度快。针对冠心病患者的滑脉，研究认为，血流动力学的特点是心排血量增加不明显，动脉血液充盈丰富和血管壁舒缩功能比较好，表明动脉硬化程度轻。滑脉常见于痰饮、食滞、实热。

8. 涩脉

涩脉与滑脉相反，指感不流利，往来艰涩不畅，如竹刀刮竹。脉图主波幅低平，升支和顶峰持续时间长，升支与降支的平均斜率减慢。主波与重搏前波融合，降中峡界限不清，重搏波不明显等。有时出现节律不整、脉缓、强弱不均等。涩脉常见于伤津、血少、气滞血瘀。

9. 促、结、代脉

促脉数而止无定数；结脉缓而止无定数；代脉止有定数，良久才来，脉力较弱。代脉脉图，脉率迟缓，有规律间歇，波幅大小交替。结脉脉图，脉率缓慢，节律不齐，波幅大小、高低不等，伴不规律间歇，时有插入性小波出现。促脉脉图，脉率急促，节律不齐，波幅高低、大小不等，伴有不规则间歇及无规律出现插入性小波。促脉主阳盛实热，气血痰饮、宿食停滞，亦主肿痈。结脉主阴盛气结，寒痰血瘀。代脉主脏气微衰，风证、痛证等。

三、四诊多维信息集成式诊断系统的研究

四诊是指望、闻、问、切4种诊察疾病的基本方法，各有其独特作用，不能相互取代。人体是一个有机的整体，局部的病变往往会影响到全身，可以从五官、四肢、体表各个方面有所反映。收集患者机体与疾病有关的体征信号，运用中医理论加以分析、推理和综合，最后判断出机体所存在的各种证。由于辨证是一个从感性思维到理性思维的不断抽象的思维过程，体现了人类运用感知工具辨识客观机体功能状态的高级智能。所以，临床应用必须“四诊合参”，审查内外，辨证求因，真实地反映疾病的客观规律，为辨证论治提供依据。

（一）研究的必要性

中医四诊以特有的视角致力于研究人体功能状态的变化规律，不依赖微观分辨率、感知信息集成运用等。但是，传统中医四诊内容繁杂多样，主要凭借医者的主观观察及感知、患者对病感的主观描述，加上中医概念模糊性，尤其在面对复杂矛盾的临诊现象时，观察结果往往受主客体的主观因素影响较大；此外，中医四诊是获取机体功能状态特征信息的感性方法，难以做准确的定量描述，缺乏量化概论。另一方面，四诊难以感知微小变化，其分辨率与临床经验密切相关，其诊断结果的主观性必然导致辨证思维结果的不同，施治效果的好坏很大程度上取决于医者的经验，使之成为影响疗效的可靠性和重复性的重要因素。

为改进传统四诊存在的不足，近几十年来，已开发出舌诊仪、脉诊仪等几类中医量化诊断仪器，以及利用一些现代化仪器等传感手段来获取四诊信息。但是，现有这类系统均还是四诊中少数易为传感技术所探测的指标的单诊量化诊断系统，仅实现了检测及量化某些体征信息的功能，尚不能测取人工四诊所获得的信息，其信息量仅占辨证所需信息的一部分，还不足以对辨证结果起决定性的影响作用。这些原因使现代中医计量诊断未能出现质的飞跃。因此，发展和建立现代中医四诊量化诊断系统的关键在于如何综合、优化、选择、并行运用各类传感手段，组成多维高灵敏传感阵列，提高信息获取量；同时如何对各类信息进行智能集成处理。目前，国家正将这方面的研究工作列为中医基础重大研究课题，旨在通过该项研究，提高人类专家感知的灵敏度及各类信息的综合处理能力，获得隐含的机体功能状态特征信息，使其真正成为一种有效的诊断手段。这对于推进中医现代化具有较大的意义和不可低估的科学价值。

纵观当代高新技术的巨大潜能，现代中医四诊已具备快速创新发展的条件，多维传感信号获取、多变量信息集成处理等各项支撑技术的日益成熟，使建立现代中医四诊量化诊断智能系统成为可能。

（二）研究的思路与方法

开展现代中医四诊量化诊断智能系统研究的目的，并不是试图发明能代替人类专家的智能诊断机器，而是将专家与机器相结合，建造可延伸专家能力的新设备，实现多维体征信息的获取、处理及整合等系列技术的整体性创新。其研究目标是以中医理论为基石，在整体构思的基础上，将中医理论、精密传感技术、医学工程、计算数学、非线性科学、信息工程等不同学科的最新成果创造性地融合在一起，创立一个继承传统中医四诊理论，在某些方面又能拓展原有四诊理论的现代中医四诊多维信息集成式诊断方法学，构建完成现代中医多维信息集成式诊断智能系统，将中医推向世界，造福于人类。

现代中医四诊量化诊断的研究，在舌诊和脉诊方面研究较深入。特别是中医脉象诊断是根据人体左右手桡动脉的寸、关、尺及寸上、尺下脉搏信号进行整体、综合辨证的，而且定性分析是中医诊脉的另一个很重要的特点。所以，应从多途径、多学科、多指标获取脉位数形势的变化信息，确立脉象图形在多种因素影响下的模糊边界的阈值限，应用近代数学、物理学、生理学、生物工程学、电子计算机、频谱分析等科学手段，进行多学科相互交叉来研究中医脉象的机制。将中医脉象的脉形、脉位、脉数、脉势从定性到定量，使其理论客观化、数量化，同时把这些信息转变为中医脉诊理论的辨证概念，进而融合四诊合参，进行科学、规范的辨证诊断。当代传感器在某些方面已能超越人的感觉，具有人工四诊手段所不具备的精密性、准确性和灵敏性，尤其是检测范围的宽广性和多样化；对于其中不同于人工四诊直觉感知却又能用中医理论诠释的信号，完全可以视之为传统中医四诊的拓展和延伸而加以利用。

因此，四诊多维信息集成式诊断系统的发展思路是通过人机融合方式，充分发挥信息工程及计算智能技术的潜能，延伸中医专家感知诊断域，体现理性思维智能活动特点，而不是简单意义的人工四诊合参功能，进而运用模式发现（pattern discovery）等方法进行信息整合，最终建立完整的现代中医量化诊断方法，拓展传统中医诊断理论，促进中医现代化发展的进程。

第六节　中医证实质的中西医结合研究

一、证的概念及其与证候、症、病的关系

中医之证，是在综合分析各种症状和体征的基础上，对疾病处于某一阶段的病因、病位、病性及邪正双方力量对比等情况的病理概括。传统上比较重视证、症、病三者的区别，各种教材和相关书籍论述颇多，比较容易理解。但证、证候、病机的概念则相对混乱，需要在规范“证”之定义的基础上才能进行明确区分。

“证”是中医学的一个特有概念，由于中国古典文学有“多义”“通假”等特点，又加上各医家的理解不尽相同，很长一段时间内“证”这一术语的使用极不规范。1984年，“中医证候规范”研究第一次会议明确规定了证、症、病三者不同的概念，但将证与证候划为等号，认为证代表证候，症代表症状，病代表疾病。1986年的第二次会议中，对上述三者的概念进行了修改。

证候概念：证候是疾病发生和演变过程中某阶段本质的反映，它以某些相关的脉证，不同程度地揭示病因、病机、病位、病势等，为论治提供依据。

症状概念：症状是患者主观感觉到的异常变化及医者通过四诊等诊察手段获得的形体上的异常特征，是疾病和证候的表现。

疾病概念：疾病是在病因作用和正虚邪凑的条件下，体内出现的具有一定发展规律的邪正斗争、阴阳失调的全部演变过程，具体表现为若干特定的症状和各阶段相应的证候。

上述概念的表达具有一定的权威性，但仍然将证等同于证候，与部分教材对它所下的定义类似。如第九版《中医诊断学》指出，“证即证候，是疾病发生和演变过程中某一阶段病理本质的反映”。但是，诸多学者认为两者的概念截然不同，所谓“证是机体在疾病发展过程中某一阶段的病理概括”，“证”不是疾病的征象，具体而言，“它包括了病变部位、原因、性质及邪正关系，反映出疾病发展过程中某一阶段病理变化的来源”。而证候的概念，“候”字有外候、表现的意思，“它是机体在疾病发展过程中的某一阶段出现的各种症状的概括”，即证候是相互关联的一组症状组合，不是单一某个症状。把证候概念统一在临床表现中即包括症状和体征。这样明确的界定一方面可以防止与症状、证型相混淆，同时也可以保持与西医的一致，避免翻译中的误差。

目前，对于证、症、病三者较为一致的认识是：

证，是疾病各个发展阶段的整体反应状态，由于内外因素的相互作用，同一个病在不同的发展阶段，机体可出现多种不同的反应状态。故同一个病在不同的患者身上，或在同一患者的不同发病阶段，均可出现不同的证，在辨证论治上表现为同病异治；相反，由于内外因素的作用，不同的病在其各个发病阶段，机体可能产生同一反应，一个证又可见于多个病之中，辨证论治上表现为异病同治。同病异治和异病同治是以整体观和辩证观分析病与证关系的结果。

病，是各种病因作用于人体，正邪斗争、阴阳失调所产生的异常状态。每个具体的病必然有其具体的病因、病机、特定的发病规律及一定的转归。

症，是机体反应后出现的病态，是疾病本质的外在表现，也是证与病的外在现象。证与病的本质是通过症这一外在现象直接或间接地反映出来的，临床也正是通过症去把握代表疾病本质的证或病。

由此可见，证、症、病三者的关系为：①三者均统一于人体病理变化的基础之上，证与病都是对疾病本质的揭示。②三者的区别在于证是对疾病某一阶段的本质的概括，为疾病阶段性临床的主要矛盾；病是对疾病全过程的特点、规律所做的病理性概括，揭示了疾病全过程的根本性矛盾；症只是证与病的外在现象。从中西医临床辨病与辨证相结合的角度来说，病的症和证的症又是建立在西医与中医的基础理论之上、反映病与证本质的医学术语。

二、证内涵的基本特性

证是中医特有的概念，是辨证论治的主要临床依据，也是中医病理学的物质基础。证内涵的基本特性包括：

（一）证的整体性

证是中医学在整体观念的基础上，对患病机体整体反应状态的概括。它的整体性，既包含机体与自然界的统一性，也包含机体内在各脏腑、组织、器官之间病变关系的统一性。如风寒束肺证，既揭示自然界的致病因素，又反映机体内在的病变反应形式，还包含患病个体体质在发病中的关联性。证对机体患病状态的概括是以整体功能变化为主要内容的，这与西医注重机体某一形态变化、某一局部结构反应形式相比，存在思路和方法的不同。但是，中医的整体功能性定型反应形式与西医的局部结构性定型反应形式又是统一的：它们同时在一个病体出现，而且都是以生命物质的新陈代谢作为基础。整体与局部的反应都是以一定规律组成的、属于特定疾病的本质性反应，其结构、代谢、功能是统一的。中西医结合临床中辨病与辨证相结合的目的，就是将针对整体功能性的诊断与针对局部结构的定位诊断结合起来，并将各自相应的治疗措施有机结合，从而提高对疾病本质的认识水平和临床疗效。

（二）证的定型性

证的定型性是指机体在病变过程中表现出来的、具有其形态学和物质基础的整体功能性定型反应形式。这种反应形式是机体在特定病因和一定发病规律的基础上，具有一定整体特征性的功能反应状态。如八纲辨证是机体对致病因素的 8 种典型反应状态，通过八纲可找出疾病的关键，掌握其要领，确定其类型，预决其趋势，为治疗指出方向；六经辨证是机体对外感致病因素的 6 种定型反应形式；卫气营血辨证是机体对温热病致病因素的 4 种定型反应形式。其中，八纲是中医辨证的总纲，是探讨证的定型性的代表。以阴阳辨证为例，《素问·阴阳应象大论》云："阴阳者，天地之道也，万物之纲纪，变化之父母，生杀之本始，神明之府也。治病必求于本。"中医学的阴阳，是标示事物两种对立的特定属性和形态特征的代名词，可用于代表一切疾病过程中矛盾着的两个对立面。因此，任何证都可以分为两大类型，即阴证和阳证：凡精神萎靡，语声低微，面色晦暗，目光无神，动作迟缓，畏寒肢冷，近衣喜温，口淡不渴或渴喜热饮，小便清长或尿少浮肿，大便溏薄，苔白滑，脉沉迟无力等，列为阴证；凡精神亢奋，甚或烦躁，语声粗壮，谵语，面赤，气粗，恶热喜冷，口渴喜饮，小便短黄，大便干结，苔黄燥，脉大有力等，列为阳证。实际上，阴阳两证是对一切病理过程中整体所呈现的兴奋与抑制、亢进与减退、有余与不足等种种对立现象的高度概括。

证的定型性反映了机体对疾病整体反应的必然性和规律性。包括脏腑辨证在内的各种辨证方法所论述的证的脉证，就是临床用来确定证的形式的特征性症状和体征。证的这种定型反应形式有其特定的形态和物质基础，但目前尚处于探索研究阶段，还无法应用一种或几种客观指标来确定证的本质，仍然需要借助临床所获得的具有其特征性的脉证来确立其形式和本质。

了解证的定型性有利于加深对其概念及特征性的认识，从而提高辨证论治水平。

（三）证的定系性

中医学以脏腑经络为中心将整个人体分成若干系。这种系的概念与西方医学划分的系统不同，它主要是根据功能联系来划定的，其相应结构的概念比较笼统。例如，关于心的概念，中医学认为心主血脉、主神志、开窍于舌等，其功能并非全部固定在心的结构上。证的定系性与西医的结构性定位原则有所不同，中医辨证是将证定在这类特定的功能结构单位之上的。藏象、经络学说具体地论述了各系及其相互关系，是中医学理论体系的核心。

八纲辨证是一个总体的最基本的辨证纲领，六经辨证、卫气营血辨证与三焦辨证等是八纲辨证的具体深化，已经深入到具体的系之中，脏腑辨证则更深入到五脏六腑各自的功能单位之上。八纲辨证须结合其他辨证分类方法，才能准确定证。如阴虚证，必须辨明何脏阴虚，或为肝阴虚，或为肾阴虚，或为肝肾阴虚等，否则无法治疗。就病因而论，当整体的病因辨证确定以后，亦必须与脏腑分系联系起来。如湿邪引起的病，必须确定其在上焦、中焦、下焦或肌肤经络，即“治湿不分三焦，亦非其治也”，甚至要进一步确定在中焦胃经，还是中焦脾经，在下焦肝经，还是膀胱经等等。因为病变部位不同，其关系失衡的具体内容亦不相同，选方用药也迥然不同。

（四）证的制约性

证首先是从整体水平上对患者当时的病理状态做出的综合评定。证除表明机体与周围环境之间的关系紊乱之外，同时也是体内脏腑经络与脏腑经络之间、细胞与细胞之间、细胞与体液之间关系紊乱的综合表现。它们之间是相互依存、相互制约的，与西医细胞病理学上的“局部定位论”完全不同。

中医学理论认为，脏腑经络学说是研究人体各脏腑、经络的形态结构、生理活动规律及其相互关系的学说，是中医学理论体系的核心。证的产生是起源于脏腑经络与脏腑经络之间的相互关系紊乱，脏腑经络与脏腑经络之间的生理关系直接影响着病理变化及其转归。而气血同源、阴阳互根等理论也导致了气血、阴阳在病理上的相互影响、彼此传变，进一步诠释了中医证的制约性。如脾病可以及肺，肺病可以及肾；气虚不能生血，血虚无以载气；阴损可以及阳，阳损可以及阴；寒极可以生热，热极可以生寒。这些理论应用于治疗，则有“土旺而金生，勿拘泥于保肺；水壮而火熄，勿汲汲于清心”“见肝之病，知肝传脾，当先实脾”“善补阳者，必于阴中求阳，则阳得阴助而生化无穷；善补阴者，必于阳中求阴，则阴得阳助而源泉不竭”等学说。以不寐为例，或因肝火扰心，或因心脾两虚，或因心肾不交等所致，脏腑功能失调、脏腑之间的关系紊乱成为发病的根本病机，临床则呈现出相应类型的证。

（五）证的时相性

证的时相性，或称动态性，是指在疾病的发展过程中，作为病变定型反应形式的证会伴随病情的进退发生变化，即由一种证变化为另一种证。证的这种变化形式有两种，一是病性转化，二是病位传变。

病性转化，即由一种证转化为不同性质的另一种证，是疾病主要矛盾的变化，亦即阴阳的相互转化。这种转化是疾病在发展过程中，随着正与邪这对矛盾的相互斗争，发生由量变到质变的一种病情转化。如寒热的转化、虚实的转化等。

病位传变，即病情循着一定的趋向发展，在其发生过程中仍然存在由量变到质变的变化规律，包括表里之间的传变、内脏之间的传变等。如“温邪上受，首先犯肺，逆传心包”“卫之后方言气，营之后方言血”；六经传变由三阳转三阴，即太阳→阳明→少阳→太阴→厥阴→少阴；脏腑受病后均可互传，且形脏内外皆可传变，如病邪通过形体内传相关之脏腑，或脏腑病变影响形体。

证的这种随时间演变而变化的特征称为证的时相性和动态性。在由一个证向另一个证、由量变向质变转化的过程中，当其未发生质的改变时，新的证尚未完全形成，而原证已经发生变化，证型模糊，这种情况称证的临界状态。研究证的时相性和动态性，即以动态的思维方式认识疾病的变化，达到辨证的主动性和准确性。

（六）证的客观性

证是机体对致病因素的整体功能反应状态，这种反应状态是建立在一定的形态结构和物质基础之上的。中医学从功能反应的定型形式把握证的本质，与西医学通过形态和物质的测定把握病的本质有所不同。功能辨证能够认识证的本质及个体之间病变反应的差异性。但是，由于在辨证标准方面缺乏客观的、精密的量化指标，所以辨证的准确性和可重复性较差，这是与现代科学研究要求之间的主要差距。如果能应用实验方法为功能辨证提供对应的、准确的量化指标，必将大大提高中医学临床的辨证水平。这也是中西医结合辨证研究的重要课题之一。

近年来，证的实质研究迅速发展，从最初简单的生理、病理方法到从免疫学、分子生物学、微量元素等方面进行研究，又发展到现代的系统生物学方法、现代物理学方法等。研究发现了大量的关于证的形态和物质的量化标准，为证的实质研究打下了基础。如寒证的病理变化可见神经功能处于抑制状态、副交感神经活动增强、基础代谢率低下等，病理形态改变可见慢性炎症、贫血性血液循环障碍等，血生化可见儿茶酚胺类排出量明显减少；热证的病理变化可见中枢神经过度兴奋、交感神经紧张度上升、基础代谢率升高，病理形态改变可见急性炎症、充血性血液循环障碍等，血生化可见儿茶酚胺类排出量明显增多；肾虚证可见血浆睾酮降低，血清铬值下降；肾阳虚证 24 小时尿 17－羟皮质类固醇含量降低，细胞免疫功能低下，垂体－肾上腺皮质系统兴奋性低下，可能与丙氨酸、亚油酸、组胺等代谢物密切相关；冠心病血瘀证有 4 个相关的特异性蛋白质：视黄醇结合蛋白4、结合珠蛋白、血清白蛋白等3个上调的蛋白表达点，以及1个下调蛋白表达点载脂蛋白A1，CD41和Actin Y可能是冠心病血瘀证的标志蛋白。

分析证的实质研究，在形成证的规范化、标准化的量化指标方面，还有许多值得探讨的问题；用还原论指导下的线性思维方式将中医证的研究引入微观领域，简化了生命体内在复杂的调衡过程，与中医的指导思想有一定出入；系统生物学、现代物理学的研究方法关注了中医的整体性、有机性特征；证本质的研究仍需要大的突破。

（七）证的可验证性

证的上述基本特征都可以从中医方药临床治验得到佐证。中医治疗疾病从整体出发，以调整和恢复脏腑与脏腑之间、机体与环境之间的平衡关系为前提，从改善整体的病变着手，从而改善局部的病变。其施治原则有“逆者正治，从者反治”“微者逆之，甚者从之”“急则治其标，缓则治其本”等，治则的原则性与治法的灵活性有机结合，最终达到恢复阴阳平衡的目的。在治疗过程中，运用多种药物组成复方，重点在于针对主要发病环节调整其紊乱状态，不在于或不局限于局部的病原因子。证不同说明机体平衡失调的具体内容与形式亦不相同，临床必须各定方剂，进行异治；否则不切病机，难能取效。

因为证是相对定型的，所以方也可以相对定型；因为存在个体体质差异，所以处方应因人而异；因为证具有时相性变化，所以应随证之转变而遣药组方。这是中医与西医治疗疾病时的不同之处，也是中医临证立方遣药的精髓所在。中医治疗的核心是辨证论治，辨证是辨其机体内相互关系紊乱的类型及其病机所在，论治就是针对所见的证，损其有余，补其不足，调整其阴阳平衡。

三、证的规范化、标准化研究

（一）证的规范化、标准化研究概况

证的规范化、标准化研究应包括：证名的规范、辨证要素的统一、证的诊断标准的规范、辨证体系的建立等。在证的规范化、标准化研究中，需要注意以下几个方面的问题：①避免盲目嫁接新技术、新方法，进一步完善证的规范化研究，将病证结合引入证的规范化研究，使规范后的证标准更符合中医辨证特色。②跳出西医的疾病模型复制方法，从中医发病学原理入手，复制符合中医理论的证模型。③摒弃单纯追求高、新指标的思路，从中医理论基础出发，设计能探寻证的特异性指标、可以切实反映证内在变化的研究方案。④对证的研究提升到中医基本病机研究层面，坚持中医基本理论和中医思维，使复杂性科学、系统生物学“为我所用”。⑤引入循证医学方法，加强证实质的临床研究，提倡病证结合、临床与实验并重的研究方法。

中医证的规范化、标准化研究是中医规范化、标准化研究的核心内容之一，自原卫生部1982年在西安科研会上提出“要研究中医的病和证”以来，中医证的规范化、标准化研究就成为中医界研究的重大课题。经过30余年的探索，取得了一定的成绩，如

赵金铎主编的《中医证候鉴别诊断学》、冷方南主编的《中医证候辨证规范》、邓铁涛主编的《中医证候规范》、李洪成主编的《中医证候学》、王雨亭等主编的《中医疾病证候词典》等，对中医常见证型做了概述、鉴别等规范化整理；秦伯未、方药中、欧阳锜、张震、黄柄山、朱文锋等医家对于概括辨证基本内容（或称辨证要素）的认识渐趋统一，抓住了辨证的实质，为把握复杂的辨证体系提供了执简驭繁的要领；中国中西医结合学会、中华中医药学会等制定的《中医常见证诊断标准》《中医虚证辨证参考标准》《血瘀证诊断标准》等，提出了某些基本证的诊断依据；国家中医药管理局颁布的《中医病证诊断疗效标准》和《中药新药临床研究指导原则》、欧阳锜主编的《临床必读》、朱文锋主编的《内科疾病中医诊疗体系》，以及朱文锋、何清湖主编的《现代中医临床诊断学》等通过病证结合的研究，建立了中医临床常见病、多发病的辨证体系；国家技术监督局颁发的《中医临床诊疗术语（证候部分)》，规定了中医八纲辨证、病因辨证、气血津液辨证、脏腑辨证、六经辨证、卫气营血辨证、三焦辨证等临床常见证及其定义，计800种证。这些有关证的规范化、标准化研究，为证的实质研究打下了一定的基础。

（二）证名统一规范化

中医临证需要进行证名的规范化；证名规范化也是对中医辨证进行信息化管理和研究的前提，是中医规范化、信息化管理的前提。中医基本证型是有限的，只要对最常见的基本证型进行规范，就可以规范变化多端的证。过去对证的命名存在一证多名的现象，如脾气虚一证，就有脾失健运、脾不健运、脾胃气虚、脾胃虚弱、脾气不达、中气不达、中州不运、中宫虚羸、中气虚、脾胃虚等常用命名；也存在同名异证的现象，如心肾不交一证，包含心火亢肾水寒与心火亢肾水亏两个性质不同的证；还有一些证的命名过于含混笼统。证名不规范给中医临床及中医信息化管理带来了诸多不便。

为诸证重新正名，是证的规范化研究的第一步。证的命名，要充分体现中医学术特点，命名要简明确切，证名应包括该证的病位、病性（病因或邪正盛衰）等内容。证命名时，尽可能沿用最为贴切的传统证名，确无传统病名可循，或已知传统病名不符合证命名的原则者，则应根据上述原则重新确立规范的证名，务求规范。在医疗、教学、科研和管理等工作中，应使用规范化的证名，别名一律摒弃。

证的表述用字要考虑所用字是否涵盖了做出证的判定所需的足够信息。

证名所用术语的统一，是证名规范的重要内容。用字相同而排序不同者，应斟酌其宜，立为正名。如称肝郁气滞，还是称肝气郁滞，是气滞血瘀还是气血瘀滞等，均当议定。词义相同而用字不同的术语，应取其雅达者，立为正名。

证名的规范，应注意与其他名称的照应，如用中气还是脾气，称脾胃抑或中焦，只要区别不大，应统一称谓。

在证名规范的过程中，原有证名的取舍是不可避免的，具体取舍时需要严谨、科学、准确、统一。

（三）证的诊断标准的规范

证的诊断标准的规范化是证规范化的主体工作。在何种情况下可以辨为此证，何种情况则当辨为彼证，是辨证的关键问题，也是证规范化研究的重点和难点。

目前证的诊断标准的规范大体为两种方式：一是把证属理论症状交叉分为若干个症状组合，具备某一症状组合即可诊为该证。这种规范把一组症状均放在同等重要的位置，重视的是临诊时这些症状的有和无。二是把证属理论症状分为主要症状和次要症状，并明确规定具备主要症状和次要症状若干项才能确立证的诊断。相比而言，后者一定程度上体现了症状的专属性，且带有一定的定量意味，其科学性明显强于前者。但“主症＋次症”的证候诊断标准无法概括所有疾病过程中证候的发展变化情况。另外，这种诊断标准要求主、次症状的划分必须确切、分明且具有较强的科学性和可操作性，但是实际上主、次症状的划分存在明显的局限性和随意性，很难准确反映疾病的本质。

在症状主次划分方面，舌、脉象的主次归属也是一个需要考虑的问题。中医重视舌、脉象的异常对证的诊断意义，通常把它作为主要症状，但中医又有“舍脉从症”一说，可知舌、脉象有时不能作为辨证的主要依据。因此，在对症状主次进行规范时，必须灵活对待舌、脉象的划分，不可千篇一律。

规范证的诊断标准一般应符合下列要求：①证名规范；②整体定性以八纲为依据；③客观定位以脏腑、经络、气血、津液为依据；④明确主症、次症；⑤舌、脉、症合参；⑥适当运用客观检测指标；⑦逐步实现中医辨证的计量诊断。

临床上不可能每个患者的所见病证都十分典型，也不可能各项症状都齐备，有的甚至无证可辨，因此有必要把每种证的诊断设一个临界标准。患者虽未具备该病证的所有表现，但只要符合临界标准的条件，就可做出该证的诊断。中医辨证的量化研究可能成为中西医结合研究的一条重要途径，病证结合是证的规范化研究的可取模式。如能正确把握证的本质，制定出与疾病整个发展过程相适应的分级量化诊断标准，将会使证的诊断标准的规范更科学、完善。

（四）认证指标的客观化

认证指标的客观化，就是在中医诊断思维指导下，应用现代科技手段，定性、定量、定位描述证的模式和特殊病理生理变化，寻找并建立具有证的相对特异性的指标体系，使辨证更加科学、准确。中医的辨证，包含部分非客观因素，如患者所述的症状和医生的分析判断等都掺杂了一些主观因素。因此，尽管是对同一患者进行诊断，医生辨出的证也常出现较大的差异。所以，需要借助现代科学仪器检测，使各种证可以客观地定性、定量，准确反映其病理生理状况。具体而言，即将证的观察指标客观化，并加以规范化。

指标的客观化可通过以下途径实现：一是做病证的流行病学调查。从临床实践入手，进行大量的流行病学调查，以中医的证为主导，运用统计学方法，概括出随机出现的症状、体征中的一般规律，从个性中找出共性，并加以模式化。二是多学科综合研究，同步测试并进行相关分析。证是复杂病理变化的反映，是机体平衡失调的综合表现，包括多脏器、多系统的功能或病理改变。一种证不会只有某一项指标的异常，单指标甚至单层次、单系统的研究均难以全面揭示证的本质，应采用多学科、多途径、多指标的思路进行研究。由于证不是固定不变的，它随病情的进展而时刻发生着变化，因此应进行分期同步测试，并注意测定的客观指标尽可能与证候同步进行，这样才能反映其客观存在。各项指标同步的规律性变化有助于阐明证的本质，而多指标同步测试结果的相关分析，则可反映阴阳、气血、脏腑等之间的相关性和制约性。目前有关指标的选择有双向发展的趋势：一是高度的综合，二是深入的分析。前者向整体方向发展，使研究更加全面和宏观；后者向分子生物学发展，使研究更加深入和微观。两者的有机结合是认证指标客观化的前提。

（五）证的数量的规范

证的数量的规范，包括证的总量的约定，不同类别证的约定和一病所辖诸证数量的约定。

关于证的总量，现阶段各综合性规范中证的总量相差较大，或相差虽小但各证相互参差者众多，应统一那些含义相同而称谓不同的证，使证的总量大体确定下来。

不同类别证的数量的约定是以证的分类为前提的。规范证的分类会遇到两种情况：一是各类证之间存在重复现象，这在脏腑证、六经证和温病诸证中均可见到；二是以证统病还是以病统证。若是以证统病，对证分类或许是必要的，但应妥善解决各类证的重复现象；倘若以病统证，对证进行分类便毫无意义，关键在于明确某病可辖何证。

病辖诸证的数量问题，可分为中医病辖诸证和西医疾病中医分型两类问题，这是中医临床和中西医结合的关键性问题。一方面，必须通过规范约束来指导人们的专业行为；另一方面，应允许学术界开展广泛的学术探索。目前，病辖诸证和证的数量缺乏统一、科学的标准，因此建立科学、统一的考察和修订方法，是重新对病辖诸证进行考察和修订的首要前提。

四、证的动物模型复制

证的动物模型是在中医学整体观念和辨证论治的思想指导下，运用藏象学说和病因病机理论，把人类病证原型的某些特征在动物身上加以模拟复制而成，是证的具体再现。证的模型建立的基本步骤是：先通过中医理论、临床实践、实质研究、相关证候、相关病种的途径及病因、诊断、治疗的途径对证进行规范化、客观化、多态性研究，形成一个清楚的证的概念；再将这一证的概念在理论上映射于动物；最后围绕这一映射的实现对有关因素进行实验设计和实施。

证的动物模型复制的思路可以概括为下列几点：

（一）中医病因证的模型

人为制造导致证的致病因素，模拟出与证的临床表现基本相似的动物模型，为病因模型。包括单因素造模法和复合因素造模法两种。如用冷水浴制造动物阳虚模型、大黄水浸剂灌服制成动物脾虚证模型、偏食苦味致脾气虚证动物模型、激怒刺激法复制肝郁证动物模型等，都属于单因素造模法。采用苦寒泻下、饮食失节加劳倦过度法研制脾气虚动物模型，用慢性夹尾激怒加高浓度大黄灌胃研制肝郁脾虚证动物模型均属于复合因素造模法。病因模型的思路是：临床证→基于中医理论或临床的证的病因→可用于造模的方法→动物证。按照中医理论，单因素造模法容易忽视气候、体质等因素对机体的影响，很难说是成功的。复合因素造模法稳定、可靠、重复性好，且符合中医理论与临床实际，是比较理想的动物造模方法。

（二）西医病理证的模型

有明确、特异的病理效应，直接来自临床病理研究结果的模型称为病理模型。此类模型是以西医病因学为依据，采用特定的物理、化学、生物、机械的方法复制符合中医证的动物模型。如移植心肌梗死致心力衰竭研制心气虚动物模型、咖啡因腹腔注射叠加多平台水环境持续睡眠剥夺法建立老年阴虚失眠动物模型、冠状动脉前降支放置 Ameroid 缩窄环制备慢性心肌缺血气虚血瘀证动物模型等，都属于西医病理模型。病理模型的思路是：临床证→临床病理→造成这种病理的因素→动物病理→动物证。病理模型具有方法成熟、结果可靠、重复性好等特点，但其致病因素多采用西医学思路来判断，缺乏直接的中医理论依据。但是，如果证的中医病因不清，而西医病理研究较为透彻，且有必要突出某一方面病理进行研究，那么就可以制作病理模型，多角度、多途径探讨证的本质。

（三）病证结合模型

病证结合模型是依据现代中医临床辨证和辨病相结合的特点，在同一动物体上同时复制疾病和证，形成“某病某证模型”。如冠心病心阳虚血瘀证大鼠模型、高血压肝阳上亢证大鼠模型、动脉粥样硬化痰瘀证大鼠模型、抑郁症肝郁脾虚证大鼠模型等，都属于病证结合模型。这种模型的意义在于能探讨证在某一具体病上的表现，探讨同病异证机制，以及同一方药在单纯治病、单纯治证、病证同治中的药理作用，还可以阐释有证无病模型的机制。病证结合模型具有较强的可行性、可靠性、稳定性，“病”“证”结合更加符合临床实际。总之，病证结合模型具有单纯证模型、单纯病模型所没有的优点，即模型具体化后带来的研究务实化。病证模型既体现了中医证候的特点，又有西医病理变化的特点，不但为中医动物模型研究注入活力，而且将中西医有机地结合起来，也为中西医结合研究开辟了一条直接的途径。

评价证的动物模型是否复制成功一般通过以下几种方式：①动物模型的临床表现是否与该证的证候相符；②某些可测定的客观指标变化是否与该证的客观辨证指标相符；③借助方药的特殊作用推测或反证动物模型证的属性。综合证的动物模型，国内外学者对阴虚、阳虚、肝郁、脾虚、血瘀、痰瘀、血虚、心气虚、寒证、热证、肾虚、阴虚火旺、肺气虚等证进行了广泛深入的研究，涉及多系统、多指标，对证实质的认识逐步科学化、客观化。但在证的动物造模研究中，须充分考虑动物的种属差异，优先纯化造模因素，尽可能选用多因素造模，建立不同证该动物模型的诊断标准，进一步深化病证结合模型的研究。

总之，证的动物造模已成为中医科研体系的重要部分，其意义不只是作为一种工具、技术，更重要的是它为中医学引入了新的、理性的生物观，使之从生物界的普遍联系中得到重新认识和发展，成为推动中医药现代化的重要环节。

五、证的实质和微观辨证研究

（一）证实质研究的必要性

证的实质是什么？这是一个关系到证是否科学的重要问题。证是否是单独存在的概念实体，关系到辨证论治能否被世界所认可。如果确实存在着客观的实体，哪些客观指标可以证明证的存在；如果存在该证，哪些客观指标的特异性变化可以作为其判断的标准。要解决这些问题，就要做到辨证的客观性，加强证实质的研究。

（二）证实质研究的思路

阐明证的实质，即证的客观化研究，是在中医传统理论指导下，运用包括分子生物学、现代流行病学、医学统计学、遗传学在内的现代自然科学多学科理论、方法与手段，探索证对应的组织结构等实体改变的科学研究。探索证的客观存在，有必要做到如下几点：①证及其证候应该规范化。在四诊客观化的基础上，做到证的诊断标准化。最好优先选择单纯的证进行研究，以便观察和判断。②临床测定。选择临床上具备该证的病种，设该证组与对照组进行比较研究。③创制模拟该证的动物模型。走病证结合的研究之路，达到造模方法、与临床吻合程度等符合证本身的特点。④确定证的诊断指标。运用多系统、多元化客观指标测定患者或动物模型，明确诊断指标。⑤方药反证动物模型。运用对抗该证的方药治疗这些患者或动物模型，以临床疗效来反证该证的客观存在。⑥临床及动物试验。在这些患者或动物身上做实验，观察其病理生理变化和病理形态改变，研究其疗效机制。⑦统计学方法处理数据，得出结论。通过上述研究思路和方法，即可能探讨并阐明证的实质，进一步揭示证的本质，为中医的客观、微观辨证奠定基础。

（三）微观辨证和辨证微观化

1986 年，沈自尹院士在学术界首次提出了“微观辨证”和“辨证微观化”的概念。当时将这两个概念界定为：微观辨证，是在临床收集辨证素材的过程中，引进现代科学特别是西医学的先进技术，发挥它们长于在较深入的层次上、微观地认识机体的结构、代谢和功能特点的优势，更完整、更准确、更本质地阐明证的物质基础，从而为辨证微观化奠定基础。简言之，是试用微观指标认识与辨别证。辨证微观化，是综合多方面微观辨证的信息，结合中医传统的宏观标准，并通过临床方药治疗的反复验证，以期逐步建立辨证的微观标准，并用以进一步指导临床实践。简言之，是探寻各种证的微观标准。从微观辨证到辨证的微观化，是辨病和辨证相结合在认识上的一次飞跃和突破。

从两个概念的定义所反映出来的两种研究工作的发生、发展过程来看，微观辨证是用西医学的微观检测指标对疾病直接做出证的诊断，辨证微观化则是对已经明确诊断的证进行研究，以揭示证赖以形成的微观检测指标。辨证微观化是前期的研究工作，在完成这项工作的基础上，才能进入微观辨证阶段。两者之间按照正确的研究程序，只能是由辨证微观化向微观辨证逐步过渡，而不可能是从微观辨证转变到辨证的微观化。

辨证微观化在某种程度上即是证本质研究的代名词。证本质研究成果的标准化，为微观辨证提供了前提。

（四）证的标准化、客观化研究举隅——肝郁脾虚证

1. 辨证标准

中南大学湘雅医学院肝郁脾虚证诊断标准如下：

（1）肝郁主症　①精神抑郁、烦躁；②胁肋胀痛或乳房、少腹胀痛；③咽部有梗塞感；④脉弦或小弦。

（2）脾虚主症　①四肢倦怠、乏力；②腹胀；③纳差；④便溏。

具有肝郁主症 2 项，脾虚主症 1 项，即可诊断为肝郁脾虚证。

2. 客观化指标

中南大学湘雅医学院肝郁脾虚证客观化研究指标：①自主神经功能紊乱，其特征主要是交感、副交感神经均亢进，用疏肝健脾汤治疗后有明显改善；②血液流变学出现血液黏度增高，红细胞电泳时间延长；③血浆环核苷酸水平失衡，cAMP 降低，cGMP 升高，cAMP/cGMP 下降；④尿木糖排泄率降低，小肠吸收功能减弱；⑤脉图特征以小弦脉为主，其次为弦脉。

（五）基因、蛋白质、代谢组学与证

一直以来，研究者分别从生化、生理、超微结构及神经－内分泌－免疫网络等方面对证的实质进行了大量探讨，并研制了数十种证的动物模型，使证的研究有了较厚实的基础。但是，病理、生理、生化等微观检测指标缺乏特异性，而证又存在发生机制的多样性及临床机制的复杂性等特征。所以，证的实质研究需要运用还原法，但也必须遵循中医学自身发展中的轨迹，这就需要认识方法上的还原论、控制论与整体论、系统论的结合。

20 世纪末，人类基因组研究取得了重大进展，其研究方法和内容与中医学整体观、辩证观有许多相似之处，即在微观水平的基因调控与修饰上，反映着机体的整体功能状态。基因组学研究充分认识到基因之间相互关联的复杂性，即一种病证可能由多个基因的改变所导致，而同一个基因的不同表达状态又可能形成多种病证。特别是从结构到功能研究方式的转变，对基因之间的相互联系、相互作用的日趋重视，反映出基因组学和中医学这两个学科在思维方法上的趋同特征，显示出研究思路与方法相互渗透的可

能性。

人类基因组计划解决了基因形态结构的问题。以人类基因组学为大背景，研究疾病状态和发病过程中基因的变化规律，为中医证的深入研究提供了思路和技术支撑。证的分子生物学研究被列入国家重大基础理论研究项目，即依据证的发生和多基因致病的关联特性，用基因组学和蛋白质组学的理论和方法，特别是通过基因表达谱或表达产物的差异性比较分析，来研究证发生的基因表达及调控规律，探索证候表现的基因特性、基因表达调控的可变性及其规律，探讨疾病、亚健康状态与正常生命活动三种状态基因表达的差异性，总结证发生的基因组学特征，探索证发生的遗传学背景，形成证基因诊断的基础，并建立证的疗效评价指标体系。

作为后基因时代的另一种研究方法，代谢组学以整体生物和功能状态的终末代谢物为特征，避免了采用单一指标或少数几个指标研究某种生理和病理变化，与中医的整体观念相吻合。近年来，涌现出了代谢组学应用于肝郁证、肝郁脾虚证、血瘀证、痰瘀证、肾阳虚证、肾阴虚证、湿热蕴脾证、脾气虚证等的多项研究，对这些证的生物学本质和证的量化起了一定的规范作用，可以促进证实质研究，促进中医辨证科学化和定量化。总之，生物技术、生物信息技术、核酶及蛋白质工程、代谢组学的发展将为证的实质研究带来新的突破。

六、证实质中西医结合研究应注意的几个问题

（一）强调研究的组织性、规划性和协作性

证的研究是中西医结合研究的重大课题，难度高，工程浩大，必须由国家有关部门统筹规划进行，有长远和阶段性目标。各个研究单位分工合作，及时沟通，形成一个研究网络。

（二）强调先建立辨证标准的重要性

证的研究，当务之急是要确立证的辨证标准。这是关系到证的研究是否正确的重要前提，也是确保研究结果具备科学性、可比性的必要条件，应在大样本临床流行病学调查和数理统计分析的基础上，建立辨证标准。

（三）强调系统研习中医理论的重要性

文献研究是开展证研究的重要环节，在熟悉证的形成、发展、临床表现、致病特点、治则治法等的基础上，启发研究思路，更好地制定研究计划，选择观察指标。

（四）强调重视临床研究，避免过分依赖动物实验模型

证只能在患者身上辨识，多数症状、体征，特别是舌象、脉象在动物身上无法正确观测，故证的研究主要应在临床。证的动物模型主要用于中药辨证治疗的药理实验研究，而用于证的诊断及其本质研究等则不太适合。

（五）强调对关键指征的重点研究

例如，腻苔和滑脉是痰证特征性的表现，应采用现代检测手段，定量研究其形成机制和病理生理学基础。其他证型都有1～2个最关键的指征，必须深入开展基础性研究，总结其规律性变化，寻求突破。

（六）强调建立适合中医思维模式的实验及定量化诊察体系，避免过分追求某一物质基础

选择研究指标要从中医理论出发，以临床为依据，从四诊中筛选相关性指标，并与现代科学理论相结合，尤其要选择全身性和调节性指标；采用生物信息学综合分析的方法，将多方面的结果综合分析，尤其注意分析其内在联系，提取出规律性的内容，勾画出证候的基本轮廓；证的实质绝不可能是某一种物质，证的研究应避免机械套用西医学的实验检测指标体系。

（七）强调采用科学的研究设计

排除病种和其他证对该证研究的影响，注意随机对照原则，注重数理统计学方法尤其是多元分析法的应用，多指标综合判断，使证的研究规范化，研究成果能够重复，受到公认。

（八）强调整体论和转化医学理念

中医证的研究要立足临床，采用“病－证－方”结合的思路，以临床常见的、代表性强的证作为切入点开展研究工作。

（九）强调对现有研究理论和研究结果的分析、总结

加强对现有的特征性标志物的“整合－聚焦－验证”，对证进行不同组学信息的整合分析，相互印证和探讨证的科学内涵。

（十）强调多学科结合开展证候研究的重要性

20世纪中叶以来，分子生物学渗透到医学的各个学科，推动了生命科学的深入发展。20世纪末，人类基因组研究取得了重大进展，研究技术和方法也日益普及。进入21世纪，高科技突飞猛进，新技术日新月异，信息科学高速发展，生物科学、基因工程、纳米技术等新成果不断涌现，尤其是系统生物学和生物信息分析技术的快速发展为中医药研究提供了先进的技术和手段，复杂系统理论为辨证客观化提供了新方法。多学科协作将是实现中医药现代化的重要途径。中医学就是在多学科相互渗透、相互促进的基础上发展的，因此，在中医现代化研究工作中，也必须是多学科的相互渗透，各学科学者通力合作，进行多角度的探索研究，让不同的见解相互启发，才能反映中医学的全貌。

第七节　中医治则治法的中西医结合研究

一、治则治法研究的思路与方法

治则治法理论是中医理论体系的重要组成部分之一。治则，是指治疗疾病时的基本原则，是从长期临床实践中，在认识疾病发生发展的普遍规律的基础上，逐步总结出来的治疗规律，对临床立法、处方、用药具有普遍指导意义。治法，是指在治则指导下治疗疾病的具体方法。治则是用以指导治法的总则，治法是治则的具体化，并从属于一定的治则。

中医治则通常分为两类：一类是概括治病的总原则或治疗某一类疾病的总原则，如《内经》提出了治病求本、调整阴阳、标本缓急、扶正祛邪、三因制宜、既病防变、上工治未病等治则；另一类是专论各种不同病证的治疗原则，如疏肝理气、养血补血、活血化瘀等，此类治则有时又和治法同名，如“活血化瘀”既是治瘀血证的治则，也是治法。

中医治法包括治疗大法和具体治法两个内容。治疗大法又称基本治法，概括了多种具体治法的共性，临床上具有普遍的指导意义，常说的治疗大法包括汗、吐、下、和、温、清、消、补等“八法”。具体治法则包括内治法与外治法，内容十分丰富，如化痰法、燥湿法、益气活血法、理气健脾法等具体方法。

治则为抽象的概念，是对治病规律性的认识；治法为具体的方法，有可操作性。治则取决于病机，一种病证只有一个对应病机的治则；治法取决于治病的实际条件，医生的主观能动性及处方用药习惯，一个病证可以有几种治法，具有在“法随证立”“方以法出”前提下的丰富性。在辨证论治时，确立治则必须是“循经守数”，而运用治法却可以“法无定数”。治则治法的“一以贯之”，正体现了原则性与灵活性的统一。辨证论治的程序与全过程是：辨证→治则→治法→选方→议药。

由上可见，治则治法理论是连接中医基础理论和临床治疗的中心环节。治则治法的研究对于提高中医临床疗效、发挥中医特色和优势、阐明证的病理基础具有重要的意义。中西医结合治则治法的研究始于20世纪60年代，因中医治则多属于医学思维和哲学方面的内容，而治法直接涉及方药的运用，故中西医结合治则治法的研究主要侧重于治法的研究。

中西医结合治法的研究是从临床开始而后转入实验研究的。20世纪60年代中期，中西医结合治疗急腹症取得了初步成果。天津市南开医院研究中西医结合治疗急性阑尾炎、溃疡病急性穿孔，山西医科大学研究用中药非手术疗法治疗异位妊娠，大连医科大学研究中西医结合治疗胆道感染与胆石症、胆道蛔虫病、急性胰腺炎等取得了较好的疗效。当时已经总结出通里攻下法、清热解毒法、活血化瘀法及行气散结法的重要作用。继后，中国中医科学院西苑医院、广安门医院用活血化瘀、宽胸理气、化瘀散结、扶正培本、补气和血等法（即“三通两补”法）治疗冠心病也取得了进展。同时，在骨伤科方面，以活血化瘀法配合手法整复，在治疗骨折上也取得了突破。这些临床成就引发了学者们对治法研究的重视，并以治法的研究，从临床转入实验研究，希求通过动物实验，揭示诸治法的机理。

治法研究的总体思路是首先造成某一病证的动物模型，然后施以某种治法的代表方、药加以治疗，治疗前后观察有关指征，通过对照，分析实验资料并阐明机理。用这种思路和方法来研究中医治法，一方面是使中医理论研究具有可操作性，把看不见、摸不着的中医抽象理论和实验联系起来；另一方面又通过研究，揭示了各种治法治病的机理，并清楚地认识到各种治法的科学内涵。更为重要的是，治法机理的揭示，成为发展临床治疗学的动力，显示了基础指导临床的超前价值。近年来实验造模方法已从单一疾病模型发展为病证结合的动物模型，从宏观症状与体征，到微观病理形态学、分子生物学，甚至应用基因蛋白组学、干细胞分化等来研究与阐述治则治法的作用机制，并取得了一些有价值的成果。例如，活血化瘀法的研究，认识到活血化瘀具有扩张血管，改善微循环，增加血流量，对抗血小板凝集，减少血液黏度等功效后，除用于治疗心脑血管病、硬皮病、肝硬化慢性肝炎等病外，因其机理明确，现已用于治疗外科、妇科、儿科、五官科及精神神经系统疾病百余种病症。

治法实验研究的特征是“以方名法”，以具体方剂的功用来说明治法，其受试对象在临床是有适应证的患者，在动物实验中则是各相应的动物模型，因此治法研究和证的研究有密切的联系。从宏观症状与体征，到常规的临床指标的检查，再到分子生物学检测，直到近年来从行为医学、环境医学、心理医学等领域，并利用循证医学方法，多领域、多学科、多层次研究治法的实验及临床疗效。其发展的结果，治法研究便和临床研究结合起来，促使中西医结合实验研究发展成为理、法、方、药统一的研究体系。

治法研究正向两个方向发展：一是用以说明有效的临床治疗学机理，临床医生从临床运用入手，探讨治法的适应证及疗效；二是成为中药理论研究的一部分，以治法来说明方剂配伍的功能。这二者虽然发展方向不同，但往往是结合的，在治法研究的选题时，以临床有效为选择标准来开始实验研究。目前，治法研究已经很广泛，已成为一门专学，而且还在不断创立新的治法。

二、活血化瘀治法研究

中医活血化瘀法是指运用具有消散作用或能攻逐体内瘀血的药物治疗血瘀证的一种治法，又称活血祛瘀法。所谓活血，就是通利血脉，促进血行；所谓化瘀，就是消散瘀滞；活血化瘀就是使血脉畅通、瘀滞消散的一种治法。该法适用于血行失畅、瘀血阻滞之证，即血瘀证。由于血液运行于周身，全身各脏腑器官组织都可因瘀血而发生病变，所以血瘀证的证候极为复杂，常随瘀血阻滞的不同而异。因此，活血化瘀法的主治范围亦十分广泛，遍及内、外、妇、儿、伤等各科。如血瘀于心，可见胸闷心痛、口唇青紫；瘀阻于肺，可见心痛咳血；血瘀于肝，可见胁痛、胁下痞块；瘀阻胞宫，可见少腹疼痛、月经不调、痛经、经色紫黑有块，或见崩漏；瘀阻经脉，可致脉痹、出血、半身不遂；受外伤瘀阻，则见局部肿痛青紫或瘀斑。

中药中的活血化瘀药物根据其不同的性能特点，又可分为活血止痛药、活血调经药、活血疗伤药和破血消癥药。活血止痛常用药物有川芎、延胡索、郁金、乳香、没药、五灵脂等；活血调经常用药物有丹参、红花、桃仁、益母草、泽兰、牛膝、鸡血藤等；活血疗伤常用药物有土鳖虫、马钱子、自然铜、苏木、骨碎补等；破血消癥常用药物有莪术、三棱、水蛭、穿山甲、斑蝥等。方剂以血府逐瘀汤（《医林改错》）、桃仁承气汤（《伤寒论》）、复元活血汤（《医学发明》）、温经汤（《金匮要略》）等为活血化瘀法代表方。

活血化瘀法常与补气、养血、温经散寒、行气、攻下等法配合使用。气有推动血行的功用，气虚则推动无力，血行瘀阻，需配合补气法，如补阳还五汤；瘀血兼血虚时，配合养血法，如桃红四物汤；寒客血脉，血行凝滞，需配温经散寒法，方如温经汤；血热互结、血行瘀积，需配合清热法，方如四妙勇安汤；血热互结于肠胃，需配合下法，方如桃仁承气汤；气滞可导致瘀血，血瘀则行气不畅，故活血化瘀亦常与行气法配合使用，方如血府逐瘀汤。

中西医结合研究活血化瘀法是在血瘀证实质研究的基础上逐步进行的，并随着血瘀证的实质不断被阐明，活血化瘀法的研究也不断深入。现代药理研究显示，活血化瘀药的主要药理作用可归纳为以下几个方面：

1. 改善血流动力学

活血化瘀药一般都有扩张外周血管，减少血流阻力，增加器官血流量及保护缺血乏氧组织的作用。各种活血化瘀药扩张血管的主要部位有所不同。如穿山甲、水蛭、益母草、莪术、桃仁等对股动脉的扩张作用较突出，除益母草及桃仁外，其他均属破血消癥药，说明在活血化瘀药中，对于扩张股动脉，以破血消癥类药作用最强；而川芎、红花、当归、赤芍、丹参、延胡索等对冠状动脉的扩张作用较为明显，具有增加冠脉流量及心肌营养性血流量的作用。可见，此类药对治疗冠心病心绞痛具有良好的疗效，正是因为这些药能改善心脏本身的功能代谢，改善冠状动脉供血，增加心肌营养性血流量，降低心肌耗氧量，使心率减慢、舒张期延长、排血时间充分，心脏得以充分休息所致。

2. 改善血液流变学和抗血栓形成

（1）改善血液流变学　中医学的“血瘀”和血液生理、生化、形态的改变有密切关系，血瘀证患者血液一般表现为浓、黏、凝、聚状态，血液流变学异常主要是由于微血管内皮细胞损伤和受损细胞释放生物活性物质（组胺、5-HT、缓激肽等）所致。活血化瘀药及其复方一般均能降低血小板表面活性，抑制血小板聚集，提高纤溶酶活性，调节血液流变性，改善血瘀证患者血液的浓、黏、凝、聚状态。

（2）抗血栓形成　血瘀证常表现为血栓闭塞性疾病，如心肌梗死、脑血栓形成、血栓闭塞性脉管炎、视网膜血管阻塞等。研究表明，许多活血化瘀药都有抗血栓形成的作用，如益母草、赤芍、当归、三棱、莪术等抗血栓形成的作用较明显，因此对上述疾病均有良好的疗效。

活血化瘀药抗血栓形成主要作用于以下几个环节：①抑制血小板聚集：血瘀患者血液的浓、黏、凝、聚状态，引起血流缓慢，血小板易于在血管内膜损伤处黏着，活血化瘀药改善血液流变学特性，减少了血小板的黏着和聚集。此外，活血化瘀药可降低血小板的表面活性，从另一方面抑制血小板聚集，如赤芍、鸡血藤、当归（体外试验）都能非常显著地抑制由 ADP 诱导的血小板聚集，且与浓度呈正相关。其他如川芎、红花、益母草、水蛭、三棱、莪术、虻虫、土鳖虫、延胡索、五灵脂等都有这种作用。有的药物能使已聚集的血小板发生解聚，如川芎的有效成分川芎嗪。②增加纤溶酶活性：某些活血化瘀药还可通过增加纤溶酶活性，促进已形成的纤维蛋白溶解而发挥其抗血栓形成作用。如益母草、红花的有效成分红花黄素和活血化瘀宫外孕方（Ⅰ号方由赤芍、丹参、桃仁组成，Ⅱ号方再加三棱、莪术）等都有这种作用。

3. 改善微循环

临床上血瘀证患者常表现有微循环障碍，如冠心病、脉管炎、子宫内膜异位症、慢性肝炎、肝硬化、硬皮病等，都普遍存在微循环障碍。实验研究证明，许多活血化瘀方药都具有改善微循环的作用，如川芎、丹参、蒲黄、姜黄、红花、当归、益母草、冠心 2 号方、通脉灵、补阳还五汤等，均有类似作用。

活血化瘀药改善微循环表现在以下几个方面：①改善微血流。治疗后微循环改善常首先表现为微血流改善，使流动缓慢的血流加速，这可能主要是血液流变学特性及血液的浓、黏、凝、聚倾向改善而产生的间接影响。②微血管形态改善。表现为微血管痉挛解除，循环内红细胞的瘀滞和汇集减轻，微血管襻顶瘀血减少或消失，微血管轮廓清晰，形态趋向正常。③毛细血管通透性降低，微血管周围渗血减少或消失。

以上是活血化瘀药的基本药理作用，其结果是改善器官的血液循环，使血流通畅；在上述药理作用的基础上，可使体内许多病理过程获得改善。除血管栓塞性疾病外，还可涉及其他多种病理过程：①减缓动脉粥样硬化的发生和发展：在动脉粥样硬化形成过程中，血小板聚集性增高起着重要作用，活血化瘀药抗血小板聚集，有助于保护动脉壁，从而抑制动脉粥样硬化的发展。②抗炎作用：通过活血化瘀可降低炎症区毛细血管的通透性，减少炎性渗出，改善局部组织血液循环，促进炎性渗出物的吸收，有助于炎症康复。③镇痛作用：疼痛是血瘀证的重要症状，中医认为："瘀则不通，不通则痛。"活血药中延胡索、乳香、没药镇痛作用较强，与活血化瘀改善局部组织供血氧有关；同时，延胡索对中枢神经系统也有较强的抑制作用。④活血调经：益母草、红花、蒲黄等能加强子宫收缩，用于产后调理，治疗产后血瘀、子宫出血、复旧不全、恶露不净、痛经、闭经等妇产科疾病。⑤抑制组织异常增生：活血化瘀药通过改善局部循环，抑制胶原合成，促进其分解来抑制组织异常增生，用于治疗烧伤疤痕、组织粘连、硬皮病等。⑥对肿瘤的影响：有些活血化瘀药具有抗肿瘤作用，同时其可促进病变组织的血液循环，增强抵抗能力，与化疗药物合用时，可增加肿瘤组织中抗癌药物的浓度，有助于抑杀肿瘤细胞。例如丹参，其自身具有抗肿瘤的功效，同时与化疗药物联用，可使大分子化疗药物进入更末梢处，发挥化疗药物的最大作用。但另一方面，活血化瘀是否促进癌细胞血运转移扩散，这一问题目前仍存在较大的分歧与争论。

三、清热解毒治法研究

清热解毒法是使用具有清解热毒作用的药物而达到清解热毒之效的方法，属于清法的范畴，是温病的重要治法之一。该法不仅适用于温疫、温毒等具有明显肿毒特点的温病，而且还广泛应用于其他各种温病的治疗，不仅适用于温病气分阶段，而且可用于其他各个阶段。如温邪袭卫，疏卫解毒；热入气分，清气解毒；热入营分，清营解毒；热入血分，凉血解毒。可见清热解毒法在治疗温热病中地位之重要，与西医学治疗感染性疾病应用抗生素作为基本手段相一致。解毒法的范围也很广，除清热解毒之外，还可通过催吐、通下、利尿、发汗等方法达到解毒的目的。清热解毒法常用药物有黄连、黄芩、黄柏、栀子、金银花、连翘、板蓝根、败酱草、蒲公英、紫花地丁、野菊花等，以黄连解毒汤（《外台秘要》）、普济消毒饮（《医方集解》）、仙方活命饮（《外科发挥》）、五味消毒饮（《医宗金鉴》）等为其代表方。中西医结合研究清热解毒法的临床治疗相当于中医热毒证的多种感染性疾病的疗效验证，且随着实验研究的不断深入，其临床治疗范围逐步扩大至一些非感染性疾病。在感染性疾病中，清热解毒法防治流行性乙型脑炎、流行性脑脊髓膜炎、白喉、钩端螺旋体病、疟疾、传染性肝炎、麻疹、流行性感冒、流行性腮腺炎、急性肺炎、肺脓肿、胆道感染、泌尿系统感染等取得了显著的疗效；在一些非感染性疾病中，清热解毒法防治一些变态反应性疾病（急性风湿热、急性肾炎、过敏性皮炎、系统性红斑狼疮）、心血管疾病（高血压、冠心病、血栓闭塞性脉管炎）、内分泌代谢性疾病（甲状腺功能亢进、糖尿病）、肿瘤（急、慢性白血病）、烧伤、放射性疾病等也有一定的效果。在清热解毒法取得显著临床疗效的基础上，研究者进一步运用现代实验医学方法，对清热解毒法的作用机制进行了深入的研究，发现该法不但有抑杀细菌、病毒、钩端螺旋体、原虫、真菌等作用，还有中和毒素、增强机体免疫力的功能（包括非特异性免疫和特异性免疫），又有解热、消炎等作用，还能通过对神经系统的保护性抑制作用，调整垂体－肾上腺皮质系统功能及代谢紊乱而改善机体反应性。其主要药理作用归纳如下：

1. 抗病原微生物作用

感染性疾病的病因是病原微生物，病原微生物是引起各种感染的主要因素，常具有发热、疼痛等临床症状。中医常以寒凉药为主的方药进行治疗，很容易使人想到清热解毒方药是否具有抗菌、抗病毒等作用。实验研究发现，许多清热解毒药对多种细菌、病毒、真菌、螺旋体及病原虫等有不同程度的抑杀作用。如金银花、连翘、黄芩、黄连、黄柏、栀子、蒲公英、紫花地丁、野菊花、大青叶、板蓝根、山豆根、蚤休等均具有广谱抗生素作用；金银花、连翘、黄芩、大青叶、板蓝根、鱼腥草等对流感病毒有明显的抑制作用；蒲公英、败酱草、金银花等对单纯疱疹病毒有抑制作用；大青叶、板蓝根等对乙脑病毒、腮腺炎病毒有一定的抑制作用。此外，清热解毒方药还可抗其他病原体，如青蒿能抗疟原虫，白头翁、常山能抗阿米巴原虫等。清热解毒药配伍或组成复方后，其抑杀病原微生物的范围可以扩大并显示协同增效。但同西药抗生素或抗病毒药相比，清热解毒药的直接抗病原微生物作用一般相对较弱，在常用剂量下口服难以达到体内抗菌水平，因而对全身感染而言疗效有限；但对于一些局部感染，如肠道感染、皮肤感染等仍可达抗菌浓度。此外，清热解毒药在亚抑菌剂量下仍可通过对细菌超微结构及生化代谢的影响而减弱其附着、侵袭和毒力，从而有助于对感染的控制。值得注意的是，清热解毒药的抗病原微生物作用与其临床疗效常不一致，表现为有些药物在体外有较强的抗菌作用，但临床疗效不好，有些在体外无抗菌作用，但临床疗效反而很好。这些研究结果提示，在清热解毒药的研究中，仅以抗病原微生物作用为指标显然是不全面的。

2. 抗细菌毒素作用

病原微生物毒素是其致病力的重要组成部分。其中，内毒素是革兰阴性细菌细胞壁上的一种脂多糖，其有复杂的生物活性，可引起发热、循环障碍、休克及弥漫性血管内凝血（DIC）等。许多清热解毒药，如金银花、连翘、蒲公英、大青叶、鱼腥草、败酱草及复方清解灵（白头翁、蒲公英、败酱草、大黄、甘草）、热毒清（金银花、蒲公英、大青叶、鱼腥草）等有抗内毒素的作用。其作用机制主要在于拮抗内毒素的生物学毒性作用和对内毒素的直接解毒，也可能通过对单核吞噬细胞系统（RES）的激活以加强内毒素在体内的清除及消除肠道内毒素等途径起效。外毒素是细菌分泌到体外的物质，毒力大，对机体组织有选择性的毒害作用。板蓝根的有机溶剂萃取物能使大肠埃希菌最大产热峰强度明显下降、达峰时间滞后。黄连中含有 3 种小檗碱类生物碱，小檗碱能使霍乱弧菌毒素所致腹泻潜伏期延长，腹泻程度减轻，显示其抗外毒素的作用。此外，清热解毒药的抗细菌毒素作用还表现在抗透明质酸酶、抑制金葡菌凝固酶和溶血毒素的生成等方面。

3. 解热作用

发热是温热病的主要症状，患者体温的变化也是临床观察药效和病情发展的重要指标。大部分清热解毒药具有不同程度的解热作用，如金银花、连翘、黄芩、黄连、大青叶、野菊花、石膏、知母、牛黄、清瘟败毒饮、黄连解毒汤等。临床观察发现，清热解毒药的退热作用与解表药和西医退热药（如阿司匹林）有所不同，前者退热时一般不伴有明显的发汗，提示解热机理与后者有所不同。现有研究表明，清热解毒药的解热机制可能与抑制花生四烯酸代谢、抑制内生致热原生成及抑制下丘脑热敏神经元等有关。

4. 抗炎作用

炎症是产生里热证候的重要原因，清热解毒药不论单味还是复方对炎症反应均有不同程度的抑制作用。如大青叶、板蓝根、银花、连翘、黄连、黄芩等对多种致炎剂（角叉菜胶、二甲苯、蛋清、巴豆油、右旋糖酐和甲醛等）引起的实验性炎症均有一定的抑制作用，清热解毒复方（如黄连解毒汤）对金黄色葡萄球菌所致的感染炎症有效，清解注射剂（由金银花、连翘、紫花地丁、蒲公英等组成）对大肠杆菌所引起实验性腹膜炎有效。炎症一般分为早、中、晚 3 期，即血管反应、细胞反应及组织增生 3 个阶段。清热解毒药抗炎作用的主要特点是抑制炎症早期的毛细血管通透性亢进、渗出、水肿的作用较强，对炎症中期白细胞集聚及晚期的纤维组织增生作用较弱或无。这与激素、非甾体抗炎药以抑制晚中期炎症为主有所不同，与它们的临床应用也是相符的。

5. 对免疫功能的影响

机体免疫功能状态对感染过程有重要影响。炎症反应是最原始的免疫反应，并作为免疫反应的起始和效应阶段，免疫反应还是感染变态反应的病理学基础。许多研究表明，许多清热解毒药能通过促进非特异性或特异性细胞及体液免疫功能来间接杀灭病原体，消除毒素，抑制变态反应，从而“扶正祛邪”，使机体达到康复。如增强白细胞及单核巨噬细胞对病原体的吞噬功能，诱生干扰素，增强血清补体和溶菌酶活力，提高淋巴细胞的转化率和玫瑰花结反应，以及抑制Ⅳ、Ⅲ、Ⅰ型变态反应等，这些作用均有助于里热证候的解除。

6. 抗癌作用

目前治疗恶性肿瘤的中草药，以清热解毒药的用药比例最大。半个多世纪以来，我国已对3千余种中药和近300个复方进行了抑瘤筛选及药理研究，对癌细胞有直接抑杀并经临床验证有效的中药大部分为清热解毒药，清热解毒药对某些恶性肿瘤，或某些恶性肿瘤的某个阶段确有一定的疗效，如山豆根、白花蛇舌草、半枝莲、穿心莲、黄连、败酱草、蚤休、漏芦、喜树碱、秋水仙碱、生马钱子、大黄等。实验研究表明，清热解毒药的抗癌作用机理是多方面的，如喜树碱可直接抑制癌细胞，白花蛇舌草可改变癌细胞内环核苷酸含量，秋水仙碱可干扰细胞膜信息传递，生马钱子可改变细胞膜表面电荷，靛玉红可影响癌细胞DNA蛋白代谢，山豆根、败酱草、漏芦可阻断致癌和反突变作用，白花蛇舌草、山豆根、穿心莲可提高机体免疫功能。清热解毒药可通过抑制细胞增殖，诱导细胞凋亡、分化及逆转，调节机体免疫水平，调控细胞信号通路及传导，抗基因突变，抑制肿瘤血管生成和抗多药耐药等多种途径发挥抗肿瘤作用。

7. 其他作用

临床上的重症感染，往往为热瘀互结。实验表明，一些清热药特别是清热凉血药具有抑制血小板功能、抑制血凝、抗DIC及改善血液流变性的作用。高血压可见肝阳上亢，一些清热药有降压作用。急性肝炎多是湿热为患，一些清热药有保肝利胆的作用。此外，部分清热药还可增强垂体-肾上腺皮质功能。

四、通里攻下治法研究

中医通里攻下法是指荡涤胃肠、攻实祛瘀及泄热逐邪的一种治疗方法，属于下法的范畴，通常用于温热病和危重病的治疗。通里攻下法主要适用于寒、热、燥、湿等邪内积肠道，以及水结、宿食、瘀血、积痰等里实证，概括为以下3个方面：①毒随便解。热病祛毒撤热，使腑气通畅，方能毒随便解。②下可存阴。可下之症，及早通腑泄热，即可存阴。③通达气机。肺与大肠相表里，腑气不通，下塞而上闭，通达气机，以利肺气肃降。中西医结合则用以治疗肠梗阻、胆囊炎、胆石症等，获得一定的疗效。如对单纯性肠梗阻、部分麻痹性肠梗阻，可免除手术之虞，对胆道结石症有排石之效；对蛔虫性肠梗阻，加入乌梅等药，有治愈之功；此外，通里攻下法还有清泄血分热毒的作用，故也用于阑尾炎、急性胰腺炎、腹膜炎等症。通里攻下法主要用生大黄、芒硝等攻下药配合枳实、厚朴、莱菔子、槟榔等行气药共收荡涤肠道、行气除胀、润燥泻下之功，代表方为大承气汤（《伤寒论》）。运用通里攻下法治疗急腹症，除有避免手术副作用的优点外，还在理论上改变了传统西医对肠梗阻等急腹症采取“绝对静止”的观念，以辨证的观念对待急腹症的“动”与“静”。

中西医结合研究通里攻下法始于20世纪50年代在北京、天津、武汉、大连、青岛等地开展的临床治疗急腹症实践，在取得显著疗效的基础上，便开始通过实验研究对其作用机理进行探讨，其主要作用有以下几方面：

1. 促进肠运动

采用炭末推进法的研究表明，寒下法的大承气汤和单味药大黄，温下法的三物备急散和巴豆，峻下药甘遂和甘遂通结汤，都能明显增强小鼠胃肠道的推进率，并观察到通里攻下药能显著增加肠容量，说明通里攻下药具有增加肠蠕动及肠容积的作用。通里攻下药直接作用于肠壁平滑肌，促进胃肠道的输送速度，推动肠道蠕动，产生明显的泻下作用，恢复肠道的生理功能，并使肠管内水分增加。通里攻下方剂对小鼠套叠性肠梗阻有治疗作用，能提高肠道张力，具有还纳作用，其机制可能与对肠道平滑肌 Ca^{2+} 的影响，降低了组织内毛细血管的通透性有关。实验还观察到血管活性肠肽（VIP）含量在肠梗阻时下降，而使用大承气汤后升高，说明大承气汤可能通过干预 VIP 的代谢而促进了消化道分泌运动的提高。

2. 抑制肠粘连

大承气汤通过抑制渗出过程，有利于减轻粘连和水肿，促进炎症吸收和廓清，机理与大承气汤对血管的多种调节作用有关。实验研究还观察到，动物麻醉后，大承气汤的调节效应丧失，表明这种双向调节作用有赖于中枢神经系统的参与。

3. 改善腹腔脏器血运

在严重损伤、腹腔感染及大手术等应激状态下，腹腔脏器血流锐减是一个突出的临床问题。对于腹膜炎家兔模型的研究表明，通里攻下方剂可显著增加肝、肠等腹腔组织器官血液灌注，减少血管通透性，增加血胃泌素、胃动素水平，对减轻肠道缺血再灌注损害及保护肠屏障功能有重要意义。

4. 抗感染作用

急腹症常伴不同程度的腹腔感染，病情凶险。通里攻下的药物大部分都有清热凉血、活血化瘀的作用。西医学研究表明，这些中药大部分有直接抑菌、杀菌、抗病毒或抗内毒素的作用。如大黄有效成分对金黄色葡萄球菌、绿脓杆菌、痢疾杆菌、伤寒杆菌、大肠杆菌均有一定的抑制作用；大承气汤、承气合剂等中药，可抑制内毒素吸收，减轻组织器官的损害。

5. 清洁肠道，保护肠屏障

采用大鼠肠道梗阻模型，在肠屏障受损后，观察到肠组织细胞 Ca^{2+} 内流增加，末端回肠黏膜组织二胺氧化酶（DAO）水平降低，大承气汤治疗后 Ca^{2+} 内流程度减轻，DAO 水平升高，从而保护肠黏膜屏障。在大鼠非细菌性 MODS 模型研究中显示，通里攻下中药可保护肠道微生物菌群，抑制内毒素移位和细菌移位。故通里攻下法可发挥保护肠屏障，防治肠源性内毒素血症的作用。

五、扶正固本治法研究

《内经》中有记载：“正气存内，邪不可干”“邪之所凑，其气必虚。”明确认识到“正气”是决定疾病发病的关键。扶正固本就是扶助正气，巩固机体抗病之本，通过扶正固本以调节人体的抗病能力，促进生理功能的恢复，以达到正复邪退、防病治病的目的。由于肾为先天之本，脾为后天之本，故扶正固本治则主要通过补肾健脾法来具体实现。《景岳全书》云："五脏之伤，穷必及肾。"多种疾病发展到肾虚阶段，均可用补肾的方法加以治疗。中医学现代研究表明，肾虚与西医学中的内分泌水平低下和节律紊乱有关，通过补肾可以改变人体的内分泌状态，进而改变和提高体质。同时，由于肾在中医脏腑体系中的重要作用，所以补肾在扶正固本治则中占有重要的位置。多种疾病发展到肾虚阶段时，均可用补肾、调整阴阳的方法加以治疗，充分显示扶正固本治则的重要性。扶正固本主要用于正虚体弱之证。

中西医结合对扶正固本法的研究始于 20 世纪 70 年代慢性支气管炎、支气管哮喘、肺心病的研究。在支气管哮喘上，最重要的进展是发现本病有下丘脑－垂体－肾上腺轴功能紊乱，并提出"发时治肺、平时治肾"的观点。随着扶正固本法研究的不断深入，其临床治疗范围逐步扩大至神经、内分泌、心血管、血液、消化、免疫等方面的疾病及防治早衰、延年益寿和提高机体适应性等方面。

在扶正固本法取得显著临床疗效的基础上，研究者进一步运用现代实验医学方法，对扶正固本法的作用机制进行了深入研究，其主要药理作用归纳如下：

1. 对肿瘤疾病治疗方面的影响

西医学生物免疫的治疗理念和中医学扶正固本的治疗方法不谋而合。西医基于自身免疫缺陷及变态反应的学说，通过调节机体免疫功能来抗击肿瘤；而中医认为正气虚、邪气聚而形成"症、瘕、积、聚"，脏腑气血功能失调，机体自身免疫功能减退，故鼓舞正气则是肿瘤"治其本"的治疗方法。在恶性肿瘤的西医治疗中，放、化疗杀死肿瘤细胞的同时，也杀死了大量的正常细胞组织，这也相当于中医讲的"正虚"，此时出现的化疗毒性反应相当于"邪恋"，而"扶正固本以抗邪"就显得尤为重要，故扶正固本治疗在减轻放、化疗毒副反应方面疗效显著。随着现代中药药理学研究的深入，越来越多的中药及中药有效成分的直接抗肿瘤作用得到确认。具有直接抗肿瘤作用的中药有白花蛇舌草、鸡血藤、蟾酥、皂角刺、马钱子等。具有抗肿瘤作用的中药有效成分有抑制 DNA 合成的斑蝥素，干扰纺锤体微管蛋白合成的秋水仙碱，抑制核酸和蛋白质合成的鸦胆子苦素等。

2. 增强或调节机体免疫功能

大多数补益药具有增强或调节机体免疫功能的作用。如黄芪、党参、刺五加、人参、灵芝、淫羊藿及四君子汤、六味地黄汤、补中益气汤等，都有较强的增加吞噬功能，促进特异性抗体生成，升高外周白细胞等作用；刺五加、黄芪还有提高细胞诱生干扰素的能力；淫羊藿可使阳虚小鼠的抗体形成细胞及抗体滴度等指标趋于正常；四君子汤、四物汤、参附汤、六味地黄汤对细胞免疫和抗体形成功能均有促进作用。

3. 提高机体防御能力

通过药物的扶正固本功能，可达到增强机体对外界各种有害刺激（物理、化学、生物、气候等）的防御能力。如灵芝、附子能增强小鼠的耐寒能力，丹参、人参、五加皮、芍药、灵芝可增强小鼠耐缺氧及抗疲劳能力，甘草、柴胡、五味子合剂对四氯化碳引起的大鼠肝脏损害具有明显的保护作用。

4. 对神经－内分泌系统的影响

肾上腺皮质是机体应激反应的一个重要因素。大多数助阳药具有促进肾上腺皮质功能的作用，如白术、仙茅、巴戟天、仙灵脾、补骨脂、刺五加等；人参、刺五加有促进性腺功能的作用；淫羊藿、蛇床子、补骨脂、蛤蚧、胎盘等可显示雌激素样作用，能兴奋性腺功能；人参还能增强甲状腺功能；人参、三七等补益药及补肾、助阳类中药，可调整老年人肾上腺皮质功能。

5. 对代谢的影响

大多数补益药有调节物质代谢的作用，不但影响物质代谢，而且影响能量代谢。如人参能提高 RNA 多聚酶活性，增加细胞浆中多聚核糖体，提高 RNA 及蛋白质的合成。

6. 改善心血管功能和造血功能

有些补益药有增强心肌收缩力、扩张血管、调节血压、抗心肌缺血、抗心律失常、促进造血等作用。如仙灵脾提取液对正常麻醉家兔和肾性高血压大白鼠有降压作用，其降压原理可能是扩张周围血管；补骨脂对离体、在体心脏均有扩张冠状动脉的作用，从补骨脂中分得的补骨脂乙素有刺激 Hela 细胞的作用，并能显著增加离体豚鼠心脏的冠脉血流量；补肾阳方药动物灌服有增加红细胞、血色素及网状红细胞的作用；滋阴药可防止化疗引起的白细胞减少。

第七章　中西医结合临床研究的思路与方法

第一节　中西医结合临床研究的基本思路与方法

临床研究是中西医结合研究的重要阵地，也是中西医结合研究在应用阶段的重要组成部分。其以增强临床诊疗理论与方法的科学性为目的，并且达到提高临床疗效的应用效果。当前，中西医结合临床研究的基本思路与方法包括以下几个方面：

一、中西医结合临床研究的基本思路

（一）病证结合

病证结合就是将辨病与辨证相结合对疾病进行诊断与治疗，提高诊疗效果，这是当前中西医结合临床普遍使用的方法。“病”是人体在一定的致病因素作用下引起的复杂而有特定临床表现形式的非健康状态，是具有一定发病特点和发病规律的病理过程；“证”一般是中医所属的范畴，但在中西医结合研究中，“证”也可以包括某些西医“病”的局部表现。“证”又称作证候，是对疾病处于某一阶段的病位、病因、病性及邪正盛衰等情况的病理概括。中医长于辨证，辨证论治是中医学的精髓，体现了中医的整体恒动观。“病”是始终贯彻整个病理过程的，而“证”只是疾病过程中的某个阶段。病证结合，就是运用中西医理论，将局部与整体相结合来认识和处理临床问题的一种中西医结合临床思维方法。

1. 诊断上的病证结合

所谓诊断上的病证结合就是“双辨诊断”或“双重诊断”，是对同一患者的疾病状况做出中医病与当时证的诊断，同时又做出西医疾病诊断。所谓“双辨诊断”就是辨病与辨证相结合，既要反映出中、西医疾病的发生变化规律，又要体现证候进退的变化规律，这是目前国内大多数中西医结合医院所采用的临床诊断模式。该诊断模式适应临床复杂多变的情况，应灵活地选择以下不同的结合模式：

（1）辨病（西医＋中医）＋辨证（中医）　先辨病，即从西医及中医的角度进行辨病，以掌握疾病发生、发展、预后的情况，了解疾病过程的本质和全局，并且在病的层

次上进行中、西医思维的整合；后辨证，主要从中医角度了解疾病当前的病理特点，以便于辨证施治。例如，某患者西医诊断为消化性溃疡，由于其主要症状为上腹部疼痛，故中医诊断为胃脘痛；若其症见胃脘隐痛，喜温喜按，舌质淡，脉虚，则中医证属脾胃虚寒，可治以黄芪建中汤健脾温阳止痛（从整体调治）；同时根据溃疡的病理特点施以抗幽门螺旋杆菌、制酸、保护胃黏膜等措施（局部施治）。

（2）病证结合的分型（分期）诊断　一些疾病在对其发展过程和中、西医结合内在规律的情况较为明确的情况下，可建立中西医病证结合的分型或分期辨治。例如，急性阑尾炎可根据疾病不同阶段的病理特征进行中、西医辨治（表7－1）。

表7－1　急性阑尾炎的中西医病证结合分型（分期）诊断

西医诊病（病理特征）	中医辨证（证候特征）	中西医结合诊断（分期）
急性单纯性阑尾炎（单纯急性炎症）	气滞血瘀（气血瘀滞）	瘀滞型（期）阑尾炎
重型阑尾炎（脓肿形成）	滞从热化（实热或湿热）	蕴热型（期）阑尾炎
坏疽性阑尾炎（腹膜炎、感染性休克）	热毒炽盛（有肠结、热厥变证）	毒热型（期）阑尾炎

2. 病证结合灵活施治

根据临床具体情况，如患者、病种、诊疗条件、疗效分析等，按不同的思路，灵活采用中医辨证论治和（或）西医病因治疗，不管哪种方法，都必须以提高临床疗效为目的。

（1）若西医病因明确，中医辨证亦清楚，则辨证论治与病因治疗并举。例如，胃溃疡（脾胃虚弱）用黄芪建中汤（补益脾胃，温中散寒）＋奥美拉唑＋阿莫西林＋替硝唑（抗幽门螺旋杆菌）。

（2）若中医辨证清楚，西医病因未明或无特效疗法，则辨证论治为主＋对症治疗。例如，慢性肝炎（肝肾阴虚）用一贯煎（滋养肝肾）＋胸腺素、甘利欣（免疫调节，保护肝细胞）等。又如，胃癌晚期（痰瘀内结证）用膈下逐瘀汤加减（活血行瘀，化痰软坚）＋静脉营养/胃空肠吻合术或胃肠造瘘（对症＋姑息性手术）。

（3）若病因病理明确，辨证不典型，则以病因治疗为主＋经验方或协定方。例如，上消化道出血（血象、内镜检查、粪便隐血试验可确诊，中医证候不典型）用止血、补充血容量＋云南白药或三七粉、白及粉（止血方）。又如，输尿管结石（X线检查发现结石，中医证候不典型）用解痉、碎石/总攻疗法（消除病因）＋排石汤、金钱草冲剂（利尿通淋验方）等。

（4）若病情好转，病因未除，一时无证可辨，则继续病因治疗＋康复＋经验方调理。例如，肺结核缓解期（原有证候基本消除）应坚持全程正规抗结核治疗（彻底消除病因）＋白及补脾丸/白及百部丸（扶正补虚杀虫）。

（5）若有针对西医病症且通过临床与实验研究确实有疗效的专方专药，则直接辨西医之病，专药专方（选择代表性的）治疗。例如，用半枝莲抗癌治疗癌症，海螵蛸抑酸治疗胃溃疡、胃炎等胃酸过高，蒲黄降血脂治疗高脂血症，五味子降转氨酶治慢性肝炎，靛玉红治慢性粒细胞白血病，速效救心丸治疗心绞痛等。

3. 病证舍从

西医治病与中医治证各有其“理”，各有所据。一般情况下，两者可以并行不悖，相济为用。若两者在治疗理论上发生矛盾，医理有悖时，则只能依据当时的具体情况，舍弃次要方面，而依从其矛盾的主要方面，即称为病证舍从。

（1）舍病从证　如慢性支气管炎是由于气管或支气管黏膜炎症、腺体增生、黏液分泌增加所形成的慢性非特异性炎症。晚期炎症加重时，症状长期存在，西医治疗以抗感染、祛痰止咳、解痉平喘等为主要方法，疗效有限。中医辨证认为，本病从咳嗽辨治，晚期迁延不愈，多于肺肾两虚、痰瘀作祟有关。故应舍病从证，宜用金匮肾气丸合补肺汤化裁为治，以补益肺肾，化痰祛瘀。

（2）舍证从病　如急性胰腺炎的治疗，按中医辨证理论，必须有里积邪实才能使用攻逐泻下之法。但大量临床研究发现，即使没有明显的里积邪实之证，使用通里攻下法有减轻胰腺外分泌、减轻胃肠道的压力、改善肠道屏障功能的效果，可以缩短病程、减少死亡率而达到治疗的目的。因此，对于急性胰腺炎的治疗，应以辨病为主，不管有无腹实之证，都常规运用通里攻下的治疗。

（二）宏观微观结合

受历史条件的限制，中医的辨证论治缺乏精密的客观量化指标，导致中医学临床长期停留于经验医学的水平，亟待运用西医学的方法进行完善和提高。宏观微观结合是在运用中医传统理论对证候进行宏观辨证的基础上，同时采用现代科学技术方法对“证”内在的生理、生化、病理、免疫状态和微生物指标等方面进行检测，以辨明“证”的微观变化的特征，为证候诊断提供定性、定量的微观指标。如心悸胸痛、心痛时作、唇甲青紫、舌质紫暗、有瘀斑，宏观辨证属于心血瘀阻，同时可以检测患者血液流变学及血栓素 A_2（TXA_2）、前列环素（PGI_2）和 T/P 比值，作为诊断心血瘀阻证的参考指标。

微观辨证，是在临床上收集辨证素材的过程中引进现代科学，特别是西医学的先进技术，发挥它们长于在较深入的层次上微观地认识机体的结构、代谢和功能的特点，更完整、更准确、更本质地阐明证的物质基础，简言之，是使用微观指标认识和辨证。在完全正常的健康人和西医所说的患者之间，存在着一片很大的空白，这一人群虽有这样那样的症状，但按西医看是“无病可认”，够不上任何疾病的诊断标准，往往给予“神经官能症”或“××系统功能紊乱”的诊断。也就是时下的“亚健康”状态。但在中医看来，却是“有证可辨”，也“有药可治”。以上是指虚证而言，实证则不一定是疾病与健康之间的空白，而是机体的种种反应状态，西医对这种反应状态不曾予以理会，中医则同样“有证可辨，有药可治”。微观辨证将揭示许多已知结构的未知功能，这样通过宏观辨证就能发现人体隐潜性变化，例如见到肾阳虚外貌就可预测到下丘脑的衰老调节功能已提前衰退。可以说“宏观辨证通过微观指标可以发现隐潜病变，从而弥补了辨病的不足”。西医学长于识“病”，中医学长于“辨证”，两种截然不同的医学体系在治病的认识和实践上确实各有所长。我国广泛地从宏观上采取辨病与辨证的结合，随着中西医结合临床研究的深入，以及引进西医学的先进技术对中医“证”本质的研究，病与证的结合必须从深入的“微观”层次上找到结合点，建立“辨证客观化”“诊断定量化”“证候规范化”等客观指标相关联的体系，将宏观与微观、整体与局部结合，最大限度地实现医学的价值。

（三）功能形态结合

功能辨证是中医辨证基于生理功能改变为主的临床症状辨证，而西医诊断在解剖和病理形态的改变方面有其长处。功能辨证与形态辨证相结合就是将中医传统的辨证方法与西医学的病理形态改变结合起来认识疾病和提出诊断。例如，在中医辨证诊断的基础上，把诸如甲状腺肿大、关节畸形、肌肉萎缩等都包括在内，其目的是把现代人体形态病理改变逐步应用于中医辨证诊断。

（四）治疗融贯中西

所谓“融贯中西”，就是在充分了解中、西医两个学科后，使其理论相互渗透，方法彼此借鉴，最终达到融会贯通、有机结合，从而提高临床诊疗水平。由此可知，这是一种建立在中西医结合研究成果基础上的高水平结合，其积极的现实意义在于它提示中西医结合由初步、局部的结合，逐步积累向较高层次结合的方向发展。

1. 以中医理论为主指导结合

某些疾病用西医方法诊疗有其薄弱环节或不足，以中医学理论为主导中西医结合治疗，可使疗效显著提高。例如，根据中医学“六腑以通为用”“通则不痛”的理论原则，指导急腹症的中西医结合治疗，采用通里攻下、扶正祛邪的治法；根据具体情况兼以清热解毒、理气开郁、活血化瘀等法，可分别针对急腹症的若干主要病理过程产生良好效果，不仅明显地降低手术率，而且更有利于患者的整体康复，促进病情好转。又如，在慢性支气管炎的迁延期和缓解期的治疗中，采用健脾益气、补肾养肺的方法给予中药治疗，并根据中医冬病夏治的理论采用穴位敷贴及针灸治疗，可以提高机体的免疫能力，缓解病情，减少复发。还有以“动静结合、筋骨并重、内外兼施”的中医治疗原则指导骨折治疗，可促进骨折愈合和功能恢复，并减少并发症等。

2. 中西医理论互用共同指导结合

针对中、西医理论方法临床运用时各具优势和不足，在各自的医学理论指导下，中、西医方法互用，优势互补；或从不同的角度配合治疗，发挥协同作用而提高临床疗效。例如，中西医结合抗癌治疗时，用西医放射治疗或化疗的治疗方法消除局部肿瘤病灶，并追剿转移灶癌细胞；用中医扶正固本的方法调动患者机体整体自稳机制，减轻化学药物治疗给机体组织细胞造成的损伤，并兼有祛邪抑癌的作用。又如，中西医治疗胆石症时，采用西医解痉、溶石或是手术治疗以消除局部病灶；再根据患者的机体具体辨证，采用疏肝解郁、利胆排石或滋阴养肝的中药从整体上调整患者的机体，从而达到降低本病复发率的目的。

3. 把中医现代研究或中西医结合应用研究已取得的成果运用于临床

通过中医治则治法的现代研究，在认识到传统治法的具体作用环节、主要药物和作用机制之后，即可使中医方药新用、新药专用或与现代诊疗技术结合，发挥中药最大的疗效，达到中西合璧以提高疗效的目的。例如，用活血化瘀方药解除心绞痛，促进心肌梗死的恢复；活血化瘀方药还具有抑制免疫损伤、调节免疫水平和代谢过程的作用。通过对治疗慢性白血病的经验方（当归芦荟丸）方效原理的研究和有效药物的筛选，将其中的有效中药青黛的有效成分分离提取并研制出靛玉红，用于治慢性粒细胞白血病，不仅其治疗效果可与白消安（马利兰）相同，而且没有细胞毒性和抑制骨髓的毒副作用。

4. 疾病分阶段治疗

针对疾病过程具有阶段性的特征，抓住各阶段病证发展的主要矛盾或矛盾的主要方面，分析中、西医方法在不同阶段治疗上的实际效果及中、西医药配合的疗效优势，灵活运用中、西医方法，彼此有机地结合，以期取得最佳疗效。分阶段结合是中西医临床结合的重要诊疗思路，虽无特点模式，但这一思路具有普遍适用的重要意义。

例1：肝硬化（肝癥）中西医结合治疗思路

肝功能代偿期阶段：侧重中药益气活血调治＋西医一般治疗。

肝功能失代偿期阶段：中西医积极配合，中医辨证论治＋西医抗腹水治疗。

晚期顽固性腹水：腹穿放腹水＋白蛋白输注＋中药健脾益气、滋养肝肾。

严重并发症（出血/肝性脑病）：以西医方法为主抢救＋中药急救方应用。

险候缓解后：中、西医方法继续调治。

例2：慢性支气管（咳嗽/喘证）中西医结合治疗思路

急性发作期：侧重于西医治疗，西药控制感染，祛痰镇咳、解痉平喘＋中药清热宣肺、止咳化痰。

缓解期：以中医辨治为主，重点是健脾补肾益肺以补虚固本。

例3：脑出血（中风）中西医结合治疗思路

急性期：以西医治疗为主，手术治疗或内科治疗（控制血压、防治脑水肿、治疗并发症）＋中药安宫牛黄丸等。

恢复期及后遗症期：以中医辨治为主（中药、针灸）＋康复训练。

例4：胃癌中西医结合治疗思路

早期：手术或姑息手术治疗、内镜治疗。

术前、术后：化疗。

化疗中级间歇：中药补益气血、健脾养胃，可缓解化疗药物的毒性，保护骨髓，增强体质。

化疗后：中医辨证论治＋定期复查，防止复发。

5. 综合诊治法

根据临证实际需要，采用中西医结合治疗，针药并用，内外兼施，综合治疗某些顽、难、重之病症。例如，乙型脑炎（暑温）的治疗，在中西医结合分期治疗的同时，需要综合应用多种办法来取得疗效。急性期（卫分证）以中医药透邪为主＋早期应用甘露醇，及早防治脑水肿；极期（营分证、昏迷厥）以西医为主，中西医结合积极救治，主要是西医方法冬眠、物理降温、控制抽搐、防治呼吸衰竭与并发症＋鼻饲中药。恢复期（气阴两虚证、肝肾阴虚证）以中医方法为主，用中药清气生津、养阴息风＋西医对症处理。后遗症期（经络瘀阻证）以中医方法为主，用活血化瘀方药化瘀通络＋针灸推拿＋康复治疗。此外，从接治患者开始，就要根据当地的治疗条件，合并使用包括中草药和验方等各种措施配合治疗。如卧底疗法、头部泥疗（用山乌龟、燕窝泥、芭蕉蔸、田螺丝、井边湿土、蛋清等捣泥和成泥状敷戴于头部）、鼻饲羚羊角汤、“三宝”等，与西医治疗配合可获得防治脑水肿、减少后遗症的临床效果。

二、中西医结合临床研究方法

中西医结合临床研究方法依据中西医结合临床研究思维方式而确定，体现辨病与辨证相结合的基本思路，亦服务于中西医结合临床研究的总体目标，即：继承中医整体、宏观、动态性的思维优势，吸取中医注重观察、比较、类比、分类、调查等方法的精华，充分运用现代科学理论、方法和技术开展中西医结合临床研究，解决临床医学的重大诊疗问题，揭示“病”与“证”的发生、发展规律和内在统一的客观基础；促进现代生命科学理论的发展。临床流行病学、循证医学、数理统计、计算机等科学方法学的形成和广泛应用大大提高了中西医结合临床研究的质量和水平。

1. 临床流行病学方法

临床流行病学是采用流行病学、医学统计学的原理和方法，并吸取有关学科的研究成果，与临床医学相结合而发展起来的一门边缘学科。近年来，应用临床流行病学方法开展中西医结合的研究已逐渐为人们广泛接受，在病证结合研究、新药临床试验等方面取得了初步的成果。

2. 循证医学方法

循证医学又称证据医学，是指明确、明智、审慎地应用最佳证据作为临床决策方法。循证医学是以证据为基础的医学，强调从系统研究中获取依据，以使研究结论建立在具有说服力的、充足的证据基础上，从而使在个人经验及科学研究基础上的诊疗手段、方法更具有效性和安全性。利用循证医学研究方法，重视临床实践中个人经验与从系统研究中获取的科学证据、结论相结合，以提高临床医师的诊疗水平，并认真、确切、合理地应用于临床决策中，改善对患者的诊疗结果。中西医结合临床既重视从临床中获取患者的信息对诊疗的指导作用，又注重科学系统的研究，既遵循疾病防治的科学系统性原则，又遵循了个体化治疗的原则，体现了循证医学研究的基本思想。

中医学是一门经验医学，其特点是整体观念和辨证论治；西医学是一门实验医学，医疗过程不仅强调观察患者的临床表现，而且更重视客观指标的变化。二者虽各有侧重但均部分体现了循证医学的核心思想。西医学和中医学都有各自的理论体系和认识方法，这是两个不同的学术体系，各有特点及优势，又各有不足和局限。例如：在中医学中，因为历史的局限，没有专门对 IgA 肾病的论述。在目前的研究中，借助分子生物学、免疫学和遗传学等前沿学科的飞速发展，对其病理过程的重要分子机制进行探讨很有必要。已有学者应用酶联免疫法对 IgA 肾病的尿蛋白组分进行检测，发现 IgA 肾病尿蛋白组分与肾脏病理损害的严重程度密切相关。通过对不同中医证型尿蛋白组分的分析，从阴虚型—气阴两虚型—阳虚型，IgA 肾病的临床表现和病理损害逐级加重，对指导中医辨证有重要意义。因此，根据循证医学所要求的医疗决策应以现在最好的临床研究为依据的思想，既有中医特色的实质内容，又有西医学的客观依据，循证医学的引入将给中西医结合医学的发展带来巨大的推动作用，中西医结合必将取得更大成绩。

3. 数理统计方法

数理统计方法对自然科学和社会科学诸多领域的研究提供了有力的工具。科学的认识需在定性的基础上提出定量分析和依据。定量是定性的深化和精确化，中医学的发展也是这个过程。特别是近十几年以来，中医学在研究方法上已从个体研究向群体研究发展，数理统计学的方法在中医学中已经广泛地应用。数理统计学是以概率为基础的数学的一门分科，它运用统计的数学方法来论证和推求事物偶然性中所隐藏着的规律性。其主要研究内容包括：如何安排试验或抽样能更有效地进行统计分析；如何根据观察或试验所得数据来找出描写随机现象的某些数量指标的分布或其平均值；检验一些指标间有无显著差异；找出各类指标间的相互关系等。临床医学中存在大量的“软指标”，中医学的“司外揣内”观察法和推理模式，更迫切需要数理统计方法对研究中所获得的数据进行分析。例如，根据抽样调查资料来估算某种疾病的发病率，检验某种疗法在治疗前后疗效的水平差异，对一些具有联系性研究因素进行相关性的判断等。

4. 计算机科学方法

计算机已在我国包括中医药在内的医药卫生各领域中得到了普遍的应用。特别是近几十年，中医计量诊断模式、专家模拟系统、计算机辅助药物设计、生物电信息的处理和中医药信息处理与传播等方面的研究都取得了更丰硕的成果，对中医辨证论治的标准化和客观化及中医药的学术发展发挥了积极的作用。

第二节　内科临床中西医结合研究

自 20 世纪 50 年代中西医结合概念提出以来，中西医结合工作者在临床研究方面已取得了许多成果，为我国的医疗保健事业和临床医学的发展做出了贡献，一批中成药也已经走出国门，造福人类，尤其是以中国中医科学院研究员屠呦呦为核心的科研团队分别在 2011 年“因为发现青蒿素——一种用于治疗疟疾的药物，挽救了全球特别是发展中国家的数百万人的生命”而获得了美国的拉斯克奖，2015 年 10 月因同样贡献而获得诺贝尔生理学或医学奖。全美癌症研究基金会将第七届圣捷尔吉癌症研究创新成就奖授予中国工程院院士王振义和中国科学院院士陈竺，以表彰他们在急性早幼粒细胞白血病（APL）研究中取得的原创性成果及开发的全新疗法。中医药及中西医结合越来越受到国际社会的重视，中西医结合内科在临床研究方面的思路与方法也在不断创新与提高。

一、疗效观察与疗效评定

中西医结合临床研究的一般做法是：针对具体的病或证，考虑中、西医学之长，提出适当的结合途径和方式，通过临床诊断（包括辨证）、治疗和观察，总结疗效和经验。在这个过程中，研究工作的前瞻性十分重要。这是因为以临床患者作为观察对象，观察的条件不易控制，而中西医结合的研究既具有不同程度的创新意义，又要涉及中医学、西医学的许多方面。如事先不提出设想，无周密合理的设计，不是有计划地进行细致的观察，仅靠事后回访是很难总结出准确、可靠、具有可重复性的结论。在研究的设计和观察中，下列几个问题特别值得重视。

（一）病例的选择

一项中西医结合临床研究的结果是否有价值，至少应从以下方面来考虑：其一是与其他疗法比较是否疗效较好；其二是运用其所报道的方法和经验能否在其他同样的病例得到同样的效果，即首先应考虑其可比性和可重复性，同时还要考虑其应用前景及适应范围。因此，在病例的选择方面必须要有明确的标准。从“病”出发进行研究时，病例的选择一般都应根据西医的诊断。所有统一诊断标准的病种，要严格按照统一标准诊断，并注意分期、分型，同时还尽量要有定量化的指标，以说明病情的轻重。即使是按照异病同治的原则进行证的研究，对于不同病种的诊断，也需有明确的标准。中西医结合研究的病例一般还应有明确的中医辨证，对于中医辨证的标准也应有所规定。

在总结中选择一两个典型病例来说明疗效，这种做法本身无可非议。但典型病例与个案报告不是所谓“典型”，应是指在同类病例中最具有代表性的，能够反映疗效的规律。如果只选择有效的病例，甚至是不能排除其他偶然因素作用的病例，那就失去了典型的意义。

（二）对照的设立

没有比较就没有鉴别，研究工作设立对照，对于中西医结合临床研究尤为重要，因为研究的主要目的是寻求效果比较优良的防治方法，不比较就无法确定其优劣。迄今为止，临床研究中设立对照仍不免会遇到困难，特别是思想认识上的障碍及伦理学审查所面临的问题。一般来说，以中医为主进行治疗者，可用公认的西医疗法作为对照。设立对照的常用方法是设立对照组，即将患者分组，经不同的治疗后进行比较。但设立对照组必须注重其可比性，若不具有对比的条件，则有了对照组也不可能导致正确的结论。因此各组的人数、年龄、性别比例，尤其是病情的轻重、病程的长短及伴随的治疗等要尽量相同。如观察对象的条件参差不齐，而又有足够的观察人数时，严格按照随机的原则分组是保证结论可靠性的有效方法，随机分组不仅可加强组间的可比性，还能消除医生的主观性。

除设立平行对照组外，自身对照也是常用的方法，即给同一患者先后应用两种治法和药物，然后对比这两个阶段的治疗效果。这样观察的病例也需随机分组，使治疗按不同的顺序交叉进行。这种方法的优点是能够较大程度地消除患者之间差异的影响，但其实际应用有一定的限制。

（三）辨证的标准

中医辨证是综合望、闻、问、切四诊的材料，并尽可能结合现代理化的检查结果而得出的。经验和认识水平不同的医生对同一患者可做出不同的辨证结论，同一职别的专家有时候对于疾病的证型也会有不同的认识。因此，在中西医结合内科病研究中迫切需要有统一的辨证标准。此外，当研究的内容着重于证的探讨时，需要选择辨证典型的病例，辨证的标准更应明确。

制定辨证标准的方法，一般是列出该证的常见症状和体征，根据中医理论和临床经验列出若干项作为判定该证的必要条件，或按其对辨证所起的作用，分出主要标准和次要标准，也可应用数学方法求出各项症状和体征的隶属度等参数加以综合判断。这些方法本身均可取，但应考虑：①辨证的标准须符合中医的辨证论治和公认的经验。②各项标准的主次、必要与否及隶属关系的大小不仅考虑其在该证中出现的频率，也要考虑特异性程度。③按制定的标准设想各种情况，有无与其他证型不清的可能。必要时宜制定与相关证型鉴别的标准。④统一的标准须经大家讨论，集思广益，并为学术界所接受。

目前对于常见病的辨证方案和常见证的辨证标准，已进行大量的研究工作，对不少病证取得了一致的意见。为使辨证的标准数据化和更加客观化，借助于现代科学的检查方法和应用已有的中西医结合研究成果（如不同证型的生化指标变化）来建立新的辨证参考标准，是一项重要并有意义的工作。有些指标已开始应用，如用微循环的检查结果辅助血瘀证的辨证，用凝血指标和 BNP、NT－proBNP 等判断心功能状态等。但大多数指标要用于辨证，尚有待进一步探讨。一般说来，作为一种病的辨证分型标准比较容易达到，但要在异病同治中作为辨证的参考标准，要求显然要高很多。

（四）疗效的评定

证的好转与病的好转往往是一致的，由于西医判断疗效的客观指标易于量化，故中西医结合临床研究中常以西医的标准来评定疗效。采用西医的标准时当然也应按照已有的统一的疗效标准来评定，才能使疗效判定更科学，其结果更可信，也有利于经验交流。但中医治病的着眼点与西医不同，以往是通过调整机体平衡、调动抗病能力而达到治疗的目的，故评定疗效时还应注意中医的特点。有些疗效评价如原发性高血压，单纯根据血压下降的程度，显然不能反映中医治疗的特点，尤其是目前西医学也强调的“双心医学”时代，这就需要把病的变化与证的变化结合起来评定疗效。这种做法不是降低西医的标准，而是使评定的结果能够比较全面地反映临床实际情况，重视缓解“个人感受”在疾病疗效中的作用。

在中医辨证中，患者的自觉症状占有重要地位。症状的减轻或消失固然能说明病情的好坏，但单纯根据自觉症状来判断疗效，须采取客观的态度，尽量避免主观因素的影响。疗效评定中也需建立一些现代化的客观指标来说明证的变化。

研究中医的证需选择一定的现代科学指标（如生理、生化、免疫等指标）以阐明证的本质及其发生机理，而在辨证和疗效评定中也需有这类的指标。能够反映证的本质的指标也可应用于辨证和评定疗效，但实际上它们之间又有差别。用于证研究的指标应具有较高的辨证意义，以反映证的机理；作为辨证的指标则主要考虑其敏感性、特异性及简便实用，且在临床上容易做到；而作为评定疗效的指标则在特异性方面不必像辨证指标那样要求。以冠心病研究为例，应针对冠心病西医学研究中的难点和热点问题如微循环障碍、冠心病合并焦虑抑郁、心功能保护、预后改善等进行研究。对于评价疗效为主的治疗干预性研究，目前仍应以公认的 RCT 作为主要临床设计方法，但应考虑中医药的特点（如证候因素），同时针对冠心病优势环节作为切入点，药物选择以上市中成药为主，便于试验实施和后期的临床推广，并注意按照 CONSORT2010 等规范报告临床研究结果。

（五）常见病临床观察方案合理设计

双盲法在常见病的药效研究中很重要，也很必要，其结果更具说服力。尤其是对于心绞痛、神经衰弱及消化功能障碍等患者。对于双盲法的理解可能不一定存在困难，关键是具体实施。例如，关于保证双盲法保密性的问题，如将观察药物交由医生自己掌管，然后给予试用药或安慰剂，这就完全失去了双盲法的原则，方法虽然简单，但保密性差。

双盲法的成败，关键是要由第三者设计出合理的投药方法。若过于简单，则医生和患者都容易明白真相，泄露秘密：若过于复杂，使用又不方便。所以，双盲法中的对照药物除了可能是已知疗效的阳性药物外，另外一种常用的就是安慰剂。由于任何治疗都有安慰剂效应，即患者对医护人员、药物有信心，安慰剂效果就明显；对治疗消极，则影响其疗效，甚至出现不良反应。所以，在试验药物或安慰剂外形、颜色、性状等各方面完全一致的情况下，投药方法应严格设计：①医生可将患者依就诊或入院顺序编号，并分第一或第二疗程，以便给药；②药师或药房人员对所用药品的代码必须对医生和患者绝对保密，并根据处方上的患者编号和疗程编号，决定所投药物；③尽可能减少人为因素的影响，实验者应该尽量是相对固定的人员。

（六）结合临床常见病研究“证”

中医临床治病，不仅辨病，更重要的是辨证，要求方药和证候的一致性，这是一个相当独特的诊疗体系。结合临床常见病的防治，研究证及证效关系，是中西医结合临床工作的一项很有意义的工作。在研究方法上，首先要求辨准“证”，这也是关于“证”的标准化问题。例如，诊断“湿浊内留”，就必须具备苔腻、脉滑、恶心、呕吐等条件，应尽可能规范化，分列主要和次要的辨证标准。此外，证的实质有可能因病而异，不应泛泛进行。例如，心气虚弱对于心脏病，可能是心功能程度的一种表现，对于神经官能症，则可能是自主神经功能的问题。在证的研究时，还应尽可能多地寻找带普遍性和规律性的客观指标。例如，关于肾虚证的研究，联系到垂体 - 肾上腺及性功能的指标，都取得了一定的成果。此外，结合临床，在研究证时，还可采用从法到证的研究方法。例如，补中益气法和升阳举陷法适用于子宫脱垂、脱肛、尿失禁等多种证候，对这些治法的临床疗效研究有利于证实质的探讨。

二、中西医结合方法在内科常见病中的具体应用

（一）中西医结合在心血管疾病中的运用

研究表明，我国脑卒中发病与高血压呈正相关，冠心病与胆固醇及体重指数呈正相关。我国防治冠心病的方向之一是控制体重指数（BMI），预防超重及肥胖，保持合理膳食，控制血胆固醇上升：预防脑卒中的方向在于控制高血压。我国有些学者曾做过冠心病 743 例临床流行病学调查，经多元分析表明：高血压、糖尿病、总胆固醇、吸烟、超重、舒张压、皮质醇及中医衰老指征、气滞、血瘀、气虚、心虚为冠心病的主要易患因素，认为冠心病的发病既有西医易患因素，又有中医易患因素。

另据报道，病毒性心肌炎的发病率在不断上升，成为近年来心血管疾病的常见病之一。其病死率仅次于急性心肌梗死、肺心病、风湿性心脏病，而若干慢性心肌病又是早期心肌炎的后果。有研究认为，心肌炎与外邪侵袭及心肺气虚有直接关系。中医学在类似心血管疾病如“心悸”“胸痹”“虚脱”“水肿”等方面的古典描述很多，在防治上也积累了可供借鉴的经验。

60 多年来，中西医结合在防治心血管疾病及阐明其机理方面，不仅在理论上有证候学及治法研究，而且在中药药理、药物代谢动力学、中药复方及化学成分研究方面取得了令人瞩目的进展。在全国范围制定了高脂血症、高血压病、冠心病、心肌炎、病态窦房结综合征（病窦）等心血管疾病的诊断、中医辨证及疗效评定标准，使心血管疾病在诊断、辨证、疗效方面有了客观而统一的标准，对后来中西医结合研究起到了重要作用。其中，尤其是冠心病这一威胁人类健康的疾病得到了重视。1979 年 9 月，全国中西医结合防治冠心病、心绞痛、心律失常研究座谈会上修订了冠心病的诊断参考标准，同时制定了疗效评定标准。翌年 5 月，又制定了冠心病中医辨证试行标准，并于 1990 年进行了修订。该标准根据中医理论分析了冠心病的临床表现，表明冠心病的基本病机为本虚标实、气虚血瘀。多数患者表现为本虚（气阴两虚），它们与心、肾、脾之虚损关系密切；标实包括血瘀、痰湿和气滞，其中以血瘀、痰湿为常见。这一标准有利于统一中医辨证及指导临床治疗和中西医结合研究工作。病态窦房结综合征属中医学“迟脉证”“心悸”等范畴，多以心、肝、脾、肾虚损为根本，特别是心肾阳虚、气滞血瘀在本病中占重要地位。

由陈可冀院士主导的精制冠心片双盲法治疗冠心病心绞痛研究是中医药领域首个随机、双盲、安慰剂对照试验，开启了中医药领域 RCT 研究的先河。随着循证医学的普及，中医药研究领域的 RCT 研究逐年增多，方法学也日趋规范。如中国冠心病二级预防研究（CCSPS）和芪参益气滴丸心肌梗死二级预防研究（MISPS - TCM），探索中医药对于急性心肌梗死心肌灌注影响的随机双盲安慰剂对照临床研究——心悦胶囊和复方

丹参片对 AMI 血运重建后心肌灌注影响的研究等。

目前冠心病中西医结合循证医学研究对冠心病中西医结合领域的一些核心问题进行了探索，比如芪参益气滴丸与阿司匹林肠溶片的头对头比较、急性冠脉综合征患者 PCI 术后中西药合用是否增加出血风险的长期观察、抗血小板药抵抗的中医干预策略等，对于中西医扬长避短、优势互补，进一步以患者为中心提高临床疗效具有重要意义。

高血压病属中医学“头痛”“眩晕”等范畴，常因情志失常、精神紧张、肝气郁结、郁久化火、上扰清窍而致，中医辨证也多归为肝阳上亢、痰浊中阻、肝肾阴虚等。在对心力衰竭的分析研究中，总结归纳其发病机理主要是心气（阳）不足、脾肾阳虚为本，水湿、痰饮、瘀血为标；而对病毒性心肌炎的分析，其病机为心经气阴两虚，同时又与肺、脾、肾三脏功能失调有关，此为病之本，而热毒、痰湿、瘀血为其标。此外，对风湿性心脏病、肺源性心脏病、心肌病及大动脉炎、低血压等也进行了中医病机辨证的分析研究。

舌诊在心血管疾病辨证中的作用受到了重视，临床上既可作为辨证的参考，又可作为判断病情转归的指征。现代研究认为，舌质颜色与缺氧程度明显相关，当缺氧时较易出现青紫舌，而青紫舌的形成机制是瘀血，主要表现为上腔静脉瘀血和门静脉瘀血，患者舌尖微循环明显异常，血液流变学检查显示血液呈高度浓黏凝聚状态，而心脏功能下降更是青紫舌的重要原因。中国中医科学院西苑医院曾就脉象与心血管的功能指标的联系进行了观察，结果为平、弦、滑、细及弱几种脉象的每分输出量由大到小的变化呈顺序排列，说明脉象趋向细弱方向发展，心血管功能也较差。高血压弦脉及其机制研究表明，不同程度弦脉的形成与血浆儿茶酚胺水平及血管的反应有关。高血压经治疗后，血压及证候改善的同时，弦脉的程度也相应地改善，与心电图相比较，弦脉图形也更能早期反映周围血管功能的状态。

活血化瘀协定处方冠心二号，具有严格的配伍原则，由具有代表性的活血药丹参、川芎、红花、赤芍和降香组成，具有活血而不破血、行气而不破气、通阳而不补阳的特点。其改善冠状动脉循环，增加血氧供应，是治疗心绞痛的主要作用机理；同时具有抑制平滑肌细胞增殖，保护血管内皮细胞，抑制及消退动脉粥样硬化斑块的作用；在临床上应用广泛，并取得了很好的疗效。全国数十个医疗单位参加临床验证冠心二号方对冠心病的近、远期疗效，结果冠心病二号方 1～3 个月疗程的止痛率为 83%，心电图好转率为 25.8%；4～12 个月疗程的止痛率为 85.8%，心电图好转率为 47.2%。

以心血管药物为主的一批中成药逐步走向世界，并被多国认可，也是中医药及中西医结合的新成果。2017 年，复方丹参滴丸在美国 FDA 申报注册临床Ⅲ期试验，这是继 1996 年该药被推选为第一例复方中成药申报美国 FDA 后，到 2006 年天士力第二次向 FDA 申请新的适应证，明确以预防和治疗慢性稳定性心绞痛作为适应证，目前是我国中药国际化进展最快的品种。从进程来看，一批中药材品种已纳入《美国药典》和《欧盟药典》；2010 年以来，已有数个药品获得海外市场上市资格，也有 10 余个品种在美国 FDA 递交了适应证申请，部分品种已经进入Ⅲ期临床研究。

目前，全球已经有 18 个国家和地区将中医药纳入医疗保险，中药先后在俄罗斯、新加坡、古巴、越南等国注册。另外，根据 WHO 统计，中医已先后在澳大利亚、加拿大、奥地利、新加坡、越南等 29 个国家和地区以政府立法的形式得到承认。据不完全统计，国际上已上市的中成药如下：华佗再造丸、地奥心血康、通心络胶囊、抗病毒口服液、丹参胶囊、胆宁片、佛慈浓缩当归丸等。涉猎国际市场的企业也在逐步增多，如天士力、以岭药业、神威、兰州佛慈、地奥集团等为代表的一批中药企业主动申请国际高端认证。

西医学的发展，使冠心病诊疗的理念从易损斑块为中心向易损患者为中心、以斑块狭窄为中心向心肌缺血为中心转变，关注的重点正从局部的斑块向整体的患者、从重视结构到重视功能转变。而重视整体、改善功能正是中医药的特点及优势。临床研究中尤其要考虑中西药的不同特点，重视中西药的相互作用，为中西医优势互补、有机结合提供循证医学证据。此外，辨证论治及个体化治疗是中医药的一大特点，也是其取得疗效的关键。近年提出的 Polypill 及精准医学、3P（预防、预测、个体化）医学模式的概念，也与中药复方的多靶点干预方式、中医学的辨证论治、治未病观念不谋而合。除了根据辨证论治、病证结合的原则对已上市的中成药进行再评价外，对于已上市的西药亦可采取病证结合的模式，探索不同西药的最佳中医证型，实现中国式的“精准医疗”。

（二）中西医结合在呼吸系统疾病中的运用

关于“证”的研究，用宏观辨证与微观辨证相结合的方法。通过慢性阻塞性肺气肿的辨证研究，对“慢性支气管炎”“肺动脉高压”等模型的建立，止咳、祛痰、平喘等药物的药理学研究，临床上经分子生物学 cAMP、cGMP 及其比值和各种免疫功能（细胞及体液免疫）的检测，内分泌功能（甲状腺、肾上腺皮质、性腺、胰腺、前列腺）、消化腺排泄功能、代谢功能（糖、脂肪、蛋白质）及自由基、各种酶等的测定，理化测定如肺功能、血液气体分析、X 线观察肺、胃肠运动、胃底部位、红细胞变形性、血液流变学及血液循环动力学等，根据系列检测的结果分析，从辨病与辨证的结果制订出一套可行的中西医结合诊疗方案。本病中医辨证为：①标证：寒痰证、热喘证、寒喘证，从中对寒与热的本质得到了初步数据（临床表现与体征、各种体液检测、痰的性状等）。②本证：肺气虚证、脾阳虚证、肾阳虚证、阴阳俱虚证、肺肾阴虚证，初步阐明了慢性阻塞性肺气肿的急性期、迁延期、缓解期的发生发展和转归规律及其物质基础，为临床提供了依据和借鉴，初步揭示呼吸系统疾病与病机相关的肺、脾、肾的本质所在，丰富了中医的藏象学说，是“证”研究过程中的一个值得瞩目的进展。

通过慢性阻塞性肺气肿及支气管哮喘的临床观察及实验室多指标的探索，认识到一些指标与肾虚、脾虚的相关性，支气管哮喘与慢性喘息性支气管炎出现气短、气喘，动则尤甚，为肾虚不能纳气的表现，脾虚痰湿阻肺型咳嗽是肺气上逆的表现。实验证明，哮喘患者多有潜在肾上腺皮质功能不全及免疫功能失调，通过扶正固本、温补肾阳，临床上可取得疗效。益气固表、健脾利湿，结合补肾扶正也能取得长期疗效，并对激素依赖型的哮喘患者有助于消除其依赖性。补肾纳气法能预防哮喘的季节性发作。也有研究者发现，呼吸衰竭患者胃肠蠕动加快，胃底位置低下，胃无力，肺气不足，红细胞内

ATP 含量降低，自主神经功能失调，血内真性胆碱酯酶升高，肾上腺皮质功能低下，甲状腺功能测定血浆蛋白结合碘低于正常人，某种程度上说明肺系疾病特别是一些慢性肺病的发病与中医的脾、肾密切相关。在呼吸系统疾病证型的实验研究中，建立了符合中医辨证特点的动物模型，如利用肾上腺皮质激素注射形成肾阴虚证模型，然后再用二氧化硫熏喷，形成肾阴虚证动物的支气管炎模型。用 200% 大黄水煎剂连续灌胃 5 天，造成大鼠脾虚证模型，然后再造成脾虚大鼠食少、毛松、消瘦、少动等脾虚证气管炎动物模型，这样建立的兼有中医辨证特点的支气管炎模型的方法虽然难度大，但这是中医“证”研究的方向。

（三）中西医结合在消化系统疾病中的运用

近年来中西医结合防治消化系统疾病已取得了明显的进展，不仅在研究思路、方法上有了新的开拓，而且在科研设计、观察指标及统计分析上其科学性、先进性和客观性也有了显著提高。其主要成就归纳起来有以下几个方面：

1. 中西医共同探讨病因病机，提高了对疾病的理论认识

例如，肝胃不和与幽门括约肌舒缩功能障碍和胆汁反流之间的关系，脾胃虚弱与胃肠功能减弱及胃黏膜屏障功能降低之间的关系，揭示了某些中医病因病机的病理学特征，可为临床提供更多的治疗途径。

2. 辨病辨证相结合，加深了对疾病的诊断认识

中西医结合辨病和辨证的诊断模式体现了中西医结合的特色，它把西医侧重病因和病理形态的诊断与中医侧重全身生理病理的整体疾病反应的诊断结合起来，对病情有了更全面的认识，增强了诊断的深度和广度。例如，在慢性胃炎中把胃镜下的肉眼所见、病理活检、胃电图、超声学图像和胃功能试验等客观指标充实到中医的四诊中，体现了宏观和微观辨证的结合，反映了对病因、病机、病位和病性的综合概念，把诊断提高到一个新的水平。

3. 中西医结合丰富了治疗方法，显著地提高了疗效

应用中药或中西药结合治疗胃肠道疾病，不仅可使临床症状很快恢复，而且疗效稳定、副作用少、不易复发。例如，对于慢性萎缩性胃炎的胃黏膜萎缩、肠上皮化生和非典型增生等病，可取得优于西药的疗效，对于消化性溃疡的疗效与 H_2 受体阻滞剂的疗效相近，但副作用少，远期疗效更巩固。对于慢性溃疡性结肠炎，用中药局部保留灌肠或与柳氮磺胺嘧啶类（SASP）结合的基本治法，缓解率明显提高。

4. 以临床疗效为基础，深入进行实验研究

对于临床验证有确切疗效的中医方药，进行疗效机制的研究，是进一步提高疗效的关键。例如，在慢性胃病虚证的研究中，观察健脾益气法及其方药四君子汤等确有增强和调节胃肠道的消化、吸收、分泌和运动功能，促进胆汁和胰液的排泄，加强机体的能量代谢，改善胃肠道的病理变化等。这不仅阐明了其疗效机制，而且为进一步开发这类方药的新用途提供了可靠的实验依据。

（四）中西医结合在泌尿系统疾病中的运用

近年来，在中西医结合防治泌尿系统疾病方面取得了长足进步，不少成果得到国内外的公认。实验与临床研究证明，多种单味中药包括冬虫夏草、大黄、雷公藤、川芎、黄芪、丹参等可治疗肾脏疾病，保护并改善肾功能。采用中西医结合方法，在狼疮性肾炎、膜性肾病及延缓慢性肾衰的进展方面取得了一定的成果，为难治性肾病的治疗提供了新方法。其主要表现在以下方面：

1. 中西医结合治疗难治性肾病综合征取得了一定的突破

如上海龙华医院陈以平教授报告的中西医结合治疗膜性肾病 170 例临床疗效观察，其病例数较多，观察时间较长，有严格的疗效评价标准。结果表明，随治疗时间的延长，完全缓解率逐渐提高，由治疗 1 年时的 27.45% 提高到治疗大于 4 年时的 71.43%，完全缓解的部分患者进行了重复肾活检，病理结果明显好转。2004 年 Annalisa Perna 在 AJKD 上发表的关于膜性肾病的 Meta 分析认为，免疫抑制治疗不能改善膜性肾病患者远期生存率和肾脏存活率，对于其能提高临床缓解率的说法缺乏强有力的证据。因此，中西医结合疗法在难治性肾病综合征中具有广阔的应用前景。

2. 部分临床研究的方法学已与国际接轨

如解放军总医院陈香美教授报告的 IgA 肾病中医证治规律的多中心临床研究，分析了肾穿刺 3 天内的 1016 例 IgA 肾病患者不同的中医证型分布及其特点，并用随机对照、双盲双模拟的方法进行中药疗效的观察，证实中药制剂对 IgA 肾病有较好的疗效，其结果令人信服。杭州市中医院王永钧教授通过对 66 例组织病理表现为局灶节段性肾小球硬化的 IgA 肾病（IgAN - sFSGS）患者进行随机分组，治疗组以补虚、散瘀、祛风湿中药加血管紧张素转换酶抑制剂（ACEI）/血管紧张素受体Ⅱ拮抗剂（ARB）、糖皮质激素为基础用药，并根据病情需要选用免疫抑制剂霉酚酸酯（MMF）或环磷酰胺（CTX），对照组用鱼油加 ACEI 或 ARB 对症治疗。结果表明，在中重型患者中，治疗组的疗效明显优于对照组，病理改变结果得到了 2 组（共 13 例）重复肾穿刺患者的证实。同时，随着肾穿刺活检术的普及，中医与肾脏病理的联系越来越受到广泛的关注。

3. 利用现代科技最新进展，点面结合进行中医药的研究

如中日友好医院李平教授利用系统生物学方法研究 IgA 肾病阴虚证与阳虚证的科学内涵。近年来，一系列先进技术与手段在生命科学领域得到了快速的发展，如 PCR - SS - CP、基因表达连续分析法（SAGE）、基因芯片、蛋白质芯片与生物质谱（SELDI/TOF、MALDI/TOF）、双向电泳（2D - Gel）、多维色谱/质谱联用、生物信息学与计算机技术等，为现阶段在系统生物学（基因组学、蛋白质组学、代谢组学等）水平上开展中医证候研究提供了可行的操作平台。

4. 中西医结合治疗泌尿系统疾病的规范化、标准化

为了使中西医结合治疗泌尿系统疾病的规范化、标准化，便于全国泌尿内科医生客观评价中西医结合诊治泌尿系统疾病的疗效，2003 年在海口建立急性肾小球肾炎、急进性肾小球肾炎、肾病综合征、隐匿型肾小球肾炎、慢性肾小球肾炎、急性肾衰竭、慢性肾衰竭、尿路感染、狼疮性肾炎的诊断标准和疗效评定标准。近年来有大量的论文引用此标准，对规范中西医结合诊疗泌尿系统疾病起到了很好的引导作用。

（五）中西医结合在神经系统疾病中的运用

近年来，随着科学方法和技术的飞速发展，中西医结合神经病学的研究逐渐深入，在临床和基础研究中的病种涉及所有常见病和许多疑难病，层次包括整体水平、器官和组织水平、细胞和亚细胞水平、分子水平及亚分子水平等。中西医结合治疗脑血管病在临床和基础研究方面都取得了很大的进展，2006 年通过了《脑梗死和脑出血的中西医结合诊断标准》；中西医结合治疗痴呆取得了较好的临床疗效，实验研究在组织形态学和分子水平上取得了丰硕的成果；加强了中西医结合治疗多发性硬化的实验研究，提高了临床疗效；中西医结合治疗运动障碍性疾病具有一定的优势和潜力；中枢神经系统感染性疾病在辨证诊断上，提出了一些新观点，水平明显提高；中西医结合在周围神经病的临床及基础研究方面取得了一定的进展；中西医结合治疗重症肌无力，不仅提高了临床疗效，而且在分子水平上阐明了中药治疗的疗效机制。其成果主要总结如下：

1. 脑梗死中西医结合治疗及相关性研究

脑梗死病理机制极其复杂，单独依靠一种药物很难取得满意的疗效。近十几年来，关于中西医结合治疗脑血管病的治疗方案大多是在西医常规治疗的基础上，针对中风病的病机，分别采用口服或静脉给予具有补气、活血、化痰、通腑、息风作用的中药，代表方药有补阳还五汤、温胆汤、大承气汤、镇肝熄风汤、川芎嗪、血塞通，临床均取得了一定的疗效，今后应进行大样本、多中心、随机对照试验加以验证。中药疗效机制的深入研究证实，脑心通可明显拮抗缺血 24 小时以内的血浆降钙素基因相关肽（CGRP）的降低及 ET 的升高；中风康能降低脑组织基质金属蛋白酶 -9（MMP -9），减少脑组织的含水量。通过采用单光子发射 CT 分子功能影像技术探讨头皮针刺疗法的信号传递途径和原理的研究，结果 23 例患者脑内皆存在血流灌注和功能低下区，无论针刺病灶的同侧头皮，还是病灶的对侧头皮，所有病灶皆见缩小或者消失，病灶同侧组和病灶对侧组的血流功能变化率都比正常志愿者明显增高，但两组之间的差异无显著性意义（$P>0.05$）。

2. 脑出血中西医结合治疗研究

脑出血占全部脑血管病的 10% ~30%，其致残率和死亡率均较高，严重危害人类的生命和健康。中西医结合分期治疗脑出血能有效控制脑出血后血肿扩大，促进血肿吸收，减轻脑水肿和神经功能缺损程度，提高疗效，降低致残率，改善预后。研究表明，中西医结合分期治疗高血压脑出血，在脑出血超早期给予立止血并小剂量脱水，急性期在脱水降颅压的同时给予丹参等活血化瘀药物，显著地降低了致残率和死亡率：在西药的基础上，早期以化痰通腑、活血止血为主，后期以益气活血、化瘀通络为主，临床疗效显著提高，能较好地促进血肿的吸收和神经功能的恢复。尤其是卒中单元的建立及中医康复的早期介入，更大大提高了治疗效果和减轻了因病致残的后果。一项以复方丹参注射液治疗高血压脑出血疗效观察的研究显示：治疗组有 59 例恢复良好和中等残疾，占 89.39%；对照组有 40 例恢复良好和中等残疾，占 61.54%；两组均无再出血及死亡病例。经哥拉斯哥评分（GOS）后，治疗组较对照组预后好，两者相比有高度的显著性差异。

3. 血管性痴呆（VD）中西医结合研究

近些年的研究表明，在西药治疗的基础上配合中医辨证施治，针刺疗法与西药联合应用，中药与现代非药物疗法联合应用，针刺与现代非药物疗法联合应用，以及多种疗法复合应用，均取得了较好的疗效。其中，针刺疗法与西药联合应用治疗 VD20 例，以针刺神庭、本神、四神聪、百会、足三里、三阴交、太溪等穴的同时，配合静脉滴注胞二磷胆碱，总有效率为 95%。多种疗法复合应用治疗 VD28 例，在以中药补阳还五汤加减联合西药神经细胞活化剂的基础上，配合针刺疗法，主穴取四神聪（加用电针）、神庭、本神、足三里，配穴取太溪、神门、三阴交、丰隆、太冲、内关、肾俞，总有效率亦达 95%。中药和针灸疗法的作用机制研究日渐深入，其观测指标涉及血液流变学、凝血功能、内皮细胞功能、血管活性物质、氧自由基、神经递质、激素、事件相关电位、正电子发射断层扫描（PET）和功能磁共振成像（MRI）等。有学者发现，VD 患者针灸治疗后高切、低切、血浆比黏度、红细胞比容等血液流变学指标均显著降低。有研究表明：老智灵口服液可明显降低 VD 患者脑脊液中血管紧张素Ⅱ（AngⅡ）的含量；脑复新能提高 VD 患者的血清雌二醇（E_2）和睾酮（T）水平，降低 E_2/T 比值。

4. 阿尔茨海默氏病（AD）中西医结合研究

目前，西医治疗 AD 尚缺乏较理想的药物，从中医药中寻找防治 AD 的有效药物，成为国内近年来研究 AD 的一个趋势。通过辨证，施以中药及针刺治疗，结合应用脑活素、γ-氨酪酸辅酶 A、ATP、胞二磷胆碱、B 族维生素等西药，均取得了较好的临床疗效。有研究显示，补肾调心口服液在改善患者的认知功能和日常生活能力上优于多奈哌齐（美国 FDA 批准用于轻、中度 AD 治疗的西药）。有学者采用中医辨证论治结合抗精神病西药与单纯中医辨证论治相对照，治疗组 41 例，总有效率为 92.18%，对照组 18 例，总有效率为 22.22%，两者相比有显著性差异（$P<0.05$），说明中西医结合治疗老年性痴呆明显优于单纯中医辨证论治治疗。

5. 帕金森病的中西医结合治疗研究

近年来，中、西药联合应用治疗本病，不仅提高了临床疗效，而且明显降低了西药的用量和副作用。有学者采用中西医结合治疗帕金森病 42 例，治疗组用左旋多巴、安坦，根据辨证分型，肝肾不足、虚风内动证配用大定风珠加减，气血两虚、筋失濡养证配用人参养荣汤合天麻钩藤汤加减，痰热动风、风痰阻络证配用黄连温胆汤合天麻钩藤汤加减，气滞血瘀、瘀血阻络证配用血府逐瘀汤合天麻钩藤汤加减，结果显示，中西医结合治疗具有疗效高、副作用小等优势，可提高患者的生存质量。针刺治疗帕金森病疗效肯定，且没有任何毒副作用，具有一定的优势和潜力。有研究显示，针刺百会、风池、曲池、合谷、足三里、阳陵泉、三阴交、丰隆、太冲、头部舞蹈震颤控制区、肝俞、脾俞、肾俞等穴位，配合中成药杞菊地黄饮、血栓心脉宁片和西药美多巴治疗帕金森病 38 例，总有效率 93.5%，显效率与单纯使用美多巴组相比显著升高。

6. 重症肌无力的中西医结合治疗研究

重症肌无力（MG）可归属中医“痿证”的范畴。近年来，对MG的中西医结合研究取得了明显的进步。有学者认为，MG的病机为“脾胃虚损、五脏相关”，应用补脾益肾法治疗MG，治疗组302例，总有效率为88.7%，明显优于应用肾上腺皮质激素或免疫抑制剂的对照组（72.6%）；应用重肌灵冲剂和强的松治疗重症肌无力180例，治疗组总有效率为92.2%，较仅用强的松的西药组（总有效率86.7%）为优。

（六）中西医结合在传染病治疗中的运用

随着第三次工业革命的到来，传染病在世界各地呈现新的态势，以AIDS、SARS、禽流感、耐药TB及耐药性疟疾为代表的多种传染病成为新的特点，中西医结合在防治传染病方面也有新的贡献。

1. 引起发热伴呼吸综合征的研究

此类疾病病种较多，曾经出现的流感、SARS、人感染高致病性禽流感等，几乎覆盖了全球大部分地区，其中被许多国家明确诊断的甲型H1N1流感，造成死亡人数过万，对人类危害极大。

由于本类疾病的病原体以病毒为主，西医治疗因而以抗病毒、抗感染、对症支持治疗为主，但由于受到抗病毒药物的品种和数量有限、疫苗研制周期长和生产工艺较为脆弱及一些技术性问题等的限制，努力开辟新的途径进行防治已迫在眉睫。发现新型化学单体药的难度越来越大，一些国家已逐步重视从植物药中开发新药。据调查，2007～2010年，世界主要国家40家中药研发企业均有产品上市，美国FDA已接受过286个植物药申请，包括试验用新药申请和临床前申请，其中单味草药占1/3，复方占2/3，申请数量逐年递增，以抗病毒的适应证最多。美国学者从150余种植物提取物中，发现20余种含显著抗流感物质；保加利亚学者发现红花老鹤草多酚复合物可抑制流感病毒；俄罗斯学者从独活植物果实挥发油中发现抗甲流病毒有效成分。

传染病属于中医“疫病”范畴，自古以来，中医药治疗“疫病”已积累了丰富的经验。中医药在治疗疾病中，注重人体的整体观，根据具体病情，分别采用扶正、祛邪、扶正祛邪并用等方法，在不同时期、不同阶段，各有侧重，从多环节、多层次、多靶点达到抑制病原体、提高免疫功能等目的，从而有效地控制疾病发展，促进机体功能的恢复。特别是在新发的病毒性传染性呼吸道疾病的治疗中，中医药有着明显的治疗优势。如2003年的SARS、2009年的甲型H1N1流感，中医药或中西医结合治疗具有降低病死率、缩短发热时间、缩短症状持续时间、减轻肺部炎症、减少继发真菌感染等作用，具有独特的优势。

广州中医药大学第二附属医院共收治112例非典患者，经治疗，除7例死亡外，其余105例均治愈出院。根据患者的临床表现，该院将SARS的病程分为早期、中期、极期（高峰期）和恢复期4期。早期多在发病后1～5天左右，如在此期截断SARS的发展，患者可直接进入恢复期，大大地缩短病程。本期病机以湿热遏阻、卫气同病为特点，治疗上强调宣透清化，可以三仁汤合升降散、藿朴夏苓汤、麻杏石甘汤合升降散化裁。中期一般在发病后 3～10 天左右，病机以湿热蕴毒、邪伏膜原、邪阻少阳为特点，治以清化湿热、宣畅气机，可分证选用甘露消毒丹、达原饮、蒿芩清胆汤加减。多数患者在这一期经中医药治疗，可直接进入恢复期，但仍有部分毒力较强者病情继续加重，进入极期。此时患者在表现为湿热毒盛的同时，还出现耗气伤阴、瘀血内阻的征象，因此治疗在祛邪的同时必须重视扶正，可选用白虎加人参汤、清营汤、犀角汤等加用活血化瘀之品，并静脉滴注参附针、参麦针、丹参针等，出现闭证或脱证时还可加服安宫牛黄丸或紫雪丹。恢复期患者多为正虚邪恋、气阴两伤，同时夹湿夹瘀，治疗必须扶正透邪，并重视化湿活血，根据正虚程度及夹邪的不同可以用参麦散、沙参麦冬汤、李氏清暑益气汤、参苓白术散、血府逐瘀汤等加减化裁。

中西结合，相辅相成，是战胜非典的重大举措。多家临床研究结果显示，与纯西医疗法相比，中西医结合治疗非典具有以下特点：

（1）早期干预阻断病程　在西医治疗中，借助中药透邪宣湿、清热、疏肺等方法阻断病情恶化，已取得普遍的成功。

（2）退热快　一般情况下常规疗法退热需 5～9 天，中西医结合法退热需 3～6 天，减轻了患者的症状和恐惧感，有利于患者康复。

（3）减少激素、抗生素用量　大剂量使用激素或抗生素容易引起心、肝、肾损害及继发感染。中西医结合法治疗可减少激素、抗生素的用量。

（4）促进炎症吸收，减少后遗症　严重非典肺络瘀阻，肺纤维化，采用活血化瘀药可以促进炎症吸收，减轻肺部损伤，有利于患者身体康复。

（5）减少死亡率　广州中医药大学第一附属医院、北京中医药大学东方医院无死亡病例，痊愈出院，且无医务人员感染，充分体现中西医药并举在抗击非典中的优势。

（6）缩短治疗期，减少医疗费用　一个非典患者治愈出院平均费用纯西医治疗花费约 5000 元，而采用中西结合治疗花费约 2500 元。

再以流行性感冒为例，该病属中医外感热病，治疗原则为扶正祛邪，即通过抗病毒、增强机体免疫力抗流感。中药是通过阻断病毒增殖过程的吸附、穿入、复制、成熟中的某一环节而直接抑制病毒，并通过提高机体免疫功能间接抑制病毒。目前对抗流感中药成分及机制研究较清楚的有两类：①多酚类物质，研究证明其可抑制流感病毒蛋白质和 RNA 合成，同时也可抑制流感病毒的吸附。②黄酮类物质，机制是抑制流感病毒唾液酸酶的活性和抑制膜融合。目前对单味药已能提取有效成分。复方组方多，研究起来较复杂。抗流感病毒单味中药和复方多以清热解毒药为主，但近来研究发现补肾法预防呼吸道病毒感染有确切疗效，养阴生津方也有良好的抗病毒、调节免疫作用，说明抗流感中药不是只有清热解毒药。

2. 以青蒿素为主的中药提取物及其联合治疗疟疾的应用研究

青蒿素（artemisinin）是中国中西医结合科学工作者屠呦呦从中医典籍《肘后备急方》所载“青蒿一握，以水二升渍，绞取汁，尽服之”获得灵感，经筛选了中草药单、复方一百多种后，经现代科技方法提取而得。它于 1971 年从菊科植物黄花蒿（*Artemisia annua* L.）叶中提取分离，是一种具有过氧桥的倍半萜内酯类化合物，经实验证实，其抗疟作用高效、迅速和安全。在青蒿素的基础上，又开发出了多种衍生物，包括双氢青蒿素（dihydroartemisinin，DHA）、蒿甲醚（artemether）、蒿乙醚（arteether）和青蒿琥酯（artesunate），均有抗疟作用。青蒿素类药物对各种疟疾均有效，能快速杀灭疟原虫早期配子体，并能抑制各期配子体，对未成熟配子体可中断其发育，对恶性疟原虫配子体也有明显抑制作用，这种抑制作用是其他抗疟药所不具备的，有利于控制疟疾流行。当前，多种药物抗药性的出现使单一疗法对疟疾失去了治疗作用，也使大多数现有的联合化学疗法的有效性降低。因此，为保证治疗效果和延缓抗药性的产生与发展，2001年WHO推荐在耐药性恶性疟原虫流行区不能再使用单方，只能采用以青蒿素类抗疟药物为基础的联合治疗方案。研究发现，以青蒿素为主的下列方案均对多型疟疾有更好的控制效果。

（1）双氢青蒿素＋甲氟喹（meflo－quine，MQ）　双氢青蒿素是一种新型的青蒿素类衍生物，目前已经广泛应用于恶性疟的临床治疗。DHA的半衰期短，仅有40～60分钟，因此尽管DHA可以单独使用，但复发率较高，除非治疗期持续5～7天。采用不同药物先后治疗，例如使用作用时间长的MQ，可以防止复发和延缓药物耐药性的产生。

（2）双氢青蒿素＋磷酸萘酚喹（naphthoquine phosphate）　磷酸萘酚喹是我国研制的一种抗疟新药，对各种疟原虫红细胞内期无性体均有较强的杀灭作用，但杀虫速度和控制临床症状较慢。DHA应用于临床治疗各种类型疟疾，均显示了良好的疗效，不良反应少，但疗程偏长。将两药联合使用，可减少剂量，缩短疗程，减轻患者负担，易于被患者接受。

（3）双氢青蒿素＋磷酸咯萘啶（pyronaridine）　磷酸咯萘啶为我国研制的新抗疟药，它是一种高效低毒的红内期裂殖体杀灭药，疗程短，一般为2～3天，治疗后复发率较低，但对配子体无作用，治疗后配子体出现率高达60%以上。目前，国内学者正在广泛地开展DHA与磷酸咯萘啶配伍治疗抗药性恶性疟的研究。

（4）青蒿琥酯＋甲氟喹　本法的3天方案（MAS3）是泰国近10年来治疗疟疾的首选方案。此方案对多重耐药恶性疟有较强的疗效，并能使疟疾的发病率和疟原虫体外对MQ的抗药性降低。秘鲁卫生部将MAS3确定为治疗不复杂恶性疟的一线治疗方案。在泰国，一项使用MAS3或奎宁治疗多重耐药恶性疟感染孕妇的随机对照实验表明，妊娠末2个月或3个月妇女，MAS3的63天治愈率（98.2%）比奎宁7天用药法（67.0%）高。但MQ有潜在的致胎儿死亡的作用，MAS3用于治疗孕妇患者的安全性有待进一步研究。

（5）青蒿琥酯＋阿莫地喹（amodiaquine）　青蒿琥酯和阿莫地喹联合用药是基于两者药物半衰期的长短互补。青蒿琥酯的半衰期短，可以迅速杀灭疟原虫；阿莫地喹的半衰期长，可以较长时间保持高血药浓度，从而杀灭残存的疟原虫。在对阿莫地喹药物抗性低的地区，如西方和中非，青蒿琥酯和阿莫地喹联合用药的3天疗法可以迅速地清除疟原虫，消除发热症状。摩洛哥已经生产了此两种药物的复方制剂，这种制剂服用方便，依从性和疗效较好，目前主要用于治疗儿童疟疾。

（6）蒿甲醚－苯芴醇（lumefantrine）　蒿甲醚－苯芴醇（AL）又称复方蒿甲醚，

商品名 Coartem，是中国军事医学科学院和昆明制药厂经过近 10 年的研究，最终确定的最佳的药物组合和最佳的配比。2002 年，WHO 批准诺华制药生产的复方蒿甲醚为联合国机构指定采购药物，用于在发展中国家分发。复方蒿甲醚目前是唯一获得该项指定授权的固定剂量复方抗疟药物，被 2006 年 WHO 疟疾治疗指导文件推荐为首选用药。Vugt 等研究表明，蒿甲醚和苯芴醇的 6 剂给药方案对多重耐药的恶性疟虫株有较好的疗效。在非洲撒哈拉沙漠以南和东南亚地区，复方蒿甲醚对多重耐药的恶性疟均有疗效。目前多个国家把 AL 作为治疗不复杂恶性疟的一线药物。有 4547 名患者参与的 9 个临床实验表明，复方蒿甲醚治疗不复杂疟疾 28 天治愈率明显高于单用氯酚喹啉、氯酚喹啉和磺胺多辛 + 乙胺嘧啶联合用药组。

在双氢青蒿素被批准为一类新药后，研究还发现，它对红斑狼疮的治疗也有明显效果，所以屠呦呦等随即开始重点研究青蒿素对自身免疫性疾病的治疗，并于 2004 年拿到了关于双氢青蒿素片增加适应证的药物临床研究批件。2017 年 10 月，中国中医科学院中药研究所提出双氢青蒿素片增加适应证的新药申请，顺利通过北京市药品监督管理部门的初审并已转交至国家药品监督管理部门等待进一步的审批。有关部门表示，该申请符合新药特殊审批程序要求，将加速其审批流程。如果正式获批新的适应证，将是中医药临床和基础研究的再次突破。

综上所述，中国科学家屠呦呦发现的青蒿素，能极大地降低疟疾患者的死亡率，为人类提供了强有力的新武器，以对抗每年困扰着亿万人的疾病，这在提升人类健康和减轻患者痛苦方面的作用是不可估量的。青蒿素是传统中医药送给世界人民的礼物，青蒿素的发现是集体发掘中药的成功范例，由此获奖是中国科学事业、中医中药走向世界的一个荣誉，这是中国的骄傲也是中国科学家的骄傲，将给中国医药工作者更多思考、启迪与激励。事实证明，中国医药学是一个伟大的宝库，古代文献中蕴藏着原创思维和宝贵经验，应当认真继承、深入挖掘，在全面继承的基础上，获得创新灵感，运用现代科技手段，实现中医药的创新和发展。

三、中西医结合方法在肿瘤内科中的运用

（一）中西医结合治疗肿瘤的理论基础

肿瘤是指机体在各种致瘤因子的作用下，局部组织细胞增生所形成的异常新生物。随着人类社会的不断发展，环境污染、人口老龄化、营养失衡等问题不断加重，肿瘤发病率逐年增高。相关资料表明，在大城市中肺癌已跃居发病首位，结、直肠癌和乳腺癌、胰腺癌、肝癌等发病率均有所上升。同时随着肿瘤的治疗方法不断改进，新药及新型疗法层出不穷，人类在肿瘤治疗中取得了很大的成绩，但目前对大部分恶性肿瘤尚无特异性的治疗方法。

中医与西医学分属不同的医学理论体系，两者在恶性肿瘤的治疗过程中形成各自独特的治疗方法。西医学侧重于实体研究、注重的是局部治疗；中医学则侧重于功能研究，所以更加重视整体调理。两者结合，取长补短，相得益彰，在肿瘤的治疗过程中可

以进一步提高治疗效果。恶性肿瘤的中西医结合治疗既包括了西医的治疗手段，如手术切除、放疗、化疗、生物治疗等，也包括了中医的综合治疗，如中药的内服、外敷、静脉点滴、局部注射等。这种综合治疗方法是我国肿瘤治疗领域的最大特色和优势，近几十年来已经被越来越多的医药工作者和肿瘤疾病患者所接受。

（二）中西医结合在肺癌治疗中的运用

肺癌，古代中医学典籍归于“咳嗽”“胸痛”“咯血”范畴，记载为“肺壅”“肺积”“肺岩”“息贲”等。历代文献对肺癌的病因病机记载主要集中在以下几个方面：①外邪浸淫，邪毒积蕴；②正气虚损，脏腑失调；③痰湿内聚，痰瘀毒结，正气内虚、邪毒内侵。

中医的辨证施治在肺癌治疗过程中应注意以下几点：肺癌早期，多见气滞血瘀、痰湿毒蕴之证，以邪实为主，治疗应以祛湿化痰、活血理气为主；肺癌晚期，多见阴虚毒热、气阴两虚之证，以正虚为主，而且多病情复杂，虚实互见，治疗应以益气养阴为主。部分患者肺部癌瘤及症状明显，但患者形体尚丰，生活、活动、饮食等尚未受阻，此时多为邪气盛而正气尚充，正邪交争之时，可驱邪为主兼以扶正；如病邪在肺部广泛侵犯或多处转移，全身情况较差，消瘦、乏力、衰弱、食少，生活行动困难，症状复杂多变者，多为邪毒内盛而正气明显不支的正虚邪实者，应在扶正固本的基础上驱邪治疗。

现代医家根据辨证分型的结果，一般将肺癌分为以下几型进行治疗：气阴两虚型，治以益气养阴、解毒清肺，方用生脉散合沙参麦冬汤加减；气滞血瘀型，治以理气活血、化瘀软坚，方用四物汤加减；脾虚痰湿型，治以健脾益肺、祛痰解毒，方用六君子汤加减；肺肾阴虚型，治以养阴滋肾、清热解毒，方用百合固金汤加减。

肺癌根据其病理类型的不同，分为非小细胞肺癌（NSCLC）与小细胞肺癌，前者占肺癌发生率的80%左右。病理类型不同，对治疗方法敏感性差异巨大。美国国立综合癌症网络（NCCN）指南推荐早期非小细胞肺癌（ⅠA、ⅠB、ⅡA、ⅡB）的治疗首选外科手术完全切除或者根治性放疗。虽然早期肺癌患者病灶局限，适合应用西医的局部治疗，但是手术、放化疗同时给身体带来了重大创伤，术后患者免疫功能较前下降，给残留的肿瘤细胞带来可乘之机，甚至使部分患者术后迅速复发恶化。术后及时结合中药扶正固本治疗，可有效提高机体免疫力，促进机体脏腑功能恢复，减少并发症的发生，缩短住院时间，从而提高患者生活质量、改善预后。中晚期（分期在ⅢA期以上的）非小细胞肺癌，一般先行术前诱导化疗（新辅助化疗）提高手术切除率，伴有其他脏器转移的4期肺癌，则需要采取化疗、姑息放疗或靶向治疗（相应基因位点突变）。上述这些治疗方法同时结合中医综合治疗，较单纯西医治疗有明显优势。童康尔等辨证治疗晚期非小细胞肺癌68例，随机分为化疗+中药组（治疗组）和化疗组（对照组）。治疗组分为肺阴不足、肺脾气虚、痰湿内蕴型，分别予以沙参麦冬汤、四君子汤及二陈汤为基础方。结果发现治疗组和对照组的1年生存率分别为44.12%和39.39%，两组无显著性差异，但是卡氏评分两组具显著性差异（$P<0.01$），上述结果显示中西医结合

治疗晚期非小细胞肺癌明显改善了患者生存质量，并控制了肿瘤进展。刘嘉湘等观察化疗基础上加载益气养阴解毒方治疗晚期非小细胞肺癌，发现气阴两虚型晚期肺癌患者化疗+中药组益气养阴解毒方（黄芪30g，北沙参30g，天冬15g，麦冬15g，女贞子12g，石上柏30g，石见穿30g，七叶一枝花30g）治疗与单纯化疗组（以GP方案或NP方案治疗）两个周期后进行疗效判定发现：益气养阴解毒方能够明显改善气阴两虚型晚期肺癌患者气阴两虚证候，提高生活质量，其作用机理可能是通过增加T细胞活性，增强辅助性T细胞及杀伤性T细胞功能，全面提高了T细胞介导的细胞免疫功能。早期肺癌根治性放疗及中晚期肺癌姑息放疗后结合中医药治疗，可明显减轻放射性肺炎、食管炎、骨髓抑制、胃肠道等反应的发生率，增加肿瘤对放射线的敏感性，提高治疗效果。有研究发现由于肿瘤组织中大量乏氧细胞的存在，使其对放射治疗不敏感，降低了放疗效果。放疗在杀灭癌细胞的同时，也使人体正常组织细胞受到不同程度的损伤，从而增加患者痛苦，降低其生活质量，使放疗的剂量受到限制。中医学理论认为，放射线属热毒，极易耗气伤肺阴，阴虚火旺导致肺部瘀血阻滞及血脉运行不畅。放疗中配合活血化瘀、益气养阴的中药，既可提高肿瘤对放疗的敏感性，也可减轻放疗的副作用。常用的活血化瘀药如丹参、地龙、川芎、红花等可以改善血液循环，增加肿瘤部位的血流量，明显改善肿瘤组织缺氧状况，提高对放射线的敏感性。郝迎旭等研究发现扶正增效方（黄芪、白术、太子参、枸杞子、红花、苏木等）对肺癌放疗患者增加敏感性作用，发现联合应用扶正增效方组（34例）有效率为69.7%，显著高于单纯放疗组（35例）40.7%。提示中药联合放疗能增加放疗的近期疗效，对肺癌放疗有增效作用。中药与化疗结合主要可增加化疗药物敏感性及减轻毒副作用。根据中医扶正与祛邪相结合的原则，充分发挥化疗药物的抗癌作用，配合中药减轻化疗的毒副作用，可维护和提高患者自身的抗癌能力和内环境的稳定。张永杰等观察益气养阴法在初治晚期非小细胞肺癌化疗中的作用，发现化疗加中药芪参汤（黄芪、党参、生地黄、百合、茯苓、玄参、贝母、百部、白花蛇舌草）治疗组，在临床证候改善、卡氏评分和治疗有效率方面均优于单纯化疗对照组（$P<0.05$），中西医结合治疗组白细胞降低例数和程度都明显低于对照组。中国中医科学院广安门医院领衔的八家三甲医院共同完成的大规模、多中心临床试验——“提高肺癌中位生存期综合治疗研究”为中西医结合在中晚期肺癌治疗领域的应用提供了有力的证据。本实验共纳入586例ⅢA－Ⅳ期非小细胞肺癌患者，随机分为西医治疗组与中西医结合治疗组。研究结果显示：中西医结合治疗组中位生存期12.03个月，西医治疗组8.46个月，两组比较差异明显（$P<0.018$）；中西医治疗组患者生活质量改善优于西医治疗组。部分晚期肺癌患者，因身体状况及其他原因，中医综合治疗可能在中西医结合治疗中起主导地位，可结合靶向药物或免疫治疗等，可显著延长患者生存期，提高生活质量。

综上所述，中西医结合在肺癌治疗中较单纯西医治疗有以下优势：①可有效减轻手术、放疗、化疗副反应，同时增敏疗效；②中西医结合治疗可延缓肺癌复发和转移；③部分不能手术、放化疗的肺癌患者，中医起主导作用，即改善症状，提高生活质量，延长生存期。中药的抗癌作用机制目前尚不完全清楚，目前的研究发现与肿瘤微环境改善显著相关。肿瘤微环境学说是 NSCLC 的形成、进展中重要的机制之一。NSCLC 微环境具有持续致损、慢性炎症、缺氧、酸性态等，这些病理状态在 NSCLC 的形成与进展中发挥重要作用。从中医辨证角度看，NSCLC 前微环境、NSCLC - 宿主界面微环境多呈痰浊浸淫、气滞血瘀的病理状态。中医药可以有效纠正 NSCLC 前微环境、NSCLC - 宿主界面微环境的持续致损、慢性炎症、缺氧等病理状态。相对于西医的手术、放化疗及分子靶向治疗，中医药对肿瘤微环境的改善对于治疗效果有显著的促进作用。中医药治疗的多靶点效应是其主要特色，进一步地深入研究中药治疗肿瘤的作用靶点，将会为中西医结合在肺癌治疗领域的发展提供有力的证据。

（三）中西医结合在结肠癌治疗中的运用

结肠癌（colorectal cancer，CRC）的发病率目前位居城市恶性肿瘤发病率的第 2 位，其死亡率位居全部恶性肿瘤的第 4 位。目前结肠癌的主要治疗方式为手术治疗、放化疗、分子靶向治疗、基因治疗、生物免疫学治疗等；中医综合治疗的引入，使结肠癌的临床疗效得到提高。中医对结肠癌的记述，常见于“肠蕈”“脏毒”“积聚”“肠风”“肠癖”等疾病中。中医学认为，血瘀气滞、湿聚热毒聚于肠道及正气虚弱是结肠癌发病的主要机制，认为本病为本虚标实证，本虚指的是脾虚、肾亏、正气不足，标实指的是湿热、火毒、气滞。本虚标实二者互为因果、相互交叉、相互影响，使得肠癌的发病机制非常复杂、多变。

结肠癌术后化疗容易出现腹泻，这是由于患者接受手术治疗，受刀刃所伤，气血损伤、气滞血瘀，久则脾胃虚弱；再加上化疗药物可进一步加重脾胃的损伤，使得脾失健运、胃失和降，导致脾不能升清、胃不能降浊，结肠传导功能失常更为加重；此外结肠癌发病年龄趋老年化，脾胃运化功能已经明显减退，使得化疗不能按时完成。因此结肠癌术后的综合治疗显得更为重要，患者术后及时给予补中益气、清除湿热中药，并强调以健脾益气为治疗根本、清热化湿以治其标，可明显缩短术后的恢复时间，减少复发率，提高患者的生活质量。

除了术后的辅助化疗，中晚期结肠癌患者的化疗是治疗的重要手段，但化疗的同时可出现近期或者远期的毒副作用，因副反应出现的概率高，目前仍是临床研究解决的难点。有研究观察发现，在结肠癌患者使用草酸铂化疗后出现蓄积神经毒性反应，中医辨证为血痹证，气滞血瘀使血脉痹阻加重，血脉通行不利，出现四肢失养的症状。部分学者研究发现，铂类化疗时联合黄芪桂枝五物汤，益气温经、和血通痹，可缓解肌肤麻木不仁、脉微涩而紧等症状，有效地防治铂类药所导致的神经毒性不良反应。

其他胃肠道肿瘤，如胃癌的中西医结合治疗也取得了显著的成效。中国中医科学院广安门医院对胃癌术后化疗的患者以健脾益肾方（党参、白术、补骨脂、菟丝子、女贞子、枸杞子）配合治疗，94.44% 的患者能完成化疗疗程，而单纯化疗组仅 73.73% 的患者完成化疗疗程；其 1、3、5、10 年生存率也高于单纯化疗组。

近年来西妥昔单抗和贝伐单抗等分子靶向治疗是针对结肠癌晚期患者的重要手段之一，但其不良反应如皮疹、腹泻、高血压、手足皮肤综合征、间质性肺炎等使治疗受阻甚至中断。中药汤剂的配合使用可有效减少靶向药物的毒副反应，提高患者对治疗的依从性；同时研究证明，靶向治疗配合中医疗法，能发挥协同增敏作用。中医学认为，西妥昔单抗所致皮肤不良反应为肺热毒结所致，治疗应以清热解毒、凉血清肺等为主。王家晓等应用蒲腥解毒汤（蒲公英20g，鱼腥草20g，连翘20g，白花蛇舌草20g，冬凌草20g）治疗西妥昔单抗所致皮疹。研究结果显示：中药组总有效率（痊愈+显效）为90.48%；对照组痊愈6例、显效5例、无效10例，总有效率为52.38%。中药组总有效率显著高于对照组（$P<0.05$）。

另外，研究发现结肠癌中医辨证分型不同，对靶向药物的敏感性差异巨大。宋成鑫发现，脾虚气滞证、湿热蕴结证及瘀毒内阻证为大肠癌最常见证型，其中瘀毒内阻型大多对上述靶向药物治疗敏感，脾虚气滞型对铂类化疗效果欠佳，湿热蕴结证可能对贝伐单抗、索拉菲尼等靶向治疗有效。中西医结合治疗结肠癌确有其独特的疗效，能有效改善患者的临床症状，降低复发转移率，提高患者生活质量，延长生存期和提高生存率，但中药大部分作用机制尚未研究清楚，因此进一步明确其作用靶点，明确作用机制，才能有效地向全世界推广。

（四）中西医结合在乳腺癌治疗中的运用

乳腺癌是妇女中最常见的恶性肿瘤之一，已跃居女性恶性肿瘤的首位，严重威胁妇女健康。西医治疗以手术、化疗、放疗、内分泌治疗、分子靶向治疗等为主，这些治疗带来的毒副反应也非常明显，严重影响了患者的生活质量。中西医结合可减少乳腺癌术后并发症，减轻上述治疗引起的骨髓抑制及胃肠道反应等毒副反应，逆转肿瘤耐药，减少肿瘤的复发和转移，促进患者的体质恢复，改善患者的生存质量及生存率。

最早出现类似乳腺癌症状的记载是《内经》，《灵枢·痈疽》曰："疽者，上之皮夭以坚，上如牛领之皮。"。明·陈实功著《外科正宗·乳痈论》对本病论述最详，提出情志所伤为主要病因，从病因、病机上将本病分为情志不畅、肝脾两伤和冲任失调、气血凝滞两大类，认为本病的发生与肝、脾、冲、任关系最为密切。清代吴谦认为乳腺癌的治疗应以疏肝理气、补益气血为主，扶助正气以抗邪。现代医家普遍认为乳腺癌的病因与饮食不节、情志郁结及冲任失调有关，其主要病机是正气亏虚、七情内伤，气血运行失常，气滞血瘀，痰浊、瘀血互结于乳房而发生癌变；或因饮食不节、情志不畅，肝郁脾虚，冲任失调，痰瘀凝聚。中医的辨证分型与西医乳腺癌的分期密切相关，现代研究发现Ⅰ期乳腺癌以气滞常见，Ⅱ期患者以气滞、血瘀型较多见，Ⅲ、Ⅳ期患者则以阳气虚及阴血虚型为多见，并常兼有血瘀表现。现代医家辨证发现，乳腺癌患者肝脾不和、肝肾不足、气血壅滞证型多见，治疗应以"清上扶下"为主。"清上"就是要清热解毒，消壅通络；"扶下"就是要以调和肝脾、滋补肝肾为主。所以中医辨证结合西医学辨病治疗，可有效提高辨证的准确率，增加治疗有效率。

复旦大学肿瘤医院观察乳腺癌术后患者71例，中西医结合组取得显著的疗效。该组患者以健脾疏肝益气方为主，选用党参、黄芪、白术、茯苓等扶正培本，增加机体免疫力的作用；以青皮、陈皮、橘叶、橘核、八月札等理气调中，化痰除痞；并配合白花蛇舌草、山慈姑、冰球子、半枝莲等抗肿瘤药物治疗。结果显示采用中西医结合治疗，手术后乳腺癌患者的复发率（3.5%）、转移率（10.5%），较单纯手术组低；术后缓解期（5.9 年），较之单纯西医综合治疗出现晚（3.9 年），两者有显著性差异。乳腺癌术后，患者经手术切除病灶后，实性证候如气滞、痰湿、血瘀等证候减轻，同时手术创伤会导致气血受损，全身虚证增多，以阳虚、气虚多见，治疗当以补益肝肾、调摄气血、益气养阴为主。术后化疗可进一步消灭残留的癌细胞、减少复发率，但会带来一些不良反应，如骨髓抑制、胃肠道反应、肝肾功能的损伤、免疫功能低下等，降低患者生活质量。术后辅助中医药治疗，可以减少化疗引起的副作用，并显著提高临床疗效，减轻化疗对患者产生的不良反应，提高患者生活质量的 Karnofsky 总评分，调节内分泌紊乱，提高患者的免疫功能。

（五）中西医结合在血液肿瘤治疗中的运用

随着工业化、城镇化的进展，食品、饮用水、环境等的污染亦同时加剧，血液系统疾病的发病率不断增加，治疗亦更加艰难复杂。中西医结合尤其是砷剂的联合应用，为血液肿瘤等提供了新的治疗思路和途径。

中医学认为，由于热毒、蕴毒等不同的毒素以各种方式侵入人体，循经入络，杀气伤血，或病毒潜入血液中，内蓄日久，耗肺伤脾，亏肾伤髓，致使各脏器功能失调，造血功能遭到破坏，造成气血不洁，运行不循常道，白细胞异常增生，溢于脏器外，临床表现为出血、发热、肝脾肿大、面黄、心悸、多汗等。

砷是一种常见的金属元素，主要以氧化砷，即砒霜（三氧化二坤，As_2O_3）和硫化砷（俗称雄黄、雌黄）的形式存在于自然界中，长期以来被认为是有毒和致癌物，但中医根据“以毒攻毒”理论，将其入药已逾两千四百多年，也是人类历史上最早被用于肿瘤治疗的药物之一。然而由于毒副作用等原因，其逐渐淡出了“医疗药品”的舞台。

张亭栋教授毕业于哈尔滨医科大学，1960 年参加黑龙江中医学院“西学中班”学习中医药学。20 世纪 70 年代，黑龙江林甸县民主公社一位乡村老中医将砒霜、轻粉、蟾酥配制成为药捻治疗鼠疮（淋巴腺结核）或外用治疗皮肤癌。当时黑龙江省全省卫生系统正进行挖掘收集整理抗癌中草药及民间验方秘方工作，张亭栋作为专家组组长带队下乡采风探秘，了解实情。后他与同事们根据中医传统理论，坚持中西医结合科研方法，对这个民间中医验方进行发掘，整理，研究，并与上海同道合作研究其治疗机制，取得了造福整个人类的成果，令世界瞩目。成立于 1937 年的全美癌症研究基金会 2012 年授予中国工程院院士王振义和中国科学院院士陈竺“圣捷尔吉癌症研究创新成就奖”，以表彰他们在急性早幼粒细胞白血病（APL）研究中取得的原创性成果及开发的全新疗法。APL 曾被认为是最为凶险、病程发展迅速的白血病之一，王振义、陈竺两位科学家将传统中药的砷剂与西药结合起来用于治疗，使该类患者的“5 年无病生存率”从大约 25% 跃升至 95%。如今这种联合疗法已成为急性早幼粒细胞白血病的标准疗法，两位科学家“完全改变了急性早幼粒细胞白血病患者的医疗状况，他们联手取得的成果已经并将在未来继续拯救千千万万患者的生命”。这一卓越成就，代表了该领域的世界最高研究水平，不仅填补了学术上的空白，也使来源于中国古老疗法的传统医药再放异彩。

有学者根据急性白血病患者的治疗情况和病情变化规律，总结出急性白血病中西医结合的三步疗法：

第一步，采用凉血解毒中药结合化疗取得血液学缓解。急性白血病发病时，白血病细胞快速大量增殖，体内白血病细胞总数可达100亿个，患者常有发热、出血、肝脾肿大、乏力等表现，常因出现无法控制的出血及感染而死亡。此为急性白血病初发阶段，多因感受邪毒，直伤髓腑，而成髓毒。此时邪毒实盛，治疗的目的就是尽快遏制病情，达到缓解。

第二步，采用扶正祛邪中药结合化疗或DC－CIK细胞治疗取得遗传学或分子生物学缓解。研究证实，取得血液学临床缓解的患者，体内仍有大量的白血病细胞，总数为1000万到1亿个，白血病基因仍呈阳性。患者多有气色差、乏力、食欲不振等表现，此时患者正气已虚，邪已不盛，治当健脾益气、滋阴养血、解毒祛邪，以获得遗传学或分子学缓解，使急性白血病相关基因或染色体转为阴性。

第三步，采用解毒祛邪中药结合细胞免疫治疗，清除微小残留白血病细胞，达到治愈，取得遗传学或分子学缓解。这时患者体内白血病细胞显著减少，但并未彻底消失，仍是复发的根源。此时化疗对这些残留的白血病细胞成效不大。此阶段患者血象、骨髓象正常，自我感觉无明显不适，属正气已复，邪气已微。

临床研究显示，中西医结合方法对于急性早幼粒细胞白血病的治疗，获得了高达90%的完全治愈率，疗效卓越，震惊了国际血液学界。在此基础上，人们对As_2O_3的现代给药技术、联合用药方式及其他含砷化合物的抗癌作用进行了大量探索，相继被引入其他血液系统肿瘤及多种实体肿瘤的治疗，如急性髓细胞白血病（AML）、慢性粒细胞性白血病（CML）、多发性骨髓瘤（MM）和骨髓增生异常综合征（MDS）等多种血液系统恶性肿瘤的治疗，在极大地提高了砷剂抗肿瘤效果的同时，减少了毒副作用，为砷剂抗肿瘤应用的拓展和治疗增敏提供了新的思路和研究方向。

王振义等研究了氧化砷治疗APL的分子生物学机制，发现砷剂对该病BCL－2基因mRNA的转录有下调作用，并通过深入研究找到了砷剂的作用靶子为锌指基因。陈竺等进一步研究发现，在体外高浓度下，APL细胞株NB4细胞可见明显的细胞变化，有凋亡小体的形成。DNA凝胶电泳中，可见DNA降解的梯形条带；末端TdT（TUNEL）标记阳性，Annexin V标记阳性；在流式细胞仪检测下，可见凋亡峰（即前G1峰）。说明As_2O_3的作用是促进白血病细胞凋亡。其凋亡的机制是As_2O_3通过干扰线粒体膜通透性转运孔（MPT）的功能而破坏其膜电位，使线粒体膜中的凋亡诱导因子及细胞色素C通过MPT的开放进入细胞浆内，激活半胱天冬酶，裂解DNA；下调BCL－2基因，促进细胞凋亡。在低浓度下，NB4细胞显示分化现象，形成中幼粒样细胞，CD11b阳性率提高。

PML－RAR融合蛋白是APL的标记性特异蛋白，它是融合基因PML－RAR的产物，后者又是染色体 15，17 相互移位，即［t（15；17）］形成的。PML－RARA 在 APL 的发生机制中起关键作用。As_2O_3 不论在高浓度还是低浓度下，都可使 PML－RARA 蛋白降解，主要是通过对 PML 蛋白的降解，在 PML－RARA 降解的同时，PML 又于核小体内重新恢复其正常定位。PML－RARA 融合蛋白的降解及 PML 的恢复正常定位，是 As_2O_3 治疗 APL 奏效的重要机制。

在探索血液其他肿瘤的治疗中，发现 As_2O_3 联用维生素 C 是治疗 MM 的基础用药方案，其疗效已被大量临床试验验证；基础研究也揭示维生素 C 能够降低细胞内谷胱甘肽（GSH）浓度，从而解除其对砷剂诱导凋亡的抑制作用。有报道显示，As_2O_3 在联用维生素 C 的基础上加用沙利度胺（反应停）治疗 MM，总有效率达 78.6%，且毒副作用明显减少，被认为是"治疗老年 MM 患者的首选方案"。

目前，以沙利度胺、粒细胞集落刺激生物因子（GM－CSF）、依那西普及以白消安、阿糖胞苷为代表的多种化疗药物相继被尝试与 As_2O_3 联用治疗 MDS、CML 等血液恶性肿瘤，部分联合用药方案已获得较好的应答率。

另外，As_2O_3 在 1μm 浓度下，可明显抑制以下细胞的增殖与存活：NB4、NOP－1（骨髓瘤细胞）、NOL－3（淋巴瘤细胞）、NKM－1（髓细胞系）、其他非霍奇金淋巴瘤细胞及慢性淋巴细胞白血病细胞。用 K562 细胞株进行研究，发现 As_2O_3 可促进 K562 细胞凋亡，抑制其生长，并抑制其融合蛋白 BCR－ABL 的蛋白酪氨酸激酶活性。As_2O_3 可以提高慢粒 $CD34^+$ 细胞内的反应氧化物水平，使 C－myc 的基因表达下调。

砷剂治疗实体瘤也取得一些进展。原发性肝癌是我国最常见的恶性肿瘤之一，预后较差，病死率高。近年来，As_2O_3 应用于治疗原发性肝癌也有了很大突破。秦叔逵与南京中医药大学、哈尔滨血液肿瘤研究所合作攻关，将砒霜提纯精制成注射液，通过静脉给药，以提高血液和肿瘤内的药物浓度，最大限度地减少毒性，治疗晚期肝癌患者 30 例，取得明显疗效，无肝、肾毒性及骨髓抑制。陈丽军采用 0.1% As_2O_3 注射液 30mL 经肝动脉插管注入（第1天），0.1% As_2O_3 注射液 10mL 加入 5% GS 250mL 每日 1 次静脉滴注（第2～10天）治疗中晚期原发性肝癌 30 例，21 天为 1 个周期，至少治疗 2 个周期。全组 CR2 例（6.6%），PR5 例（16.6%），NC17 例（56.6%），PD6 例（20.0%）。KPS 评分提高 20 分者5 例（16.6%），提高 10 分者 16 例（53.3%），无变化 5 例（16.6%），下降 4 例（13.3%）。经过治疗，能够使肿瘤体积缩小，患者食欲改善、体重增加、肝区疼痛减轻等，患者生活质量得到提高，且毒副反应轻微。实验研究表明，As_2O_3 诱导肝癌细胞凋亡是多路径、多靶点的复杂过程，包括激活 Caspase 酶，活化凋亡基因，影响巯激酶活性，促进融合蛋白降解，作用于线粒体膜降低跨膜电位等。

砷剂联合治疗乳腺癌也有积极成果。有学者研究了 As_2O_3 对人乳腺癌 MCF－7 细胞和多药耐药 MCF－7/ADR 细胞生长抑制作用的差异，发现 As_2O_3 对 MCF－7 和 MCF－7/ADR 细胞均有生长抑制作用，并呈时间剂量依赖关系。在相同作用时间及浓度下，As_2O_3 对 MCF－7 细胞的抑制率显著高于 MCF－7/ADR 细胞，起效时间亦早于后者。证明 As_2O_3 能诱导乳腺癌 MCF－7 和 MCF－7/ADR 细胞凋亡。

临床研究提示，中医药的这些抗癌机理确切，对放化疗具有"增效减毒"作用，其综合治癌表现在：①有提高机体免疫功能，明显增强放化疗的抑癌缩瘤效果。②消除放化疗对骨髓的严重抑制，增强正常骨髓造血功能，提高抗感染免疫细胞及补体活性的能力。③诱导癌细胞向正常方向增殖分化，调整失衡的肿瘤病理环境。④保护并修复肝肾胃肠等内脏器官的化学毒性损害；可通过活血作用改善微循环代谢，提高坏死代谢产物的排泄能力，减轻胆汁郁积，减少肝肾及肠黏膜细胞由放化疗引起的萎缩变性、坏死或纤维化的严重毒副作用。⑤通过加速新陈代谢，改善组织缺氧、缺血状况，提高组织细胞修复损伤能力，促进消化、造血功能恢复，使乏力、头晕、气短、耳鸣等缺血缺氧状态缓解，胃肠道消化分泌排泄功能增强，为食物性营养摄取取得条件。

以急性白血病为例，造血基质细胞及整个人体内环境的精亏火旺，易生热邪，使造血细胞处于火热的生长环境中，加重了造血细胞内部的火气过盛，促使细胞向恶性转化。外来因素（感冒、各种应激、毒物等）侵犯人体，都会激发人体抗邪功能。即使大量贮藏之精转化为气，也会加重造血细胞内部的气强精弱、火旺水亏金弱状态，故可加速其恶变而成为诱发因素。中医对 AL 的病机有正虚邪陷与邪实致虚两种认识，都是根据患者的症状来推断病因（“审证求因”）、根据药物的疗效来反推病因。建立在“整体观念、辨证施治”这一理论基础之上，治病必求其“本”，即通过“调整阴阳”这一总纲，或补益亏赢、扶正抗癌，或消瘀散结、祛邪抗癌，“扶正而不留邪，祛邪而不伤正”。伴随着砷剂治疗肿瘤分子机制的进一步明了和临床经验的积累，砷剂将会有更加广阔的前景，中西医结合将会有更多的研究成果。

总之，中西医结合治疗肿瘤需坚持扶正与祛邪相结合、整体与局部相结合的治疗原则，注意辨证结合辨病治疗。治疗期间除了要了解患者的气血、阴阳、脏腑虚实、经络的虚实，还要清楚所患的疾病种类、病理类型、分期、侵及部位及治疗阶段等辨病的内容。病变初期，正气盛、正邪相争时，治则应重在祛邪，尽可能地利用中西医各种手段驱除肿瘤病灶，同时注意保护正气。若病已属晚期，正气虚弱，已不胜攻伐，特别是又无有效药物，则应以扶正为主，少佐以祛邪抗癌药物治疗。整体与局部结合也是治疗的关键，疾病早期以手术、放疗等局部治疗为主，晚期以靶向药物、生物免疫疗法、中医药等整体治疗为主，并以局部治疗为辅。在局部肿瘤有条件有可能清除或减灭而机体一般又能胜任者，就要设法做好局部治疗；在局部病变已无法清除或机体宿主已无法胜任的情况下，无法做局部治疗而着重在全身整体治疗。中医药治疗虽然在临床上对肿瘤局部控制力量不足，但中医治疗肿瘤具有整体观念，通过提高机体的抗癌力、稳定肿瘤微环境，最大限度地改善肿瘤患者的生活质量，并减少肿瘤复发。这种抗癌观念符合当今肿瘤治疗原则。因此，中西医结合防治肿瘤是目前最佳的肿瘤治疗方法之一。

第三节　外科临床中西医结合研究

中西医结合外科起步于 1958 年，对急腹症进行了中西医结合治疗的探索。多年来在胃肠道疾病、肝胆胰疾病、周围血管疾病及围手术期治疗等方面，取得了引人瞩目的进步。在临床实践不断深入的同时，实验研究及理论探索方面也取得了相应的进步。如以辨病与辨证相结合的诊断方法研究，以中医“证”的实质探讨为代表的理论研究，以中医“治则”为代表的方药作用机制研究，都取得了一批较大的成果。下面就围手术期、急性胰腺炎、胆石症和周围血管疾病的中西医结合研究进展及其思路做一介绍。

一、围手术期中西医结合治疗研究

在中西医结合治疗各种外科疾病的过程中，虽然有相当一部分原属于外科体系的疾病可以通过中医药等非手术治疗得以痊愈，免于实施手术；但是，中西医结合临床外科实践表明，手术疗法作为一种直接的“驱邪”手段，在治疗各种疾病中享有非常重要的地位。能否提高疗效、降低外科疾病的死亡率和减少并发症是中西医结合外科最具生命力的关键性指标。认真开展手术前、中、后期，即围手术期的中西医结合临床实验研究，是外科系统中西医结合工作的重要课题。

以腹部外科疾病为例，先天性畸形、缺损、肿瘤，空腔脏器的器质性狭窄、梗阻，严重的内脏损伤、活动性大出血，化脓性病灶等都需要手术治疗。中西医结合治疗急腹症和其他化脓性感染性疾病，虽然可以大大降低手术率，但是也必须加强病情的观察，时刻做好手术准备工作。许多患者经过中西医结合治疗后，急性期症状得以控制甚至消失，但从根除病因、防止复发的远期疗效考虑，尚须安排择期性手术。因此，为保证中西医结合治疗的最佳疗效，必须不断地进行术前准备、术式改进和术后处理的系统研究，用中医辨证论治的原理优化术前准备，促进术后患者的康复。

（一）围手术期中西医结合治疗研究概况

1. 结合四诊客观化的研究

利用中医整体辨证分析的优势，将望、闻、问、切四诊广泛应用于危重患者的抢救工作中。通过观察神、色、气、血等变化，及时对患者进行客观预后评价。应用近年来的研究成果，如脉象仪、舌象分析仪等现代影像微观分析技术和设备，结合西医学的ICU监测系统，为大型手术前后处理和危重患者抢救提供了更加完整而准确的诊疗信息。

2. 变急诊手术为择期手术

在中西医结合治疗急腹症和外科感染性疾病中，利用中医药的临床疗效优势，可以缓解症状，提高患者的抗病能力，变急诊手术为限期手术或择期手术，从而大大降低了术后并发症和手术死亡率。

3. 结、直肠手术前肠道准备

利用“通里攻下”的治疗原理，开展结肠和直肠手术前肠道准备的临床疗效观察，取代传统的抗生素肠道准备法，避免了长期应用抗生素带来的不良反应和副作用。

4. 防治手术后并发症

应用中医辨证论治的原则和方法开展了防治手术后并发症（如肺感染、术后肠粘连、下肢静脉血栓形成等）方面的临床和实验研究工作。应用中医药调节全身功能、加速术后患者康复等方面的临床研究也取得了可喜的进展。

（二）中医药在围手术期的应用

1. 围手术期常用的中医辨证论治法则

（1）“虚则补之”，为手术创造良好条件　多数外科疾病由于发病时间长、食欲不佳、食量锐减或出血、梗阻或肿瘤等原因，影响其消化吸收功能，造成负氮平衡、贫血及低蛋白血症，直接影响患者接受手术治疗的能力。西医学采用的胃肠外营养等治疗方法虽然可以改善术前患者的全身营养状况，但费用较高，有时还可导致严重并发症。根据中医辨证论治的基本思想，针对患者存在的各种“虚象”，采取“虚则补之”的疗法，可改善患者的一般情况，为术前做好准备。主要方法有：①补气健脾法：多用于慢性胃肠道疾病，如慢性胃及十二指肠溃疡疾病或出现穿孔、出血、幽门不全梗阻之后，或各种消化道肿瘤、溃疡性结肠炎、克罗恩病等病程较长的疾病。症见面色苍白无华、少气无力、食欲不振、腹胀或便溏、舌淡苍白、脉沉细。常用方剂有四君子汤、香砂六君子汤、黄芪建中汤、补中益气汤等。可根据患者的具体情况随症加减。②益肾温阳法：有些患者属于重病日久、热病伤阳或脾胃虚弱，“后天之本”的脾病伤肾而致脾肾阳虚，常见于肝硬化、门静脉高压、食道静脉曲张破裂出血、腹水、肾功能不良等慢性外科疾病。症见喜暖怕冷、四肢不温、腰膝酸软无力、大便溏泻、浮肿、舌淡胖或暗、脉沉细无力或浮大无根。治疗多用黄芪、当归、党参、附子、肉桂等性味属于甘温一类的温补药。黄芪、党参一类补气药经现代药理研究证实，具有增强机体免疫功能的作用。而附子、肉桂则有恢复肾上腺皮质功能的作用，可以增强吞噬细胞的功能。同时根据“阴阳互根”的理论，在着重补肾阳的前提下，可加用生地黄、知母、女贞子、旱莲草等滋补肾阴药物。

（2）“通里攻下”法在肠道准备中的应用　结、直肠手术前必须做好肠道准备，这是手术成功的重要条件。研究发现机械性肠道清理较口服抗生素肠道准备的术后感染率更低，这说明了排空对肠道手术准备的重要意义。“通里攻下”类中药具有明显增加胃肠道推进性运动，具有除满、消胀、推陈致新、荡涤胃肠的作用。其中，单味大黄制剂、番泻叶泡浸液、巴黄丸、“三物备急散”等简易剂型已用于肠道准备，而且完全不使用口服抗生素准备，效果明显，同时减少了应用抗生素带来的副作用。

2. 危重患者的术前中医辨证论治

腹部外科和急腹症患者，由于感染中毒、失血脱水、酸碱平衡紊乱等，可导致病情迅速恶化或合并严重休克，如果贸然实施手术往往加速患者死亡。在采用现代医疗技术进行输血、输液、抗感染和抗休克治疗的同时，可应用中医辨证论治的方法为手术创造良好的条件。部分患者由于中西医结合治疗取得疗效，使病情迅速好转，亦有免除手术的可能。在危重症抢救的术前准备中最常见的治疗法则，综合有如下几种：

（1）清营救逆法　本法多用于各种外科感染疾病所致中毒性休克。症见高热谵语或体温骤降、唇干烦渴、小便短赤、大便秘结、舌质红绛、苔多黄燥、脉弦无力。中医辨证属于毒热内陷、燔灼逆厥。治以解毒凉血、清营救逆之法。常见清营汤加减，往往可以使病情迅速好转，转危为安。也可采用犀角（水牛角代）10g，生地炭30g，银花炭30g，连翘30g，栀子15g，蒲公英30g，黄连10g，板蓝根15g，紫草12g，牡丹皮10g，石菖蒲10g，安宫牛黄1丸（兑服），另加白人参6g（单煎频服）。

（2）升阳救逆法　本法适用于创伤性休克和过敏性休克。症见面色苍白、口唇紫绀、烦躁不安、胸闷、气憋、出汗张口、四肢逆冷、舌淡、脉微欲绝。中医辨证属于神陷气脱，心脾逆乱之证。治疗采用益气固脱、升阳救逆之法。方用独参汤加味治之。基本方药包括；人参10g、黄芪30g、炙甘草10g，水煎频服。再补以输血、输液等综合抗休克措施，使血压迅速回升。

（3）益气救阴法　本法适用于中毒性休克的高排低阻型休克、脱水或出血性休克。症见心烦身热、口干思饮、手足尚湿、汗咸不黏、呼吸气粗、舌质红绛干瘪、脉细数或虚大无力。中医辨证属于热甚耗津，气虚亡阴。治疗法则：益气增津、增液养阴。基本方法采用生脉散加减。本方药已制成口服液及静脉针剂，在感染中毒休克或出血性休克的抢救过程中，可一次性静脉滴注30～50mL，配合其他综合性抗休克措施，常常可以在许多重危休克患者的抢救治疗中使病情得以逆转。动物实验研究证明，生脉液有明显的强心作用，能增强急性失血性休克模型动物的抗休克能力。

（4）回阳固脱法　本法适用于中毒性休克的低排高阻型休克和创伤型休克、心源性休克。症见神情淡漠、畏寒身凉、四肢厥冷、冷汗淋漓、呼吸微弱、舌淡润、脉微欲绝。中医辨证属于元气大伤，阴损阳亡。治疗法则：益气敛阴，回阳固脱。基本方药：应用参附汤（人参15g，附子12g）。本方亦属于休克治疗中的辅助用药，临床工作中发现，许多休克抢救时间较长者，单靠升压药维持血压不稳定，而且不易撤除，经使用本方药配合治疗后，往往可以很快减少甚至可以停止使用升压药物，使病情得到改善。

（5）休克患者的针刺治疗　主穴素髎、内关；配穴人中、中冲、涌泉、足三里。针法要点：先刺主穴以中强刺激，持续运针或电针，可加配穴留针或脉冲电刺激。在休克患者抢救工作中，必要时加耳针肾上腺、升压点、皮质下、心、内分泌、神门、交感等穴，或加用艾条灸百会、气海、关元、膻中，不计壮数，以脉回汗止为度。

（6）解毒通脏法　近年来，对急性梗阻性化脓性胆管炎和出血性胰腺炎合并休克患者的治疗，采用清热解毒、通里攻下等药物组成的“清胆汤”和“消胰汤”，在综合的中西医结合处理下可以较快地改善休克状态，争取较好的手术条件和时机，大大降低手术死亡率，甚至使病情缓解，变急诊手术为择期手术，增加了手术疗法的安全性。

3. 腹部手术后胃肠运动功能障碍和中西医结合治疗研究

以腹部外科患者为对象，通过消化道侧压，胃电图描记、胃动素测定和^{99m}Tc胃排空试验等方法，观察了大承气汤和针刺足阳明胃经的足三里和内庭穴对腹部手术后胃肠运动功能障碍的治疗作用。结果显示，大承气汤可改善腹部手术后胃电节律紊乱，减少逆蠕动的发生，增加血中胃动素的水平，促进手术后胃肠运动功能的恢复。针刺足三里、内庭穴可以改善腹部手术后消化不良患者的胃电节律，增加胃电幅度，加速胃的排空。

4. 肺部感染并发症的中医药疗法

肺不张、肺炎是腹部手术后较常见的并发症。它多发于术前存在的慢性肺部感染，如慢性支气管炎、长期吸烟、术前感冒或吸入麻醉剂的刺激、黏痰、血块、呕吐的误吸。术后腹部伤口疼痛使深呼吸受限，咳嗽动作的抑制，都可以成为肺不张和继发肺炎的原因。

中医药对肺部并发症的治疗效果较好，配合促进咳嗽排痰的措施，早期肺不张通常可以不用抗生素，术后肺部感染中医辨证属于邪热蕴肺，或兼有风寒束表，或毒热壅盛。治疗则以清肺化痰、止咳平喘为主。基本方以麻杏石甘汤为主，酌加川贝、桔梗、前胡、半夏、全瓜蒌等止咳化痰药物。高烧、咳嗽脓痰时，可治以千金苇茎汤合银翘石膏汤加减。在应用银花、连翘、生石膏、知母、桔梗、杏仁、黄芩、甘草的基础上，加上芦根、鱼腥草、瓜蒌、生薏米、冬瓜仁等，风寒束表者加麻黄。

5. 泌尿系统感染的中医药疗法

术后由于麻醉、手术创伤等原因可导致急性尿道炎、膀胱炎和肾盂肾炎等急性泌尿系感染，出现典型的膀胱刺激症状。治疗应在保持尿路畅通的前提下，多饮水、维持一定的尿量，针对湿热下注的病因辨证论治进行组方用药。常用八正散或导赤散加减治疗。急性肾盂肾炎可加当归、连翘、赤小豆及益智仁等，通常可以取得良好的疗效。

6. 术后各种并发症的针灸疗法

针灸疗法简单易行，疗效迅速，下面介绍几种常见的术后并发症的针灸疗法。

（1）切口痛　腹部手术后切口疼痛可采用针刺疗法，主要取穴为内关、足三里、公孙，强刺激，留针 30 分钟至 1 小时，必要时加脉冲点刺激。

（2）术后尿潴留　针刺为主的治疗可得到良好的疗效，常用针刺穴位有两组：①曲骨、三阴交、水道、肾俞；②关元、阴陵泉、复溜、中极。以上两组穴位可交替使用，中强刺激，可用持续运针法或用较高频率脉冲电刺激。临床亦可采用长强穴（尾骨尖至肛门中点）快速强刺激，亦可取得良好的疗效。

（3）恶心、呕吐、呃逆（膈肌痉挛）　一般恶心、呕吐可针刺内关、天突、足三里，中强刺激，留半个小时即可。呃逆针刺主穴天突、膈俞、内关，配穴中脘、膻中、足三里、巨阙、行间、关元、气海、天枢。以主穴为主，间歇运针，中强刺激。实证可配巨阙、天枢、行间、内庭；虚证可配关元、中脘、气海、足三里。颤中穴虚证、实证均可配用。

（4）术后头痛　主穴取风池，使针感扩散至颞额部。头顶痛加百会、太冲；颞部痛加太阳透率谷、中渚；前额痛加阳白透攒竹、合谷；枕部痛加天柱、后溪。针刺时先用小幅度捻插，出现反应后既做捻转持续运针，时间为 5 ~ 15 分钟。

（5）术后高热　发热无汗取曲池、大椎，发热有汗取曲池、复溜，中强刺激。退烧针刺取曲池，可祛风解表、清热利湿、调和营血；大椎为手、足三阳及督脉之会，能解表通阳、清脑宁神；复溜调肾气、清湿热。

腹部围手术期的中西医结合研究已经开展了大量的临床工作，取得了一些成绩。但总的来说，此项研究刚刚起步，今后中西医结合围手术期研究的重点，要在总结临床有效方药的基础上，进一步开展基础理论和作用机理的研究。同时，还要大力开展应用中医药防治术后肠粘连和粘连性肠梗阻的临床和动物实验研究，把中药作为结肠、直肠手术前准备的使用药物的研究工作继续深入下去，临床和基础研究全面协作，为创立具有中国特色的中西医结合手术前后处理体系而努力。

二、急性胰腺炎的中西医结合治疗研究

急性胰腺炎是较常见的急腹症，其发病率占急腹症的第3~5位，患者多为20~50岁的青壮年，男女发病率无明显差别。临床特点是突发上腹部疼痛，疼痛剧烈，伴恶心、呕吐。随着生活水平的提高和饮食结构的改变，我国胆囊结石的发病率逐渐上升，加上乙醇饮料耗量的增加，急性胰腺炎的发病率亦有逐渐增加的趋势，其中20%~30%为重症急性胰腺炎。

重症急性胰腺炎起病急骤，发展迅速，变化快，常并发多系统、多器官功能不全或衰竭，临床诊治十分复杂，病死率居高不下。如何提高重症急性胰腺炎的临床疗效一直是外科急腹症的研究热点。近年来，随着基础临床研究的不断深入，本病的中医药治疗也取得了较大的进展。

（一）中西医结合治疗的起步与发展

我国中西医结合治疗急性胰腺炎的过程，可分为三个阶段。

第一阶段从20世纪60年代初到70年代末。在此阶段，根据急性胰腺炎的特点，在诊断上将辨证与辨病结合起来，形成中西医结合的辨证分型，制定了选方用药的原则。在中、西医两种治疗方法的配合上也积累了较多的经验。但从文献中报告的病例来看，多为急性水肿性胰腺炎（轻型），急性出血性坏死性胰腺炎（重症急性胰腺炎）较少。这一阶段，对重症急性胰腺炎还缺乏深刻的认识，更没有形成有效的中西医结合治疗方法。中西医结合治疗注意发挥中药与针刺的作用，对轻型患者不严格要求禁食和胃肠减压，对解痉止痛剂及抗生素的应用亦较少，简化了西医的传统治疗方法，减轻了患者的负担。对于重症急性胰腺炎仍需要采用中西医的综合治疗。有手术指征的病例应适时采用手术治疗。1978年8月，在哈尔滨召开的全国中西医结合治疗急性胰腺炎学术会议上，专家们一致认为，应将中西医结合研究的重点转向重症急性胰腺炎，进一步提高诊断水平，在重症度的判定与观察指标方面与国内外先进水平接轨。从此，中西医结合治疗急性胰腺炎开始进入了第二个阶段。

第二阶段的中西医结合研究有以下几个特点：①跟踪国内外对急性胰腺炎研究的新进展，转变对该病的认识，着眼整体，注重整体治疗；②用先进的诊断方法监测整体及腹腔局部的变化，作为采取不同治疗方法的依据；③充分发挥中医通里攻下、清热解毒及活血化瘀等作用，使中药在保护肠屏障、抑制肠源性内毒素血症及抑制全身炎症反应等方面发挥作用；④继续摸索手术指征、手术方式及手术时机，力争少手术、晚手术，以减轻附加的手术打击和术后的并发症。从20世纪90年代中期以来，已有较大组的病例报告及较系统的前瞻性研究报告，标志着中西医结合治疗急性胰腺炎的研究日益深入。

第三阶段，联合现代外科最新技术，多学科协同创新，在多元化微创外科治疗方面

取得进一步突破。在重症急性胰腺炎患者病程的不同时期，依据病因和个体化差异，多学科协作，采用不同的多元化微创外科技术（ERCP、腹腔镜、胆道镜、PTGD/PTCD、微创腹腔灌洗、介入引导脓肿穿刺引流、超声内镜、后腹腔镜、腹膜后入路内镜技术等）治疗，并依据中西医结合辨证分型进行辨证施治。建立了贯穿疾病全程的中西医结合多元化微创外科治疗重症急性胰腺炎的规范治疗体系，包括入院评估、各种治疗技术的适应证、术中技术方法和操作规范、中医辨证施治标准、各种指标监测和相关并发症防治等。

（二）重症急性胰腺炎的分期治疗

中医药治疗重症急性胰腺炎有悠久的历史，将其归属于“脾心痛”“胰瘅”“胃心痛”“结胸”“阳明腑实证”等范畴。按照中国中西医结合学会普通外科专业委员会2014年最新制定的《重症急性胰腺炎中西医结合诊治指南》进行病程分期，按照各期的不同特点辨证论治。

1. 第一期（初期、急性反应期、结胸里实期）

自发病至1周左右。临床上常可出现休克、ARDS、急性胃肠功能衰竭、急性肾功能衰竭、胰性脑病等并发症。

（1）中医辨证施治：主要以阳明腑实证、少阳阳明合病为主，严重者则表现为结胸里实证。此期主要以通里攻下法为主，畅通肠道，采用清胰汤加减。组方：柴胡15g，黄芩15g，木香15g，白芍15g，元胡15g，栀子15g，大黄20g（后下），芒硝10g（冲）。首煎200mL灌胃，二煎400mL灌肠，每日2次。常用的方剂还有大承气汤、大陷胸汤、柴芩承气汤、柴芍承气汤等。

（2）在常规治疗的基础上，加强对重症患者的重症监护、稳定内环境及器官功能保护等治疗。

（3）有机结合多元化微创外科技术（ERCP、腹腔镜、胆道镜、PTGD/PTCD、微创腹腔灌洗）进行中西医结合微创外科治疗，代替以往的早期开腹、广泛骚扰胰腺的手术。

大连医科大学形成了“扩、抑、灌、纠、通、抗、限、稳、滤、供”的10字治则。具体内容如下：①扩：扩容，在急性胰腺炎发病的第一个24小时内，进行液体复苏。②抑：应用抑酸药物，如质子泵抑制剂等抑酸药物，减少对胰腺分泌的刺激。③灌：腹腔灌洗。针对重症急性胰腺炎有腹腔血性腹水时，进行微创腹腔灌洗，可以清除富含高炎症因子的血性腹水，防治腹腔间隔室高压综合征。④纠：纠正电解质紊乱和酸中毒。⑤通：保持消化道（胃肠道、胆胰管）通畅，可应用通里攻下中药促进胃肠道蠕动和胆胰管通畅，结合内镜、介入技术保持胆胰管的通畅，如ERCP\ENBD\EPBD、PTCD等。⑥抗：对于重症急性胰腺炎，早期预防性应用广谱抗生素。⑦限：进行胃肠减压，限制口服进食，减少对胰腺分泌的刺激。⑧稳：稳定细胞膜，减少炎症介质的释放，早期、足量、短时应用糖皮质激素，有助于减少SIRS。⑨滤：床旁血液滤过或连续肾脏替代疗法（continuous renal replacement therapy，CRRT），针对急性期有严重炎症反应患者，具有减轻 SIRS 作用。⑩供：供氧气、供营养。置入三腔鼻肠管，既能进行胃肠减压，又能尽早进行空肠内营养，营养肠黏膜，防治肠道菌群移位。

2. 第二期（进展期、全身感染期、热毒炽盛期）

发病后1周左右开始，2～3周最明显，可持续1～2个月。以胰腺、胰周或相关部位感染所致的全身性细菌感染、深部真菌感染或二重感染为其主要临床表现。只有中重症和重症急性胰腺炎患者可进展到第二期阶段。此阶段除有严重腹内感染外，尚有典型的免疫失衡，极易引发 CARS 及 MODS。主要治疗原则为抗感染、全身支持治疗及中医中药应用，明确有感染征象时采取微创外科手术处理。

（1）中医辨证施治：此期中医见证以毒热炽盛、气营同病、气血同病、热结腑实为主，以清热解毒、通里攻下，辅以活血化瘀、益气营血为主要治则。配合抗生素及经内镜置入鼻肠管行肠内营养等治疗。常用的中药有川芎、丹参、红花、赤芍、桃仁、金银花、连翘、蒲公英、紫花地丁、败酱草等。方剂有复方清下汤加减，组方：川朴15g，枳实12g，连翘20g，蒲公英20g，金银花30g，栀子20g，牡丹皮20g，大黄15g（后下），芒硝15g（冲）。首煎200mL空肠营养管滴入，二煎400mL灌肠，每日2次；或通腑泄热解毒颗粒、解毒活血汤、柴芩承气汤等。另外，中药注射液有生脉注射液、丹参注射液、川芎嗪注射液等。辅以针灸、理疗等。

（2）感染性坏死是重症急性胰腺炎后期最严重的并发症之一，部分患者单纯应用抗生素难以控制，死亡率较高，是重症急性胰腺炎死亡的第二高峰。采用超声或 CT 引导下经皮穿刺置管引流术（percutaneous catheter drainage，PCD）、经窦道内镜技术、腹膜后入路腹腔镜技术等升阶梯式微创技术清除感染性坏死灶，可以更加充分引流、清除感染坏死组织。

3. 第三期（恢复期、邪去正虚期）

时间为发病后3周至2～3个月。主要临床表现为全身营养不良，存在后腹膜或腹腔内残腔，常常引流不畅，窦道经久不愈，有时伴有消化道瘘。

（1）中医辨证施治：此期中医辨证以邪去正虚或余邪未尽为主，热去湿留、瘀血内停，表现为气血两虚、气滞血瘀、湿邪困脾、脾胃虚弱。中医辨证施治的主要治则以活血化瘀、补气养血为主，辅以清热解毒、健脾和胃。

（2）治疗重点为加强全身支持疗法，继续给予肠内营养支持，改善营养状况。注重后期胰腺假性囊肿、胃肠瘘等并发症的治疗。

（3）对于中重症和重症急性胰腺炎患者，经过2～3个月或更长时间恢复期，病情稳定，身体综合条件允许时，行手术治疗祛除病因，预防复发。

（三）中药治疗重症急性胰腺炎的作用机制

研究表明，重症急性胰腺炎的发病是由于多种病因通过细胞内、外、间质途径导致胰酶激活，同时大量细胞因子释放，以肿瘤坏死因子、白细胞介素－1为中心的过度化细胞因子级联瀑布效应，是重症急性胰腺炎时全身炎症反应综合征（SIRS）、多器官功能障碍综合征（MODS）和多器官功能衰竭（MOF）的主要原因。炎性递质的释放和微循环障碍是造成重症急性胰腺炎内环境紊乱和器官功能衰竭的主要因素，而过度化炎症反应时肠黏膜屏障受损，肠道菌群移位，导致细胞因子级联瀑布效应，二者互为因果，导致重症急性胰腺炎严重化。

1. 防治细菌移位

重症急性胰腺炎早期即可发生肠道内毒素及细菌移位，且与病情严重程度呈正相关。由于肠麻痹及肠黏膜通透性增加，禁食造成肠黏膜绒毛萎缩及肠管上皮屏障功能失调，使肠内菌群环境发生了改变，肠菌及内毒素移位而激发了全身炎症反应。清除肠道内积聚的粪便、细菌和毒素，促进肠功能尽早恢复，保护肠黏膜屏障，是早期阻断重症胰腺炎菌群移位的关键，对阻止病情进一步恶化具有重要意义。

2. 清洁肠道

生大黄、芒硝、甘遂等中药通过容积性或刺激性作用增进肠蠕动，排出肠道内的燥粪和大量内毒素，泻下肠道内大量的有害菌，降低胰腺的感染率，从而减少并发症，降低死亡率。中药的泻下作用可使体内的毒素减少，使重症急性胰腺炎病理改变中的启动因素减弱或被中断，有类似“血滤”的功效。

3. 促进肠道运动功能恢复

重症急性胰腺炎时由于大量的液体渗透入腹腔，加之肠道缺血，常有麻痹性肠梗阻现象。胃肠功能衰竭是重症急性胰腺炎处理中的难点，常常发生在其他脏器衰竭之前，对重症急性胰腺炎病理生理过程的发展与转归有重要影响。中医通过中药灌胃或保留灌肠，或药物外敷，或加用针灸、穴位注射等治疗手段，可增加肠蠕动，促进肠道动力的恢复。尽早实施肠内营养，避免了长期使用肠外营养引起的并发症，可有效地减少重症急性胰腺炎并发症的发生率，缩短住院时间，节省住院费用。

4. 维护肠道黏膜屏障

丹参、牡丹皮、赤芍等活血中药可改善肠麻痹时肠道的微循环，促进肠道的屏障功能快速恢复，阻止肠道细菌移位。临床和动物实验研究发现，有效的通里攻下可减少腹胀，对肠机械屏障、免疫屏障和生物屏障有保护作用，从而有效地抑制了细菌和内毒素的移位。大黄能减低血管通透性，减轻肠壁水肿，能有效地恢复胃肠道蠕动功能。

5. 抑制炎性介质释放、清除内毒素

重症急性胰腺炎时由于异常激活的胰酶在造成胰腺自身消化的同时，还激活了周围组织的炎症细胞，使其释放炎症介质。这些炎症介质进入血液循环，激活了机体其他的炎症细胞。释放大量的上述炎症介质，使胰腺局限性的炎症反应进展为 SIRS 和 MOF。中药具有抑制炎症介质释放、清除内毒素的作用。

6. 保护胰腺、抑制胰酶活性

通里攻下中药多数具有利胆利胰的作用，又可阻断胰酶细胞内激活、恢复胰腺正常外分泌功能，对重症急性胰腺炎起防治作用。大黄能稳定溶酶体膜，阻止细胞内溶酶体酶和酶原颗粒接触而阻断胰酶激活，同时降低胰酶的分泌，还能减低血管通透性，减轻肠壁水肿，减低肠道内毒素的吸收。动物实验研究发现，大黄可使急性胰腺炎模型的血浆内毒素含量减低。此外大黄还有抑制胰蛋白酶、胰弹性酶、胰糜蛋白酶、胰脂肪酶活性的作用。栀子能稳定胰腺腺泡细胞膜；白芍可抑制淀粉酶活性；丹参具有钙通道的阻断作用，可防止胰腺组织细胞内钙的浓度，减少或清除氧自由基，保护溶酶体膜的稳定性，避免溶酶体酶、消化酶及毒性炎性介质的释放。

7. 减少炎性细胞因子的释放

大黄中的大黄蒽醌衍生物能抑制巨噬细胞的吞噬作用及其过度激活，从而可能抑制后者产生的IL－6、IL－1、IL－8、TNF－α等细胞因子介导的炎症反应；可提高中性粒细胞吞噬功能和血清总补体水平，提高机体的免疫力；且有一定程度的抑菌及抗内毒素作用。大黄素可明显抑制胰酶及炎症介质的释放，并且诱导已受损的不可恢复的腺泡细胞凋亡，从而改善重症急性胰腺炎的病情发展。大柴胡汤有降低血清TNF－α、IL－2R水平的作用；通里攻下与清热解毒药物相伍，对细菌内毒素具有降解作用，能有效抑制肠道菌群和内毒素的移位，抑制炎性介质引起的过度炎性反应，从而减轻内毒素血症，抑制诱发MOF的发生。

8. 抗氧化和清除自由基

生大黄有降低组织内超氧化物歧化酶的消耗、清除氧自由基的作用。柴胡和黄芩能够促进内源性肾上腺皮质激素抑制炎症和降低游离脂肪酸及血甘油三酯，减低脂质过氧化。丹参也具有良好的清除氧自由基、抗脂质过氧化的作用。

9. 改善微循环障碍

胰腺微循环障碍是重症急性胰腺炎的一个重要发病机制。其中，胰腺微循环障碍既是启动因子，又是胰腺出血、坏死等严重病变的促进因子。丹参可改善胰腺的微循环及肺、肾、脑等组织细胞的功能，避免脏器功能的损害。丹参、川芎等对重要脏器的缺血再灌注损伤有较好的保护作用。

10. 其他作用

柴胡、黄芩有解热抗感染作用。生大黄能降低尿素的合成，增加尿素和肌酐的排出，防止肺、肾、肠道和脑并发症的发生；同时具有利胆和松弛Oddi括约肌的作用，可使胰胆管内小结石或胆固醇结晶排入肠道，从而降低胰管内压，缓解腹痛和去除诱因。

重症急性胰腺炎具有并发症多、进展快、死亡率高的特点，中医药对重症急性胰腺炎的治疗，其疗效得到了循证医学的确认，“禁食不禁中药”的原则已被临床普遍接受。中医药治疗重症急性胰腺炎的优势主要有以下3个方面：①临床上重症急性胰腺炎患者，入院后多行禁食禁水、胃肠减压，这样，通常的给药渠道被截断了，而中西医结合治疗可以通过空肠营养管滴入、灌肠、外周静脉补液、针灸、穴位注射等方法改善症状。②重症急性胰腺炎患者常并发感染、高脂血症、高血糖症、消化道瘘、腹腔间隔室综合征、肠梗阻等，而且每时每刻病情都在发生着变化，中医能及时根据病情做出针对性治疗。③根据重症急性胰腺炎在病情演变过程中呈现的阶段性特点，以中医“同病异治”“急则治其标，缓则治其本”“六腑以通为用”等基本治疗原则为基础，充分发挥中医辨证论治的优势，制订“个体化治疗方案”，采用中西医并用的综合治疗手段，在重症急性胰腺炎的治疗上有望取得新的突破。

三、胆石症的中西医结合治疗研究

胆石症是指胆道系统（主要为胆囊和胆管）的任何部位发生结石的疾病，包括胆囊结石、胆总管结石、肝内胆管结石，发病原因复杂、治疗困难，属外科领域常见的急腹症范围。随着中西医结合治疗胆石症的不断发展和西医学对胆结石成因研究的深入，中药防治胆结石机理的实验研究水平也在不断提高。近年来，中药防治胆结石机理的研究又出现了新的态势，并取得了较大的成就，为中西医结合防治胆石症提供了理论依据和实验依据。

（一）中药对胆结石形成的影响

1. 中药对胆道系统动力学的影响

以往研究疏肝利胆中药对胆道系统动力学的影响多归结为：①增加胆汁流量，增加胆管压力；②松弛胆道括约肌；③协调十二指肠和胆道系统的运动。最近，国内有学者利用生物学技术，以低蛋白饮食致胆色素结石豚鼠为模型，观察养肝柔肝中药（白芍、枸杞子、何首乌、陈皮、炙甘草）对胆囊收缩素（CCK）及其受体、调宁蛋白（Cap）等胆道系统动力学因素的影响。结果提示，养肝柔肝中药能够提升血浆 CCK 水平和其分泌细胞数及 CCK 受体数，并能增加 Cap 的表达，从而使 CCK 缩胆囊的效应增加，提高胆道运动能力和协调性，使胆汁不易淤滞，减少了胆结石形成的机会。还有学者采用放射免疫法（RLA）测定豚鼠门静脉血浆及胆囊壁组织内胃动素（MTL）、生长抑素（SS）的含量，以观察“肝胆通”对胆结石豚鼠体内胃肠激素水平的影响。结果显示，“肝胆通”对胆结石豚鼠体内的 MTL、SS 等胃肠激素有重要的调节作用，可以促使体内 MTL 水平增高，SS 水平降低。推测“肝胆通”提高胆道的兴奋活动与此有关。此研究进一步说明了中药对胆道系统作用的某些机理。

2. 中药对胆固醇代谢的影响

中药影响胆固醇代谢是通过降低血清胆固醇水平和提高胆汁中胆汁酸、卵磷脂含量而起到预防胆固醇结石形成的作用。有学者观察得出“胆腑舒胶囊”（金钱草、大黄、青皮、木香、海藻等）对家兔实验性胆固醇结石有预防作用。胆腑舒胶囊可有效地降低血清胆固醇（TC）、甘油三酯（TG）、低密度脂蛋白胆固醇（LDL－C）及胆汁中的胆固醇和黏蛋白浓度，提高胆汁中胆汁酸和卵磷脂含量，具有显著预防胆结石的作用。其各项指标与单纯成石组比较均有显著性差异（$P<0.01$）。由此推测，胆腑舒胶囊预防胆固醇结石形成的机制可能是通过降低血清 TC、TG 和 LDL－C 的浓度，升高血清 HDL－C的含量及胆汁中胆汁酸、卵磷脂的含量，从而降低胆汁中胆固醇的浓度，不致胆汁中胆固醇过于饱和，阻止了“致石性胆汁”形成。

3. 中药对胆红素代谢的影响

有学者用高纤维素饮食诱发豚鼠胆红素结石形成，观察胆道排石胶囊（金钱草、郁金、香附、白蒺藜）防治豚鼠食饵性结石的作用。结果显示：胆色素结石模型组动物的胆汁游离胆红素浓度显著高于对照组；而服胆道排石胶囊的高、低剂量组因喂食致石食饵而引起的胆汁游离胆红素升高均受到明显抑制。推测胆道排石胶囊预防豚鼠胆色素结石形成的机理可能与调整和维持胆汁成分比例及动物体内胆固醇、胆红素、β－葡萄糖醛酸酶等代谢的正常化，从而阻止饮食致石因素诱发动物体内结石形成有关。还有学者利用林可霉素皮下注射诱发豚鼠胆色素结石形成，分别观察胆道排石合剂（柴胡、郁金、青皮、枳壳、茵陈、大黄、威灵仙等）和胆石清片（乌梅、大黄、枳实、白芍、茵陈、山楂、甘草、木香等）对色素性结石的防治作用。实验证实，不同的方剂组合具有相似的调节胆红素代谢的作用。

4. 中药对成石胆囊的作用

胆囊是结石形成的场所，胆结石的形成与胆囊炎症有密切的关系。中药对胆囊的作用除了增强其收缩力、防治淤胆外，尚能保护胆囊黏膜免受致石胆汁的刺激，起到保护胆囊、消除炎症的作用。研究显示，在观察胆腑舒胶囊对实验性胆囊结石、胆汁卵磷脂、总胆汁酸、黏蛋白及血清脂肪代谢的影响时，同时发现模型组实验动物的胆囊组织有明显的炎症水肿。其炎症刺激了胆囊黏蛋白分泌，使胆汁中黏蛋白含量增高，致使胆汁排泄不畅。在应用胆腑舒胶囊治疗后发现，胆汁中黏蛋白的含量明显下降，胆囊水肿减轻，改善了胆囊动力学环境。对实验动物的胆囊组织进行病理检查发现，模型组动物的胆囊组织可见上皮撕裂，灶性脱落，组织间水肿较重，有灶性淋巴细胞浸润，较广泛的纤维组织增生，肌层明显增厚。而服用大剂量金熊胆安胶囊组动物的胆囊水肿消退，未见充血及淋巴细胞浸润，黏膜下肌层结构清晰。由此推测，中药对胆囊组织的保护及消除炎症的作用亦为预防胆色素结石的重要机理之一。

5. 中药对胆道系统感染的影响

细菌感染在胆囊炎和胆囊结石的发生、发展中可能具有重要意义。大肠杆菌产生的β－葡萄糖醛酸酶与胆色素结石的关系早为人们所认识。有学者观察到，茵陈蒿汤通过升高兔血浆纤维结合蛋白（PFn）、增加胆管肥大细胞（MC）数量和降低胆汁中血栓素（TSA）、前列腺素（PGI）浓度而起到治疗作用。这与一般抗生素的作用机理不同，中药治疗胆道感染的独特作用无疑间接地起到预防结石形成的作用。

胆石症是临床常见病、多发病，目前治疗仍以手术为主，但术后残石率及复发率较高，再次手术难度和风险成倍加大。目前，西药用于防治胆结石的效果非常有限，且副作用大，价格昂贵。因此，研究高效、低毒、廉价的中药制剂用于防治胆石症显得非常必要。而研究中药防治胆结石的作用机理是研制出高效、低毒中药制剂的前提和关键。大量研究表明，中药防治胆结石是通过多靶点、多途径、多层次整合发挥作用的，整合西药药物研发手段和中药临床经验，研制出高效、安全、方便、廉价的新药，有望降低胆石症患者的手术率及复发率，造福于广大民众。

（二）中西医结合治疗胆石症的临床研究

西医治疗胆石症的方法主要有手术和口服药物溶石、碎石、排石等，内窥镜介入治疗是最新的研究趋势。自 20 世纪 90 年代腹腔镜引入我国行胆囊切除开始，便逐步揭开了腹腔镜联合胆道镜、十二指肠镜的多镜联合微创治疗胆道结石的新篇章，对于腹腔镜及内镜治疗胆道结石的适应证、禁忌证及不同治疗手段联合应用的认识也在不断深入、完善，结合中医药，能够促进胆石的排出、减轻胆道炎症、预防复发。随着现代科学的发展，中医对该病的治疗和认识都有了很大的进展。治疗上充分发挥中医辨证论治的优势，除服用中药外还加用针剂、电针、耳针、膏药贴敷等方法以达到排石、碎石、防石的目的，并取得了一定的疗效。

1. 辨证论治

中药方剂治疗胆石症历史悠久，疗效显著。对 1979 年以来国内 56 位老中医 89 首治疗胆石症的名方、验方分析发现，50% 的方剂是从古代名方中衍化而来。常用的有大柴胡汤、枳实芍药散、大承气汤、四逆散、茵陈蒿汤、逍遥散、清胆汤、血府逐瘀汤、一贯煎、龙胆泻肝汤及黄连解毒汤等。从胆石症的基本病因病机出发，结合临床具体表现进行辨证论治，仍是中西医结合治疗胆石症的常用方法。胆石症是由于情志不畅、饮食不节、感受外邪、虫积或服药失当而引起肝胆疏泄失常，脾胃运化失职，肝胆气郁，郁久化热，湿浊内生，湿热熏蒸，煎熬而成结石，瘀阻胆道而成胆石症。1993 年原卫生部下发的《中药新药临床研究指导原则（第一辑）》中将胆石症临床主要证型分为气滞型、湿热型和脓毒型 3 个类型。气滞型常用柴胡、川楝子、延胡索、陈皮、砂仁、薏苡仁等；湿热型常用茵陈、黄芩、栀子、大黄、木香、川楝子、芒硝等；脓毒型常用茵陈、大黄、栀子、芒硝、黄芩、赤芍、生地黄、枳实、麦冬、郁金等。

2. 针刺、耳针疗法

采用针刺体穴、电针耳穴等方法治疗胆石症是中医的特色之一。针刺常用的穴位有胆俞、肝俞、期门、阴陵泉、太阳穴。临床研究提示，针刺能增强胆囊收缩，对 Oddi 括约肌也有明显的解痉作用，并有促进胆汁分泌和良好的镇痛作用。常用的耳针取穴方法是以肝、胆、胰、胃、大肠、小肠、三焦为基本穴位，疼痛甚者加神门、交感、腹外穴，纳呆、食少加腹、脾、口、食道等穴。临床观察发现，刺激相应耳穴在不同时期的肝胆声像图中可见胆囊体积增大，胆汁分泌增多，还能调节胆囊、胆管运动和 Oddi 括约肌的运动，加速胆汁排出。

（三）展望

由于胆石症发生的根本原因尚不清楚，多数有临床表现的患者目前仍须手术治疗。尽管目前由于胆道镜的应用，术后残石率逐渐降低，但胆道结石复发率较高，其中大多数复发结石仍须再次经内镜或手术取石。而中医药具有无禁忌证、安全有效、预防复发、副作用少等优势。因此，中西医结合治疗将是今后治疗胆石症的新趋势。应该在以下几个方面继续开展深入研究：

1. 急则治其标

首先是解痉止痛的问题。针灸具有止痛迅速、疗效确切、简便易行、无副作用的优点，配合中药内服、外敷等治疗应是缓解胆绞痛的有效手段。今后须加强对针灸疗法、耳穴疗法、外敷疗法的研究，提高止痛效果；其次是控制感染，目前，多选择中西医结合治疗方法，在微创畅通胆道引流，应用有效抗生素的基础上配合中药制剂，以达到

“菌毒并治”的目的，有较快的退热和控制病情的效果，已成为临床上抢救重症胆系感染患者的重要手段之一。

2. 缓则治其本

中医药在预防结石复发方面已凸显出明显的优势，应用利胆汤或清热利胆颗粒等，能够减少结石的复发。实验表明，很多中药（如大黄、芒硝、牛黄、虎杖、茵陈、生山楂、木香、陈皮等）能降低胆汁 β－G 酶活力、胆汁游离胆红素百分比和胆汁中钙离子含量，具有明显的溶石、防石作用，特别是防治胆色素结石较为理想的药物。其作用机理可能是：①增加胆汁分泌，使胆管压力增大；②松弛胆管括约肌；③加速十二指肠运动和协调作用。今后应加大对中药消除体内致石因素，预防结石再发生的研究。

3. 中医药治疗胆石症的基本出发点及发展趋势

六腑以通为用，胆病无补法，以通为补。纵观各家治疗胆石症的方法，多为疏肝利胆、通下排石、清利湿热、泻火解毒等通降之法，多数学者主张峻攻猛下。这确实是目前治疗胆石症的基本出发点。然而，中药之精华仍在于辨证论治及整体观念，不少胆结石患者为虚实夹杂之证，宜攻补兼施，尤其应注意保护胃气。

中药的溶石、消石作用不断受到重视，即所谓峻攻不如消磨，符合《内经》中“结者散之”“坚者消之”的原则。如何针对中国人的体质、饮食习惯及胆石特点（以胆色素结石为主）加强中药药理研究；如何用中药增加胆汁酸含量、降低固定成分含量、增加胆色素排出、改变各种酶的活力等，应是今后胆石症治疗中中医药基础研究的重点。如何更加规范胆石症的临床分型，确定中医排石病例标准，排除因胆管炎性狭窄、结石与胆管壁粘连或因结石过大等因素引起排石障碍的病例，以及对其他非手术中医疗法的综合疗效的评价及研究，应是今后胆石症中西医结合治疗中临床研究的重点。随着内镜技术的普及，充分发挥中医药溶石、排石、预防结石复发的作用，使有效的中药能直达病所，使中西医疗法有机地结合，很可能成为中西医结合治疗胆石症的发展趋势，并可望取得突破性进展。

四、周围血管疾病的中西医结合研究

周围血管性疾病主要指发生在四肢的动脉和静脉的疾病，临床常见的有下肢静脉曲张、深静脉血栓形成、血栓闭塞性脉管炎和下肢动脉硬化闭塞症等。其主要的病理改变归纳起来有狭窄、闭塞、局限性扩张、破裂及静脉瓣膜功能不全所引起的倒流等。

（一）中西医结合治疗周围血管疾病的历史

我国从 20 世纪 50 年代开始，应用中医药治疗血栓闭塞性脉管炎取得了较好的疗效；至 20 世纪 70 代末，发展到中西医结合治疗周围血管疾病（主要是肢体动脉疾病和静脉疾病），总结出周围血管疾病中西医结合治疗法则和辨证论治规律。20 世纪 80 年代以来，由于现代科学技术的飞速发展，促进了我国中西医结合治疗周围血管疾病的研究。在临床实践的基础上，积极开展周围血管疾病血瘀证、活血化瘀疗法及其作用原理的研究，总结出周围血管疾病活血化瘀十法和治疗八法，特别是对下肢静脉曲张进行造影研究，提出下肢静脉曲张的新观念——下肢静脉曲张综合征，明确原发性下肢静脉曲张瓣膜功能不全疾病和下肢深静脉血栓形成的演变过程与分类。对血栓闭塞性脉管炎、闭塞性动脉硬化症等疾病的病因、发病机理、病理、临床特点和治疗方法的研究取得新的进展。同时，更新了某些治疗学观念，在提高疗效、降低截肢率和促进肢体缺血性创口愈合等方面取得重要成果。临床辨证论治与手术治疗相结合，也取得可喜进展。在临床辨证论治的基础上，研制应用多种传统剂型和新剂型药物（如通塞脉片、活血通脉片、脉络宁注射液、脉炎消注射液等），对防治周围血管疾病发挥了重要作用。20 世纪 90 年代，随着周围血管疾病专病、专题研究的开展，多部中西医结合周围血管疾病学术专著的出版，我国中西医结合周围血管疾病学已经初步形成。

（二）中药作用机理研究

中药治疗是中西医结合疗法的重要组成部分。中药方剂的特征是整体性、复杂性、灵活性，体现了中医理论的精髓。目前多项研究证明，中药通过增加肢体搏动性血流量、改善血管弹性、抗凝、溶栓、祛瘀等方面发挥作用。在应用活血化瘀疗法治疗周围血管疾病取得好的临床疗效的基础上，应跟踪西医学的发展，深入研究血瘀证实质和周围血管疾病的各种治疗方法（包括外治疗法等）及其各种活血化瘀法的作用机理。

（三）中西药联合用药的研究

目前，周围血管疾病的防治中存在着用药过乱、过滥的现象，中药、西药联合应用非常普遍。西药的抗凝药、溶栓药、降纤药、抗血小板凝集药与扩张血管药联合使用也是常有的现象。药物应用不规范，不仅浪费了药物资源，增加了患者的经济负担，还可能会出现药物的拮抗、药效的倍增现象，影响疗效，增加了副作用。21 世纪在药物的规范应用上，应组织全国专家做出更多的临床研究和实验研究。中西药联合应用时，中药应以证为指导。西药如何切入、切入的时机、用药剂量、用药方法都需要进一步的深入研究，以达到量化与规范化的目标。

（四）中医宏观调控与血管外科手术关系的研究

血管旁路手术、血管介入治疗被广泛应用后，一段时间内被认为是肢体缺血和冠心病治疗的最佳疗法，尤其对患者生命质量的改善疗效显著，但远期效果如何？有资料认为其不比药物保守治疗优越。手术治疗失败的主要原因是手术后再狭窄。提高手术成功率的方法除术前对病情做出正确评价、认真诊断、精心手术等微观的处理外，能否将中医宏观治疗在手术前及手术后切入其中，使其宏观与微观结合在一起，中国中医科学院陈可冀院士用活血化瘀法治疗冠状动脉再狭窄的科研成果值得借鉴。

（五）展望

1. 研制更为有效的新药

目前，在治疗周围血管疾病方面已经研制应用了许多传统剂型和新剂型药物。今后，要开发、研制中药新药，改变给药途径，使患者应用简便，以满足日益增长的防治周围血管疾病的需要。

2. 不断提高临床疗效

不断提高临床疗效，是中西医结合治疗周围血管疾病发展的基础，是可持续发展的生命力和源泉。目前，随着我国人民生活水平的提高，饮食结构的改变，周围血管疾病的发病率有逐渐增多的趋势。国内外仍然把血栓闭塞性脉管炎、闭塞性动脉硬化症、大动脉炎和糖尿病坏疽作为难治性疾病，肢体的病残率和截肢率仍然比较高。如血栓闭塞性脉管炎的截肢率为5%～15%，闭塞性动脉硬化症的截肢率为30%，糖尿病坏疽的截肢率为40%，急性肢体动脉栓塞的截肢率为50%。而下肢静脉曲张手术后复发率仍较高，下肢静脉血栓形成后遗症（慢性瘀血综合征）在50%以上。不断提高周围血管疾病的临床疗效，更好地解除人民的疾病痛苦，是当前医学领域的一个重要课题。中西医结合辨证论治与手术治疗相结合，施行血管重建手术，可以迅速改善血液循环，缩短疗程，提高疗效，中药可预防和治疗手术并发症，巩固疗效和控制病情的发展，这是周围血管疾病治疗研究的方向。

五、乳腺外科疾病的中西医结合研究

乳腺疾病是发生在乳房部位的各种疾病的总称，包括乳房炎症性病变、发育异常病变、增殖性病变和乳房的各种良恶性肿瘤，包含于外科学中。根据中国人口协会发布的《中国乳腺疾病调查报告》显示，各种乳腺疾病患者达调查人数的52.4%，其中仅患乳腺增生的妇女就高达49.7%，已成为女性慢性疾病发病率第一的疾病。此外我国城市中乳腺癌的死亡率增长了38.91%，成为城市女性肿瘤发病第一的疾病。乳腺疾病在汉代即有详细记载，为中医治疗乳腺疾病打下基础。中医学认为，乳腺病发病多因肝气郁结、胃热壅滞、肝肾不足、痰瘀凝结、外邪侵袭等，同时与诸多经络相连，如足阳明胃经行贯乳中、足太阴脾经络于胃上膈、足厥阴肝经绕乳头而行、足少阴肾经上贯肝膈与乳关联、冲任两脉起于胞中并上至胸中，均与乳腺病的发病相关。中西医结合乳腺外科诊疗系统的形成较晚，2002年举办第一届全国中西医结合乳腺疾病学术会议以来，中西医结合乳腺疾病的发展进入了一个全新时期，正在进一步发展和逐步完善。

乳腺增生病是临床最常见的乳腺疾病，是一种乳腺组织的良性增生病，是以乳腺导管上皮增生、囊肿形成、间质纤维结缔组织增生为特征的一种乳腺结构紊乱疾病，既非炎症亦非肿瘤，以单侧或双侧乳房胀痛、结块为主要特征，可与月经周期相关。在中医学中属于“乳癖”范畴，其不典型性增生已被纳入癌前病变范畴，可能演变为乳腺癌。

（一）乳腺增生病的发病机制研究进展

中医学认为，本病的发生主要与肝气不舒、肝肾不足、冲任不调密切相关。情志不遂、恼怒急躁等情志因素可导致肝气郁结、气机阻滞而蕴结于乳房，其经脉阻塞不通而引起疼痛；肝郁日久化热致气滞血瘀痰凝而形成乳房肿块。肝肾不足或冲任失调亦可致气血凝滞而致乳房结块肿痛，此型患者常伴月经不调。临床研究表明，肝郁气滞、痰瘀互结、冲任失调三种病机很难截然分开，大部分患者均有兼证，乳腺增生病的病因病机可相互影响。西医学认为，乳腺增生与内分泌功能紊乱、卵巢功能失调有关，乳腺增生患者体内雌二醇（E_2）、黄体酮（P）及垂体催乳素（PRL）等激素紊乱。乳房是雌激素的靶器官，其能刺激乳腺上皮生长，黄体酮能刺激腺泡生长。雌激素的相对或绝对分泌增多，孕激素的相对或绝对分泌不足，使乳腺组织持续受到刺激，其不能由增殖转为复旧或复旧不全，久而久之引起乳腺增生。同时西医学也认为，情绪因素在乳腺增生发病中有一定的影响，心理压力会导致人体内分泌紊乱，且乳腺增生病患者较正常女性更易出现焦虑和抑郁倾向。另一可能导致乳腺增生病的因素是脂肪酸的紊乱。研究认为，乳腺增生病患者女性血浆必需脂肪酸水平低，可能造成性激素受体的功能异常，导致其受体异常敏感而致乳腺增生。

（二）中医治疗乳腺增生病的机制

根据中医对乳腺增生病的认识，临床上常以疏肝健脾、补益肝肾、调理冲任为治法，使用软坚散结、活血化瘀类中药组方治疗。有学者对中药治疗乳腺增生病的机制进行了研究，认为中药能够改善患者微循环及血管通透性、降低患者血液黏稠度而达到消除乳房结块的作用。同时实验研究表明，中药能够调节乳腺增生病动物模型体内性激素的分泌，降低刺激乳腺增生的雌激素水平及泌乳素、卵泡生成素水平，升高能够拮抗雌激素的孕激素、雄激素、黄体生成素水平。疏肝通络中药能降低大鼠乳腺组织 bFGF 阳性率、平均光密度和阳性面积，减少 MVD 数量和阳性面积，具有抑制乳腺增生大鼠碱性成纤维细胞因子高表达，减少微血管密度，抑制血管生成的作用。中药不仅可治疗乳腺增生病，研究还发现补肾疏肝中药可调节乳腺增生大鼠乳腺组织内 P53、端粒酶及 Oct4 的表达水平，P53、端粒酶及 Oct4 三者均与乳腺肿瘤有较高的相关性，说明补肾疏肝中药可能有预防乳腺增生病向乳腺癌发展的作用。除中药外，有学者选取神门、皮质下、内分泌、肝、肾、乳腺 6 个穴位进行耳穴贴压治疗本病，发现刺激以上耳穴能双向调节下丘脑－垂体－性腺轴，有调节生理功能和内分泌的作用，可逐步调节雌激素、孕激素水平，渐至生理平衡状态。

（三）中医体质与乳腺增生病的相关性研究

中医学认为，体质虽与证候有本质的差别，但与疾病的发生发展有密切联系，能够影响证的形成和其变化、转归。有学者研究了中医体质与乳腺增生病的相关性，认为正常女性主要体质为平和质、气虚质、阳虚质，乳腺增生病患者主要体质为气郁质、气虚质、血瘀质。各研究表明，在乳腺增生病主要证型中，肝郁气滞证占 50%～65%、痰瘀互结证占 18%～24%，冲任失调证占 16%～20%。气郁质、气虚质、阴虚质是患乳腺增生病的危险因素，肝郁气滞证和痰瘀互结证患者以气郁质为主，冲任失调患者以气虚质为主。有学者认为气郁质妇女在外界因素如环境、职业等作用下，易导致肝失疏泄，是形成乳腺增生病的内在基础。中医学认为运动、饮食均是影响体质的因素，研究证明缺乏运动人群发生乳腺增生病的危险性是保持运动人群的 4.891 倍，而非清淡饮食人群发生乳腺增生病的危险性是饮食清淡人群的6.22倍。经常进行体育锻炼、饮食清淡有节的人群更易保持平和质的体质，远离乳腺增生病。

（四）乳腺增生病的中西医结合治疗进展

1. 中医疗法

中医针对乳腺病郁、痛、块等性质特点及乳腺增生的证型，一般采用疏肝理气、活血化瘀、调理冲任法进行治疗。肝气郁滞证常使用逍遥散、丹栀逍遥散等经典方加减治疗，常用药物有柴胡、制香附、郁金、青皮、炒橘核、白蒺藜等，均为疏肝理气要药，常相须为用，且常与白芍、当归配伍；痰瘀互结证常使用海藻玉壶汤加减治疗，常用药有姜半夏、天南星、浙贝母、瓜蒌、海藻、昆布、生牡蛎、山慈菇、猫爪草、土贝母、陈皮、皂刺、丝瓜络等，能行气活血、化痰祛瘀；冲任失调证多用二仙汤加减，常用药物有仙茅、淫羊藿、当归、巴戟天、知母、黄柏、玫瑰花等，可补肾养血、调理冲任。

2. 西医疗法

西医治疗乳腺增生病主要使用的药物有：①性激素类药，此类药有睾酮、黄体酮、三苯氧胺、丹那唑、溴隐亭、枸橼酸他莫西芬等。长期服用此类药物的副作用为月经推迟或停经、白带增多、潮热、恶心及压抑感等，长年服用雌激素类药物有引起子宫内膜癌的危险。②维生素类：维生素B、维生素E、维生素A。③小剂量碘剂：碘化钾或复方碘溶液，长期使用碘剂可能影响激素平衡和甲状腺功能。其他用药还有甲状腺素、夜樱草油、利尿药等。对于病变较重、长期采用药物进行治疗无效者，或因长期服药导致心理压力过大者，或系统内科治疗后症状加重、肿块变硬变大者，或存在乳癌因素患者，乳头有溢液，尤其为血性溢液，不排除癌变者，可行手术治疗。乳腺增生病的手术方式有乳房单纯切除术、垂乳悬吊术、病损切除同期行乳房缩小、皮下乳腺切除术、区段切除术等。其他疗法还有物理疗法、心理治疗、生活调理等。

3. 中西医结合疗法

中西医结合疗法常以中药口服配合西医外治法，或中西药联合口服的治疗方法取效。有学者拟柴胡、香附、郁金、赤芍、瓜篓、枳壳、通草、昆布、橘核、薤白、半枝莲、丝瓜络等中药为柴瓜消结汤，配合小功率波姆光治疗仪治疗乳腺增生病。中药方剂口服并取第3次煎煮药水熏洗局部，药渣热敷乳房肿块部位，经期停药。同时选用BMPW型波姆光治疗仪取乳根、乳中、神封、灵墟、胸乡、天池或天溪、阿是穴（乳房肿块部位），每次3~4穴进行治疗，治疗3个疗程后总有效率达95.8%。另有研究者使用乳癖消片、逍遥丸加三苯氧胺口服治疗乳腺增生病，与只口服三苯氧胺的患者相比，其总有效率高出20%，证明中西医结合治疗乳腺增生病有一定的优势。

六、皮肤科疾病的中西医结合研究

皮肤病学原来是包括在外科学的范畴中，中华人民共和国成立后，皮肤病学逐渐从外科学脱离，成为一门独立的学科。中西医结合皮肤病学的研究始于20世纪50年代中期，中西医结合临床和实验研究为中西结合皮肤病的发展做出了重要贡献，出版了一批学术专著，发表了大量中西结合皮肤病研究论文，逐渐形成了中西医结合皮肤病的系统理论。以下对皮肤病学科中的常见病痤疮、湿疹的中西医结合研究进展逐一介绍，以体现中西医结合皮肤病的研究思路与方法。

（一）痤疮的中西医结合研究

痤疮是皮肤科临床常见的多发病，好发于青年，主要累及面颊、额部、颊部，其次可累及胸部、背部及肩部等位置，中医称为肺风粉刺。痤疮于青春期过后往往能自然减轻或痊愈，主要与遗传、痤疮丙酸杆菌、雄激素增加、毛囊皮脂腺异常角化等因素有关。临床上西医常以维A酸类、抗生素类、过氧化苯甲酰、壬二酸等外用药外涂加内服维生素、抗生素、抗雄性激素药物等方法予以治疗。中医常以病证结合的方法辨证论治，常见的证型有肺经风热、湿热蕴结、痰瘀互结。中西医结合治疗以内服中西药配合中西药外用取效。同时痤疮的中西医结合临床和基础研究方面，也取得了不少新进展，为中西医结合治疗痤疮提供了理论依据和实验基础。

1. 痤疮的基础研究

（1）中药对痤疮发病相关微生物的抑制作用　痤疮丙酸杆菌是一种嗜脂性革兰阳性专性厌氧菌，是毛囊皮脂腺内数量最多的微生物，可达所有毛囊皮脂腺内所存在微生物的89%之多，且在痤疮患者的皮脂腺中痤疮丙酸杆菌的检出率更高。近年来有学者研究了中药对痤疮发病相关微生物的作用，表明用于治疗痤疮的中药对此类微生物有抑制作用。研究者采用自制枇芩颗粒剂对金黄色葡萄球菌和痤疮丙酸杆菌进行体外抑菌研究，其主要成分为枇杷叶、黄芩、白花蛇舌草、大黄等，结果显示其对金黄色葡萄球菌的最低抑菌浓度为0.05mg/mL，对痤疮丙酸杆菌的最低抑菌浓度为0.10mg/mL。黄白痤疮膏在《医宗金鉴》“颠倒散”的基础上制成，由大黄、黄连、硫黄、白芷、白茯苓、白蔹组成，原为散剂，后制成软膏，临床上治疗痤疮疗效明显。研究发现其对金黄色葡萄球菌、表皮葡萄球菌和痤疮丙酸杆菌的最低抑菌浓度分别为500mg/mL、125mg/mL和125mg/mL。

（2）中药对内分泌的影响　内分泌失调也是痤疮发病的重要因素之一。有研究表明女性青春期痤疮患者血清雌二醇（E_2）水平明显低于正常对照组；睾酮/雌二醇比值及促卵泡素（LH）明显高于正常对照组。有学者研究了知柏地黄汤对痤疮患者的血清睾酮水平调节作用，证实知柏地黄汤能下调此激素的水平。一些研究者通过以下方法建立中药人工周期，以治疗冲任失调型痤疮：经后期（卵泡期）采用滋阴清热法，以二至地黄丸合青蒿鳖甲汤加减治疗；经间期（排卵期）采用活血通络法，以排卵汤加减治疗；经前期（黄体期）采用补肾助阳法，以二仙汤合金匮肾气汤加减治疗；经期（月经期）采用理气活血调经法，以桃红四物汤加减治疗。治疗结束后证实，中药人工周期组可将痤疮患者原本偏低的E_2和偏高的LH调理至正常范围。除临床研究外，基础研究亦见中药对激素调节的报道。有实验使用二至地黄丸合青蒿鳖甲汤加外用丹参酮乳膏对兔耳痤疮模型进行抗痤机制的研究，实验结果表明炎症相关因子白细胞介素-1α、IL-6均显著降低，血清中二氢睾酮（DHT）含量显著降低。另一组学者研究证实常用于治疗痤疮的药物丹参酮中的两种主要成分隐丹参酮和丹参酮ⅡA对永生化的人皮脂腺细胞（SZ95）的增殖、脂质合成及雄激素受体（AR）mRNA表达均有影响。SZ95细胞经过24小时的药物作用后，和对照组相比，隐丹参酮及丹参酮ⅡA对SZ95细胞AR mRNA的表达均有抑制作用，因此隐丹参酮和丹参酮ⅡA可能通过间接下调皮脂腺细胞雄激素受体mRNA的表达而具有抗皮脂腺活性的作用，这可能是丹参酮治疗痤疮的机制之一。

2. 痤疮的临床研究

（1）痤疮分级与中医体质、证型的关系　痤疮由于其皮疹具有多型性及易变性，一般常使用结合皮损计数、皮损性质和类型的方式对其进行分级，现临床常使用Pillsbury分类法，将痤疮分为Ⅰ～Ⅳ度。①Ⅰ度（轻度）：散发至多发的黑头粉刺，可伴散在分布的炎性丘疹；②Ⅱ度（中等度）：Ⅰ度+炎症性皮损数目增加，出现浅在性脓疱，但局限于颜面；③Ⅲ度（重度）：Ⅱ度+深在性脓疱，分布于颜面、颈部和胸背部；④Ⅳ度：Ⅲ度+结节、囊肿，伴瘢痕形成，发生于上半身。近年来有学者就痤疮分级与中医证型的关系进行了研究，认为在所有Ⅰ～Ⅳ度痤疮患者中，均以湿热质所占比例最高，分别占21.05%、23.50%、27.98%、25.00%。其中Ⅰ～Ⅲ度痤疮患者中均有平和质患者，而Ⅳ度痤疮患者中无平和质者。除湿热质外，在各级痤疮患者中占第2位的证型各有不同：Ⅰ度为阴虚质（15.31%）；Ⅱ度为阳虚质（14.75%）；Ⅲ度及Ⅳ度均为痰瘀质（14.22%、16.67%）。亦有研究者就痤疮常见证型在Pillsbury分类法中Ⅰ～Ⅳ度的分布情况做了研究，认为肺经风热证各度分别占21.7%、39.1%、34.8%、4.3%，肺胃湿热证各度分别占14.8%、45.9%、36.1%、3.3%，痰瘀互阻证各度分别占9.1%、12.1%、60.6%、18.2%，证明痤疮患者中医证型与痤疮的分级有一定相关性。

（2）中西医结合治疗痤疮的研究　2014版中国痤疮治疗指南（修订版）介绍了西医治疗的局部外用、内服、物理疗法等治疗手段及中医药的内外治法，中西医结合治疗痤疮是学界认可的有效治疗手段。中西医结合治疗痤疮，尤其是聚合型痤疮优势尤为明显。聚合型痤疮是痤疮中最严重、最难治疗的类型，临床研究发现，使用口服西药如维胺酯胶囊、抗生素等加以清热解毒类中药，如白花蛇舌草、金银花、野菊花、连翘、浙贝母、蒲公英等，组方随症加减内服，可达到较好疗效。同时还可配合中西医外治法，如选取双侧曲池、支沟、足三里、丰隆、内庭行体针，面部刺络闪罐，外用中药软膏，大椎刺络放血等中医外治法，以及红蓝光疗法、激光疗法、维A酸类、抗生素类外涂等西医外治法，易取得更为满意的疗效。

（二）湿疹的中西医结合研究

湿疹是一种由多种内外因素引起的急性、亚急性和慢性过敏性炎症性皮肤疾患，是皮肤科的常见病、多发病，中医称为湿疮。其特征为多型性皮损，弥散分布，对称性发作，瘙痒剧烈，反复发病，可演化为慢性。本病急性者多泛发全身，慢性者常固定于某些部位，亚急性者介于两者之间。《医宗金鉴·外科心法要诀》认为湿疮发生的病机为

“由湿热内搏，滞于肤腠，外为风乘，不得宣通……由心火脾湿受风而成”，认为湿疮的发病主要责之于风湿热邪。临床治疗西医常以口服抗组胺制剂、免疫调节剂，外用糖皮质激素等对症处理；中医则发挥辨证论治的特点，使用中药内服结合外用。对于经久不愈、反复发作的慢性湿疹，使用中西医结合的方法治疗则能取得更为满意的疗效。

1. 湿疹的基础研究

（1）湿疹动物模型的制备　目前湿疹的病因尚不明确，因此湿疹动物模型的制备主要表现湿疹的皮疹特点，以急性湿疹为主；可供制备模型的动物包括大鼠、小鼠、豚鼠、家兔、灵长类动物等，一般多使用大鼠、小鼠及豚鼠；制备原理为使用容易引起超敏反应的化学物质，如2，4－二硝基氯苯（DNCB）、卵清蛋白＋氢氧化铝等，反复刺激欲制备动物模型的皮肤处，皮肤病理可见过度增生、角化过度及单核细胞浸润等炎性改变，造模局部可见多型皮损、皮肤渗出及水肿，以及动物出现搔抓、打滚、烦躁不安等瘙痒改变，可证明急性湿疹动物模型制备成功。亦有研究表明，使用0.5% DNCB反复刺激小鼠背部皮肤可建立慢性湿疹模型。除使用外用化学制剂造模外，还可使用转基因小鼠，但转基因小鼠价格较为昂贵，且与湿疹中西医临床病症吻合度较低，故实验研究中较少使用。

（2）中药对湿疹患者炎症因子的影响　湿疹属于变态反应性皮肤疾病，研究认为湿疹患者体内IL－17（白介素17）及IL－23（白介素23）水平及其mRNA表达量升高，参与了湿疹的发病过程且与湿疹的严重程度相关，且在急性期及亚急性期湿疹患者外周血中水平高于慢性湿疹患者及正常人群。白芍总苷是中药白芍根中提取的有效成分，对免疫平衡有良好的调节作用，已作为抗炎免疫调节药被批准用于炎症性、免疫性疾病的治疗，使用白芍总苷配合中药及抗组胺药物内服1个月后，与未加服白芍总苷的患者相比，前者IL－17、IL－23 mRNA表达量降低的幅度较后者大，证实白芍总苷可能通过降低IL－17、IL－23水平以达到治疗湿疹的作用。

2. 湿疹的临床研究

（1）急性湿疹的中西医结合治疗研究　急性湿疹临床主要表现为水肿性红斑、密集的粟粒大小的丘疹、斑丘疹、丘疱疹、小水泡、糜烂等，皮损基底潮红，渗液常较明显。当继发感染时可见小脓疱、渗液呈脓性。急性湿疹发病时瘙痒剧烈，患者十分痛苦，西医对症治疗可快速缓解患者症状，结合中药内服调理可有效防止急性湿疹向亚急性、慢性湿疹迁延。有学者使用盐酸左西替利嗪口服溶液联合中药清热除湿汤加减（组方：生地黄15g，白茅根30g，龙胆草9g，大青叶15g，车前草15g，生石膏30g，黄芩9g，六一散15g）进行治疗，连续治疗两周后观察疗效，与单纯服用盐酸左西替利嗪溶液的患者相比，中西医结合治疗组的有效率高出单纯西药组10%，而未见不良反应。除中西药联合口服外，中西医结合内外联合治法也是临床常用的治疗方案。有学者对比了单纯西医治疗与中西医结合治疗的疗效与预后。单纯西医治疗予患者阿伐斯汀胶囊、维生素C片、葡萄糖酸钙片口服，结合对渗出病变较轻的患者采用炉甘石洗剂涂擦、卤米松乳膏涂擦，渗出较重的患者采用3%硼酸溶液冷湿敷，糜烂严重但渗出不多的患者采用氧化锌油膏涂擦的外治法；中西医结合疗法在上述西医治疗的基础上，加用除风导赤散加减内服（组方：茅根9g，地肤子、甘草各3g，木通、荆芥各1.5g），中药大黄、地肤子各15g，苦参、紫苏叶各12g，荆芥、薄荷、明矾各9g，煎水外用。治疗1周后，中西结合治疗组有效率为79.4%，西医治疗组有效率为61.3%。随访1年，两组平均复发次数分别为0.06±0.03、0.39±0.81。证明中西医结合治疗急性湿疹有效率更高，且能降低患者复发次数。

（2）亚急性湿疹的中西医结合治疗研究　亚急性湿疹多为急性湿疹炎症减轻后，或急性期处理不当迁延不愈所致，皮损主要表现为红斑、丘疹、结痂和鳞屑，发病时间较长者可有轻度的浸润。亚急性湿疹在临床较急性及慢性湿疹少见，但若治疗不当容易形成慢性湿疹，也可急性发作表现为急性湿疹。有学者对比了中西医结合治疗与单纯西医治疗的疗效。单纯西药治疗予盐酸西替利嗪口服，2周为1个疗程，连续用药3~4个疗程，并外用曲安奈德益康唑乳膏涂抹于皮肤破损处；中西医结合治疗在此基础上以中药方加减内服治疗（组方：茯苓、牡丹皮、白芍药、泽泻各10g，当归12g，生地黄20g，知母12g，鸡血藤12g，生甘草6g，生薏苡仁20g，白鲜皮15g），每日1剂，4周为1个疗程。于1个疗程后观察两组疗效，中西医结合治疗效果较单纯西医治疗有明显优势（总有效率分别为96.5%、77.6%），两组嗜酸粒细胞计数、血清IgE对比治疗前均有所下降，且观察组的下降幅度比对照组明显。

（3）慢性湿疹的中西医结合治疗研究　慢性湿疹可因急性、亚急性湿疹失治、误治迁延转化而来，也可一开始即表现为慢性皮炎的改变。皮损常局限于某一部位，主要表现为局部皮肤增厚、浸润、表面粗糙、苔藓样变、色素沉着等，上可附鳞屑、抓痕和结痂，还可有散在的丘疹和丘疱疹。慢性湿疹的中医证型主要包括血虚风燥、脾虚湿困、阴虚血燥、温热浸淫、脾虚湿盛、肝肾阴虚等。治宜养血润燥、祛风止痒，方用消风散加减；健脾利湿止痒，方用健脾除湿汤加减；滋阴润燥、养血润肤，方用滋阴润燥汤；清热除湿，方用龙胆泻肝汤加减；温阳健脾利湿，方用胃苓汤加减；滋肾柔肝，方用地黄饮子。有学者认为，慢性湿疹病程日久、皮损粗糙肥厚、渗出不明显，患者全身症状不明显，多表现为身体乏力、食纳不香、下肢沉重，多为血虚风燥证；“治风先治血，血行风自灭”，此证型应重视养血活血药的应用，如使用当归、生地黄、丹参、白芍、赤芍等中药养血活血，加用白鲜皮等入皮药物祛风止痒。亦有学者主张慢性湿疹可加用全蝎、蜈蚣等虫类药物以散风止痒。慢性湿疹的中西医结合治疗研究主要集中于中西药联合外用。有学者使用中药泡洗联合丙酸氯倍他索乳膏外用治疗掌跖角化性湿疹。西药组用0.05%丙酸氯倍他索乳膏外涂，中药组用润肤中药泡洗方（组方：苍耳子、蛇床子、地肤子各30g等）泡洗手足，中西医结合组为中药组中药泡洗后联合西药治疗。三组每次治疗后同时采用20%尿素霜外涂。治疗4周观察疗效，中西医结合组有效率高于西药组和中药组，且复发率较低，不良反应少。慢性湿疹病程长、治疗时间亦长，口服汤剂费时费力，患者依从性较低，因此临床也常使用散剂、丸剂、中成药等剂型替代汤剂。

第四节　骨伤科临床中西医结合研究

一、中西医结合骨伤科的形成与发展

中医骨伤科和西医骨科治疗骨关节损伤与疾病，各有自己独特的理论体系和治疗方法。虽然近百年来，西医骨科学在现代科技的基础上迅速发展，然而中医骨伤科学能历经几千年而不衰，正说明其理论和治疗方法有效，经得起历史考验。我们应该摒弃门户之见，全面掌握各种治疗方法，明确各自优势病种，选择更正确、更合理、更适当的措施，充分发挥各自优势，形成中西医结合骨伤的诊疗思路和方法，形成中西医结合骨伤科学。

纵观医学发展史，中医骨伤科学是我国劳动人民长期和疾病斗争的经验总结，是在农业、手工业的基础上发展起来的，对疾病的认识具有朴素的辩证观点。在整体观念的指导下，经过长期的医疗实践，形成了以气血学说、肾主骨学说、经络学说为主的理论体系，动静结合、筋骨并重、内外兼治、医患合作的原则及相应的治疗方法，积累了丰富的临床经验。由于我国长期处于封建社会，当时科技发展受限，因而对客观事物的认识存在局限性，中医骨伤科理论对疾病的认识也存在一些模糊观念和局限性。然而，不可否认这是一门防治骨关节及其周围筋肉损伤与疾病的学科。中医骨伤科古属“疡医”范畴，又称“接骨”“正体”“正骨”“骨伤”等。其历史悠久，源远流长，是各族人民长期与损伤及筋骨疾患做斗争的经验总结，具有丰富的学术内容和卓著的医疗成就，是中医学重要的组成部分，对中华民族的繁衍昌盛和世界医学的发展产生了深远的影响。《内经》是我国最早的一部医学典籍，较为全面、系统地阐述了人体解剖、生理、病因、病机、诊断、治疗等基础理论，奠定了中医理论体系。《内经》已有系统的人体解剖学知识，如《灵枢·骨度》对人体头颅、躯干、四肢各部骨骼的长短、大小、广狭标记出测量的尺寸。同时通过尸体解剖获取这方面知识，如《灵枢·经水》曰：“若夫八尺之士，皮肉在此，外可度量切循而得之，其死可解剖而视之。”《内经》对人体的骨、脉、筋、肉及气血的生理功能都有精辟的论述，如《灵枢·经脉》曰：“骨为干，脉为营，筋为刚，肉为墙。”《灵枢·邪客》曰：“营气者，泌其津液，注之于脉，化以为血，以荣四末，内注五脏六腑。”人体外部皮肉筋骨与体内五脏六腑关系密切，《内经》阐发的肝主筋、肾主骨、肺主皮毛、脾主肌肉、心主血脉及气伤痛、形伤肿等基础理论，一直指导着伤科的临床实践。《内经》还阐述骨病的病因病机。《灵枢·刺节真邪》曰：“热胜其寒，则烂肉腐肌为脓，内伤骨，内伤骨为骨蚀……有所结，深中骨，气因于骨，骨与气并，日以益大，则为骨疽。”《素问·痹论》曰：“风、寒、湿三气杂至，合而为痹也。”《素问·生气通天论》曰：“因于湿，首如裹，湿热不攘，大筋软短，小筋弛长，软短为拘，弛长为痿。”《素问·痿论》还将痿证分为痿躄、脉痿、筋痿、肉痿、骨痿等五痿，并分别加以论述。此外，《吕氏春秋·季春纪》认为：“流水不腐，户枢不蠹，动也；形气亦然，形不动则精不流，精不流则气郁。”主张用练功疗法治疗足部“痿躄”，为后世骨伤科动静结合理论奠定了基础。

西方医学形成骨科学至今才有250多年的历史，但从史前欧洲、亚洲及北非原始洞穴挖掘出的骨骼中，发现有骨髓炎、关节炎、肿瘤、骨折等疾病。古代骨科将骨科划分在外科之中。Paul（625~690）的著作中描述了治疗脊柱压缩骨折合并椎弓骨折的椎板切除术、骨折畸形愈合后做截骨矫形术等。12世纪，Salerno的Roger写了第一本外科教科书，大量的篇幅叙述了颅骨骨折及手术治疗；Salerno提到了骨折后常伴有骨擦音，并成为第一个成功地缝合神经干的外科医生。14世纪，解剖学得到重视和发展，Robert Nisbitt的《Human Osteogeny》一书，除详细阐述软骨成骨之外，还有膜内成骨，描述了胚胎中趾种子骨的生成。17世纪，由于显微镜和组织学的发明，使生理学有了明显的进展。Clopton Havers在《Osteologia Nove》中描述了骨组织结构，并以他的名字命名为哈佛管。18世纪，不但出版了第一本骨科书，还成立了第一所骨科医院，英国外科及解剖学家John Hunter用动物实验证明长管骨的成长发育。19世纪，骨生理学（如骨折的愈合过程中骨痂的生成、骨母细胞、软骨细胞成分与修复及滑膜功能）的研究有了重大进展。20世纪，骨科发展中心由欧洲移到美国，两次世界大战使对急救的组织、创伤的治疗积累了丰富的经验；维生素和抗生素的发现，大大减少了佝偻病、坏血病和骨关节感染的发病率。西医骨科是在近代工业化的基础上发展起来的，它具有解剖、生理、病理等近代科学知识，又及时利用现代科学技术成就，因此对疾病的认识比较深入细致。然而，西医骨科并没有解决骨科所有的问题，且其发展过程中受传统的机械唯物主义的影响，19世纪后迅速发展起来的精细的学科分工，也使它逐渐背离了生物的整体观，忽视了从功能活动中去认识肢体的疾病观，而趋向机械的形而上学治疗观点的形成。

综观西医骨科技术起源、形成和发展的简要历史过程，在18世纪以前，缺乏系统的理论和经验，对骨折的治疗也是简朴的、粗糙的。18世纪以后，主要依靠了近代科学的发展而迅速成长，才形成了科学的理论，在临床医学上逐步丰富并发展起来。用现代科学的方法对临床问题进行研究，再用以指导实践，是近世纪西医骨科的成功之路。既重视实验医学又重视专科医疗科研机构的建设和学术的交流，可谓西医骨科迅速发展之经验。

概而言之，依靠现代科学发展起来的西医骨科，其科学的先进技术当然是主要的，但并非是完整无缺的学科。就其自身而言是如此，在中医骨伤科面前更是如此。只有通过中西医结合，才能使两个学科各自去其不足，相互完善，成为一种完美的理论，从而指导临床。如何进行中西医结合研究，关键是中西医结合点的研究，只有在找出其结合点后，才能进一步进行从理论到临床的结合性研究。

中、西医骨伤科之间存在较强的互补性。中医骨伤科以整体观、动态观及辩证思维的方式认识骨折，动静结合，不增加局部损伤，充分调动患者的主观能动性治疗骨折的方法逐渐被西医所接受。现在，越来越多的西医学者主张采用操作简单、痛苦小、并发症少、可早期活动的骨折治疗方法，亦是西医学习中医治疗骨折方法的一个例子，使西医从“AO学派”（手术复位内固定）发展到“BO学派”（生物学固定），再发展到

“CO 学派”（中国接骨学）。中医骨伤科在自身发展的同时，也借鉴西医学的诊断技术，对严重创伤的急救技术及手法难以整复或单纯用夹板难以固定的骨折，采用中西医结合方法探索新的治疗骨折的方法和改进固定的器械。

中、西医骨伤科在认识上有一定的共同性。中、西医骨伤科虽然建立在两种不同的医学理论体系之上，但由于专科的特点，二者对损伤性疾患，尤其对骨折的认识有许多共同或相近之处，在 18 世纪以前，西方医学治疗骨折与我国传统正骨方法基本相似。如骨折的病因和机制，均认为主要是外力作用，骨折的移位由外力的大小、方向、受伤时的体位及骨折断端周围肌肉牵拉等因素决定。对于骨折后的肢体功能恢复，中、西医均认为必须通过患者的自主锻炼才能取得，只是在认识功能锻炼的时间上有差异，中医强调应在骨折早期进行功能锻炼，西医则认为应待骨折愈合后再进行，认为骨折愈合之前应以固定为主。由于西医对骨折发生机制、治疗方法的认识与中医有许多共同或相近之处，故在学术上容易沟通与交流，在方法上相互借鉴，形成中、西医能在骨折治疗中共同探讨的基础。鉴于骨伤科具有的这些特点，1994 年国家中医药管理局发布的《中医病证诊断疗效标准》中，将损伤疾患以损伤的解剖部位和损伤的类型命名，即中、西医命名基本一致，这有利于中、西医对损伤性疾患的共同研究。

现代科学技术对骨伤科临床研究有较强的渗透性。任何一门学科如不能及时运用现代科学知识和技术进行研究，其生存与发展将会非常艰难，更谈不上有所突破。骨伤科在骨折的诊治方面之所以能顺利发展，并不断有所创新，能成为中西医结合较为成功的典范，与这一因素有密切的关系。同时，损伤性疾病多为各种损伤外力导致人体组织结构发生组织形态学、病理解剖学、病理生理学的变化，其变化有较强规律性的特点，所以易于应用现代科学相关知识与技术加以研究，这也是骨伤科优于其他临床学科的条件。

骨伤科应用现代科学技术主要反映在两个方面：一是直接利用现代科学技术和成果。如 CT、MRI 等即是计算机技术在骨伤科诊断上的应用。二是现代科学理论及先进技术结合本学科特点进行深入研究。如生物力学、生物化学、分子生物学等现代科学理论在骨折愈合原理及促进骨折愈合机制研究上的应用。随着科学技术的迅猛发展，各学科之间不断渗透、交叉与结合是现代科技发展的大趋势。

中西医结合诊治损伤性疾患的研究目的是提高临床疗效，不断探索操作简便、患者痛苦轻、组织愈合快、功能恢复好、并发症少、费用经济的治疗方法，中、西医骨伤科学在这方面是高度一致的。

骨伤科中西医结合的基本方法有：①择优应用法：所谓“择优”，就是在几种方法中选择一种最合理的治疗方法，达到临床的最佳治疗效果。②优势互补法：将两种治疗的长处有机地结合在一起应用，可克服单一使用的不足，明显提高治疗效果。③综合诊治法：对于有些损伤性疾患特别是骨病，单纯采用某一种方法很难达到甚至不能达到预期的治疗效果，可以同时应用中、西医的治疗方法，发挥综合协同作用，提高临床疗效。④改进提高法：在前面几种方法的应用基础上，通过不断地深入研究探讨，吸取成功及有益的理论经验，加强总结和完善，使其具有更强的指导性，进而在实践中不断改进创新，形成系统的理论实践体系。集中中、西医的精华，发挥其优势，正是开展中西医结合工作的意义。

中、西医骨伤科学因其在研究对象上的相容性，有望在中西医结合领域率先做出开创性贡献。中西医结合骨伤科学的发展任务，是在认识到现代医药学飞速发展的大背景下，彻底更新理念，开拓思路，在继承和发扬传统骨伤科整体观念和临床经验优势的基础上，借鉴西医骨科发展的成功经验，不断结合现代科技的理论和方法，使中、西医骨科的两种理论不断渗透，综合优势，融会贯通，创立中国的新医药学，使之成为一门认识统一、理论完备、兼具实用性的学科。

中国骨科专科成立于20世纪20年代。1937年中华医学会成立骨科小组，而抗日战争期间骨科发展停滞不前。中华人民共和国成立近70年来，大城市医院、工矿医院和教学医院设置了骨科专业，骨科队伍不断发展壮大。北京、上海、天津、西安成为骨科创伤中心，学术发展成就显著。

二、骨折治疗原则、方法及机制研究

对于创伤骨折的固定，AO学派经过多年的经验总结，已放弃了原来“坚强内固定”的原则，提出了“生物学固定”的原则即BO原则，更重视骨折端血运的保护及骨折周围软组织的保护；对于长干骨骨折的内固定，则认为髓内钉比钢板更符合生物力学的要求。在BO原则的基础上，随着中西医结合学术的发展，我国学者提出了中西医结合治疗骨折的新原则，即中国接骨学CO原则。

“动静结合，筋骨并重，内外兼治，医患配合”是我国骨伤科治疗疾病的重要原则，其中“动静结合”和“筋骨并重”原则体现了中西医结合强调的CO原则。其目的是采用有限的手术配合或手法整复，将复杂骨折转变为简单骨折，尽量不超关节固定，使骨折断端维持良好的对位，保证骨折愈合符合生物学效应；不仅重视骨折的愈合，同时强调软组织的保护，结合有效的康复功能训练，使患者骨折恢复和关节功能保持最大化。近年来，大量临床试验已经证实，“动静结合、筋骨并重”原则在指导治疗踝部骨折、胫骨平台骨折、肘部骨折等四肢、关节内骨折及筋伤和骨病方面有优势，可有效促进骨折愈合、关节功能恢复、缓解疼痛及增强肌力和关节稳定性。除了新鲜骨折，中西医结合治疗陈旧性骨折和脱位方面，近几十年来也取得了长足的进展。临床研究表明，中西医结合治疗四肢骨折，尤其是四肢干部骨折、儿童陈旧性孟氏骨折和科雷氏骨折、陈旧性脱位方面具有较好的疗效。

中西医结合治疗骨折除了强调上述四大原则外，还提出了三期治则，即“早期攻（逐瘀血、活经络）；中期和（和营血、止痛舒筋）；后期补（补肝脾肾、益气血）”。研究中医药促进骨折愈合的机制是目前骨伤科研究的重要方向，众多研究人员从分子生物学、基因学、遗传学等水平入手，证实中医药包括单味药、复方和中成药等治疗骨伤科疾病的疗效，并阐释和研究中医药促进骨生长的作用机制。所研究的中药主要以活血化瘀类、补益肝肾类和强筋壮骨类中药为主。现代基础研究已证实，中药促进骨折愈合的机制十分复杂，主要包括：①改善局部微循环，促进血供以及血氧灌流和物质代谢，从而促进骨折愈合；②促进骨折处骨形态发生蛋白－2（BMP－2）在骨痂组织中的表达，提高骨折愈合质量；③调节骨折处血钙水平，加速血肿机化吸收，促进钙盐沉积，利于骨痂形成；④促进生长激素分泌，有利于成骨细胞增殖，提高骨基质中钙沉积，促进骨折愈合。

三、骨关节及软组织感染的临床研究

中华人民共和国成立以来，尤其是20世纪70年代后期，关于开放性骨折合并感染、软组织创伤感染及骨关节结核、化脓性骨髓炎的中医药临床研究获得了显著进展。

开放性骨折合并感染，骨折断端暴露，软组织大片坏死脱落，极易引发全身化脓性感染并危及生命，历来主张截肢以保全生命。中医药内外兼治，在控制感染、去腐生新、促进肉芽新皮生长和骨折愈合并保存患肢功能方面，显示出极为可靠的优越性。近年来，临床研究发现，中药外用联合西医手术治疗在开放性骨折合并感染方面有较好的疗效。如有学者采用清热解毒、活血化瘀类中药组成外洗方配合组合式支架外固定治疗胫腓骨开放性骨折合并感染，发现这种中西医结合的治疗方法可有效抑制感染，促进骨折骨愈合及创面愈合，减少创面分泌物，缓解患者疼痛。此外，还有学者采用益气活血方联合封闭负压引流术治疗骨创伤感染，研究结果显示，这种中西医结合治疗方法可有效缩短感染控制时间和住院时间，降低患者血液白细胞计数和超敏反应蛋白计数，抑制炎症，治疗有效率较高。生肌橡皮膏是临床应用十分广泛的外用中药方，临床疗效确切。研究人员应用生肌橡皮膏对患者的创面分泌液进行多项生化检测及细胞学研究，认为中药外用所形成的脓汁中溶菌酶含量显著增高，因而可刺激巨噬细胞的吞噬活性，提高机体免疫水平；此外，脓汁中含有大量酶类和蛋白质，对创面肉芽组织、上皮细胞的生长起到增强作用，皮岛为角质颗粒较多的新生表皮组织，构成真皮和真皮乳头，而骨岛沿骨组织的伏克曼管向骨皮质表面生长突出。中药外用可显著改善受损伤局部血液循环的甲皱微循环，显示为血管增多，管腔扩大。实验手段充分验证了中医药抗感染和促进骨及软组织再生的扶正防腐、生新活血、解毒消肿的作用。

骨与关节化脓性感染，是指由化脓性细菌感染引起的骨与关节化脓性、感染性病变，主要包括化脓性骨髓炎和化脓性关节炎。该病属中医学“骨痈疽”的范畴。骨与关节感染多来自血液，即血行性感染，细菌从体内其他部位的感染灶，经血液或淋巴液到达骨组织或关节内。血行性感染是最多见的类型，如急性化脓性骨髓炎、急性化脓性关节炎等。抗生素对控制血源性骨与关节感染起了极为重要的作用，从而提升治愈率。但是，还必须看到这类疾病的诊断和治疗中仍然存在不少问题。许多患者由于不能被早期确诊，致使感染不能在短时间内得到有效的控制，从而使急性感染转变为慢性骨与关节感染，增加了治疗难度。化脓性关节则更为严重，关节软骨浸泡在脓液中，很快被破坏，使关节功能明显降低，甚至发生强直性畸形。另外，抗生素的应用使细菌株不断发生变迁，耐药菌株的出现，也给骨与关节感染的治疗带来困难。一些对抗生素敏感的致病菌被抑制或杀灭，而原来致病力较弱的或非致病菌及条件致病菌（对一般抗生素产生耐药性而生长繁殖）逐渐上升为主要致病菌，发生继发感染或交叉感染。高热时降温、补液、纠正酸中毒，静脉滴注大量维生素C，改善营养，供给高蛋白饮食，如中毒症状严重，可少量多次输鲜血，注意提高患者机体对感染的抵抗力。另外，有原发病灶者应同时加以治疗。

中西医结合治疗骨与关节化脓性感染在临床应用较广泛。根据具体情况，有消、托、补三法，在发病的不同时期，给予适当的方药，内外同治。急性期治疗以清热解毒、活血通络为主，根据证候体征，可分别选用仙方活命饮、黄连解毒汤、五味消毒饮、犀角地黄汤等加减运用。脓已形成尚未破溃应清热解毒、托里透脓，选用五味消毒饮、黄连解毒汤合透脓散。脓已破溃宜扶正托毒、去腐生新。初溃脓多稠厚，略带腥味，为气血尚充实，选用托里消毒饮以托里排脓；溃后脓液清稀，量多质薄，为气血虚弱，用八珍汤、十全大补汤加减以补益气血。在口服中药的基础上，应用抗生素，原则上先选用2种以上的抗生素，并给予足够大的剂量，这样便可大大提高杀灭致病菌的效果。而后根据血培养及药敏试验结果再调整抗生素的种类。如果没有条件做血培养及药敏试验，则给药观察3日，若体温不降，症状不减，应调整抗生素。对于病情严重特别是感染急性发作者，需先给予中药及抗生素治疗，控制炎症，然后配合手术行病灶切开引流治疗，如此中西医结合治疗，疗效较好。

此外，早期用持续皮牵引或石膏托固定于功能位，并抬高患肢，不失为有效措施之一。它有利于患肢休息，缓解肌肉痉挛，减少代谢，减轻疼痛，防止畸形和病理性骨折。

四、软组织损伤的临床治疗研究

颈椎间盘退化，进而发生椎体骨质增生硬化、边缘骨赘形成、黄韧带肥厚，以及后纵韧带骨化等因素刺激神经根或颈脊髓，造成颈、肩、项背、前胸及上肢疼痛，甚至发生脊髓受压的临床征象，称为颈椎病。目前中医在诊断上已经沿用了西医学的病名，专门指颈椎间盘退变引起的相关病证。中医对此病的治疗仍然离不开古籍中痹证、痿证、痉证、晕证等的治法，当然这已经远远不能满足临床的需要，因而要求有所发展。中西医结合治疗颈椎病疗效可靠且方法较多，主要方法包括针灸、推拿、中药配合西药及牵引治疗等。有临床医生对中西医结合治疗颈椎病的疗效和安全性进行临床研究，研究结果发现，中西医结合治疗颈椎病的总有效率达92.2%，且对各个类型的颈椎病均有效，在治疗过程中未见明显不良反应，复发率较低，这充分证明中西医结合治疗颈椎病的疗效可靠。中医传统的疗法结合西医学的研究，在治疗颈椎病方面有着很大的潜力，各种疗法之间如何配合，仍需进一步研究。如何预防颈椎病的发生，发病后如何防止复发，这将是未来研究的重点。

腰椎间盘突出症（rupture of the lumbar intervertebral disk）是指腰椎间盘发生退行性病变以后，在外力作用下，纤维环部分或全部破裂，连同髓核一并向外膨出，刺激或压迫神经根或脊髓（马尾神经）引起的腰痛，并且伴有坐骨神经放射性疼痛等症状为特征的一种病变。国内亦称腰椎间盘纤维破裂症、腰椎间盘脱出症、腰椎间软骨盘突出症、腰椎软骨板破裂症等。腰椎间盘突出症为腰腿痛的常见病因之一。中西医结合治疗腰椎间盘突出症具有一定的优势，治疗手段主要是针灸、推拿、牵引、中药联合西药局部封闭或者神经根阻滞。大量临床研究证实，上述治疗方案是有效的，可有效缓解患者疼痛、麻木等症状，但容易复发。现代外科的重要发展趋势之一是手术的有限化与微创化，腰椎间盘突出症的外科治疗充分体现了这一趋势。随着科技的不断发展进步，为满足符合生理要求的脊柱椎体间活动功能的标准，在脊柱内镜下摘除髓核后植入人工髓核将是今后努力的方向。伴随着电脑智能、光纤技术、模糊技术、纳米技术等的发展，腰椎间盘突出症的手术治疗将会更趋向微创化、有效化。如何将西医先进的手术治疗与中医药传统治疗相结合，进行高质量的临床研究，明确治疗作用机制，提高腰椎间盘突出症的疗效，改善患者的生活质量将是未来研究的发展方向。

五、骨病的中西医结合研究

（一）类风湿性关节炎

类风湿性关节炎（rheumatoidarthritis，RA）是一种以慢性多关节炎为主要表现的全身性自身免疫性疾病，主要侵犯关节滑膜，其次为浆膜、心、肺、血管、眼、皮肤、神经等结缔组织。中医学认为，类风湿性关节炎属于“痹病”范畴，亦可称为“周痹”“历节”“顽痹”“骨痹”“肢体痹”等，外感六淫是发病的外部因素，正气不足是发病的根本内因，瘀血痰浊导致本病缠绵难愈。类风湿性关节炎作为一种全身性免疫疾病，在关节和其他受累器官及组织内有与免疫反应密切相关的淋巴细胞、浆细胞和巨噬细胞浸润。其中，以关节病变最常见，主要包括滑膜病变、关节软骨病变、关节相邻组织病变。类风湿性关节炎的治疗主要以一般治疗、改变病情药（DMARDs）、非甾体类消炎药（NSAIDs）、糖皮质激素（GS）、生物及基因治疗、手术治疗，以及中医中药治疗。中医药治疗类风湿性关节炎是近几年的研究热点。类风湿性关节炎的中药治疗多以祛风寒、温经通络与补肝肾的药物为组方基础，应用中药治疗本病具有很好的前景。研究表明：中药能抑制佐剂性关节炎亢进的体液免疫；增强胶原性关节炎大鼠迟发型免疫反应程度，增强大鼠的细胞免疫功能；中药降低小白鼠淋巴细胞转化率、T淋巴细胞百分率；雷公藤可抑制大鼠关节炎症，减少淋巴细胞浸润和纤维细胞渗出；中药还可降低关节炎模型大鼠白细胞介素1和前列腺素 E_2 的水平。将中医和西医联合应用治疗可提高疗效，缩短疗程，减少药物不良反应，巩固疗效，降低复发率，提高生活质量。对于活动期患者，可考虑在使用NSAIDs、DMARDs或激素的情况下，再根据患者的具体情况予以中医辨证，综合治疗。当患者病变处于缓解期，可用中医辨证施治联合使用DMARDs，甚至可仅使用中医辨证施治。有临床研究表明，中西医联合治疗可有效缓解关节疼痛，改善关节肿胀和晨僵症状，提高治疗有效率。但是，中西医治疗也存在一些不足之处，如在临床分期、证型和疗效研究方面缺乏统一的标准，观察指标以近期为主，中远期临床效果观察较少，对单一药物的有效成分研究较多，复方抗类风湿性关节炎的药理作用研究尚不深入等，有待进一步完善。

除了上述治疗方法，生物制剂、基因疗法和接种疫苗目前尚处于研究探索阶段，虽然有的制剂已进入一期或二期临床，个别已成为上市药品，但尚未临床推广使用，疗效尚不能完全肯定。生物制剂和基因治疗主要针对免疫过程中的多个环节和多种成分，如T细胞、细胞因子、黏附分子及MHC分子，调节上述分子在类风湿性关节炎中的免疫活性，从而达到治疗目的。尽管如此，新药的研究使用仍将是今后类风湿性关节炎治疗的一个重要方向。尤其是生物制剂与传统的DMARDs联合使用，如TNF-α拮抗剂与甲氨蝶呤的联合应用，新近的临床研究表明有良好的疗效，为治疗类风湿性关节炎开辟了一个新的领域。

（二）痛风性关节炎

痛风性关节炎是由于嘌呤代谢紊乱致使尿酸盐沉积在关节囊、滑囊、软骨、骨质、肾脏、皮下及其他组织而引起病损及炎症反应的一种疾病。中医学认为痛风是因湿浊阻滞，留滞关节经络，气血不畅所致。痛风性关节炎的病理变化主要包括：①关节组织和关节外组织的尿酸盐沉积；②尿酸盐所引起的组织反应性变化。尿酸盐沉淀于关节软骨和骨质内，可使软骨和骨质被吸收；随着沉淀尿酸盐的增多，可使沉淀物突破关节面，刺激关节滑膜而发生急性炎症，使滑膜、关节囊充血肿胀；随着病情发展，滑膜可因慢性炎症发生肥厚和肉芽化，骨质和关节面进一步被破坏，受累关节逐渐形成类似增生性炎症的病理变化，导致关节功能进一步受影响。因此，痛风性关节炎的治疗思路主要为及时控制急性期症状，防止复发，配合治疗并发症。本病目前尚无根治办法，药物治疗只能缓解症状，预防复发，使病情长期处于间歇期，以减轻患者的痛苦。中医药治疗痛风性关节炎有疗效确切和不良反应少的特点。实验研究证明，清热祛湿类中药能有效降低实验性痛风对膝关节液的IL-1β、IL-8的影响，且疗效优于西药秋水仙碱。此外，研究已证实，中药丹参、延胡索、川芎、车前子和泽泻的水提取液可抑制尿酸钠大鼠模型关节软组织细胞间黏附分子ICAM-1的水平，从而抑制痛风性关节液。因此，在西药和中药分别有效的基础上，中西医结合治疗痛风性关节炎成为临床治疗的热点。中西医治疗痛风性关节炎主要是根据患者的辨证分型，予以中药、中成药及中药有效部分提取物，并联合秋水仙碱、非甾体类抗炎药、糖皮质激素等西药综合治疗，具有多靶点、多途径、安全性高的优势。研究表明，其作用机制比较复杂，主要包括：①抑制IL-1β、TNF-α、PGE_2、COX-2等炎性因子表达，抑制炎性细胞浸润；②促进TGF-β等抗炎因子释放，抑制炎症；③抑制NALP-3等炎性体，阻断炎性体介导的炎症；④降低补体系统的C3和C4，改善炎症，减轻疼痛。

（三）骨质疏松症

骨质疏松症（osteoporosis）是以骨量减少、骨的微观结构退化为特征，致使骨的脆性增加，以致易于发生骨折的一种全身性骨骼疾病。中医虽无“骨质疏松症”的病名，纵观历代中医文献书籍，发现骨质疏松症与中医的“骨痹”“骨痿”相似。中医学认为，骨质疏松症的发病根源在于肾，各种原因导致的肾气不足是骨质疏松症的主要病因病机。肾气不足影响骨髓和血的化生，精不生髓，骨失髓血充养，从而导致骨骼脆弱无力。西医学认为，骨质疏松症的发生与机体内分泌因素、营养因素、生活习惯和遗传因素密切相关。治疗骨质疏松的药物主要有三类：第一类为骨吸收抑制剂，包括雌激素、降钙素、异丙氧黄酮等；第二类为促进骨形成药，包括氟化物、生长激素等；第三类为矿化作用药，如钙制剂和维生素 B 等。

目前，有关骨质疏松症的研究已经深入到分子和基因水平，人类基因组研究的方法学内容与中医学的整体观、辩证观有许多相似之处，功能基因组学研究反映出基因组学与中医药两个学科在思维方法学上的趋近特征，显示出研究思路与方法相互渗透的可能性。中医治疗骨质疏松症的治疗主要体现在补肾、健脾、活血等方面，其中又以补肾为主。中医药的调整作用有可能是在调控疾病的相关（易感）基因表达及表达产物上发挥着重要作用。如中药葛根具有雌激素样活血的异黄酮成分，可改善骨代谢；葛根素可改善髋部骨折患者下肢血流的瘀滞状态；葛根总异黄酮可恢复去势大鼠雌激素水平，改善全身骨矿含量、骨密度和骨生物力学强度。此外，中药淫羊藿的抗骨质疏松作用也越来越被人们重视，其有效成分淫羊藿总黄酮已经成为抗骨质疏松药物研究的热点，实验研究证实，淫羊藿总黄酮的作用机制包括：①具有雌激素样作用，可防止性腺退化所致骨质疏松的发生；②直接抑制骨吸收，促进骨形成，使机体骨形成大于骨吸收，减少骨量丢失；③其中的抗炎成分可影响骨代谢。因此，功能基因组学的发展对中医药既是良好的机遇，又是严峻的挑战，如何在基因水平上阐明中医药的作用机制，不仅与中医理论的现代化密切相关，而且还直接关系到中医药治疗水平的进一步提高。因此，必须结合西医学的最新成果，应用于骨质疏松症的临床治疗中。

中西医结合治疗骨质疏松症将是未来本病治疗发展的方向。通过辨病与辨证结合，利用二者各自的长处，有益的结合，达到标本兼治而副作用小的治疗效果。中医学在治疗骨质疏松症方面有三种观点：整体观、辩证观、平衡观。即在治疗骨质疏松症时，不能单从补肾壮骨入手，而应结合骨质疏松症“多虚多瘀”的病机特点，从调节整体功能出发，做到辨证论治，纠正失调的阴阳，达到新的平衡，从而起到防治骨质疏松症的作用；并认为骨质疏松症复合型较多，单一证型较少；系统地提出了补肾壮骨、健脾益气、活血通络为治疗骨质疏松症的方法。研究表明，骨质疏松症是一种全身性代谢性疾病，多因多果，必须根据“生物－自然－社会－心理－个体医学模式”和中医的整体观，探讨骨质疏松症发病多因相关性的因果关系，寻找结合点的共性物质基础，以针对机体在不同的情况下，分析主要矛盾方面，探讨骨质疏松症发病因素的多样性和发病机理的统一性，为治疗和预防该病提供理论依据。

（四）骨关节结核

骨关节结核是骨伤科常见病，是由结核杆菌侵入骨或关节而引起的化脓性破坏性疾病，中医称为“骨痨”。因其发病于骨，消耗气血津液，从而导致形体羸瘦、缠绵难愈。脓液形成后，可见脓腐、败絮样黏痰并流窜至身体其他部位，形成寒性脓肿，故名流痰。骨痨包括发生于脊柱的“龟背痰”，发生于髋关节的“附骨痰”“环跳痰”，发生于膝关节的“鹤膝痰”，发生于踝关节的“穿拐痰”。约 95% 以上的骨与关节结核继发于肺结核。该病好发于青壮年及儿童，病程长，易破坏骨髓腔及关节面致残，影响发育。随着对骨与关节结核病理研究的深入，该病的病理变化进一步明确。研究发现，大部分的骨与关节结核继发于肺结核，有的患者肺部病变处于活动期，有的患者肺部病变处于静止期，可以说，血源性播散是骨与关节结核的主要获病方式。根据疾病的发展演变过程，可将骨关节结核分为单纯结核阶段和全关节结核阶段。单纯结核阶段又包括单纯骨结核、单纯滑膜结核；全关节结核包括早期全关节结核和晚期全关节结核。单纯运用西药抗结核治疗毒副作用大，疗程长，疗效较差。重视整体治疗与局部治疗、祛邪与扶正兼顾、内治与外治相结合的综合中西医结合治疗是提高骨关节结核疗效的新方法和新思路。中西医结合治疗包括中医药治疗联合全身治疗（休息、补充营养、抗结核药物）、局部治疗（局部制动、脓肿穿刺、局部注射药物）和手术治疗。有专家临床发现，在抗结核药物治疗、手术治疗的基础上加以中药治疗，可提高临床治疗效果，并可避免出现严重肝脏损害。

第五节　妇产科临床中西医结合研究

中医妇产科学的萌芽始于夏商周时期，至唐大中七年昝殷著《经效产宝》，中医妇产科学的框架已形成。宋代太医局产科的独立设置及《妇人大全良方》等妇产科专著的大量问世，标志着中医妇产科学已经形成。在古埃及、古希腊、古罗马、以色列和印度等国家的医学著作中均有妇女生理、病理及妊娠生理、病理方面的论述，直至Hendrick Van Roonhyze（1916～1924）所著的《现代妇产科学》问世，妇产科学才成为一门独立的专业学科。

中西医结合妇产科学是中华人民共和国建立后，在党和政府长期的中、西医并重政策指引下，妇产科界的中、西医同仁团结一心、共同攻关取得的一些中西医结合的新进展和新成果的基础上产生的。1958年山西医学院开展中西医结合非手术治疗宫外孕取得良好效果，使90%的早期患者不需手术而治愈；1964年上海第一医学院藏象专题研究组进行了“无排卵型异常子宫出血病的治疗法则与病理机制的探讨”“妊娠中毒症中医辨证分类及其治疗法则的探讨”；1978年江西省妇女保健院的“中药药物锥切治疗早期宫颈癌”及针灸纠正胎位、防治难产等，都为中西医结合妇产科学的形成和建立做出了贡献。中西医结合妇产科学的大规模研究始于20世纪80年代，主要是借鉴西医诊断的客观指标对中医妇科病证进行实验研究和临床观察，或中、西药物联合应用治疗妇产科疾病，如功能失调性子宫出血、慢性盆腔炎、不孕症、子宫肌瘤、子宫内膜异位症、妊娠期高血压疾病、母儿血型不合、胎儿宫内发育迟缓等。1981年张丽蓉主编了《中西医结合治疗常见妇科疾病》。20世纪90年代以后，采用西医辨病与中医辨证相结合及微观辨证的方法，提高了临床疗效。1996年洪家铁主编了《中西医临床妇科学》，2001年尤昭玲的《中西医结合妇产科学》、2004年王星田的《中西医结合妇产科学》、2012年贺丰杰和吴克明的《中西医临床妇产科学》、2016年杜惠兰的《中西医结合妇产科学》等大量中西医结合妇产科学教材和专著的问世，标志着中西医结合妇产科学学科的建立。

中西医结合妇产科学的研究思路与方法，主要是以病为纲，以证为目，辨病与辨证相结合，宏观辨证与微观辨证相结合，整体辨证与局部辨证相结合。即运用妇产科学的理论和知识，明确疾病的基本矛盾并做出疾病的诊断，在此基础上运用中医妇科学的理论和知识，找出疾病现阶段的主要矛盾，进一步对患者做出病症结合的诊断。依据病证结合诊断的结果，结合患者的个体特征、生活和社会环境特征等，对中、西医两种治法择优而从，取长补短，或主辅互补，或单用一法，或联合应用，或先后应用，使二者有机地结合，以寻求对患者病情最佳的治疗处理方案。

一、辨病治疗

辨病就是做出疾病的诊断，包括中医辨病和西医辨病。由于中医和西医的理论体系不同，对疾病的认识不同，故对疾病的诊断和疾病名称多有不同。中医辨病历史久远，早在《内经》中就提出了许多疾病的名称。在中医学理论中，对疾病内涵的标准是不尽相同的，或以病因为病名，或以证候为病名，或以症状为病名，或以部位为病名。虽然所用标准不同，但其基本原则是一致的，即以患者的主诉，或其产生的病因、病机为命名依据。“病治异同”“病证结合”是中医辨病论治的特点。西医的疾病诊断是建立在解剖组织学、生理生化学、病因病理学等基础之上，以临床症状、体征和实验室检查为依据，比较详细、具体，特异性强。由于西医所列病种区分较细，鉴别较易，病种齐全而较具体，操作性强，易于接受。随着科学知识的普及，患者对所患疾病（西医病名）有不同程度的认识，常常要求明确诊断。因此，中西医结合妇产科学多采用西医辨病，如已问世的中西医结合妇产科学教材和专著多以西医病名为纲编著。

中西医结合妇产科学的辨病治疗，具体来讲有以下 3 种形式：

1. 西医辨病后，采用中医药治疗，即专方专病治疗。借用西医学的诊断手段明确疾病，在此基础上发挥中医学的治疗优势“辨病治疗”。可以说，这种辨病治疗已不单纯是诊断清楚病名，就可用药治疗，它融入了中医“辨病论治”的内涵，是在洞察了疾病的本质矛盾及其发生发展的内在规律后，根据疾病的本质确定的治疗决策。如功能失调性子宫出血属于异常子宫出血的范畴，通常分为排卵性和无排卵性两类。其中，无排卵性子宫出血属于中医“崩漏”的范畴，约占 85%，多发生于青春期及绝经过渡期妇女。排卵性子宫出血包括了中医“月经先期”“月经先后无定期”“月经过多”“经期延长”“经间期出血”等病症。西医治疗多运用激素类药物，有一定的副作用，中医药调经有着悠久的历史，临床上运用中医药止血调经常常取得满意的疗效。如孙卓君等认为虽有多种病因引起青春期功能失调性子宫出血，但临床观察发现以阴虚内热居多。因少女天癸初至，肾气尚未完全充盛，冲任失于固摄，肾水阴亏则火旺，热伏冲任，迫血妄行而发病。故采用具有滋阴益肾、清热养血止崩之效的“青功汤”治疗。方中生地黄性凉而不寒；地骨皮性味甘寒，能泻肾火，清骨中之热；旱莲草既具“入肾补阴”之功，又有凉血止血之效；白芍善和血敛阴柔肝；玄参滋补肾阴。诸药合用，重在滋水，使水足而火自平。怀山药味甘平，入肺、肾、脾三经，药性平和，补而不滞，可益肾气；加入党参补益脾气，以固统摄之权。根据药理学研究，党参具有调节下丘脑－垂体－性腺轴的功能，又有促凝血作用。当归养血活血，茜草化瘀止血。又因“漏久必瘀”“经脉中已动之血有不能复还故道者，而瘀滞冲任，故离经之血，淋沥不尽。”加红花活血祛瘀，再合以上诸药，可滋阴与补血、止血同用。塞流、澄源、复旧三者结合，“补中有攻，行中有补”。既扣西医之“病”，又合中医之“证”，故取得满意的疗效。

2. 西医辨病后，采用中西医结合治疗。即取中、西医之长，或中、西药合用，以增强疗效或减少毒副作用。如异位妊娠是妇产科常见的急腹症，一般采用西医方法诊断疾病。尤其是输卵管妊娠未破裂之前，症状不明显，常易误诊、漏诊，故应详细询问病史，严密观察病情变化，如阴道流血淋沥不断，腹部疼痛加剧，盆腔肿块增大，或出现宫颈举痛及移动性浊音时，即可做出诊断。可辅以 HCG 测定、B 超检查、阴道后穹隆穿刺、腹腔镜检查（大量腹腔内出血或伴休克者，禁做腹腔镜检查）等协助诊断。治疗时要注意随着病情的发展，进行动态观察，根据病情的变化，及时采取适当的治疗措施。一般早期未破裂型，血 β－HCG＜2000U/L，无明显内出血，输卵管妊娠包块直径＜4cm，患者要求保留生育能力者，可选择非手术治疗，即中西药物保守治疗。可采用中药活血化瘀，近年来亦常选用甲氨蝶呤等西药杀胚，或中西药物联合应用。治疗期间需进行血 β－HCG 测定及 B 超严密监护，并注意患者的病情变化及西药的毒副作用。中药遣方用药时要注意攻下药不可过剧，中病即止，以免引起再次出血；补气药应根据病情选用，不宜滥补，而导致腹痛腹胀加重。保守治疗一定要在有输血、输液及手术准备的条件下进行。破裂型（腹腔内大量出血、出现休克）及无生育要求者则选择手术治疗。何丽平等用甲氨蝶呤（MTX）加中药保守治疗异位妊娠 33 例，并以单纯应用 MTX30 例作为对照组。结果显示，MTX 加中药治疗组疗效明显优于 MTX 对照组。临床研究显示，中西医结合治疗卵巢癌有提高晚期卵巢癌患者 5 年生存率、提高生活质量、改善细胞的免疫功能、降低转移复发率的作用。此外，中西医结合治疗输卵管阻塞性不孕症、子宫发育不良、急性盆腔炎、多囊卵巢综合征、卵巢早衰、子宫内膜异位症、子宫腺肌病等都可达到增强疗效、缩短疗程、减少西药副作用的效果。中西医结合辨病治疗有其独特的优势，能抓住疾病的本质矛盾及其发生发展的内在规律，从全局上指导和支配疾病的治疗过程，判断疾病的预后，有利于从根本上解决疾病的本质矛盾，提高临床疗效，便于国内外学术交流，还为专病专方治疗提供了理论依据。然而，辨病治疗原则如果不与辨证论治相结合，难免会对复杂疾病的处理简单化、机械化，不但治疗中难以应付疾病千变万化的局面，而且将失去中西医结合的治疗特色。

3. 西医辨病后，采用中医微观辨证治疗。所谓微观辨证，是相对于中医通过四诊手段而获得的临床资料进行的传统辨证而言。一般是指以现代各种仪器检查和实验室检查为手段，取得一些传统中医四诊无法获得的临床有关疾病的病理信息，并以此为据，运用中西医理论进行综合分析来进行证候诊断及其传变规律分析的方法。1986 年由沈自尹首次明确提出，“微观辨证”多用在“无证可辨”、证候不太明显、证候复杂以致宏观辨证困难的情况，也有助于辨析在某些疾病的发展过程中由于微观的变化而未能形之于外的所谓的“隐潜性证”，为中医认识“无证可辨”疾病的本质提供了依据。如母儿血型不合患者临床多无证可辨，但由于其所导致的新生儿溶血皆有患儿黄疸的特征，与《医宗金鉴》记述的“胎黄”非常相似，而中医学认为“胎黄”系湿热熏蒸所致。故推测孕妇素多湿热，蕴阻胞脉，气血不和，引起胞胎失养；湿热熏蒸，致胎肝失疏泄，胆汁外溢而发黄；湿性黏腻，易阻气机，加之肝失疏泄，致使气滞血瘀，新生儿发生肝脾肿大、循环障碍等。因此，清热利湿成为治疗母儿血型不合的主要治法。临床上即使患者无证可辨，只要血清抗体效价增高，都可以采用清热利湿为主的方药加减治疗，在血清抗体效价降至正常的同时，也防止了因孕妇与胎儿之间血型不合而引起胎儿或新生儿溶血症的发生。可以说，微观辨证不仅延伸和扩展了中医辨证的手段，还产生了“治未病”的效果。中医十分强调“不治已病治未病，不治已乱治未乱”。但在患者“五脏未虚，六腑未竭，血脉未乱，精神未散”时，要通过四诊获得准确的辨证和治疗比较困难。此时运用微观辨证的方法，借助现代临床检测手段，对许多病变都可做到早期诊断、早期治疗、未病先防、有病早治。

微观辨证，有利于中西医结合妇产科学研究的深入和发展。夏桂成在谈到发展中医妇科学的几点设想时曾指出，专科的发展就在于对专科问题的深入，作为妇科来说，必须运用西医学的检测手段加以研究。如宫颈炎，可以通过妇科检查等分析宫颈炎的形状和变化来确定属性。如宫颈红肿，分泌液多，必与湿热有关；宫颈炎呈颗粒状，与血瘀有关；宫颈光红，易于出血者与阴虚火旺有关；宫颈炎腐肉较多，即属气血为热毒所腐化。从微观所提出的资料分析，有利于临床辨证论治。又如妇科的血瘀问题，通过宫腹腔镜、诊断性刮宫、子宫内膜活检、B超等有关检查，可以进一步分析血瘀的性质、内涵、程度、范围等。炎症性血瘀，属于湿热性；子宫肌瘤性血瘀，属于癥积性；子宫内膜分泌欠佳或呈增生性血瘀，属于膜性；内膜呈腺囊性增生，属于湿浊样膜性；子宫内膜呈瑞士干酪样，属于干性膜样血瘀；再论膜样血瘀，实由脂膜、血液、精浊及内含激素类的物质所组成，是一种与整体相联系的特殊物质，与一般血瘀不同，若不能排出体外，流注于宫腔外的经络脏器组织之间，有的甚至可以流注于心肺或窍络之间，有可能随着月经周期的阴阳消长转化失调而增长，成为顽固性血瘀病证。

妇科临床对子宫肌瘤、卵巢囊肿、免疫性不孕等疾病的治疗多采用微观辨证而获效，此不赘述。

总之，微观辨证能帮助确定病邪的性质，病证的部位，判定病情的预后，不但弥补了整体辨证和局部辨证的不足，而且能避免“无症可辨”和误诊误治，促进了中医证候诊断的规范化，有助于临床疗效的客观评价和疾病的早期治疗，给传统的宏观辨证增加了新的疾病信息，扩大了中医辨证范围，是传统辨证的拓展和补充。但微观辨证是绝不能也永远不会代替传统的宏观辨证。在中西医结合临床实践中提倡的是“宏观辨证与微观辨证相结合”。

二、辨证治疗

中医临床诊断的鲜明特色是辨证论治。所谓证，就是机体在病理情况下运动形式的概括，包括病位、病性、病机、病势、传变规律、人体的抗病能力、修复能力等。辨证则采取望、闻、问、切四诊的方法收集症状、体征等信息，通过综合、分析、归纳，提示其病因、病机、病位、病性、邪正消长变化等规律，从而做出正确诊断的过程。所得出的辨证结论是对患者的疾病所处的就诊这一阶段的病因、病位、病性、正邪关系及病势等所做的高度概括。论治是根据辨证决定治疗原则、治法、方药。

辨证治疗在中西医结合妇产科领域处处体现，不胜枚举。如对于闭经来说，西医虽有子宫性、卵巢性、垂体性、下丘脑性等不同，但中医辨证不外虚、实两类。虚者多因肝肾不足、气血虚弱、阴虚血燥导致冲任血海空虚，胞宫无血可下；实者多因气滞血瘀、寒凝血瘀、痰湿阻滞引起冲任阻隔，经血不得下行。若出现年逾15周岁尚未行经，或由月经后期、量少渐至经闭，体质虚弱，腰酸腿软，头晕耳鸣，舌淡红，苔少，脉沉弱者，辨证为肝肾不足，治宜滋肾柔肝，调补冲任，常选用归肾丸加减治疗；月经逐渐后延、量少，经色淡而质薄，继而停闭不行，伴头晕眼花，心悸气短，神疲肢软，舌淡，脉细弱者，证属气血虚弱，治当补气养血调经，可选用人参养营汤加减；经血由量少而渐至停闭，伴五心烦热，颧红盗汗，或骨蒸劳热，舌红，苔少，脉细数者，证属阴虚血燥，常用养阴清热、凉血调经之法，可用加减一阴煎治疗；若月经数月不行，伴精神抑郁，烦躁易怒，胸胁胀满，少腹胀痛，舌紫暗，或有瘀点，脉沉弦或沉涩者，证属气滞血瘀，当理气活血、祛瘀调经，方选血府逐瘀汤加减；若月经停闭，伴小腹冷痛、拒按，得热则缓，舌紫暗，苔白，脉沉紧者，辨证为寒凝血瘀，治宜温经祛寒、活血化瘀，可用温经汤加减；若月经由周期延后、量少渐至停闭，伴形体肥胖，胸闷呕恶，或带下量多，舌淡胖，苔腻，脉滑者，为痰湿阻滞，可用燥湿化痰、活血通经之法，选择苍附导痰丸加减治疗。

辨证论治还包括具体情况具体分析，治贵权变，通常达变的思想。比如自然流产，应根据流产的不同类型，及时进行恰当的处理。对先兆流产患者，可根据辨证为肾虚、气虚、血热、外伤之不同，分别采用补肾固冲为主，辅以益气、养血、清热等法治疗，同时可配合黄体酮或绒毛膜促性腺激素保胎；若出现难免流产、不全流产、过期流产，宜采用西医方法尽快去除宫腔内妊娠物；习惯性流产患者，应在孕前进行妇科检查和有关实验室检查找出病因，并排除男方因素，以便采取有针对性的治疗措施。根据“预防为主、防治结合”的原则，未孕前调补，已孕后保胎，多采用中医药治疗。在未孕前宜以补肾健脾、益气养血、调固冲任为主，预培其损，或针对原因治疗。若有月经不调者，当先调经；若因他病而致习惯性流产者，当先治他病。妊娠后或疑有孕者，应立即用中西药物保胎治疗。服药期限应超过以往流产时的最大妊娠月份，且无先兆流产征象时，方可停药观察。

在妇科临床，辨证论治的方法还有以下特点：

（一）辨期治疗

辨期治疗，或称择期治疗，这里的“期”指的是月经周期和女子一生的不同生理时期。因此，辨期治疗包括辨周期治疗和辨年龄治疗。

1. 辨周期治疗

辨周期治疗是指在中医学关于“肾藏精”“肾主生殖”和女子血海盈亏有期，且生殖有赖于肾－天癸－冲任－胞宫之间的平衡这一理论基础上，吸收西医学相关理论而创立的治疗方法。因其用药方法具有周期性、序贯式、周而复始的特点，又称为“中药人工周期疗法”。

月经是女性最突出的生理特点之一。当女性生殖功能成熟，呈现稳定的月经周期时，即可出现规律的、周期性的子宫出血。中医将一个月经周期分为行经期、经后期、经间期和经前期4期。行经期子宫泻而不藏，排出经血。既是本次月经的结束，又是新的周期的开始，呈现“重阳转阴”，进入经后期。经后期血海空虚，子宫藏而不泻，呈现阴长的动态变化，肾水、天癸、阴精、血气等渐复至盛，呈重阴状态。经间期（即西医所称的“排卵期”）是重阴转阳、阴盛阳动之际，是种子的时候。经前期阴盛阳生，渐至重阳，即月经周期阴阳消长节律中阳生的高峰时期，此时阴阳俱盛，以备种子育胎。若已受孕，精血聚以养胎，月经停闭；如未受孕，则去旧生新，溢泻经血，标志着另一个月经周期的开始（行经期）。月经周期中4个不同阶段的连续与再现，构成了月经周期的月节律。

辨周期治疗即是根据月经周期中阴阳消长、气血变化的特点，采取分段调治，使肾－天癸－冲任－胞宫轴之间的功能平衡协调，达到调经种子的治疗效果。虽然针对不同疾病的治法有别，不同医家在选方用药上也有所侧重，但一般情况下，行经期以经血排泄通畅为要，治宜活血调经；经后期血海空虚，在肾气的作用下逐渐蓄积精血，应时刻固护阴精，治宜滋肾益精，调补气血；期重阴转阳，泻中有藏，动中有静，冲任气血活动显著，主以活血化瘀，通调冲任血气；经前期阴盛阳长，治宜阴中求阳，温阳暖宫，辅以滋肾益阴。由于辨周期治疗既有数千年中医药调经的临床基础，又符合月经生理，自1963年创立以来，被广泛用于功能失调性子宫出血、闭经、痛经、子宫内膜异位症、月经不调、经前期紧张综合征及不孕症等疾病的治疗。

如廖玎玲对18例月经障碍（其中继发性闭经9例、无排卵月经3例、黄体功能不全并经前期紧张症6例）及8例下丘脑性闭经的患者均于月经第5天或用激素引经后第5天开始给予促卵泡汤（熟地黄、当归、何首乌、茺蔚子、菟丝子、肉苁蓉）7剂，排卵汤（丹参、赤芍、泽兰、紫河车、红花、桃仁、香附、当归）5剂，促黄体汤（何首乌、熟地黄、龟甲、白术、续断、肉苁蓉、当归）7剂，调经活血汤（丹参、赤芍、泽兰、茺蔚子、桑寄生、香附、当归）5剂治疗。治疗后，共8例妊娠，4例恢复月经及排卵，6例月经周期或经量及黄体功能好转，经前期紧张症消失，其余患者阴道分泌物增加，血清 E_2 水平上升。杜惠兰等将316例子宫出血患者随机分为治疗组174例，对照组142例。治疗组出血期间服用补肾固冲Ⅰ号口服液，血止后选用补肾调经Ⅱ号颗粒剂，连服7日后改服补肾调经Ⅲ号颗粒剂。对照组止血选用炔诺酮，青春期异常子宫出血患者血止后行人工周期（用倍美力、安宫黄体酮）。结果显示，治疗组止血显效率明显高于对照组，总有效率与炔诺酮组相似，血止天数明显少于对照组。调整周期结果显示，痊愈率以治疗组为多，但总显效率、总有效率与对照组相当。研究发现，补肾调经系列方还具有调节卵巢功能（升高血浆 E_2、P）、提高细胞免疫功能（升高外周血 CD3、CD4/CD8，降低 CD8）、改善血液瘀滞状态（增加血浆黏度及纤维蛋白原，降低全血黏度及高切变率），以及改善子宫内膜局部纤溶功能（经血 6 - keto - $PGF_{1\alpha}$及 FDP 均明显降低）、补益精血（Hb 升高）等多种作用，以促进卵巢功能的恢复和子宫内膜的修复，达到调经的效果。林至君治疗多囊性卵巢综合征 27 例，表现为双侧或一侧卵巢囊性增大，月经稀发或闭经、异常子宫出血、多毛，用促卵泡汤、排卵汤、促黄体汤及活血调经汤，依肾阳虚和肾阴虚分别加用适当药物，治疗后痊愈 24 例。

临床上还有中西药物联合应用进行周期治疗者。如葛秦生用中、西药治疗继发性闭经 23 例，多囊性卵巢综合征 36 例，无排卵功能性异常子宫出血 18 例，无排卵月经、黄体功能不足、排卵稀发共 18 例。中药先用补肾方（熟地黄、何首乌、淫羊藿、女贞子、旱莲草等），后用补肾活血方（仙茅、淫羊藿、肉苁蓉、覆盆子、益母草、泽兰等），西药用绒毛膜促性腺激素、己烯雌酚与维生素 E 等，治疗后以上疾病分别有效 18 例、31 例、15 例和 17 例。张丽珠用中西医治疗继发性闭经和稀发月经症 71 例，中药治疗用促卵泡汤、排卵汤及促黄体汤，以上 3 方按月经周期应用，西药选用舒经芬、绒毛膜促性腺激素等治疗，结果有效 60 例。

2. 辨年龄治疗

辨年龄治疗是指根据女子一生的不同生理时期分段论治。女子一生在不同的年龄阶段有着不同的生理变化，因此，在各年龄阶段用药也应有所侧重。金元时期的刘河间在《素问·病机气宜保命集》中指出："妇人童幼天癸未行之间，皆属少阴；天癸既行，皆从厥阴论之；天癸已绝，乃属太阴经也。"即在不同生理阶段分别重视肾、肝、脾的治法，在临床上颇具指导价值。青春期肾气初盛，天癸始泌，太冲始盛，肾 - 天癸 - 冲任 - 胞宫生殖轴功能尚不稳定，此期女子多患月经不调、痛经等病，治疗多从补肾入手，并注意养后天以充先天，调畅气血，使肾气充盛，天癸泌至，任达冲盛，气血调和，月经应时而下。生育期妇女经、孕、产、乳数伤于血，致使肝血不足，忧、愁、思、虑常引起肝失疏泄，加之房劳耗损肾精，故中年妇女重在调肝肾。围绝经期妇女，肾气渐衰，天癸欲竭，阴阳易失平衡，常常累及他脏，并常兼见瘀血痰浊等症，故此期患者的治疗重在调理肾之阴阳，兼调心、肝、脾等他脏，或化痰活血通络，使阴平阳秘、气血调和。

如功能失调性子宫出血分为无排卵性子宫出血和排卵性子宫出血，前者多见于青春期和绝经过渡期妇女，后者多见于育龄期妇女。多数医家认为，不同年龄阶段的子宫出血发病机理有所不同，主张分期治疗。金季玲观察到，青春期子宫出血患者临床表现以肾水匮乏尤为突出。水亏不能镇守相火，热伏冲任，扰动血海，乃致崩漏。认为阴虚火旺是青春期子宫出血的主要病理特点。治疗以滋水益阴、清热凉血为主。选用两地汤加味治疗，重在滋水，使水盛而火自平，阴生而阳自秘，经水自调。刘英杰认为，妇女进入更年期，则肾气渐衰，以致肾的封藏失职，冲任失固，统摄无权，不能制约经血，成为崩漏；又女子以肝为本，肝藏血，主疏泄而司血海，由于妇女数伤于血，气分偏盛，情绪易于激动，以致肝失调达，疏泄无度则冲任失调，经血非时妄行；脾主统血，气为血帅，气能生血，气能行血，气能摄血，只有脾气健旺，统摄功能才能正常；若脾虚气陷，统摄无权，冲任失固，则不能制约经血而导致崩漏。即更年期子宫出血是因肾气亏虚，肝气失疏，脾气亏虚所致。治疗宜选用益气摄血之品以补气升陷，合滋肾养肝、健脾固冲之药以求因治本，并固精涩血以化瘀生新，防止血脱。共治疗更年期异常子宫出血 95 例，痊愈率达 87.4%。关于育龄期妇女排卵性子宫出血，于红娟认为，育龄期女子经、孕、产、乳屡脱其血，精血内耗，以致“有余于气而不足于血”，在生理上具有阴分不足、阳气偏盛的特点，日久化火则损伤冲任，迫血妄行，或量多如崩，或淋沥似漏。临床以阴虚多见，推其脏腑，不外肝、肾两脏，由于先天不足、后天失调或情志劳伤等因素使肝肾受损，冲任失约而为患。据此病理特点，以滋阴清热、调补肝肾为治疗大法，取傅青主的“于补阴之中行止崩之法”之意，用两地汤、二至丸加减的功血饮颗粒治疗，取得满意的疗效。

（二）辨标本缓急

辨标本，旨在分析疾病因素的本质性和一般性；识缓急，是在析辨病势之急缓。从标本之辨引出“急则治其标，缓则治其本”的治则。“急则治标”之“急”，为“紧急”“危急”之义，“急则治标”是特定情况下的权宜之计，一些使患者深受其困扰或危及患者生命的症状即为“标”，成为治疗之首务。“缓则治本”之“缓”，为“非紧急”“非危急”之义，即病势和缓时治其本。“本”通常包括“病机之本”“正气之本”“阴阳之本”。妇产科疾病的病情常常错综复杂、变化多端，临床上要根据病情的孰轻孰重、孰缓孰急而确定治标治本。

如对痛经患者，月经期调经止痛以治标，平时辨证求因而治本，并结合素体情况，或调肝，或益肾，或扶脾，使气血流通，经血畅行。经期治标常选择相应的止痛药配于方中，以助止痛。如果经净之后不予治本，使冲任胞脉气血通达，则至下次经潮，往往痛经复作，周而复始。无排卵性功能失调性子宫出血、产后出血等病出血量多，来势汹涌，如不尽快止血，恐危及患者性命。至于止血之法，可采用西医方法止血，也可选用中药止血。止血是治标，但最终目的还是为了“治病求本”。临床上治标时，最好兼以治本。如用中药治疗子宫出血，暴崩之际以“塞流”为主，但在选用止血药时，可根据病因为肾虚、脾虚、血热、血瘀之不同，而分别选用补肾固冲止血、益气摄血、清热凉血止血或活血祛瘀止血的方药。即“塞流”需“澄源”。缓则治本，当血止之后，再采用“澄源”“复旧”之法求因治本，调理善后。用西医方法止血亦是如此。如对产后出血患者，应分清引起产后出血的原因是子宫收缩乏力、胎盘因素、软产道损伤，还是凝血功能障碍，再考虑选用何种止血方法。可见，对于急症先予治标，以治病留人，实则寓有治本之意。其他如异位妊娠破裂、产褥感染等病皆如此。

“标本缓急”对于疾病来说常常是动态变化的，有先“急”待病势控制后病情变“缓”者，也有先“缓”后病情日进病势转“急”者。如对一般的妊娠剧吐患者，可在门诊以中医药治疗为主。若病势发展，有失水或酸中毒者，必须住院，通过补液、纠正酸中毒及电解质紊乱治疗，使病情得到迅速控制。如经治疗病情无好转，且出现持续黄疸，或持续蛋白尿，或体温持续升高在38℃以上，或心动过速（≥120次/分），或伴发Wernicke脑病等危及孕妇生命时，应及时采用西医方法终止妊娠。

（三）辨局部

局部辨证是辨证论治的重要组成部分，主要是围绕病变部位进行辨证。当局部病变表现突出，或全身症状不典型时，通过局部辨证判断病变的病因、病机、性质。由于妇女的解剖器官位于下焦，外生殖器显露于外，女性的一些生理特征如月经、恶露、带下等也都由外而见。因此，局部辨证在妇产科领域十分重要。

以外阴白色病变为例，如果没有局部辨证，该病表现为阴部瘙痒，属于中医“阴痒”的范畴，但按照“阴痒”治疗又往往难以奏效。因此，该病的辨证除根据患者主诉、兼症、舌脉外，尚需结合局部体征以辨虚实。一般而言，局部皮肤粗糙肥厚，色素减退，或灼热疼痛者多属实证；局部皮肤干萎变白，薄脆皲裂，弹性减弱者，多为虚证。据此指导临床用药，多获良效。其他如阴道炎、宫颈炎等疾病亦如此。大量临床实践表明，离开局部辨证而进行施治，难以收到好的治疗效果。

辨局部主要包括辨病位、辨病名和辨病性。辨病位要具体、确切。通过中西医诊察手段明确具体的局部病变部位。辨病名是指明确疾病的诊断。辨病性是指辨病因、病性，是局部辨证的主要内容，也是使局部辨证具有特异性的关键所在，主要根据疾病的中医病机，探求局部结构和功能等的改变，并用具体且不易产生歧义的病理名词来表述，如湿毒、热毒、湿热、痰湿、血瘀、气滞、寒凝、血热等。如带下量多者，要辨明病位在阴道、宫颈，还是在盆腔。如在阴道，要明确病名，是滴虫性阴道炎、阴道假丝酵母菌病、细菌性阴道病，还是老年性阴道炎。再根据带下的量、色、质、气味及伴随症状辨病性。如带下量多，色白质稀，属虚证、寒证；色黄质稠，气味臭秽，属实证、热证。带下量多，色白如涕如唾，无臭气，神疲纳差，属脾虚湿盛证；带下量多，色淡，清稀如水，兼腰痛如折，属肾阳虚证；带下量多，色黄或赤，气味臭秽，多属湿热证；带下色如败酱，五色杂至，恶臭难闻，多属湿毒、热毒，要注意恶性病变。

中医学认为，人是一个有机的整体，要坚持整体观念，正确处理整体与局部的关系。局部辨证必须在整体辨证的基础上灵活运用，才能抓住疾病的本质，抓住动态变化中的相对静止表现，指导临床施治。如月经量多，既可是气虚，也可是血热；经色深红或紫红属血热，然又有阳盛血热、肝郁化热之不同；经色淡质稀者属虚，但有气虚、肾虚之异。需结合全身脉症方能辨证准确。前面所说的外阴白色病变亦是如此。实证中，若外阴瘙痒，局部皮肤粗糙肥厚，或色素减退，性情抑郁，脉弦者，多为肝郁；外阴奇痒不堪、灼热疼痛，局部皮肤黏膜增厚，呈灰白或白色，或周围红肿、溃破，或带下量多，色黄臭秽，苔黄腻，脉弦数而滑，多属湿热。虚证中，若阴部干涩，或瘙痒，局部皮肤干萎变白，伴头晕目眩，耳鸣腰酸，舌红，苔少，脉沉细者，为肝肾阴虚；如瘙痒不甚，局部皮肤黏膜变薄变脆，色白，弹性减弱，阴蒂、阴唇萎缩平坦，甚或粘连，性欲淡漠，形寒肢冷，纳差，便溏，舌质淡胖，脉沉细无力者，多属脾肾阳虚；外阴瘙痒，干燥易皲裂，面色萎黄，心悸怔忡，舌质淡，脉细弱者，则为心脾两虚。当然，其中还不乏虚实夹杂者。临床治疗时兼顾整体与局部，采取内外同治者比单纯局部用药治疗的疗程短，而且效果好。

三、病证结合治疗

临床上辨病治疗和辨证治疗是不能截然分开的，二者关系密切。在辨病过程中，应动态实施辨证论治。1986 年 3 月原卫生部在北京召开的“中医证候规范学术会议”上明确了病与证 4 个方面的关系：病是第一层次，证是第二层次，病为纲，证为目。病规定证，证从属于病。病是整体，证是局部。病贯始终，证是阶段。这虽然指的是中医的病证关系，对于中西医结合妇产科临床来说亦很适用。如阴道出血淋沥不尽，中医通过辨证施治虽可很快见效，但难以预测、判断其远期效果。必须结合西医辨病，分清阴道出血是功能失调引起的月经病，还是器质性病变所致，后者还需辨明是肿瘤引起还是炎症所致，抑或是宫内节育器的影响。如果是肿瘤，需辨明是良性还是恶性。诊断明确后再采取中医辨证治疗，或采用西医方法，或中西医疗法并施，去除病因，缩短疗程，提高疗效。可以说，辨病和辨证相结合已成为中西医结合妇产科临床常用的治疗方法。

四、肾－天癸－冲任－胞宫生殖轴的研究

《素问·上古天真论》指出：“女子七岁，肾气盛，齿更发长；二七而天癸至，任脉通，太冲脉盛，月事以时下，故有子；三七肾气平均，故真牙生而长极；四七筋骨坚，发长极，身体盛壮；五七阳明脉衰，面始焦，发始堕；六七三阳脉衰于上，面皆焦，发始白；七七，任脉虚，太冲脉衰少，天癸竭，地道不通，故形坏而无子也。”首次论述了人的生殖功能与肾气、天癸、冲任有密切的关系，被后世认为是“肾主生殖”的主要理论根据。现代医家据此于 20 世纪 80 年代提出了肾－天癸－冲任－胞宫生殖调节系统，在月经、妊娠、带下、分娩的生理过程中均发挥着重要作用。在此生殖轴中，肾为主导，肾气、天癸共同主宰，通过冲、任二脉的通盛，相滋为用，由胞宫具体体现其生殖生理功能。其中任何一个环节失调都会引起生殖轴功能紊乱，发生崩漏、闭经、早发绝经、流产、不孕症等妇产科疾病。因此，在妇科疾病中，尤其是某些涉及与月经、妊娠有关的疾病，通过调控肾－天癸－冲任－胞宫轴的功能及其相互间的平衡协调，可达到治疗的目的，而其中补肾最为关键。

由于中医理论中的“肾－天癸－冲任－胞宫”与西医学中的“下丘脑－垂体－卵巢－子宫轴”的功能相似，都能调节女性生殖生理。因此，研究“肾主生殖”理论和中医“肾－天癸－冲任－胞宫轴”功能多从“下丘脑－垂体－卵巢－子宫轴”方面入手。中医学认为，肾主骨，生髓，脑为髓之海。研究证明，补肾中药对下丘脑－垂体－卵巢－子宫轴的各水平均有调节作用，但对下丘脑的调节占主导地位。

动物实验证明，益肾填精中药不仅可使下丘脑促性腺素释放激素（GnRH）的基因表达水平上调，GnRH 的合成及分泌增多，同时又使垂体 GnRH 受体的基因表达水平上调，GnRH 受体蛋白合成增多，表明补肾中药对 GnRH 受体的调节并非是通过 GnRH 分泌水平的变化间接作用的结果，而是对垂体 GnRH 受体基因表达及蛋白表达直接作用的

结果，从而调节下丘脑－垂体－性腺轴的功能活动。有学者用悬吊方法应激雌性小鼠，建立动物 HPO 轴功能失常模型，观察六味地黄汤对其影响。结果：悬吊应激组小鼠体重下降，动情周期及动情间期延长，下丘脑 GnRH、垂体 LH 水平下降；血清雌二醇（E_2）浓度升高。口服六味地黄汤对应激小鼠动情周期无明显影响，但能一定程度减少其体重的下降；同时，显著提高应激小鼠下丘脑 GnRH 和垂体 LH 的水平，并能明显降低应激小鼠 E_2 的浓度，从而纠正 HPO 轴功能的紊乱。提示调节 HPO 轴的功能平衡是六味地黄汤的重要药理作用之一，是临床防治生殖内分泌平衡失调性疾病的药理学基础。魏美娟、俞瑾通过光镜、透射电镜观察补肾中药对雄激素致无排卵大鼠垂体及卵巢的形态学变化，并以亲和组化法检测卵巢内雌、孕激素受体。结果与对照组相比，灌服补肾中药后卵巢的间质腺增多，间质腺胞浆内脂滴减少；雌、孕激素受体增加，孕激素受体增加更明显；腺垂体细胞内“粒溶”“自嗜”消失。提示补肾中药水溶液对大鼠卵巢、垂体的激素合成代谢有明显作用，并对卵巢的受体形成也有一定作用。研究者以雄激素致无排卵模型大鼠（ASR）为研究对象，以下丘脑－垂体－卵巢－子宫为研究靶点，应用补肾调经方干预，从无排卵模型大鼠下丘脑 β－内啡肽、垂体、卵巢转化生长因子 β 及其受体、生殖激素及其受体的表达，以及形态学、超微结构、微量元素等方面探讨无排卵的发生机制和补肾调经方的调经作用机制；从无排卵模型大鼠子宫一氧化氮含量、转化生长因子 β 及其受体、生殖激素受体的表达探讨其如何调节子宫的功能，以适应孕卵着床和胚胎发育的需要，实现调经种子的作用。结果证明无排卵的发生可能与卵巢转化生长因子 β1（TGF－β1）及其受体（TGFβR－Ⅰ）的表达异常、生殖激素和微量元素铜紊乱有关。补肾调经方可以改善垂体的结构，调节其内分泌功能，促进促卵泡素（FSH）和黄体生成素（LH）的分泌，降低垂体泌乳素（PRL）水平，解除高浓度的 PRL 对性腺轴的抑制作用；从而促进卵泡发育、颗粒细胞增生；使卵巢雌激素受体（ER）、孕激素受体（PR）表达增强，使甾体激素更充分地发挥生理效应；调整卵巢 TGF－β1、TGFβR－Ⅰ的表达；增强卵巢的内分泌功能，促进卵泡的发育和排卵；促进子宫内膜发育，使子宫 ER、PR 表达增强，使甾体激素更充分地发挥生理效应；通过上调子宫一氧化氮含量，促进子宫内膜血管扩张、血管通透性及平滑肌舒张，促使内膜肌层水肿，有利于胚泡植入和蜕膜的形成；通过上调子宫内膜、肌层 TGF－β1、肌层 TGFβR－Ⅰ的表达，促进子宫内膜生长，形成分泌期子宫内膜，有助于蜕膜化的形成，以适应孕卵着床和胚胎发育的需要。此外，补肾固冲Ⅰ号方具有加强子宫平滑肌收缩、止血、强壮及抗感染功能，补肾调经方还具有诱发排卵的作用。

关于补肾中药对性激素的影响，实验研究表明，补肾中药可增加或者减少性激素的含量，可使性激素受体含量增加。如育阴灵（熟地黄、龟甲、杜仲、川牛膝、桑寄生、续断、白芍、阿胶、海螵蛸、煅牡蛎、菟丝子等）和毓宫胶囊（紫河车、紫石英、当归、熟地黄、菟丝子等）能提高去卵巢大鼠子宫内膜 PR、ER 的含量，促进子宫发育；补经合剂（覆盆子、菟丝子、枸杞子、肉苁蓉、当归、熟地黄、党参、黄芪等）可使雌性幼年大白鼠血清中 E_2、P 的含量增加，使大鼠子宫指数、卵巢指数明显增加；温肾养血汤（鹿角片、淫羊藿、巴戟天、菟丝子、当归、川芎、泽兰、牛膝等）及金匮肾气丸可使去卵巢大鼠血清中 E_2、P 升高，FSH、LH 下降；二仙汤（仙茅、淫羊藿、巴戟天、当归、知母、黄柏等）可使 18 个月龄的大鼠改变性腺轴功能，使 E_2、FSH、LH 升高，下丘脑和血浆中 GnRH 含量降低。补肾中药菟丝子、肉苁蓉、鹿角霜、紫河车等，能增加垂体、卵巢、子宫的重量，提高垂体对下丘脑黄体生成素释放激素（LH－RH）的反应，分泌更多的黄体生成素（LH），并且又能提高卵巢绒毛膜促性腺激素（HCG/LH）受体功能，使受体数目对 ^{125}I－HCG 的亲和力及特异结合量都提高，从而改善了内在的神经－内分泌调节功能，使其调节功能更趋完善。

现代研究证明，脑内多种神经递质及神经肽对下丘脑促性腺激素释放激素（GnRH）的分泌有调节作用。而补肾中药可通过调节神经递质及神经肽，从而对生殖内分泌产生影响。神经－内分泌与免疫之间相互影响。神经内分泌影响免疫系统的发育和功能；免疫学因素包括免疫活性细胞和分子，同样可以影响生殖内分泌，甚至直接影响生殖细胞的发生和发育。如由淋巴细胞或其他免疫细胞分泌的细胞因子在下丘脑、腺垂体间有细胞信号传递作用，白细胞介素（IL）、肿瘤坏死因子（TNF）、干扰素（IFN）等通过受体介导，以自分泌、旁分泌及远距离作用的形式参与调节内分泌系统的功能。大量研究表明，补肾中药对下丘脑－垂体－卵巢轴的调节是通过神经、内分泌及免疫等多途径来进行的，这也体现了中医药治疗疾病的非线性整体调节作用的学术优势。

第六节　儿科临床中西医结合研究

一、小儿五脏特点的中西医结合研究及认识

《灵枢·逆顺肥瘦》曰：“婴儿者，其肉脆而血少气弱。”钱乙言：“五脏六腑，成而未全，全而未壮。”中医医家总结出“肺常不足，脾常不足，肾常虚”和“心肝常有余”的小儿“三不足两有余”五脏特点。随着西医学的发展，对小儿五脏特点的研究已由宏观转向微观，由抽象转向具体，并运用中西医结合研究方法对小儿五脏特点加以诠释，为儿科临床治疗提供了更加可靠的理论依据。

（一）从中西医结合角度认识小儿“肺常不足”

1. “肺常不足”与小儿呼吸系统的解剖特点

“肺常不足”是明代医家万全在前人对小儿五脏虚实辨证的基础上，提出的五脏有余不足学说之一，是对小儿肺脏生理、病理特点的高度概括。肺位在上，为五脏六腑之华盖，肺主一身之气，司呼吸，主宣发肃降，开窍于鼻，外合皮毛。“肺为娇脏”，小儿肺脏尤娇。小儿腠理疏松，肌肤薄嫩，卫外不固，感受外邪，易先犯肺，即所谓“肺常不足”。

小儿呼吸系统的解剖生理特点是鼻腔短窄，缺少鼻毛，鼻黏膜柔嫩，气管和支气管较成人狭窄，气管黏膜纤毛运动差，不能很好地清除微生物和黏液，容易引起感染。小儿肺弹力组织发育较差，肺泡数量较少，胸廓亦较成人短小，呼吸时不能充分进行气体

交换。这些特点成为小儿“肺常不足”生理特点的组织学基础。

小儿呼吸系统解剖结构的稚嫩不成熟导致病原微生物易于侵犯，易发生感冒、咳嗽、肺炎喘嗽、哮喘等肺系疾病和时行疾病。此特点与中医学“小儿肌肤嫩弱，藩篱疏薄，邪气易从肌表而入，使娇肺易感邪而发病”的观点一致。研究发现，反复呼吸道感染的患儿，其体质均为偏颇质，其中肺气不足质较为多见，与小儿“肺常不足”的生理特点相符。

2. “肺常不足”理论与现代医学免疫学

（1）“肺常不足”与免疫卫外功能　中医学虽没有确切的免疫概念，但免疫的思想却散在中医理论的各个角落，成为中医学理论体系的重要组成部分。中医免疫思想集中体现在整体观、平衡观、治未病观指导下的“邪正相争”理论中。“正气存内，邪不可干。邪之所凑，其气必虚。”在小儿“稚阴稚阳”的体质中，肺卫外之气是其正气的重要组成部分。《理虚元鉴·卷上》云：“肺主皮毛，外行卫气，气薄而无以卫外，则六气所感，怯弱难御，动辄受损。”表明肺气不足则卫外失职。清代吴仪洛的《成方切用》提出“肺主气，肺气旺则四脏气旺”的观点，明确指出肺在卫外功能方面的重要性。在中医看来，肺主一身之表，乃保护小儿免受外邪侵袭的第一道屏障。小儿“肺常不足”常致肺气虚弱，宣发卫气的功能下降或尚未完善，即对外免疫功能较弱，外邪容易侵袭肺系而发病。

西医学发现，小儿肺脏与免疫功能存在重要关系，易反复感染呼吸系统疾病的小儿，体液免疫及细胞免疫功能均低下。实验证明，急性上呼吸道感染的患儿 IgA、IgG、IgM 降低，年龄越小，IgA、IgM 越低。反复呼吸道感染的患儿的血清 IgA 功能低下与小儿的肺关系最为密切，因为分泌型 SIgA 主要存在于口腔、呼吸道黏膜，这正是肺之所主，SIgA 水平低下，功能不健，故易外感。研究者采用红细胞花环直接法，对反复呼吸道感染的患儿的 T 淋巴细胞亚群进行检测，发现 CD3、CD4、CD4/CD8 比值均明显低于健康儿童，而 CD8 显著高于健康儿童。可见，T 淋巴细胞功能紊乱、免疫功能低下与反复呼吸道感染的发生密切相关。由此可见，反复呼吸道感染的小儿体液免疫及细胞免疫功能均低下，与“肺常不足”的小儿卫外失职，易感疾病的观点相符合。小儿体内的“肺脏－肺气－正气－免疫”轴，是小儿特有的免疫系统的重要组成部分，在抵御外来邪气中发挥首要作用。

（2）“肺常不足”与肺外系统关系密切　小儿“肺常不足”与肺外系统的关系亦十分密切。肺主气，外合皮毛。小儿“肺脏尤娇”，故皮毛不固，藩篱疏薄；而脾胃健则气血旺，肾藏精，精化气，肾气盛则阴阳和。故肺气之充沛与调畅有赖脾、肾二气的顾护。然而小儿脾肾常不足，则肺气亦不足，感邪较易，且难于调治。所以，“肺常不足”易发生肺系疾病而累及其他脏器，出现多种并发症。

现代研究表明，新生儿肺炎极易出现并发症，往往病情严重，死亡率高，其中并发心衰者最多，并发硬肿症发生率亦较高。小儿“肺常不足”致肺系疾病，易累及肺外系统而出现并发症。

（二）从中西医结合角度认识小儿“脾常不足”

1. “脾常不足”与小儿消化系统的解剖生理特点

中医学认为，脾为后天之本，主运化水谷与输布精微，饮食的消化吸收。全身的气血充盛，四肢肌肉的正常运动及小儿的生长发育与脾有着密切的联系。然而，小儿的生长发育极为迅速，对水谷精微的需求量较成人多，小儿五脏六腑成而未全，全而未壮，“脾常不足”，若调护失宜或疾病影响，脾失健运，容易导致呕吐、积滞、疳证、泄泻等脾系病证的发生。如万密斋认为“脾常不足者，脾司土气，儿之初生，所饮食者乳耳，水谷未入，脾未用事，其气尚弱，故曰不足，不足者，乃谷气之自然不足也”。万氏在《幼科发挥》中说：“肝常有余，脾常不足者，此却是本脏之气也……肠胃脆薄，谷气未充，此脾所不足也。”从消化系统的解剖生理特点来看，小儿唾液分泌酶含量不足，为成人的1/5；胃蛋白酶、解脂酶、凝乳酶等活性较成人低；胰淀粉酶、胰蛋白酶、胰脂肪酶活性低；食管弹力组织和肌肉组织发育不全；胃呈水平位，贲门括约肌不完善；肝血管丰富，肝细胞和肝小叶分化不全，消化能力比成人差，易受气候、饮食、疾病的影响，因此容易患消化系统疾病。

现代研究证实，泄泻为小儿的常见病之一。小儿“脾常不足”，肠胃脆弱，易于伤害，若发生泄泻，很容易转化为脾虚泄泻。并且小儿腹泻的主要证候与年龄相关，年龄越小，脾肾阳虚证更加多见，这与小儿年龄越小，其“脾常不足”“肾常虚”表现更加突出的生理病理特点相符。

2. “脾常不足”与现代医学免疫学

小儿“脾常不足”与免疫学在防御功能方面具有相关性，“脾常不足”则免疫功能缺少物质基础而不能发挥正常的生理作用。《灵枢》云：“真气者所受于天，与谷气并而充身者也。”说明脾胃所化生的水谷精微是机体抵御外邪的物质基础。小儿先天不足，机体气血不足，元气不充，故体弱易感。《内经》云：“脾为之卫。”张仲景亦提出“四季脾旺不受邪”之说，即脾具卫护机体之能，此与免疫系统能够清除病原微生物，保护机体的功能一致。

小儿脾常不足，稍有不慎即易感邪而致脾胃受损，导致脾虚诸症。西医学研究证实，小儿胃肠道SIgA较低，血液中IgM和IgA也较低。脾虚时免疫系统功能发生紊乱，表现为免疫功能低下、免疫器官萎缩、功能细胞数减少等发育不良样改变。亦有学者认为，脾虚证主要是细胞免疫功能低下，免疫活性分子的水平降低，并在受体水平上有变化，但体液免疫功能尚缺乏规律性。实验表明，脾虚泄泻的患儿粪SIgA治疗前含量明显低于健康儿，外周血T淋巴细胞亚群比值明显低于健康对照组，说明脾虚泄泻的患儿存在T淋巴细胞亚群的功能紊乱，证明了小儿时期脾胃功能尚未健全，易发生脾虚泄泻。

可见，中医的“脾常不足”蕴含了小儿消化系统免疫功能低下的理论，与现代免疫学具有一致性。

（三）从中西医结合角度认识小儿“肾常虚”理论

1. 小儿“肾常虚”与肾脏解剖生理特点

中医学认为，小儿初生正处于生长发育之时，肾气尚未充盛，与小儿生机蓬勃之生长发育所需比较相对不足，即所谓“肾常虚”。如钱乙的《小儿药证直诀》云：“肾主虚，无实也。”肾为先天之本，主藏精，主水液，主纳气。“肾常虚”则各项功能不健全而易发生疾病。肾主水，指肾中精气的气化作用，对全身水道的通调起着极为重要的作用，故小儿时期肾常虚，表现为小儿二便不能自控，或自控能力较弱，发生尿频、遗尿，水液通调失职而发生水肿。

西医学从小儿泌尿系统的解剖生理特点来看，小儿肾单位数接近成人，但近曲小管相对落后，年龄越小，髓襻也越短；婴幼儿输尿管壁肌肉及弹力纤维发育差，膀胱功能发育不成熟，常表现为不能自主排尿，原发性夜间遗尿。小儿肾脏虽具备大部分成人肾的功能，但其发育是由未成熟逐渐趋向成熟，调节功能较弱，储备能力差，所以小儿时期常可出现尿频、遗尿、水肿等病症。西医学关于小儿遗尿的研究认为，夜间遗尿是由于中枢神经系统功能发育成熟延迟，随意性和（或）无意识性逼尿肌收缩抑制系统功能不全，夜间抑制膀胱逼尿肌收缩的能力降低，而出现逼尿肌不稳定，无抑制性收缩，膀胱功能容量小，敏感性高，顺应性差。小儿排尿随意控制发育不完善，在1～2岁之间，随着逐渐感知膀胱充盈，排尿随意控制逐渐发育。2～3岁时，发育朝着有社会意识的控制排尿方向进行发展，出现更自主或更成人化的排尿控制方式。可见，小儿泌尿系统发育不完善与“肾常虚”理论中的观点有相关性。

2. “肾常虚”与现代医学免疫学

小儿免疫功能与“肾常虚”的关系，表现在细胞免疫（主要是T细胞的功能）和体液免疫功能发育的不完善。小儿“肾常虚”而易患肾病综合征、泌尿系感染等疾病。西医学表明，小儿肾病本身具有免疫功能紊乱者占43%，如原发性肾病综合征，患者有淋巴细胞免疫功能低下。有资料显示，激素敏感的肾病患者，其初发和复发激素治疗前就存在外周血T淋巴细胞亚群的变化，即CD4明显降低，而CD8相对增高，CD4/CD8值明显低于正常。

（四）从解剖生理、病理学角度认识中医“心常有余”“肝常有余”理论

中医学认为，小儿脏腑娇嫩，心神怯弱，肝气未盛，感邪之后，邪气易于枭张，从阳化热，由温及火，因而易见火热伤心生惊，伤肝引动肝风的证候。即所谓“心常有余”“肝常有余”。

古代医家对其早有论述。明代万全认为“肝常有余”乃是本脏之气，又云：“盖心藏神，惊则伤神……小儿神志怯弱，有所惊恐，则神志失守而成痫矣。”指出小儿心气不足，心神怯弱不耐惊扰，暴受惊恐，即可造成气机逆乱，脏腑功能失调，扰乱心神，心气不敛，发为癫痫。《育婴秘诀》曰：“儿之初生曰芽儿者，谓如草木之芽，受气初生，其气方盛，亦少阳之气，方长未已，故曰肝有余。肝有余者，阳自然有余也。”清

代陈修园也认为小儿“肝常有余”，是由于小儿的脏腑娇嫩，形气未充，发育迅速。主要体现在肝气的升发方面，临床表现为“肝常有余”之象。小儿稚阴未长，肝阴肝血常不足，可致心血不足，阴不足无以制阳，而出现肝阳上亢，心火内盛，肝风内动，风火相煽之证。清代沈金鳌云：“盖心有热而肝有风，二脏乃阳中之阳，心火也，肝风也。风火阳物也，风主乎动，火得风则烟焰起。”可见，心、肝二脏的“有余”易引起阳亢和风动等病理变化。

当今学者多认为，小儿“心、肝常有余”易导致癫痫、多发性抽动症等疾病的发生。由于小儿气血未充，神志怯弱，“肝常有余”“脾常不足”，每触诱因，肝气有余易致气结生风，脾受克伐易聚湿成痰，风痰相搏，内闭心窍，外闭经络，神志昏聩，抽搐即作；又肝为刚脏而性动，藏魄，体阴而用阳，主人体生发之气，小儿肝常有余，肝阳偏旺则易于发怒，冲动任性，动作粗鲁，兴奋不安；心为阳脏，心火易亢而心阴更耗，易出现心阴不足，阴不制阳，从而表现心火亢盛，则多动不宁。

现代研究表明，小儿“心常有余”“肝常有余”理论与西医学神经系统的解剖生理特点有相关性。在发育中，脑的易损性、末梢神经肌肉刺激阈的降低等多方面因素决定了神经系统在小儿发育、成熟过程中，极易受到各种病因的侵袭，导致以惊厥、意识障碍等为主症的多种神经系统疾病。脑发育不成熟，皮质神经细胞分化不全，神经元的树突发育不全，轴突髓鞘未完全形成。皮质的分析鉴别及抑制功能较弱，兴奋性冲动易于泛化而产生惊厥。通过对多动症儿童智力水平及脑电图和脑电地形图的分析，结果证实，多动症儿童的智商在正常范围或边缘水平，但较正常儿童平均水平为低，且智力发展不平衡较多，患儿大脑发育各不相同，半数以上患儿大脑代谢较缓慢，神经发育较迟缓。故认为多动症是神经精神发育延迟的表现。小儿“心常有余”“肝常有余”而易见火热伤心生惊，伤肝引动肝风的证候与小儿神经系统的发育不健全相关。

关于小儿五脏特点的论述，历代医家见解颇多，万全提出的“肺脾肾常不足，心肝常有余”理论是对小儿五脏特点的概括总结。随着西医学的发展，当今医家对此理论的论述亦较多，并在解剖生理学和免疫学等方面有相关的研究，为中医儿科学的发展提供了科学的依据和广阔的空间。然而，关于小儿五脏的研究仍存在着一些问题尚待解决：①关于五脏与神经－内分泌－免疫网络之间关系的研究已有论述，而关于小儿五脏特点在此方面的研究尚不足。②西医学关于微量元素的报道较多，而小儿五脏与微量元素之间关系的研究较少。如何从中西医结合角度更深层次、全面具体地阐述小儿五脏的特点，用西医学来诠释古代经典理论，找到二者之间的契合点，更好地为临床治疗提供理论依据，成为今后研究的一种趋势。

二、儿童哮喘病因病机的中西医结合研究及认识

支气管哮喘（简称哮喘）是由多种细胞和细胞组分共同参与的气道慢性炎症性疾患。这种慢性炎症导致气道高反应性，当接触多种刺激因素时，气道发生阻塞和气流受限，出现反复发作的喘息、气促、胸闷、咳嗽等症状，常在夜间和（或）清晨发作或加剧。

支气管哮喘是一种常见的全球性小儿呼吸道变态反应性疾病，发病率较高，病程长且常反复发作，许多患儿由于治疗不及时或治疗措施不当而成为终身痼疾。历年来对于本病病因及发病机制的研究甚多，纵观古今中外医家对小儿哮喘的病因病机的阐述，各有其不同的角度和侧重点。

（一）痰瘀伏肺与气道慢性变态反应性炎症

中医学认为，痰饮是哮喘的病理性产物，由于脏腑（特别是肺、脾、肾三脏）功能失调而产生。宿痰内伏于肺，因外感、饮食或情志劳倦等诱因而引发，以致痰阻气道，肺失肃降，气道挛急，发为哮喘。因此，痰饮成为哮喘的“夙根”。西医认为，哮喘的主要病理生理是呼吸道炎症和呼吸道高反应性。呼吸道炎症是由许多高反应炎症细胞和炎性介质引起的。从中西医结合的角度分析，呼吸道炎症和呼吸道高反应性可能是哮喘“夙根”，是哮喘的病机所在。呼吸道炎症导致的呼吸道平滑肌肥大肌层增生、基底膜增厚、黏膜水肿、黏膜下分泌腺增生、黏膜下分泌腺中杯状细胞增多、纤毛细胞减少、呼吸道黏膜不同程度的水肿、充血及管腔中渗出物明显增加等病理可能是中医“宿痰”的现代内涵。

哮喘反复发作，久病入络为血瘀。近年研究发现，已发生气道高反应性的哮喘患者，支气管肺泡灌洗液中嗜酸性细胞数目明显增加，当被激活后可释放血小板激活因子（此为哮喘中作用最强，效应最广的炎性介质之一）、前列腺素、组胺、氧自由基、神经毒素等炎性介质，从而导致气道上皮损伤破坏，黏膜充血水肿，炎性分泌物增多，造成气道狭窄，缺血缺氧，严重影响气道功能。痰伏、血瘀是哮喘的两大病理性产物。现有研究提示，哮喘的气道反应性炎症，往往表现为气道黏膜的水肿、增生、微血管充血、微循环障碍等病理状态，而且痰证的血液流变学与血瘀证的血液流变学特征基本相同，所以从痰与瘀的关系来说，痰可酿瘀，痰为瘀的基础，而瘀亦能变生痰水，形成因果循环。

（二）脏腑功能失调与免疫调节失控

中医学认为，哮喘的发病机制是本虚标实，本虚为肺、脾、肾三脏功能失调。中西医结合研究揭示了本虚标实的内涵，本虚表现在免疫功能低下、内分泌功能失调、肺功能的下降；而扶正固本法治疗哮喘的作用机制主要表现在调节免疫和内分泌功能、改善肺功能及抑制气道炎症等方面。通过近年来的大量研究表明，运用中医的益气养阴、补肺健脾、固肾纳气等扶正法可以提高肾上腺皮质轴功能，促进肾上腺皮质激素分泌，影响变态反应和非变态反应的主要环节，可抑制炎性细胞的活化、阻止炎症介质的释放、控制呼吸道炎症、降低呼吸道的反应性、改善患者的肺功能，从而缓解哮喘的发作和减少哮喘的复发。小儿肺常不足，易感触风邪，反复感冒，引发哮喘反复发作。哮喘反复发作与患儿肺气虚弱，邪易袭表的体质有关，而肺气虚弱之小儿卫表不固、易自汗的特点，汗出后更易致风邪外感。玉屏风散不仅能够增强细胞免疫系统的 T 淋巴细胞功能，而且对免疫功能有很明显的调节作用，并能抑制病毒感染的增殖。另有实验研究表明，脾虚可加重哮喘的气道炎症、脂质过氧化（LPO）损害和哮喘的氧化抗氧化失衡，这也进一步证实脾虚是哮喘发病的主要内在因素之一。

（三）“胃不和则卧不安”与胃食管反流对哮喘的影响

《素问·逆调论》曰：“胃不和则卧不安。”这一论述在大多数中医内科书中被用来解释失眠或不寐的一种病因病机。根据《内经》原文，并证之临床，“胃不和则卧不安”阐述的并非不寐，而是哮喘的病因病机。正如《医门法律·痰饮》所说：“痰饮之患，未有不从胃起者矣。”此即胃失和降，郁而化热，炼液成痰，痰浊内生，气逆于上，可致痰气阻于肺络，肺之肃降失职，肺气上逆而发哮喘。《仁斋直指方》也指出：“胃络不和，喘出于阳明之气逆。”

西医学研究发现，胃食管反流和哮喘（夜间性哮喘）两者之间有相关性。国外学者 Mays 发现胃食管反流（GER）与哮喘有关，并于 1976 年首先提出“胃性哮喘”的概念，并已得到证实。GER 是由于食道下段括约肌功能障碍致使胃内容物返流入食管。最近有证据显示，气管、支气管树与食管有相同的胚胎起源，即远端的食管是由胚胎时期的肺芽，也就是从呼吸系统发育而来的，并且都由迷走神经进行自主支配。最新研究结果表明，伴有胃食管反流的哮喘患者还常同时伴有迷走神经高反应性的自主调节障碍，这种自主调节障碍导致食管下端括约肌压力降低和频发的短暂的食管下端括约肌松弛，是反流发生的主要机制。研究证明，GER 是引起或加剧支气管哮喘尤其是内源性哮喘的一个重要因素，哮喘发作亦可导致 GER，两者形成恶性循环。从中西医结合的角度分析，胃食管反流可能是小儿哮喘因“胃不和则卧不安”的现代内涵。GER 诱发哮喘可能的机制为：①返流到食管中段的胃内容物，尤其是胃酸刺激食管黏膜感受器，通过迷走神经反应提高气道反应性，引起支气管痉挛。②反流物被吸入肺部，直接刺激、损伤气道黏膜，导致炎症反应，气道反应性增高，支气管平滑肌痉挛。③反流物直接刺激上呼吸道迷走神经感受器，支气管平滑肌紧张度增高而诱发或加重支气管哮喘的发生。

综上所述，“胃不和则卧不安”是指阳明胃腑失于和降，胃气上逆，进而累及于肺，肺失肃降，以致喘促不能平卧（躺）。在《内经》中是阐释喘证与胃的关系，认为“胃不和”是喘促的病因病机，是其源；后世医家引申发挥阐述失眠与胃的关系，认为“胃不和”是失眠的重要病因病机之一，是其流。针对“胃不和”而立和胃一法，不但对治疗失眠有效，在喘证的治疗中更应当被广泛重视。

（四）中医证型与西医学指标相关性研究

研究发现，哮喘发作期患者寒哮证的血 TXB_2 水平低于热哮证，揭示血 TXB_2 可作为寒、热哮证不同病理变化的客观指标之一。另有研究发现，寒哮患者 EOS、IgE 抗体升高的比例明显高于热哮，而热哮患者 WBC、NEU、血清 6 - Keto - $PGF_{1\alpha}$ 及 TXB_2 升高的比例明显高于热哮。中医哮病的辨证分型与西医微观量化指标之间具有一定的相关性：热哮的中性粒细胞明显增高，寒哮的嗜酸性粒细胞则明显高于其他各型，肺虚型的血小板总数明显升高，脾虚型的甘油三酯、载脂蛋白 B 明显升高，肾虚型的淋转率明显降低。缓解期哮喘患者肾阳虚与气道炎症关系的研究表明：证属肾阳虚者其血清 IL－5、嗜酸性粒细胞阳离子蛋白含量高于非肾阳虚者，提示哮喘患者辨证属肾阳虚者气道炎症较为明显。

西医学研究提示：哮喘患儿在急性发作期，气道炎症加重，存在气道狭窄与阻塞，哮喘缓解期可以无症状（PEFR 正常），但气道炎症持续存在。由此可知，小儿哮喘的治疗是一个长期、持续、综合治疗的过程。建议今后的研究注重并利用与其他医学交叉学科理论和检测手段上的新进展，注重科学合理的实验设计和选择客观的实验及临床指标，如设立炎症介质的监测、气道反应性测定等，防止气道的结构变化，侧重于寻找本病发病机理的客观依据，进一步明确作用机理，完善临床及实验的科研设计，从临床观察和实验研究两方面着手，阐发小儿哮喘的发病机理，从而充分发挥中、西医结合研究哮喘病因病机的优势，互相取长补短，是今后在防治哮喘工作中有待加强的重要任务。

三、小儿脑性瘫痪与五迟、五软、五硬

小儿脑性瘫痪（简称脑瘫）是指自受孕开始至婴儿期非进行性脑损伤和发育缺陷所导致的综合征，主要表现为运动障碍及姿势异常。在中医儿科学中没有此病名的记载，归属于“五迟”“五软”“五硬”的范畴。其基本表现为立迟、行迟、发迟、齿迟、语迟，或头软无力，不能竖头，手无力，不能握拳，下肢痿弱，口唇软而无力，不能咬咀，皮肤松缓，肌肉软而不长，或头项硬、手硬、足硬、口硬、肌肉硬等。脑瘫是引起儿童肢体残疾最主要的疾病之一，部分脑瘫患儿无法行走，多合并癫痫、认知障碍等，不仅影响患儿的身心健康，也给家庭及社会带来沉重的精神及经济负担。

西医学对脑瘫的病因病机、运动发育落后及异常姿势的描述与中医古籍中对患儿五迟、五软、五硬的症状描述相近，通过对小儿脑瘫的疾病状态及临床表现采用在不同年代医学术语的描述进行分析，将西医微观检查与中医的宏观辨证相结合，能够更好地指导临床治疗，从而促进脑瘫患儿的康复。

（一）脑瘫病因病机的中西医结合研究

中医学认为，脑瘫属于“五迟”“五软”“五硬”的范畴，其发病与先天不足和后天失养有关。

先天不足，即产前因素，由于父母精血虚损，或母孕后将养失宜，精神、起居、饮食、服药不慎及接触放射线等致病因素，损及胎儿，损伤胎元之气，导致小儿先天肾精未充，脑髓未满，故脏气虚弱，筋骨肌肉失养而成。《医宗金鉴·幼科心法》云：“小儿五迟之证，多因父母气血虚弱，先天有亏，致胎儿生下筋骨软弱，行步艰难，齿不速长，坐不能稳，皆肾气不足之故。”

后天失养，包括产时因素和产后因素。如早产或低出生体重，胎儿脑组织发育不成熟；再如，分娩时难产、产伤，发生颅内出血、窒息、中毒等；或生后护理不当、乳食不足，致脾胃亏损，气血虚弱，精髓不充，致小儿生长发育障碍而出现“五迟”“五

软”“五硬”等症状。元代曾世荣所撰《活幼心书·五软》论述最为详尽，曰：“五软证，因母血海久冷，用药强补而孕者，有受胎而母多疾者……有日月不足而生者……爰自降生之后，精髓不充，筋骨痿弱，肌肉虚瘦，神色昏慢，才为六淫所侵，便致头项手足身软，是名五软。”

西医学对本病病因病机的研究表明，新生儿窒息（包括宫内窒息）、早产（和/或低出生体重）和核黄疸是发生脑瘫的三大主要原因，早产是与脑瘫高度关联的危险因素。另外，小儿脑瘫的病因还有感染与炎症、多胎妊娠、遗传性因素、胎盘因素等。流行病学调查表明，发达国家脑瘫的病因多以产前为主，而发展中国家以产时和产后病因多见。国内多数研究认为，产时和新生儿期因素是我国导致脑瘫的主要危险因素。近年来，遗传因素在脑瘫中的作用逐渐被人们所重视，对脑瘫病因学的研究已深入到胚胎发育等生物学领域，重视对受孕前后有关的环境和遗传因素的研究。

（二）小儿脑瘫中西医结合临床研究

1. 小儿脑瘫中西医分型

（1）西医学分型　脑瘫的最新分型为痉挛型（spastic）、不随意运动（dyskinetic）、强直型（rigid）、共济失调型（ataxia）、肌张力低下型（hypotonic）和混合型（mixed types），其中以痉挛型最为多见，占脑瘫患儿的60%～70%。

按瘫痪部位分为5型，即单瘫、双瘫、三肢瘫、偏瘫和四肢瘫。

（2）中医分型　中医对小儿脑瘫的分型按脏腑辨证分为肝强脾弱（虚）型、肝肾亏虚（不足）型、脾肾两亏型、痰瘀阻络型及精血不足型。可见，中医对小儿脑瘫的辨证分型虽然有多种，但归纳来看，主要以肾、肝、脾为病变脏腑进行辨证。

2. 小儿脑瘫临床表现的中西医结合认识

脑瘫患儿最基本的临床表现是运动障碍，其特征是运动发育落后、肌张力异常、姿势异常和多种神经反射异常。中医学对脑瘫的认识较早，早在《诸病源候论·小儿杂病诸候》中即有“齿不生候”“数岁不能行候”“头发不生候”“四五岁不能语候”的记载，是对五迟的最早描述。《小儿药证直诀·行迟齿迟》：“长大不行，行则脚细，齿久不生，生则不固。”描述了“五迟”的典型症状。《医宗金鉴·幼科心法》将古代分述的各类迟证归纳在一起，提出“五迟”的病名。五迟指立迟、行迟、发迟、齿迟、语迟；五软指头项软、口软、手软、足软、肌肉软。《幼幼集成·五软五硬证治》曰：“五硬者，手硬、脚硬、腰硬、肉硬、颈硬也。”

历代医学多将“五迟”“五软”并称，且论述颇多，而对“五硬”论述相对较少，“五迟”“五软”“五硬”并称归入脑瘫范畴的论述则更少。三者无论在命名上还是临床表现上往往同时并见，只不过临床表现的侧重不同。“五迟”“五软”“五硬”的命名，含有迟缓、痿软、拘挛之义，故临床上“五迟”以发育迟缓为特征，而“五软”则以痿软无力为主症，而“五硬”则以痉挛拘紧为表现，“五迟”“五软”“五硬”均为生长发育障碍所致的疾患，证候往往互为并见。

但根据脑瘫患儿的临床表现，特别是痉挛型脑瘫患儿的临床特征与“五迟”“五软”“五硬”的临床特征相符合，中医更提倡辨证施治，因此，可以将“五硬”与脑瘫联系起来。“五硬”的临床特征与“五软”相反，描述的是患儿僵硬拘挛的状态，从临床表现看，“五硬”为头项硬、手硬、脚硬、身硬、口硬，与脑瘫痉挛型更为相近。

（1）痉挛型脑瘫与五迟、五软、五硬　痉挛型脑瘫主要病变在锥体系，以肌张力增高、运动功能障碍为主要特征。痉挛型脑瘫患儿肌张力高，肘、髋、膝关节屈曲；“五硬”描述为肢体强硬失用，拘急挛缩。

（2）弛缓型脑瘫与五迟、五软　弛缓型即肌张力低下型脑性瘫痪，表现为肌张力低下，四肢呈软瘫，自主运动少。仰卧位时四肢呈外展、外旋位，形成蛙姿位；俯卧时头不能抬起。

头项软则肌张力低下的患儿抬头困难，头项软而无力，不能抬头，或抬之不高、抬之不久，不能支持，头控制不良。《保婴撮要·五软》载：“五软者，头项手足口是也。夫头项软者，脏腑骨脉皆虚，诸阳之气不足也。乃天柱骨弱，肾主骨，足少阴、太阳经虚也。”手软则弛缓型脑瘫患儿手不能抓物，两手无力不能握举，或握之不紧；足软则脑瘫患儿运动发育落后，患儿不能爬行、行走，下肢痿弱，不能立、不能行，或立之不久，行之不远；口软则脑瘫患儿多伴有不同程度的语言障碍，“五迟”“五软”中患儿语迟、口软而致患儿口齿痿弱，唇薄无力，不能咬嚼，虚舌出，或啜食咀嚼无力，言语不能；肌肉软则脑瘫肌张力低下型患儿表现为肌张力低下，“五迟”“五软”的患儿全身肌肉或部分肌肉痿弱无力，皮宽肉松，瘦削无力等。

中医对小儿脑性瘫痪的认识不断发展，小儿脑性瘫痪在中医儿科学中按“五迟”“五软”“五硬”来辨证施治。中西医结合的研究颇为重要，采用西医学的康复理论与中医传统的康复手法相结合，是国内小儿脑瘫康复治疗发展的趋势，完善并规范小儿脑瘫中西医结合康复技术和手法标准操作规程（SOP）应成为中西医结合临床研究的重要课题。

第七节　眼科临床中西医结合研究

一、中西医结合眼科的形成与发展

（一）早期中医眼科对外来医学的吸收

中医眼科对外来医学的融合源远流长，最早可上溯至魏晋隋唐时期中医学对印度古代医学眼科知识的吸收。印度医学《妙闻氏全集》中已有白内障、义眼等手术的记载。北魏时佛经《大般理槃经》卷八“如来始品”中有关金针拨障的记载是此术在中国的早期史料，它表明此术与印度医学随佛教传入中国有关。唐代《外台秘要》卷二十一有齐州陇上道人谢氏撰“天竺经眼论”一卷，书中注明“于西国胡僧处授”，均说明与印度医学有关，此卷“出眼疾候一首”中有以金篦决手术治疗青盲眼一段，系医籍中有关金针拨障术的最早记载。唐代著名诗人杜甫、白居易、刘禹锡、李商隐等的诗歌均曾赞颂金针拨障术，特别是刘禹锡《赠眼医婆罗门僧诗》中的“师有金篦术，如何为发蒙”，更说明印度婆罗门僧眼医在我国施行金针拨障术的重要地位和影响。当时中医也能开展这一手术治疗方法，并积有一定的经验。唐代杜牧《樊川文集》记有擅长此术的中国医生姑侄二人，医者自述“自祖及父某所愈者不下二百人”，言人亲见其治疗“不一刻而愈”，并对白内障的准确病变位置、病理改变及手术适应证“瞳子中脂色玉白”“脂当硬如白玉色，始可攻之”，以及并发症“内障脂凝有赤脉缀之者”不可针拨有清楚的认识。

《龙树眼论》是成书于唐代的我国眼科早期专著。唐代白居易诗《案上漫铺龙树论》中已见提及。以后北宋《崇文总目》、南宋《通志》、元初《宋史》均有记载。隋唐印度医学传入我国，其中眼科针拨内障术等影响较大，该书以龙树为名，通常认为是托印度著名哲学家、医药学家龙树之名。可见，唐代实有其书，唐至宋代确曾流传。

（二）近代中西医结合眼科的尝试

西医学16世纪中叶传入中国。明末清初西医知识随着传教士传入中国，一些西方解剖、药物知识的译作出版，其中也涉及少量眼的解剖等内容。1807年新教传教士马礼逊来中国，1820年他与东印度公司医生李文斯敦在澳门开办诊所，除处理内外科疾病外，更多的是诊治眼病，但仅维持5年即中断。1827年东印度公司郭雷枢续办诊所，并主要救治眼科患者。次年，诊所扩大，可收住40人，逐渐在澳门一带有较大影响。这时西医学主要以临床治疗在中国立足，眼科学在其中占有突出地位。1835年美国传教士医生彼得·伯驾在广州开办“眼科医局”，成为美国在华设立的第一个眼科医院，可接待200名门诊患者及收住400名住院患者，规模不断扩大，主要开展白内障手术。不久，他训练了3名中国医助，其中关韬较为出色，一些小手术都能独立完成。“眼科医局”1840年因鸦片战争关闭，两年后重开，更名“眼科医院”。1856年被焚，1859年重建，更名为“博济医院”。医疗范围有所扩展，但眼科仍是医疗重点，成为当时全国规模较大的教会医院，直至1949年。从上述可知，不论是澳门的诊疗所，或是广州的眼科医院，西医眼科学在其中均居于重要地位，是西医学最有特色及疗效的学科，也是外国人在中国建立最早、维持时间最长的医院。眼科学成为西医学在中国最早立足，开展临床治疗的突破口，它以西医学对眼的解剖生理和手术治疗优势为特色，成为西医学在中国最早获得民众信任并接受治疗的临床学科。

最早介绍西医眼科学的著作为《眼科撮要》。《中西眼科指南》于光绪二十三年（1897）印行，该书由英国稻惟德口译，浙江刘星垣笔述。书中绘有眼球剖面图、眼肌图、眼科器械图，论及以外眼及眼部类症为主的45种眼病，介绍了摘取眼球等多种手术方法。由美国医生聂会东口译、胶东医生尚宝臣笔述的《眼科证治》是一本介绍西医眼科学的专书，光绪三十二年（1906）经增订一些新的眼病和药物知识后由上海美华书馆印刷。全书共24章，包括手术器械图、眼球图、各部位病变、眼球剖面图、中西名词表等。特别值得一提的是，书中多幅彩色眼底图谱，如正常眼底、青光眼、肾炎、梅毒等眼底图像，非常逼真，给人印象深刻。

近代眼科文献中，有一部分表现为明显的中西并举的特点。书中内容中西兼容，对当时传入的西医知识进行及时介绍，对传统中医学有一定的继承和总结，特别是在中医眼科方剂上的成就较为突出。他们中的一些人曾系统学习过西医学，并多有中医家学渊源。《眼科锦囊》由日本俊笃士雅撰，成书并刊于日本文政十二年（1829），日本天保六年（1835）作者再撰《续眼科锦裳》。此书折中中西学说理论，“汇集我中邦及荷兰日本各科医书反复研究，手著成篇”，我国不仅有早期日本刻本流传，而且清光绪十一年（1885）上海福颖书局据日本刻本重印后在我国流行。早期中西医汇通医家陈定泰，19 世纪 30 ~ 40 年代就曾在广州传教士诊所目睹西医眼科手术，其后在其所著《医理传真》中有介绍。1892 年，唐容川在《中西汇通医经精义》中记载了有关西医眼科的大体解剖，对中西眼科解剖进行比较说明，并绘有图形，但较为简略。《开明眼科》由胡巨瑗、胡子恒父子撰。本书系胡巨瑗就“历验所得，复更旧说辑成”，于清光绪三十三年（1907）完成初稿，后经其子胡子恒“博采西法以附益之”“恒习家学，又参以西法”，故本书中西兼具。全书共三卷：上卷总论，讨论眼的结构及五脏关系、眼的检查、病因、辨内外障、用药法及部分病症等；中、下卷各论，共论中医眼病 52 症；末附英文名，附述西医疾病分型、症状、病因、疗法、预后、手术方法、眼底图谱等。陈滋出身中医世家，曾留日学医，归国后在上海眼科医院工作。他认为中医“功效卓著”，西医“除生理得之解剖，药效本诸化验，确凿不可赀议外”，但“药之奏效不确者，不知凡几”，故撰《中西眼科汇通》。该书按西医眼科分类法将眼病类分为 13 章，共 98 症，每章列有中西医病名，并于每病症状、著者按之后并列中西治法，其中著者按中详细介绍西医病理、发病特点、预后转归，最后附中西眼科名词对照表。作者力主中西汇通，但受时代局限，除中西眼科病名对照较有特色外，其他成就并不明显。值得一提的是，该书所附眼科处方，集中医眼科专方之大成，共达 976 方。1924 年徐庶遥《中医眼科学》将传统的中医 36 种眼病，加入一些当时流行的西医知识和药物等知识而成，反映了当时社会西医学的时兴，以及中医界对西医知识的利用。1951 年路际平《目经条解》稿本誊定，作者将眼科中西医理论、有效治疗方法及个人临床经验汇集编写成书。书中首列中西病名对照表，共 72 证，以临床常见病为主；随后是中西眼科分配图、西医眼科解剖图、实验眼科图（即作者综合中西医眼部结构功能的认识）；72 证中每证先叙中医辨证用药，后叙西医认识及治疗方法，最后通过按语提出自己的见解及经验治法。全书中西并举，虽有崇西抑中之处，但较为全面地介绍了西医眼科知识，对中医理论及选方用药亦见功力，反映了 20 世纪 50 年代初期眼科中西医并用的情况。近代西方医学中眼科早期在中国打开局面，在广州及澳门一带建立的诊所和医院中，眼科占主要地位。同时，不少中医眼科医家较早引入西医眼科知识和现代科学检查手段，以协助眼病检查诊断，如陈滋、徐庶遥、陆南山、陈达夫等，并在中西医眼科名词术语、眼底病辨证等方面进行了早期中西医结合尝试。

（三）中西医结合眼科的形成与发展

新中国成立后，我国各地相继建立了综合性中医院，并聘请各地中医眼科名医组建了中医眼科，由于眼科的特殊性，建立专科后中医眼科在诊疗方面的薄弱环节明显地突显出来，各医院开始重视吸收眼科西医学的检查手段，引进西医眼科工作者，并开展中学西、西学中活动，从而形成了一支热心于中西医结合眼科工作的队伍。中西医结合眼科队伍形成后，在努力继承中医眼科的同时，还注意吸收西医学知识，进行了大量的临床实践，创造了很多有独特疗效的眼科疗法，也为中医眼科药物研制做了大量工作，极大地推动了中医院眼科临床的发展。中医院眼科的临床实践，为中西医结合眼科学术思想的发展创造了条件。1976 年南京中医学院眼科陆绵绵教授利用当时眼底检查的进展，结合临床实践，总结出版了《中西医结合治疗眼病》，首次创立眼底辨证体系，奠定了中西医结合眼科的理论基础。在此基础上，陆绵绵教授又将这一体系引入《中医眼科学》教材，使中医眼科教学将符合临床实际的中西医结合作为系统化的教学模式，极大地推动了中医眼科的发展，也推动了中医眼科与中西医结合眼科的现代化进程。中国中医科学院名誉院长、研究员、首届国医大师唐由之在对古代金针拨障术的继承和发扬研究工作中，中西医结合创造性采用睫状体平坦部切口，解决了手术部位的问题，克服了古代白内障针拨术的近期并发症青光眼问题，创立了“白内障针拔套出术”，曾为国家领导人进行过这种手术。

二、中医眼科临床疗效验证

中医眼科临床疗效验证就是要确定中医眼科的优势所在，也就是先要明确中医眼科临床哪些方面有效、疗效如何，而这正是以往中医眼科学中没有明确的主要方面。中华人民共和国成立后，我国配合教学与临床需要，组织专家多次编写再版了《中医眼科学》教材，对中医眼科的发展起到了极大的推动作用。但是，现在很多方面教学与临床脱节，《中医眼科学》中很多内容囿于体例的要求，陷入文字转录，与临床实际不符；大量的临床报道也为了应付晋升职称等需要而大部分流于失实；此外，以前的中医眼科临床研究对科学的方法学重视程度不够，基本上都是单个研究，缺乏或未曾进行过系统性评述的研究，以致有不少临床疗效未能得到充分的科学的证实，研究资料可重复性差。发展中西医结合眼科，进行中医眼科临床疗效系统的评价，这对中西医结合眼科的临床研究具有十分重要的意义。

其研究方法有中医眼科辨证施治疗效评估，中医眼科方、药疗效评估，中医眼科特色疗法疗效评估。

（一）中医眼科辨证施治疗效评估

中医眼科学最主要的内容是眼病的辨证施治，也是中医眼科独特的、具有优势的地方。中医的病名与西医不尽相同，对于含义相同的应该统一病名。对有的根据中医理论体系在临床实践中总结出的，易于辨证治疗且有疗效，而西医中又无相同含义的中医病名，则应保留；而中医眼科中某些“病名”在历史上有一定意义，但随着发展已失去临床意义，在临床保留的价值则不大。如“暴盲”，在对眼底病还无认识的时期可能还有一定的指导治疗的意义，而现在已经明确其是很多眼病都可能引起的视力骤降甚至失明的症状，即便中医眼科随眼底辨证的发展，也有不同的治则，应该说即便从中医学角度讲，暴盲实质上也只能是“症”。相对而言，西医眼病病名所含病因、诊断、病理机制较为确切，疗效评价较准确，所以可首先以西医的病名、疗效标准，对中医辨证施治治疗某些眼病的疗效评估进行研究。

对于中医辨证施治治疗某些眼病的疗效评估，福建中医药大学眼科做了很多研究，他们以中医眼科学为辨证蓝本，严格按中医辨证用药。如西医学的角膜基质炎类似于中医眼科的混睛障，他们在西医诊断明确的基础上，对其中也符合中医的黑睛深层呈现一片灰白翳障，混浊不清，漫掩黑睛，障碍视力的混睛障眼病，按中医辨证：畏光流泪，眼珠疼痛，抱轮红赤，黑睛边缘呈灰白混浊，逐渐向黑睛中央蔓延，视物昏蒙，全身症状可兼见头重困倦、胸闷纳差、舌苔黄腻、脉滑而数，为肝经湿热，治以清利湿热，以三仁汤加减；畏光特甚，泪热难睁，目珠刺痛，白睛混赤，黑睛混浊如浓雾所遮，赤脉伸入黑睛，全身症状兼有口苦、便秘、舌苔黄、脉弦数，为肝胆热毒，治以清肝泻火，以银花解毒汤加减；患病较久，或病情反复发作，白睛微红，或抱轮红赤，黑睛混雾渐退，全身症状可有头昏耳鸣、腰膝酸软、舌红少苔、脉细而数，为虚火上炎，治以滋阴降火，以知柏地黄丸加减。并以单纯应用西医治疗的病例作对照，在总结病例后得出初步的疗效评价。虽然其设计有欠缺，但这种对教材所列辨证方法的评估思路却很有意义。

（二）中医眼科方、药疗效评估

中医方药中有很多在中医眼科中属辨病论治，或针对某一症状来应用，如用于眼底出血的三七粉、用于睑腺炎早期的银翘解毒丸等。由于眼组织解剖特点，眼科外用药在眼科临床治疗中具有重要的作用。在我国，中医眼科外用药的应用历史悠久，历代医家根据临床实践，总结了很多有效的传统中医眼科外用方、药，更有其独特工艺的眼药粉剂，如八宝眼药、红眼药等。与中医眼科辨证施治一样，中医眼科方、药虽有其优势，但也存在疗效评估的问题，其中，外用药更存在一些有待解决的问题。如既往滴眼剂属天然制剂，是将药物水煎或浸泡制取的液汁，有较为严重的刺激性，均含有较多的杂质及致热源，同时配制时 pH 值及渗透压的调整较为困难。目前倾向于按现代制剂方法配制，如用于结膜炎的鱼腥草滴眼药；或对有些前期药理研究证实的中药有效成分提取后，用现代制剂方法配制后验证。如葡萄膜炎是临床常见的致盲性眼病，其发病机理尚不完全清楚，但近年研究表明，免疫功能紊乱引起自身免疫性反应在葡萄膜炎发病中起着关键作用，自身免疫性反应可直接作用或通过免疫复合物沉积于葡萄膜、视网膜，引起炎症反应。基于上述认识，对葡萄膜炎的治疗现以免疫抑制为主，目前多依赖大剂量糖皮质激素。汉防己甲素（Tetrandrine，Tet）系从中药粉防己中提取的一种纯生物碱，我国科学工作者首先证实其为有效的抗炎剂和钙通道阻断剂，用于高血压、关节炎、心绞痛和矽肺的治疗，进行了 Tet 治疗葡萄膜炎的动物试验研究。实验发现，Tet 具有明显抗眼部炎症作用，更有意义的是在停药后，Tet 组葡萄膜炎无反跳现象，同时 Tet 不引起高眼压，并证实其作用机制与调节机体体液和细胞免疫反应有关；与美国德州农工大学医学院协作证实，Tet 还能抑制内毒素和 IL－1α 引起的葡萄膜炎和血眼屏障的破坏，并根据 Tet 在高血压病和矽肺患者治疗的资料，尚未发现 Tet 有明显的副作用，提示 Tet 是具临床研究价值的治疗葡萄膜炎药物，并已具备临床验证的可能性。按随机原则分三组：一组为混合组，口服汉防己甲素片 60mg/Tid，局部滴地塞米松眼液；二组为皮质类固醇组，按临床常规，首次给药量大，后根据病情逐渐减量至停药，局部滴地塞米松眼液；三组为汉防己甲素组，口服汉防己甲素片 60mg/Tid，局部滴汉防己甲素眼液。所有组均根据情况应用阿托品等眼液散瞳。按改良盲法原则，由专人按表格记录用药情况，另由专人检查症状变化，计测好转、痊愈天数及炎症反应值；所有病例如用药 1 周症状无变化或加重者则改用常规疗法，病例以未愈计。希望通过研究，在全身应用 Tet，按国家中医药管理局颁布的《中医病证诊断疗效标准》进行疗效研究，预期结果将从症状、体征的改善，病程的缩短，并发症和后遗症发生率的减少来研究其临床疗效。

中医眼科方、药疗效评估首先应注意药品质量，认真执行中药标准化、规范化建设的 5 大方面，即 GAP、GLP、GCP、GMP 和 GSP。同时要建立符合中医眼科用药评价的标准体系，例如中医眼科的粉剂，如果按西医药典标准评价，将无法通过，但也应该总结临床实践经验，结合现代药理研究及制剂方法，将传统中医药的优势、特色与现代科学技术相结合，其目的是以传统中医药理论为指导，将现代科学技术方法引入中药的研究、开发和应用领域，确保用药安全、有效。

（三）中医眼科特色疗法疗效评估

中医对某些眼病有特殊的治疗方法，如针灸、熏、洗、涂、敷等，要发挥中西医结合治疗眼病的优势，一定要注意发掘与提高中医眼科的特色疗法，但其前提也是疗效评估。如麻痹性斜视是眼科常见的疾病，目前西医尚无有效疗法，中医采用针刺攒竹、太阳、球后、风池、足三里以通经活络、调和气血、祛风通络，结合防风正目汤，针药并用，共奏健脾化痰、祛风通络之功，有说疗效显著，但尚未发现可信的疗效评估报道，故临床应用并不普遍。熏、洗、涂、敷等方法使用起来的确有一定困难，故容易被忽略，但这正是需要研究的地方。如在治疗睑腺炎的临床中发现，对于早期眼睑腺体的炎症，从机理上讲，中药眼部热熨应是首选的疗法。热敷法可以扩张局部血管，促进血液循环，增加血管通透性，对睑腺炎等有很好的临床疗效。中药局部外敷也是中医治疗局部病灶的常用方法，由于这种方法经病灶区域的皮肤吸收，可在病变部位保持较高的药物有效浓度，对局部病变比全身给药有很多优点，尤其是用药物局部湿热敷，在保持了热敷和局部用药优点的基础上，更增加了药物渗透和吸收，使疗效更加显著。然而，热敷法虽早已被作为眼科常规疗法，但是迄今为止，临床仍然沿用以毛巾在热水中浸泡后敷在眼部，由于这种方法不便，温度难以控制，使其临床应用受到很大限制。中药眼部外敷也因剂型不便，临床使用繁琐，患者难以接受。中药热熨法是集热敷法与局部给药为一体的疗法，在中医眼科中很早就有中药热熨法应用的记载。《太平圣惠方》中的“熨眼方”即将中药捣罗为散，入铜器中，于饭甑上蒸，以布裹，熨眼，其使用更加复杂，且很难坚持长时间应用，从而使临床疗效也难以得到发挥，因此现在临床上已很少应用。故研究简单易行的中药热熨眼部给药方法，可提高临床疗效。热敷可以促进血液循环，缓解症状，有助于炎症消散，两者合用，相得益彰。利用现代金属发热技术，将金属粉、金属氧化物、纤维素等配制，密闭塑料袋包封，其开封后自动发热 50～60℃，持续时间可达6 小时以上。用棉布制成眼袋，中间留有夹层袋（为以后加入中药留置），用松紧带作固定。经多次筛选，用蒲公英、银花、黄芩、南星、红花、生大黄、龙胆草、甘草、冰片组成睑腺炎方外敷。方中蒲公英、银花、黄芩清热泻火，解毒消肿；生大黄、龙胆草清热泻火，解毒活血；红花活血散瘀；南星化痰散结，促进硬结消退；甘草清热解毒和中；冰片性味苦寒，辛香走窜，善散火邪，外用可消肿止痛。诸药合用，共奏清热解毒、泻火消肿、活血散瘀之功效。将药均粉碎和匀，用透气纸制成 3cm × 3cm 的圆袋，装入上药粉 2g，封口，再装入单面防水袋，最后塑料袋密封备用。病例纳入：初发睑腺炎。分组治疗：按随机原则分 3 组。常规治疗组，用热毛巾敷眼；单纯热敷眼罩组，用单纯发热剂眼罩敷眼，6 小时更换 1 次；中药热敷眼罩组，打开药袋密封塑料袋，向单面防水袋透水侧滴入清水，打开发热剂眼罩，将滴过水的药袋防水面向眼罩侧装入夹层袋，待药袋发热后戴患眼，6 小时更换 1 次。观察指标：初诊时病程、初诊时肿块、痊愈时间、有无溃脓或是否需切开排脓。疗效标准：以痊愈天数和需要手术例数作为疗效对比标准。资料统计为痊愈天数按等级资料秩和检验进行对比，需要手术例数按卡方检验进行统计对比。结果：临床观察常规治疗组 34 例，单纯热敷眼罩组 32 例，中药热敷眼罩组 35 例，未溃脓病灶吸收者常规治疗组 20 例，单纯热敷眼罩组 28 例，中药热敷眼罩组 29 例。在未切开排脓病例平均治愈日的统计中，单纯热敷眼罩组与中药热敷眼罩组比较无统计学意义，但均与常规治疗组比较有显著性意义（$P < 0.01$），可以说明热敷作用的效果；而有无溃脓与是否切开排脓三组比较，中药热敷眼罩组与常规治疗组比较则有显著性意义（$P < 0.01$）。因此，可研制出一种结合三者优点直接作用于眼局部的新型的中医眼科给药方法，制造出具有热敷法与中药局部外敷优点相加的中药热敷眼罩，使用便利，不影响活动，可长时间作用，药源丰富，价格低廉，其作用优于单纯热敷眼罩、常规治疗方法（如用热毛巾敷眼）。

中西医结合眼科在疗效验证上应借鉴循证医学的思维方法，充分利用医学新理论、新方法，做到科学、系统地分析临床疗效。循证医学注重大样本随机对照“金标准”，对干预效果评价、注重终点判定、生活质量、重大事件评价，采用 meta 分析处理临床研究资料。通过系统评价求得比较客观的结论，提供科学证据，是解决多因素医学问题的有效措施和积极尝试。中医眼科在临床和基础研究上应参照循证医学“金标准”，广泛采用先进的检查方法及眼科仪器，对结果进行综合分析，科学、系统地评述眼病的病因、判断治疗及预后等。因此，尽快在中西医结合眼科的临床研究领域引进循证医学及系统性评述的方法十分必要。

三、以现代多学科的成果研究和发展中西医结合眼科

以多学科、新技术、新理论研究中医眼科，是发展中西医结合眼科的主要方法。20

世纪 80 年代以来，借助高科技的进步，临床医学取得了飞跃发展，其中眼科临床尤为突出，如借助新材料的发展，眼内镜片、人工晶体、义眼台、人工角膜等眼组织的替代物应运而生；黏弹剂、硅油、重水、眼内用惰性气体等推动了内眼手术的发展；利用超声波技术探测眼组织病变、测量角膜厚度、眼轴长度、计算人工晶体度数，乳化患白内障的晶体；利用微电技术无创伤性的检测眼视觉电生理；利用 X 线、激光断层扫描技术检查视网膜病变；应用 YAG 激光治疗闭角性青光眼、后发性白内障等；用准分子激光治疗近视、远视、散光、角膜翳的等；用眼内激光协助玻璃体、视网膜手术的完成；用新型多波长激光治疗仪治疗多种眼部病变；此外，用激光进行角膜屈光性能检查的角膜地形图仪，还有共焦激光检查系统、波前像差检查系统等，更是迅速吸取高科技成果的发展而来。眼科治疗、检查手段的进步，也推动了眼科基础理论的发展，反之，理论的发展又促进了新治疗方法的产生。如干眼症、青光眼、年龄相关性黄斑变性发病机理的研究推动了很多新型眼科药物的开发，也造就了 TTT、PDT 等新疗法的出现；其他学科的基础理论的发展，同样也推动了眼科的进步，如大脑认知的新理论发展了视觉认知学说，也催生了提高对比敏感度、治疗弱视的脑视力训练法。然而，中西医结合眼科并没能加入这个良性互动的大发展循环圈中，形成了相对落后的态势，但这种差距也给中西医结合眼科的发展留下了较多的空间，提供了一次发展的机遇，如果以多学科的新的检查手段发展中医眼科辨证内涵、以多学科的新技术对中医眼科进行疗效与机理研究、以多学科的新理论研究中医药干预治疗的可能性，一定能对中西医结合眼科的发展起到极大的推动。

（一）以新的多学科的检查手段发展中医眼科辨证内涵

辨证论治是中医学的精华和核心，是中医认识和治疗疾病的基本思想。但由于历史条件的限制，古代文献中对眼底病统归于瞳神，除患者主诉外，局部辨证无据，治疗方法乏术。中华人民共和国成立后，随着西医学的引入，我国很多中医、西医眼科工作者热心于中西医结合眼科工作，进行了大胆的探索，有根据病程进行分期辨证，有根据六经理论的眼科六经辨证，虽从不同角度对眼底病的辨证规律进行了探讨，但均离不开患者的主观症状，还只是停留在一种可能的推测，而在眼科临床中有相当一部分患者并无明显的全身自觉症状，医生临证时常感到无“症”可辨。1976 年，陆绵绵教授利用当时眼底检查的进展，在《中西医结合治疗眼病》中首次创立了眼底辨证体系，大量临床实践也证明眼底辨证治疗确有较好的疗效，在此基础上中医眼科教材均沿用了眼底辨证体系，并将中西医结合作为中医眼科学系统化的模式，极大地促进了中医眼科的发展，也推动了中医眼科现代化进程。借助眼血流图，彭清华对 135 例眼底病患者和 120 名健康人进行观察，从血流动力学角度进行研究，发现眼底病肝肾阴虚组、脾肾阳虚组、肝经瘀滞组三组眼血流图各指标的变异程度呈逐渐增加的趋势，此三组与正常组之间各指标均有显著性差异，从而得出结论：眼血流图中的某些指标能够反映眼底病中医证型之间的差异。郝小波等探讨了中心性浆液性视网膜脉络膜病变荧光素渗漏类型与中医证型之间的关系，发现经 FFA 确诊为中浆的 77 例患者中肝气郁结型 37 例，脾虚湿困型29例，肝肾亏虚型11例，患者的渗漏类型与中医各证型的构成比有显著性差异，荧光素渗漏的喷出或墨渍型多见于肝气郁结型及脾虚湿困型，而色素上皮着色、微渗漏则多见于肝肾亏虚型，且临床疗效以肝气郁结型最佳。司徒萍等研究老年性黄斑变性的浆液性色素上皮脱离以虚证居多，而伴有视网膜下新生血管形成者则有虚实夹杂的趋向。有人对视网膜色素变性做全血黏度、血浆黏比度、红细胞聚集指数、球结膜微循环等指标的测定，分析了血液流变学的改变对本病病变程的作用和影响，从免疫学、放射免疫检测等多方面开展研究，用眼底荧光血管造影方法进行观察，发现患者视网膜循环时间明显延长，血管柱普遍细窄，提示本病存在视网膜微循环障碍，符合中医血瘀病理，总结本病基本病理是“虚中夹瘀”，确立了补虚祛瘀的基本治则。

（二）以多学科的新技术对中医眼科进行疗效与机理研究

中西医结合眼科临床研究中一个显著特征是采用了多学科的新技术对临床有效治疗方法与方药的作用机理进行探讨，研究涉及的病种包括胬肉成纤维细胞增殖、角膜病、青光眼、白内障、玻璃体积血、视网膜超微结构、视网膜病变、葡萄膜炎、视神经病变等。观察的对象、方法和指标更为多样，更为细致深入。观察对象有针灸、中药、中药复方的治疗效果。观察手段从光镜到电镜、眼底荧光造影、视觉电生理、视野、CT、高效液相色谱仪、免疫学、分子生物学、生物化学等多种。实验内容涉及视网膜超微结构改变、视网膜色素上皮屏障功能、视网膜脂质过氧化水平、玻璃体内药代动力学、增殖性玻璃体视网膜病变、视神经轴浆流、视神经病理学、晶体上皮脂质过氧化水平、晶体蛋白质的结构和功能、房水成分含量、角膜上皮促渗透作用、角膜组织形态学观察、球结膜微循环、眼与十二经脉的关系等。

在中西医结合眼科治疗方法的机理研究方面，对中医眼科有效治疗视网膜中央静脉阻塞进行研究。在20世纪70年代末，北京医院第三附属医院就用电镜观察中医药治疗视网膜中央静脉阻塞前后的血小板变化，探讨活血化瘀法的治疗原理。有人利用眼底荧光血管造影等方法，充分肯定视网膜中央静脉阻塞是眼科典型的血瘀证，并存在着眼血流动力学障碍，血液流变性异常，血小板及全身微循环障碍等血瘀改变；也有人开始对视网膜静脉阻塞检测治疗前后血浆中内皮素－1、血栓素 B_2、6－酮－前列腺素 $F_{1\alpha}$水平及血液流变学指标，结果发现患者血液流变学指标明显异常。有人通过临床观察认为，活血利水法能抑制增生性玻璃体视网膜病变，通过动物试验，发现活血利水法能明显降低玻璃体中细胞间黏附分子的浓度，对兔外伤性增生性玻璃体视网膜病变的确有抑制作用，同时发现疗效是活血化瘀和利水明目两者的协同作用，初步揭示了活血利水法防治纤维膜的形成和发展的机理。在针灸疗法方面，汪氏等采用放射免疫微量分析法测定针刺前后血浆性激素的变化，观察针灸治疗中心性浆液性视网膜脉络膜病变的作用机理。

在中西医结合眼科有效治疗方法的机理研究方面，上海第一医学院（今复旦大学上海医学院）20世纪80年代初在视网膜中央静脉阻塞治疗前后观察血液流变学指标，证实活血化瘀中药的作用机理。有人通过实验发现川芎可以阻止高糖诱导下大鼠体外培养的血管内皮细胞的凋亡，证实了川芎治疗糖尿病的作用机理是抗血管内皮细胞凋亡效果。葛根素是由豆科植物野葛、甘葛藤根中提出的一种黄酮苷，现代药理研究表明，葛根素有扩张心脑血管，增加心、脑血流量，抑制血小板聚集，改善血流变化，降低血液黏度，改善微循环等作用，原广泛应用于心脑血管疾病和眼底视网膜血管阻塞性疾病，有人采用彩色多普勒血流显像技术，观察全身或局部应用葛根素治疗青光眼后眼动脉、睫状后短动脉及视网膜中央动脉的血流动力学改变，结果显示，无论是全身或是局部应用葛根素治疗青光眼，均可增加视神经的血流供应，全身用药组效果更好，阐明了葛根素可用于治疗青光眼的作用机理。雷氏等较早用荧光血管造影检查以观察中药治疗中心性浆液性脉络膜视网膜病变的效果，结果 85% 渗漏完全消失。段氏等应用视觉电生理观察中药复方对家兔实验性脉络膜视网膜玻璃体积血模型的作用。周氏等用 51CR 标记红细胞注入玻璃体，观察中药药效作用。中国医学科学院血液病医院在实验性家兔角膜瘢痕模型上观察中药治疗效果，并用电镜观察角膜实质细胞和胶原纤维，进行生化成分测定等。总之，以多学科的新技术对中医眼科进行疗效与机理的研究，面广、量大，是目前中西医结合眼科临床研究中的重要思路与方法。

四、中西医结合眼科诊疗常规的建立

中西医结合以提高疗效为最高原则，取得明显优于单纯用西医或中医的治疗效果，中西医结合眼科临床研究的最终目的是产生可提高疗效、缩短疗程、减少毒副作用的中西医结合眼科诊疗常规。中西医结合不是单纯的“结合”，要找出二者结合的切入点，可起到扬长避短、各取所长的作用。其结合的过程应当是两种医疗体系相互渗透的过程，是扬中医整体观念和辨证之长，将中医的证与西医的病两个不同层次的精华进行有机地结合。借助于现代西医学技术完善中医固有的四诊系统，去探索眼病的现象与本质的内在联系。用西医学的先进思路和方法，充实完善中医眼科的理论体系。从多方位、多层次不断扩大“证”的内涵，使“证”有了相应的定性和定量指标，形成微观辨证论治。建立传统与现代相结合的诊断系统，使得对病症的定位、定性及定量更加规范化和科学化，诊断的结果也更加准确可信。广开思路，注重创新，采用先进的科学技术分析理法方药，探索更新、更佳的治疗手段，力争对一些疑难眼病有所突破，如从分子水平对一些遗传性眼病进行基因诊断及治疗，使中西医结合眼科能达到更高的阶段。目前，在中医基础理论尚无实质性突破，机理研究还较为薄弱的情况下，可以在明确疗效的基础上，开展中西医联合治疗眼病、中医阶段介入治疗眼病及中医减轻眼科围手术期及其他疗法副作用的临床研究，以期建立相应眼科专病的中西医结合眼科诊疗常规。

（一）中西医综合应用治疗眼病

中西医综合治疗眼病是以临床验证的中医和西医的有效治疗方法的联合应用，有的眼病以西医治疗为主，有的眼病以中医治疗为主。近年来，中西医结合治疗葡萄膜炎的研究报道很多，强调了中医的辨病、辨证和对免疫功能的调节，取得了一定的进展。解孝锋等采用规范、系统的中西医结合诊疗方案（中药方剂、清开灵眼用凝胶、眼炎康颗粒、针灸、离子导入、中药熏洗）治疗 1354 例葡萄膜炎，经多中心临床验证，对多种类型的葡萄膜炎疗效显著，安全性好。其优势主要表现：①可通过调节机体免疫功能达到抗炎、抗免疫作用；②明显提高治愈率，迅速缓解症状，提高视力；③降低葡萄膜炎的复发率，尤其对西药治疗无效的葡萄膜炎患者具有一定疗效，可提高其临床依从性；④显著降低糖皮质激素依赖、减少糖皮质激素不良反应，降低骨质疏松、向心性肥胖、物质代谢障碍、高血压发生率。

干眼症是指泪液质和量或动力学异常导致泪膜稳定性下降，并伴有眼部不适如干涩感、异物感、视疲劳、畏光及视力下降等和（或）眼表组织病变特征的多种疾病的总称。干眼症属中医学的“白涩证”，指白睛不赤不肿而自觉眼内干涩不舒的眼病。随着人类老龄化、空气污染等问题日益严重，以及电脑、手机和隐形眼镜的广泛应用等，越来越多的眼科门诊患者主诉各种眼部不适，其中相当多的干眼症病例被误诊为慢性结膜炎或角膜炎，反复应用抗生素治疗，其症状不仅得不到改善反而逐渐加重。西医对干眼症的治疗主要依靠人工泪制剂减轻干眼症状，虽然各种人工泪都有助于减轻症状，但由于人工泪随泪道的排出及蒸发，其作用都是短时期的。此外，有增泪疗法，如口服毛果云香碱、必嗽平，皮下注射新斯的明等；有防止泪液丢失方法，如电凝或激光封闭泪小点、泪小管；近年来还开展了手术治疗，如同种结膜移植、颌下腺移植等。但这些仅为对症治疗，无针对病因的有效治疗方法，治疗作用时间短，难以维持疗效，需长期用药或反复治疗，因此干眼症已成为眼科临床的难治之症。目前，干眼症最常用的治疗方法是采用中西医结合治疗。中医辨证选用滋补肝肾生津等药物全身调理，辅以针灸、中药熏蒸等综合治疗，标本兼治，收到良好治疗效果。刘玲等采用多种不同的方法对干眼症患者进行治疗比较，给予人工泪液点眼联合氧雾化眼和中药内服进行综合治疗组有效率为92.86%（39/42），说明氧雾化眼和中药内服治疗干眼症都可以获得较满意的疗效，中西医结合治疗的疗效能进一步降低患者的痛苦程度。

（二）中医阶段介入治疗眼病

在眼科疾病的不同发展阶段，西药有时缺乏有效的治疗方法，采用中医阶段介入治疗可收到良好的效果。赵昕等报道孔源性视网膜脱离患者经过视网膜复位手术，视网膜裂孔已封闭，视网膜下液已吸收，但由于部分病例视网膜脱离时间较长，葡萄膜长期慢性炎症，术后眼压持续偏低，严重影响视功能的恢复，甚至由于长期低眼压，继发脉络膜脱离而眼压持续偏低，视功能恢复受到影响。对术后眼压偏低的患者，应用党参扶脉液口服。党参扶脉液具有益气复脉、养阴生津之功，方中党参、黄芪能补中益气，提高机体免疫功能和抗病能力，五味子、麦冬生津益肾，当归、丹参能补血，扩张血管，改善微循环。本方能改善眼局部微循环和新陈代谢，从而促使受损的组织恢复和再生，促进眼压回升，改善视功能。

黄秀蓉等认为视网膜脱离与肝肾不足、气阴两亏有关。孔源性视网膜脱离患者手术前后较长时间的卧床，加之手术伤津耗液，终致气阴两亏。术后存在的玻璃体混浊乃属有形之物，与瘀滞有关，所以滋养肝肾、益气养阴兼以活血化瘀为孔源性视网膜脱离复位术后的治疗原则。用驻景丸加减方，方中楮实子、菟丝子、茺蔚子、枸杞子、车前子补益肝肾，生脉散益气养阴，丹参、郁金活血化瘀，对视网膜脱离术后玻璃体混浊的治疗具有西药无法替代的治疗效果。

视网膜中央静脉阻塞在出血早期内服中药，可促进出血的吸收。出血部分吸收后，进行眼底荧光血管造影进一步明确诊断，若为缺血型，应积极采用氩激光光凝眼底病变区，若一直服用中药会延误病情，甚至产生一些并发症，致患眼失明。采用中西医结合治疗不仅可以提高疗效，还可以缩短病程，减轻患者的经济负担。刘安认为，早期及时地予以光凝加上中药治疗可以促进出血及水肿的吸收，缩短病程，降低新生血管及增殖性视网膜病变等并发症。

（三）中医减轻眼科围手术期及其他疗法的副作用

许多眼科疾病还是以西医药物或手术治疗为主，但长期使用某些西药可产生严重的副作用，或使原有的全身性疾病加重，手术治疗有时亦可引起严重的并发症。在西医治疗的同时，联合中医药治疗，可弥补西医治疗的缺陷。

葡萄膜炎属免疫性疾病，目前仍以糖皮质激素为主，但副作用较大，即使局部注射，仍会引起眼压升高、白内障和眼内炎等副作用或并发症，而停用激素又会引起复发，故临床上对本病常采用散瞳及激素控制炎症，用中医药调节人体免疫力，从而达到尽快治愈，并可减少激素的用量。詹宇坚等报道对葡萄膜炎进行辨证内服中药，激素短期使用，取得良好的效果，并发现内服中药可双向调节机体免疫功能。

糖尿病引起的代谢性白内障行白内障手术后，可引起较为严重的虹膜睫状体组织水肿和渗出等炎症反应。皮质类固醇是治疗人工晶状体术后炎性反应中最常用的有效药物，但皮质类固醇通过肝脏加速葡萄糖的合成而使血糖升高。黄秀蓉等采用术后滴用地塞米松眼液，配合使用中药眼伤宁口服液，结果显示眼伤宁口服液联合局部使用皮质类固醇，对糖尿病患者人工晶状体植入术后的虹膜睫状体炎等炎性反应有积极的治疗作用，既达到控制术后炎性反应的疗效，又避免了全身使用皮质类固醇的副作用。

第八节　耳鼻咽喉科临床中西医结合研究

一、耳鼻咽喉头颈外科学领域中西医结合思路与方法

耳鼻咽喉头颈外科学属于大外科系统，与大外科的其他分支学科一样，外治法（包括手术疗法）是其治疗体系中的重要一环。在这样一门不能缺少手术及外治疗法的学科中，如何开展中西医结合，促进结合医学的整体发展，并将学术水平推向新高度，是值得探索的重要内容。

（一）疾病的遗传易感性与体质病理学理论的相关性及其应用

西医学理论认为，任何疾病都是基因与环境因素相互作用的结果，二者作用的强度决定了个体对某一疾病的患病风险。在耳鼻咽喉头颈外科学领域，尤其是鼻咽癌和变应

性鼻炎这类与遗传易感性和体质特应性关系密切的疾病，更符合该类疾病的发病规律。根据中医学理论，个体禀赋状况决定了该个体的体质类型，似乎可以这样理解，禀赋状况与基因型相当，体质类型与表型相类。即中医所谓的禀赋现象，包括了正常性状的遗传和异常特征（或病理缺陷）的传递两类现象。中医学认为，由禀赋决定的个体体质状况或类型，特别是病理体质，可以通过体质调理途径，采用相关药物而得到改变，使之恢复常态，这就是体质调理疗法，并由此而创立了中医体质学说及其相关的临床学科雏形。

在耳鼻咽喉头颈外科学领域，已经开始了中医体质学说的研究和应用，并得到了初步发展。尤其是在鼻咽癌前病变和变应性鼻炎的基础研究和临床诊疗上，已经开展了系列工作，取得了初步成果。

对鼻咽癌发病学上的遗传易感性学术界已基本形成共识。在该病的发生和发展过程中，一般都要经历癌前病变阶段，而罹患鼻咽癌前病变者，多见于具有相似遗传背景的人群。其中，容易由鼻咽癌前病变转变为鼻咽癌者，特称为鼻咽癌高危人群。显然，这部分人群具有特殊的基因型和相关表型，即其禀赋状况和相应的中医体质类型具有特异性。根据临床流行病学调查，该人群的病理性中医体质类型涉及气虚体质的比例接近60%，而该人群实验室诊断标准为以血清抗体滴度为代表的 EB 病毒感染活性。

在此基础上，提出了鼻咽癌发病的“气虚染毒”中医病机假说，已得到临床诊疗结果的有利反证，并在动物实验中得到了初步验证。根据中医“以药探证”原理，提出了“益气解毒”治法，从体质调理和 EB 病毒感染活性抑制的角度，应用于鼻咽癌高危人群，特别是鼻咽癌前病变的防护性治疗。临床资料表明，观察对象的各项病理性体质指标和 EB 病毒感染活性指标都出现了明显的改善，鼻咽局部病理表现明显好转，而且其癌变概率似乎也得到了有效控制。

变应性鼻炎与个体体质特应性的关系是比较明确的。虽然该病的遗传学关系不如鼻咽癌那么突出，但本病与患者家族过敏性疾病的遗传特性相关，却是不争的客观事实，只不过还没有发现明确的相关责任基因而已。但是，在中医学领域，这类疾病与禀赋状况和相关中医体质类型的关系，却已经形成了共识，主要责之于肺、脾、肾三脏的气阳虚衰。因此，在临床上，尤其是在变应性鼻炎的缓解期，多应用温肾补阳、健脾益肺之法进行调理，有效地减少甚至控制疾病的复发。应用体质证型与疾病双重造模技术，研究不同体质状况与变应性鼻炎发病及其病理过程的关系，发现虚寒型体质动物不仅容易诱发本病，而且疾病程度也更加严重，相关效应细胞和过敏性炎症介质活性也存在平行变化趋势。应用针对性的药物进行干预后，则能够有效地缓解该类病理变化。

由此可见，疾病的遗传易感性与中医体质病理学理论具有极大的类同性，深入研究和推广应用，将可能更加有效地防治遗传因素相关性疾病。

（二）系统、器官病理学特点与临证选方用药

中医学的最大特色之一就是辨证论治，辨病与辨证的有机结合推动了整个结合医学学术的发展。在临床实际中，在辨病与辨证相结合的原则指导下，对于耳鼻咽喉头颈外

科学领域各个疾病的中西医结合诊疗实践问题进行了一些深入的探索，主要体现在结合系统、器官病理学特点指导临证选方用药。

在耳鼻咽喉头颈外科疾病中，尤其是慢性疾病，其重要的病理改变就是微循环障碍，如慢性鼻炎时的海绵体组织血窦扩张淤血，以致下鼻甲黏膜充血肿胀；萎缩性鼻炎时的闭塞性动脉内膜炎，导致鼻腔黏膜和骨质缺血而萎缩；声带黏膜血管损伤造成血清渗出，以致黏膜下间隙积液而出现局部水肿，于是发生声带小结或息肉；耳蜗蜗管外侧壁血管纹微循环障碍，毛细血管壁上皮结构对离子和水分的分泌与重吸收功能紊乱，导致内淋巴积水，结果出现梅尼埃病。基于对这些病理变化特点的认识，联系中医瘀血病机和行气活血治法理论，临症之际，无论辨证结果如何，都应适当结合活血化瘀之法以治之，临床疗效较之单纯的辨证论治提高了许多。在微循环障碍的同时，慢性鼻炎、鼻窦炎、变应性鼻炎和鼻息肉等慢性炎症性鼻病中，常常表现有极为明显的鼻腔黏膜水肿，联系中医水液代谢理论和温阳利水治法原则，通常予以益气温阳活血之法对这类病变进行治疗，疗效也比较满意。在众多的肿瘤患者中，包括头颈肿瘤患者在内，他们的细胞免疫功能都处于低下状态。免疫功能与中医所描述的正气或抗邪之气是基本一致的，为先天之气和后天之气相合而成，属阳之列；同时，肿瘤的浸润与转移病理现象又涉及微血管的新生过程，存在有明显的瘀血病机。因此，在治疗鼻咽癌、喉癌等恶性肿瘤患者时，无论是放化疗期间或放化疗后的康复期，甚至在其癌前病变阶段，都应在辨证论治基础上结合益气温阳、活血化瘀之法，在增效减毒、抑制复发、控制转移、提高生活质量、延长生存期限等指标上都获得较理想的效果。

耳鼻咽喉头颈外科疾病所涉及的病理学变化还很广泛，影响病种也非常多，还需要进行深入的探索，以推动其他疾病的该类选方用药方式，提高临床疗效。

（三）中药药理学效应与辨证用药

在耳鼻咽喉头颈外科疾病中，由于疾病病理特点之故，仅依据辨证论治原则和传统中药的用法准则进行中药处方，往往难以获得非常满意之效。为提高临床疗效，适应甚至满足患者不断提高的疗效期望值，必须在遣方用药上实现某些突破。考虑到当代中药学科的快速进展，特别是中药药理学的长足进步，为实现辨证用药与“成分”用药的结合奠定了良好的基础。在耳鼻咽喉头颈外科疾病中，许多疾病都涉及内分泌病理，不是激素水平问题，就是激素受体密度或亲和力问题，萎缩性鼻炎的病理发展过程就是典型的例子，某些肿瘤病理中也涉及该问题。联系到当代中药学科对于植物甾体类激素及（或）中药的激素样效用非常重视，故在临证选药之际，除了考虑中药的传统药性外，也适当思考其相关植物激素样物质成分及其含量情况，意在有效利用相关中药所含的这类化学成分，如锁阳、黄芪的肾上腺皮质激素样作用，豆科植物所含的植物雌激素等，有效提高了相关疾病的治疗成效。至于相关中药材中所含的血管扩张物质、抗病毒药物成分、免疫调节物质、抗肿瘤物质，甚至是基因表达调控物质，都已经得到研究证实，足以有效地指导人们适当依据中药药理学知识选方配药。将中药药理学效应与辨证用药相结合的临症用药方式，可以更好地指导临床治疗，有利于实现中药治疗体系理论上的中西医结合，进一步完善辨病与辨证相结合的中西医结合治疗体系，促进相关理论体系的构建。

（四）中成药的辨证组合用药

在中医临床诊疗实践中，通常是将某个中成药看作是一个复方，从复方的角度去对应患者的病情。但是某个中成药的适应证，往往难以与患者的病情完全吻合，中成药又无法做到加减化裁。基于结合医学的理性认识，依据某些中成药的主要功效特点，将其功效进行“简化”，作为“单味”中药看待，组合不同功效的中成药，构成一个类似中药复方的中成药处方。

如治疗慢性鼻窦炎、慢性鼻炎、分泌性中耳炎等耳鼻咽喉疾病之时，常常联合应用鼻炎片、补中益气丸（或六味地黄丸，依据具体辨证结果是属于阴血虚还是气阳虚而抉择）、复方丹参片进行治疗。这里将鼻炎片的功效简单地看成是祛邪通窍，将补中益气丸或六味地黄丸的功效简单地看成是扶正固本，将复方丹参片的功效简单地看成是活血祛瘀，以对应于该类疾病所存在的相应病机，或是对应于该类疾病所表现的炎症病理、免疫功能障碍及微循环障碍。由于这类疾病缺乏可以长期服用而副作用又极少的西药，因而如此组合的中成药处方便给临床诊疗工作带来了极大的方便，并且取得了比较满意的临床实际效果。

深入摸索中成药辨证组合用药的更好模式，特别是有机结合局部器官和组织病理学特点与中药复方的综合药效学作用及药动学规律，更为广泛地开展此类临床探索与研究，将进一步充分发挥中药多靶点、微效应的药理学作用特点，获取更佳的临床效应，极大地丰富中西医结合治疗理论体系；同时，也会丰富与促进中成药治疗体系的进一步发展。

以上所述只是在中西医结合基础理论研究与治疗体系探索方面的初步思路与方法，还需要经受更为广泛和深入的临床检验，并接受实验医学的验证，方有可能构建相关理论或技术模块，以期为创建真正的结合医学体系做出贡献。

二、鼻咽癌的中西医结合研究思路与方法

鼻咽癌（nasopharyngeal carcinoma，NPC）是原发于鼻咽，以颈淋巴结转移和颅神经损害为多发初始临床特征的恶性肿瘤。据 WHO 估计，全世界的 NPC 病例中，约 80% 以上集中在中国，尤其在广东、广西、湖南、福建、江西等省。鼻咽癌是一个典型的分子遗传学研究模型，其病因学上涉及典型的遗传背景、环境条件及 EB 病毒感染三大因素，为从中医学角度研究其病因病机提供了有利条件。从中医学角度看，鼻咽上皮癌变过程不仅反映了先天禀赋对后天恶性病变发生发展过程的影响，也体现了由先天禀赋决定的个体体质状况在机体细胞癌变过程中由“潜在的虚”到“外显的虚”的过程，以及该体质变化（弱化）过程对环境致病因素入侵的影响。

（一）“气虚染毒”假说的提出

在 NPC 的病因学中，遗传因素占有重要地位，主要反映在鼻咽癌遗传易感性及因

此导致的敏感人群 NPC 患病高危险度，体现在高发家系、种族和群体分布特征、移民人群流行特点、同卵双生儿和异卵双生儿的同病一致率差异诸方面。遗传特性即中医学所谓的禀赋问题。禀赋无异，先天之气充足，有利于维持体内阴平阳秘的平衡状况，体健无恙。先天禀赋不足，必然会在体质状况上有所表现，此即中医的病理性体质类型。在对鼻咽癌初诊患者的舌象研究中发现，初诊鼻咽癌患者表现有特殊的舌黏膜改变。多数患者就诊时均已存在气虚型舌黏膜改变，包括蕈状乳头萎缩、平坦、血管不清晰，丝状乳头水肿融合、萎缩，舌面呈鳞状或格形花纹绸样改变等。由此推测，气虚可能为鼻咽癌发生的重要原因之一。

体质是人群及人群中的个体，在遗传的基础上，在环境的影响下，在生长、发育和衰老过程中形成的代谢、功能与结构上相对稳定的特殊状态，这种特殊状态往往决定着患者对某些致病因子的易感性及其所产生病变类型的倾向性。鼻咽癌特发于华南及东南亚国家的华裔人群，且具有明显的家族聚集现象，中医体质类型与鼻咽癌的关系，应该有其病理基础，尤其是气虚质和以气虚为基础的其他体质类型较为突出。

气虚质是体弱无力易于感染病邪的体质类型。临床观察资料显示，鼻咽癌患者初诊时表现为明显的气虚质。这在中医肿瘤病因学中具有重要意义。《外证医案》曰："正气虚则成岩（癌）。"《内经》有"正气存内，邪不可干""邪之所凑，其气必虚"的论述。体质虚弱，正气不足，机体抗邪无力，清除致癌物的能力低下，以致 EB 病毒易于内侵并得以活化，从而使之成为鼻咽癌高危人群。因此，气虚质是鼻咽癌发病的基本内因并贯穿于本病发生发展的全过程，故提出"气虚染毒"理论作为鼻咽癌发病的基本病机假说，用以指导鼻咽癌高危人群及鼻咽癌前病变防治的实验与临床研究。

（二）鼻咽癌高危人群中医体质证型分布特点及其意义

NPC 常由鼻咽癌前病变发展演变所成，而包括鼻咽癌前病变患者在内的 NPC 易感人群为 NPC 高危人群。与 NPC 遗传易感性相关联的正常体质及中医病理体质证型分布状况，成为体质因素与 NPC 相关性研究中首先需要解决的课题。

1. 鼻咽癌高危人群体质证型调查

经组织病理学和 EB 病毒免疫血清学确诊的 NPC 高危者 74 例，调查中医体质证型，结果发现，气虚质者占 55.41%，阴虚质者占 9.46%，阴阳两虚质者占 2.70%，痰滞质者占 6.76%，瘀滞质者占 2.70%，正常质者仅 22.97%。结果表明，NPC 高危者多表现为气虚质。

2. 鼻咽癌患者体质证候演变规律调查

从鼻咽癌高危者到初诊鼻咽癌，再到中晚期鼻咽癌，其体质演变的规律是正常质逐渐减少，复合质逐渐增加，虚弱质贯穿其演变全过程，热质出现在鼻咽癌的早中期，而鼻咽癌后期则表现以虚弱质为基础的夹热、夹瘀、夹湿多种复杂体质，尤多出现虚热质及虚瘀质。因此，重视鼻咽癌的本质即虚弱质的矫治，同时综合调理兼夹的热、瘀及湿质，应该可以进一步提高鼻咽癌的防治效果。

3. 鼻咽癌患者家系的体质证候调查

对16名初诊鼻咽癌患者、38名放疗后鼻咽癌患者、119名鼻咽癌核心家系成员及98名家系成员的配偶（作对照）进行体质类型调查，得出虚弱质是鼻咽癌发病的首要内因和基本体质类型的结论。

4. 体质类型与免疫功能状态

同时抽血检测细胞免疫指标，分析其与体质类型的相关性。结果显示，气虚质者和阴阳两虚质者的 $CD3^+$ 和 $CD4^+$ T淋巴细胞亚群、IL－2及NK细胞数均显著低于正常质者（$P<0.05$），但痰滞质和瘀滞质者则否，提示气虚质及相关体质类型者伴有一定程度的细胞免疫功能缺陷。

5. 体质类型与EB病毒感染的相关性

将150名就诊者作为调查对象，通过望、闻、问、切四诊确定中医体质类型，并检测血清IgA/VCA抗体滴度（表7－2、表7－3、表7－4）。

表7－2　IgA/VCA阴性人群（滴度小于1∶5）中医体质类型分布情况

中医体质	正常体质	气虚体质	失调体质	失调寒质	失调湿质	失调瘀质	总计
人数n	10	9	7	5	7	5	43
百分比%	23	21	16	12	16	12	100

表7－3　IgA/VCA阳性人群（滴度1∶5～80）中医体质类型分布情况

中医体质	正常体质	气虚体质	失调体质	失调寒质	失调湿质	失调瘀质	总计
人数n	8	26	10	11	9	9	75
百分比%	11	34	13	14	12	12	100

表7－4　IgA/VCA重度感染人群（滴度大于1∶80）中医体质类型分布情况

中医体质	正常体质	气虚体质	失调体质	失调寒质	失调湿质	失调瘀质	总计
人数n	2	11	6	7	2	4	32
百分比%	6	34	18	21	6	12	100

（三）气虚体质状态与鼻咽上皮细胞癌变的相关性

显然，鼻咽上皮细胞的癌变过程也应该与气虚体质状态密切相关。为证明这一关系，进行了系列动物实验研究。

1. 气虚体质动物一般功能状况与鼻咽组织基因表达谱特征的相关性

气虚证造模采用力竭游泳加50%番泻叶灌胃法，气虚体质大鼠出现精神萎靡、眼眯、蜷缩、拱背，或见颤抖、稀便等。治疗组动物以50%补中益气汤灌胃，持续治疗1周。分别取鼻咽组织采用AtasTM cDNA阵列检测试剂盒，提取总RNA，分析基因表达情况。

气虚证模型组动物鼻咽组织基因表达谱原癌基因 c－jun、c－kit 表达活性上调，抑癌基因活性下调，细胞周期与免疫功能调节相关基因表达异常。经针对性治疗后，基因表达活性均趋于恢复正常。原癌基因、抑癌基因、细胞周期与免疫功能调节相关基因活性均与肿瘤的发生关系密切。这些基因活性在气虚证模型动物的异常表达，提示气虚证有可能与鼻咽上皮细胞异常转化相关。益气方药针对性治疗后的相关基因表达趋于恢复正常，则又提示益气法在防治鼻咽细胞转化中的应用前景。

2. 气虚体质动物代谢与免疫功能特点

据“控食少气、疲劳耗气”理论原则及“从证测因”研究方法，通过控制饮食加力竭游泳以造成小鼠气虚体质状态，模型组脏器系数与廓清指数明显下降，而“益气解毒”中药灌胃组动物的脏器系数、K 值或 α 值均比气虚体质状态模型组有显著提高，显示网状内皮系统的明显激活效应。“益气解毒”中药组小鼠游泳时间比气虚体质状态模型组明显延长；末梢血 T 淋巴细胞百分率比气虚体质模型组显著提高。结果提示“益气解毒”中药具有提高气虚体质小鼠的细胞免疫功能效应。

通过“控制饮食、自由游泳结合水中站立”方式建立气虚体质小鼠模型，并给予参苓阿胶复方膏治疗，该膏剂可提高气虚小鼠的胸腺指数、脾脏指数、血清超氧化物歧化酶（SOD）和谷胱甘肽过氧化物酶（GSH－Px）活性，降低丙二醛（MDA）含量，说明该膏剂能够增强气虚体质小鼠免疫调节和抗氧化作用。

采用限食＋力竭游泳＋番泻叶致泻＋注射脂多糖法复制气虚发热大鼠模型，补中益气汤有明显的降温作用，血清中 $CD4^+$ 细胞百分比与 $CD4^+/CD8^+$ 比值显著提高，$CD8^+$ 细胞百分比显著降低，淋巴细胞转化率也显著提高，证明补中益气汤具有提高气虚发热机体细胞免疫功能的作用。

3. 气虚体质动物鼻咽诱癌试验

NPC 的发生率不像肺癌一样存在与大气污染程度相关的发病率起伏波动，与吸烟的关系尚未肯定，但是咸鱼等腌制品，因含有较多可以转化为亚硝胺类物质的亚硝酸盐，其致癌作用受到重视。微量元素镍也是一种促癌因子，镍能促进 EB 病毒抗原的表达，硒则具有对抗 EB 抗原表达的作用。气虚模型大鼠鼻咽组织存在细胞转化相关基因活性表达异常，如施以相关诱癌因素，是否可以促进其细胞转化速率而增加癌变概率呢？为进一步探讨这种可能性，开展了诱癌试验。

Wistar 大鼠气虚证造模成功并稳定后，以 DNP 和 TPA 皮下注射法诱癌，并继续维持动物体质状况。诱癌开始后，同时以益气解毒颗粒治疗。干预试验持续至 DNP 应用结束时为止。处理结束后，常规饲养动物，分期分批同时处理各组相同数量的动物，取鼻咽组织，常规病检，观察鼻咽上皮癌变的分布情况。

气虚证模型动物于 4 个月左右开始出现鼻咽上皮细胞异型增生，7～8 个月后开始出现癌变，癌变率 85%；治疗组动物鼻咽上皮细胞发生异型增生的时间明显延后，9～10 个月开始出现，无 1 例发生癌变，但异型增生率为 70%。气虚证模型组动物全部出现鼻咽癌前病变，且大多最终转化为鼻咽癌。经益气解毒颗粒干预后，鼻咽癌前病变发生率明显下降，在观察期间未见有癌变者，提示益气解毒法对诱癌试验有明显阻断效应。

实验动物鼻咽上皮细胞癌变的全过程可以概括为4个阶段：①正常黏膜上皮（0）；②单纯性增生（Ⅰ）；③异型增生（Ⅱ）；④原位癌与浸润癌并存（Ⅲ）。癌变细胞增殖局限于上皮层内，基底膜仍保持完整，未见其他部位出现癌巢或黏膜下癌者，此为原位癌；若癌细胞已浸润并穿过上皮下的基底膜，向周围组织间隙浸入，并且可见多处癌巢，即为浸润癌。

4. 气虚染毒病机的转基因动物模型研究

为深入探讨鼻咽癌变机理，从基因水平研究“虚”“毒”在鼻咽癌变中的作用机制，选择了突变型p53基因和EB病毒LMP1基因构建真核表达载体，制备鼻咽上皮细胞癌变转基因动物模型。野生型p53为隐性抑癌基因，在DNA损伤修复中有重要作用；p53蛋白是DNA损伤后进行应答和修复的分子物质，其功能可以视为人体正气的重要组成之一。p53基因发生变异，突变型p53蛋白就会丧失这种功能。突变型p53基因表达升高，细胞内突变的p53蛋白水平增高，受损或错配的DNA修复能力降低，即可表现为气虚，或成为气虚的体质基础，为感受外界邪毒埋下了伏笔。突变型p53蛋白可与野生型p53蛋白结合成聚合体，抑制野生型p53蛋白作用的发挥，从而使机体的DNA损伤修复能力丧失，容易发生癌变。后一点可理解为因体虚而自生病理性产物“内毒”。EB病毒LMP1介导多种生物学功能，可通过多条信号转导途径参与细胞生长、增殖、转化、分化、凋亡、鼻咽癌侵袭与转移，是EB病毒唯一确证的瘤蛋白。此病毒表达产物及其作用过程可看作是邪毒入侵。该项工作从基因改造角度出发，为中医病机特别是中医体质病机的分子生物学研究进行了一些新的尝试。

（四）“益气解毒”法对鼻咽上皮细胞癌变进程阻逆效应的疗效观察

初步确定气虚体质与鼻咽癌前病变发生发展的相关性后，观察了针对性治法的阻逆效应。

1. 益气解毒治法的提出

针对“气虚染毒”病机而设的针对性治法，应当为益气解毒法。根据治疗法则组建代表方药益气解毒方、片、颗粒，用以观察其对鼻咽上皮细胞癌变过程病理变化的阻断效应及其分子机理。

2. 益气解毒（方、片）颗粒对鼻咽癌高危者EB病毒感染活性的抑制作用

以血清EB病毒相关抗体IgA/VCA、IgA/EA和EDAb滴度为观察指标，应用益气解毒方对鼻咽癌高危者进行治疗干预，疗程3－6个月。结果表明，该方明显抑制EB病毒感染活性，伴随有鼻咽黏膜上皮病理变化的显著改善。治疗组总有效率为87.93%（51/58），明显高于对照组的24.53%（13/53），$P<0.01$。随访48～62个月，治疗组总有效率为69.60%（13/23），明显高于对照组的31.30%（5/16），$P<0.05$。

3. 益气解毒（方、片）颗粒对鼻咽癌前病变患者的阻逆效应

以鼻咽病理组织学变化为观察指标，应用益气解毒方对鼻咽癌前病变患者进行治疗，疗程持续3～6个月。小样本（治疗组12例）的初步结果表明，近期疗效治疗组总有效率为88.3%（10/12），对照组总有效率为45.5%（5/11），$P<0.05$；组织病理学的远期疗效目前还难下确切结论，但从有限结果看，治疗组病例均有继续改善的趋势。结果提示，益气解毒颗粒能有效地改善鼻咽上皮细胞的病理进程。

4. 益气解毒（方、片）颗粒对鼻咽上皮细胞化学诱发性癌变进程的阻逆效应

雄性SD大鼠按前法诱发鼻咽上皮细胞癌变，益气解毒方处理组癌变率低于模型组；虽然维A酸对照组动物没有发生鼻咽癌变者，但本组大鼠自250天开始逐步出现死亡，至310天时已全部死亡，肝脏组织病理检查示为中毒性坏死。益气解毒方处理组动物实验期间未发生动物死亡现象。

5. 益气解毒方对p53mt-LMP1转基因动物鼻咽上皮细胞癌变进程的阻逆效应

转基因阳性和阴性小鼠随机分为阳性对照组、阳性干预组、阴性对照组、阴性干预组。中药干预组动物以益气解毒方浓缩煎液灌胃，对照组动物以等体积生理盐水灌胃，连续3个月。结果：阳性对照组动物4只小鼠鼻咽黏膜中-重度非典型增生，2只鼻腔黏膜上皮轻-中度非典型增生，1只鼻咽和鼻腔黏膜均有中-重度非典型增生，癌前病变发生率为70%。阳性干预组动物中1只小鼠鼻咽黏膜上皮出现轻-中度非典型增生，癌前病变阳性率为10%（表7-5）。

表7-5 不同组别鼻腔或鼻咽黏膜癌前病变发生率比较

组别	n	癌前病变	正常	癌前病变率（%）
阳性对照	10	7	3	$70^{**\triangle}$
阳性干预	10	1	9	10
阴性对照	10	0	10	0
阴性干预	10	0	10	0

注：与阴性对照组比较，$^{*}P<0.05$，$^{**}P<0.01$；与阳性干预组比较，$^{\triangle}P<0.05$，$^{\triangle\triangle}P<0.01$。

6. 益气解毒法对鼻咽癌患者放疗的增敏减毒效应

70例初诊鼻咽癌患者，随机分为治疗组和对照组，均予直线加速器外照射。治疗组加服益气解毒颗粒，对照组加服安慰颗粒剂。放疗结束时，两组全消率及全消剂量比较见表7-6，治疗组细胞免疫功能、IL-2与TNF-α变化、微核率均明显优于对照组。说明益气解毒颗粒对鼻咽癌患者具有明显的放疗增敏减毒效应，可以保护患者的免疫功能。

表7-6 两组放疗结束时病灶全消率及全消剂量比较

组别	n	全消例数	%	病灶全消时剂量（$\bar{x}\pm s$，Gy）
对照组	35	18	51.43	55.71±7.91
治疗组	35	25	71.43	$42.88\pm6.57^{*}$

注：与对照组比较，$^{*}P<0.05$。

7. 益气解毒法对鼻咽癌患者放化疗后康复过程的影响

观察益气养阴解毒方干预疗法对初诊鼻咽癌患者放化疗后康复过程的影响，临床观察结果表明，在放化疗后的康复期，应用益气养阴解毒方进行康复治疗后，患者的 QOL 评分、肿瘤复发时间、5 年复发例数、10 年及以上生存例数等指标均有改善，说明益气养阴解毒方促进放化疗后鼻咽癌患者的康复过程，促进鼻、咽喉、耳部并发症的恢复，加快鼻咽黏膜上皮的修复过程，明显降低局部复发率和远处转移率，显著改善其生活质量。

（五）鼻咽上皮细胞癌变过程中“气虚染毒”病机的可能病理机制

1. 遗传易感性强化效应

NPC 遗传易感性的生物学基础主要体现在染色体的非随机性改变及白细胞抗原 HLA 表型特征。NPC 患者非整倍体、超二倍体发生频率及染色体畸变率均明显高于普通人群，出现各种异常染色体，染色体脆性增加，自发性姊妹染色单体互换率增高，而且受 EB 病毒感染的影响很明显。肿瘤的病机本质表现在“虚”“毒”两方面。“虚”起因于禀赋决定的体质状态，主要表现为气虚，是病变得以启动的内在基础，涉及遗传背景；而“毒”是诱发病变的关键，属于外在因素。气虚乃正气不足，不能正常发挥功能推动和参与防卫作用，致脏腑功能减退，成为续发病机的基础。禀赋不足而导致气虚型体质，便为疾病的出现和气虚型临床证候的发生和发展奠定了基础，呈现癌变病理强化效应。体质在很大程度上受先天禀赋的制约并为后天（饮食、环境、医疗干预措施等）因素影响。因此，益气解毒法和益气解毒颗粒有改变（弱化）NPC 遗传易感性病理效应的作用，可以应用于本病的防治实践。

2. 邪毒易感性增强效应

气虚体质 NPC 高危者具有更高的患病风险，或许其鼻咽上皮细胞存在某些缺陷而提高了局部甚至全身相关细胞对于致癌因素亦即邪毒的易感性。不同体质证型的动物造模实验和 cDNA 微阵列技术检测鼻咽黏膜的基因表达谱特性，结果表明，不同证型的动物具有各自的基因表达谱特征，气虚证者主要表现在原癌基因、抑癌基因、细胞信号传导和细胞增殖与分化相关基因活性表达异常。其活性异常变化增强细胞活性，阻碍细胞分化，引起细胞周期紊乱，诱导细胞转化和恶变，尤其是 NPC 高危人群的高微核率和基因组不稳定性，明显加剧了该类风险。此即“正气存内，邪不可干；邪之所凑，其气必虚”。

3. 基因组结构与功能诱变性

流行病学调查及临床资料均表明，NPC 患者血清 EB 病毒相关抗体阳性率和几何平均滴度均高于正常人，高发性及散发性鼻咽癌患者家族健康成员的血清 EB 病毒抗体滴度均明显升高，NPC 组织中有 EB 病毒 DNA、EBNA 及类似 EB 病毒的颗粒。EB 病毒感染及其活性状态为 NPC 发病的重要致病因素，在其与 B 淋巴细胞转化有关的 5 个潜伏基因中，潜伏膜蛋白基因 LMP1 基因已被证明为瘤基因，其产物可以诱导宿主细胞相关基因活性表达异常或突变，特别是对抑癌基因的结构诱突变性或功能失活效应，如对 NPC 易感基因和 p53 蛋白的效应方式。其他环境致癌因素的影响，如过多摄入亚硝酸盐类物质，经过高危个体转化与活化效应，更容易通过基因组结构、功能的诱变效应而启动细胞转化与恶变。这些病理效应在气虚体质的 NPC 高危人群表现尤为突出，此即“毒邪”的致病效应，结合体质因素，“气虚染毒”就成为 NPC 发生发展的主要病机。

4. 细胞信号传导异常

大鼠鼻咽上皮细胞的癌变过程，与其细胞凋亡活性降低、细胞增殖活性过度升高有关，涉及细胞凋亡信号传导通路的线粒体途径和 NF－κB 途径。在 LMP1－mtp53 模型小鼠中，AP－1 信号转导通路的病理特点为 TRAF2 和 c－Jun 表达水平上调，p16 表达活性下降。这类细胞信号传导通路的异常变化，与其鼻咽上皮细胞的癌变进程密切相关。应用益气解毒方进行干预后，在其鼻咽上皮细胞癌变进程得到阻逆的同时，相关细胞信号传导通路的异常变化也出现明显改善。从“以方测证”角度看，鼻咽上皮细胞癌变过程“气虚染毒”病机假说及其分子病理基础可以基本成立。

NPC 晚期患者的治疗是临床难题，免疫治疗的临床应用是发展方向之一，如新加坡国家癌症中心肿瘤内科已在进行腺病毒－δ－LMP1－LMP2 转导的树突状细胞疫苗治疗晚期转移性鼻咽癌患者的Ⅱ期临床。结合中医药双向免疫调节效应的免疫疗法更具有优势，拥有研发前景。

三、变应性鼻炎的中西医结合研究思路与方法

变应性鼻炎（allergic rhinitis），又称过敏性鼻炎，是特应性个体接触致敏原后由 IgE 介导的以炎性介质（主要是组胺）释放为开端的、有免疫活性细胞和促炎细胞及细胞因子等参与的鼻黏膜慢性炎症反应性疾病。变应性鼻炎发病率有逐年增加的趋势，发达国家达到 10%～20%，我国不同地区间发病率差异很大，高发地区已经达到 37.74%。本病以频繁发作的喷嚏、过量的鼻分泌物和显著鼻塞等症状为主要临床特征。中医学称之为鼻鼽，或称鼽嚏，是因禀赋特异，脏腑虚损，兼感外邪，或感受花粉、粉尘及不洁之气所致。可发生在任何年龄，且反复发作，缠绵难愈并可导致或并发鼻窦炎、咽炎、中耳炎、气管和支气管炎、哮喘，还有眼结膜炎等疾病。目前，变应性鼻炎的治疗方法多样，西医治疗方法主要为避免接触过敏原、药物治疗、特异性免疫治疗和手术治疗等，这些方法都有一定的疗效，但均难以达到治愈该病的目的。中医药治疗重在运用整体观念和辨证施治，与西医病理生理机制及疗法相结合，发展前景很好，故中西医结合治疗变应性鼻炎越来越受到重视。

我国是世界上最早认识过敏性疾病的国家之一，2000 多年前的经典著作《内经》中已有许多过敏性疾病的记载．《素问・阴阳别论》曰：“阴争于内，阳扰于外，魄汗未藏，四逆而起，起则熏肺，使人喘鸣。”“喘鸣”与现代所说的支气管哮喘相似。《素问・四时刺逆从论》之“隐疹”与今之“荨麻疹”相似。“鼻鼽”之名出自《素问・脉解》，《医学纲目》将其作为病名。古代文献对本病的论述丰富，如在《内经》中有关于“鼽、嚏”的大量论述。历代有关清涕及鼻渊的部分论述中，亦与本病有关。鼻鼽的病因病机为肺寒饮犯、肺气亏虚、脾气亏虚、肾阳亏虚、郁热熏鼻、寒热错杂。故中医主要以补肺、益气、固表、健脾、温肾为治疗大法，根据不同的证型辨证施治。

在治疗学方面，以下学者按中西医优势互补的原则不断探索治疗变应性鼻炎的有效

方法。林霞等以中药玉屏风散合苍耳子散加减并配合西药治疗变应性鼻炎，疗效显著。周海平以桂枝汤加减治疗发作期过敏性鼻炎，总有效率达100%。钱卫芝在西医常规治疗常年变应性鼻炎的基础上，加用通窍鼻炎片中成药治疗，取得了较好的疗效。王玉明等对120例变应性鼻炎患者随机分为芪辛双防滴鼻液治疗组和伯克纳喷雾剂对照组，进行1~2个疗程的疗效观察，芪辛双防滴鼻液组治疗后对鼻分泌物嗜酸性粒细胞减少和改善鼻通气阻力作用均明显优于对照组。中医药治疗变应性鼻炎的临床运用可以看出其优势在于疗效确切、疗程短、复发率低及副作用少，但其作用机理模糊，疗效标准不明确，许多学者利用中医辨证论治方法与西医的病理生理机制及西医治疗方法等相结合，为变应性鼻炎的中西医结合治疗打下了良好的基础。

在针灸治疗变应性鼻炎方面，仍然是以中医的整体观念及辨证论治为指导，通过辨证和穴位及经络的特殊作用，利用针刺等对腧穴的刺激以通其经脉、调其气血，使阴阳平衡、脏腑和调，从而达到扶正祛邪的目的。甘照华采用针刺迎香、阳白、风池穴，然后以大椎穴为中心拔罐及麝香穴位注射风池穴和核酪注射液注射大椎穴进行治疗，因阳白、风池均属足少阳胆经，为足少阳胆经与阳维脉的交会穴，根据“经脉所过，主治所及”之理，刺阳白、风池具有祛风解表、利五官七窍的作用。故《针灸资生经》指出：“风池主鼻衄，窒喘息不通。”大椎及周围的肩背部拔罐具有鼓舞气血、抗御外邪、保卫机体，从而达到疏通经络、宣肺祛邪、通利鼻窍之用。中药麝香辛温，气极香，走窜之性甚烈，有极强的开窍通闭之功用，而所用的核酪中含有核酪水解物、蛋白水解物和多种氨基酸，能增强机体的免疫抗病功能，用此药注入大椎穴可使药物与穴位起协同作用。针、罐、药联用对于治疗过敏性鼻炎效果显著。此外，王军利用西药曲安奈德迎香穴封闭治疗季节性变应性鼻炎50例，结果显示：显效34例，占68%；有效14例，占28%；无效2例，占4%。迎香穴属于阳明经穴，手阳明与手太阴相表里，其脉又上挟鼻，针刺迎香穴可解除表邪，疏通经络，疏调手阳明经气，清泄肺热。曲安奈德是长效抗过敏的类固醇药，肌内注射有治疗变态反应疾病之功效，但其副作用较大，有较多禁忌证。穴位封闭后药物在穴位存留的时间较长，可增强与延长穴位的治疗功能，同时避免了鼻黏膜喷药或下鼻甲注射的不良反应。宋阳运用中西医结合的方法，采用曲池穴得保松封闭治疗变应性鼻炎，并与西替利嗪及倍氯米松气雾剂治疗进行对比，认为曲池穴属手阳明经，而手阳明经属大肠络肺，肺与大肠经络相通且互为表里，鼻为肺窍，肺与大肠之经脉皆上挟鼻孔。变应性鼻炎虽病变部位在鼻，但却是全身变态反应的局部表现。药物注射该穴，内可调节脏腑，外可疏通经气，疏通表邪，宣通肺气而通利鼻窍。同时，得保松属于长效激素类药物，具有很强的抗过敏作用，可做到一次用药、长时间控制症状，方法简便易于接受。并且该法起效迅速，在用药后第2天就显示明显的疗效，并可长期维持。

针灸及穴位注射等临床治疗实践证明，针灸穴位所发挥的作用机制与用药不完全一致，它的特点在于针灸某些穴位及穴位注射，对机体的不同状态有着双向的良性调整作用和药物疗效的放大作用，这样可以极大地减少西药等的毒副作用，且这些治疗方法简便易行，易于推广。因此，重视中、西药物与针灸经络相结合治疗变应性鼻炎，或许可以为中西医结合治疗变应性鼻炎开拓更为广阔的前景。

一些学者利用中医辨证施治与西医病理生理机制相结合来研究过敏性鼻炎的治疗。张宁等发现在肥大细胞介导的过敏性炎症中，姜黄素能改善卵清蛋白（OVA）致敏小鼠的鼻部症状及减轻鼻黏膜的受损，抑制 OVA 致敏小鼠血清中炎性介质的释放，抑制炎性因子的产生，影响 MAPK 分子和作为转录因子的 NF - κB 的信号转导途经，抑制肥大细胞的炎症介质的合成和释放。余洪猛等研究发现，鹅不食草能有效阻断组胺从肥大细胞的释放，鹅不食草挥发油分别抑制肥大细胞和嗜酸性粒细胞脱颗粒，从而使嗜酸性粒细胞及其胞浆脱颗粒释放碱性蛋白、嗜酸性粒细胞阳离子蛋白和神经毒素减少，减轻对鼻黏膜上皮的损害。张曼等运用自制中药鼻舒滴丸治疗变应性鼻炎模型豚鼠，结果鼻舒滴丸可显著减轻变应性鼻炎模型豚鼠鼻黏膜的病理改变，固有层嗜酸性粒细胞、嗜中性白细胞、单核细胞浸润明显减少，还可明显降低变应性鼻炎模型豚鼠 IgE 的水平。沈啸洪等通过动物实验研究中药制剂鼻敏宁对变应性鼻炎发病机制中 CD4、CD8、IL、INF 等相关因素的调节作用，来实现其有效的干预和抑制变态反应性鼻炎的反应过程，保持体内免疫平衡，调节血管神经 - 免疫反应。邱宝珊等从动物实验角度探讨脾虚与变应性鼻炎的相关性，为临床运用健脾法治疗变应性鼻炎提供实验依据。

近年来各种新疗法如激光术、等离子术等使变应性鼻炎的疗效得以提高，减轻了患者的痛苦。然而难以达到标本兼治的目的，需从多方面探索变应性鼻炎的治疗方法和途径。治疗变应性鼻炎的根本途径在于调控患者的过敏体质，采用扶助正气、调理体质的思路，采用中西医结合治疗方法具有明显优势，应继续充分总结并加强临床实践和基础研究。

第八章 药学体系的中西医结合研究

第一节 药学体系概说

我国是中医药的发源地，中医药大国。根据我国药物使用和发展的现状，目前我国药学体系有三：中药学体系；现代药学（俗称西药）体系；目前尚在起步阶段，代表我国药学特色和发展方向的中西药结合体系。

一、中药与中药学体系

中药是在中医药学基础理论的指导下，用以防治疾病的药物。其特征包括 3 个方面：①以传统中药药性理论标识药性；②以中医药学功效主治术语标识药物的功效主治；③药物配合使用时，按照中药七情和合、方剂君臣佐使关系进行调剂，对患者进行辨证论治。符合这 3 点基本内容的药物称为中药。

在实际临床工作中，用单味中药（又称单方）治病的占少数，大部分是用两味以上的中药组成复方治病。因此，从药物组成上可将中药学体系分为单方和复方两个部分，后者又称为方剂学，而实际上中药是方剂的组成单元，方剂是中药的组合应用，两者密不可分。尽管在 1997 年国务院学位办修订的学科专业目录中，中药学作为与中医学对等的一级学科，未再分具体的二级学科，但实际上，中药学一级学科的内涵包括了本草学、中药资源学、药用植物（动物、矿物）学、中药栽培与养殖技术、药材学、中药炮制学、中药药理学、中药化学、中药药性理论、临床中药学等多个分支学科。

二、西药与现代药学体系

西药是在现代医药学基础理论的指导下，用以防病治病的药物。其特征包括 3 个方面：①以药物本身的物理和化学性质表述药物性能；②以西医学功效主治术语表述药物功效与适应证；③药物配合使用时，根据药物同用是否产生物理、化学变化，或药物之间是否产生拮抗和协同作用而定。具有如上 3 点基本内容的药物称为西药。

现代药学体系亦包涵诸多分支学科。1997 年修订的学科专业目录中，药学一级学科分为药物化学、药理学、生药学、药剂学、药物分析学、微生物与生化药学 6 个二级学科。其中生药学二级学科主要研究对象是天然药材，与中药学分支学科药材学相似。

三、中西药结合体系的构建

人们对药物的评价主要是根据临床疗效。中西药结合使用的根本目的就在于取得既高于单独使用中药、也高于单独使用西药的疗效。由于中西药各有所长，促使临床医生在拟定治疗方案时，更多地采用中西药联用的方法，扬长避短，发挥最大疗效。据北京市中医院的统计，该院应用汤剂为主并联用西药者，占服用汤剂总数的 13.63%；用中药为主并联用西药者占服用中药总数的 24.70%；用西药为主并联用中成药者，占服用西药总数的 57.34%。大量临床实践证明，中西药合理配合使用，能够提高疗效，开辟新的治疗途径，扩大治疗范围，缩短疗程。例如临床常见的用生脉散、丹参注射液与东莨菪碱合用，治疗病态窦房结综合征，既可适度提高心率，又能改善血液循环，从而缓解心肌缺血缺氧状态，达到标本兼治的目的。

从本质上说，中西药作用于人体，皆通过影响机体的生理、生化及病理等环节发挥效应，治愈疾病，因而构建中西药结合学术体系是可行的。但是，要将在两种不同的发展途径、发展模式、发展背景下形成的学术体系有机结合，其过程相当艰巨。目前的难点有二：一是传统中药学理论的现代化，由于传统中药学理论并不是在现代科学背景下产生的，要阐明其科学内涵需要付出艰辛的努力；二是中药学体系的复杂性，中药的主要资源是天然产品，结构复杂，再加之配伍成复方，其成分更为复杂，要找到解决复杂科学问题的途径和方法，逐步解决这个关键课题。

构建中西药结合体系需分步实施，整体推进。可以分为以下三步：

第一步，开展临床研究，摸索中西药结合应用的经验，证实其疗效，总结中西药结合应用的思路与方法。具体表现为三点：

一是辨证与辨病用药相结合。中医更注重辨证，着眼于整体，把人本身的阴阳失调和外部环境结合起来，强调因人、因时、因地制宜，用药时侧重平衡阴阳、调理气血，以调动机体内在的抗病修复能力，但对病的局部往往重视不够；西医注重疾病诊断，注重病因、病理形态和病理生理的改变，治疗时往往注重局部病变而忽视整体。辨病与辨证相结合，既明确疾病的基本矛盾，又了解疾病各阶段的主要矛盾，这是中西药合理使用的前提。

二是发挥中西医药理论对临床应用的指导作用。用西医药理论指导中药应用是不恰当的。如黄连素能消炎，但临床用于肠炎有效有不效，这是因为肠炎属中医“泄泻”范畴，泄泻的辨证有寒热虚实，黄连及其黄连素只适用于湿热泄泻，对于虚寒泄泻非但无效，反而有害。同样，用中医药理论指导西药应用也不恰当。如目前市场上可供选择使用的抗高血压药物有 60 余种，可分为利尿剂、β－阻滞剂、钙拮抗剂、血管紧张素酶抑制剂、血管紧张素Ⅱ受体阻滞剂、α－阻滞剂、血管扩张药、交感神经阻滞剂等。临床必须弄清患者个体的高血压类型及发病机制选用降压药，笼统地应用一种降压药治疗高血压，疗效不理想。这就需要临床医生既要掌握中医药理论，又要掌握现代医药理论，这样才能发挥中西药结合的优势。

三是发挥中西药各自优势，取长补短。如病毒感染，选用既对“证”而又有良好抗病毒作用的中药为主治疗，必要时辅以西药对“症”处理。恶性肿瘤患者采用化疗和放疗的同时，辅以扶正祛邪中药，以增强机体免疫力，减轻化、放疗的不良反应，促进机体康复。急性心肌梗死患者，救治以西药为主、中药为辅，或单用西药；而康复治疗则以中药为主、西药为辅，或单用中药。

第二步，加强传统中药理论研究。这是实现中药现代化的关键课题，也是构建中西药结合体系的前提条件。千百年来传统中药理论一直指导着临床用药，是中医药理论的精华部分。而传统中药理论又是最难实现现代化的部分。如用提取分离方法研究中药物质基础，其提取的成分未必全是有效成分，须经药理实验证明其有效性；即使证实属于有效成分，还必须体现中药药性理论中的性味、归经、升降浮沉、功效之间的联系，方可使用。进一步说，每一味中药性味、归经各有不同，按“君、臣、佐、使”组成的复方又千差万别，如何体现这些理论在物质基础、药效、质控及作用机理等方面的差异，体现中药化学成分的定性定量与药效间的相互关联，获得安全、有效、均匀、稳定的中药规范和标准，都需要加强研究。

第三步，中西药学理论、方法互相渗透、互相融合，形成具有独特优势的中西药结合体系。将中西药学体系中各分支学科进行对比不难发现，除基础理论的差异性较大以外，其他分支学科具有较强的互通性。如药理学与中药药理学、中药化学与药物化学、中药制剂学与药剂学、中药药材学与生药学等，由于中药学的一些分支学科相对年轻，一般都借鉴了现代药学的研究方法。由于中药学研究对象更复杂，研究方法也需要更综合、更前沿。

四、与中西药结合体系相关的几个概念的界定

1. 中西药联用

又称中西药合用、中西药配伍，均指临床同时应用中药和西药治疗同一位患者。目前，中西药联用已遍及临床各科，成为我国防治疾病的重要手段。

2. 中药现代化

中药现代化是中药发展史上的一个特殊而又关键的阶段，起源于1996年7月国家新药研究与开发协调领导小组提出的《中药现代化科技产业行动计划》，2002年10月，科技部等8个部委联合制定了我国第一部中药现代化纲领性文件《中药现代化发展纲要(2002—2010年)》，规定了中药现代化的重点任务。由此可见，中药现代化虽然是中药学自身发展的目标任务，但同时又是构建中西药结合体系的一个重要环节，两者是相辅相成的关系。

3. 中西医结合

中西医结合既是我国医学的一种医学学科体系，也是具有中国特色医疗卫生事业发展的方向。中西医结合包括交叉兼容、中西互补、结合创新三个过程。中西医结合层次包括哲学层面、理论层面、科学事实层面3个方面。无论是过程或层面的中西医结合，缺少了药学体系都是不完整的。自古医、药不分家。中西药结合应隶属于中西医结合医学体系，是中西医结合医学体系不可缺少的组成部分。当前的中西医结合一级学科中，

只有中西医结合基础、中西医结合临床两个二级学科，应增添中西医结合药学方为完整。

第二节　中药药效物质基础研究

一、中药药效物质基础研究的思路与方法

中药药效物质基础研究的主要任务是明确中药的有效成分。其意义包括以下几个方面：①只有明确有效成分及其理化性质，才能科学阐述其作用机制，深入探讨中药复方配伍规律及在炮制、制剂、煎煮过程中，有效成分及其结构的动态变化，使中药研究真正与现代科学接轨。②只有明确有效成分及其理化性质，才能有效控制中药原料生产、产地加工、中药饮片、复方制剂，保证生产原料和临床用药的安全、有效、质量稳定、可控。③是创新药物发现的捷径。中药堪称天然的“组合化学样品库”，又历经数千年临床疗效的验证，故深入分析其有效成分，对这些化合物进行活性研究，可能会发现更多药物的候选物或先导化合物，减少采用化学合成方法发现新药的盲目性。近数十年来，已经从中药中发现而创制了诸如青蒿素、靛玉红、斑蝥胺、芹菜甲素、麻黄素、甘草酸二钾盐、熊去氧胆酸、氧化苦参碱、人参皂苷 Rg3、喜树碱、山尖杉酯碱、延胡索乙素、青藤碱、山莨菪碱、东莨菪碱、穿心莲内酯、琥珀酸单酯钾等数十种新药。有的化学成分的发现，已在国外取得新药开发产品。如德国开发的治疗心血管疾病、哮喘的银杏系列产品，其销售额一度达到世界植物药的前 3 位。

中药药效物质基础研究一般遵循如下思路与方法：

（一）借鉴天然药物化学、植物化学的研究方法

中药基原由植物、动物、矿物及其加工品组成，属于天然产物，而其中大部分属于植物药，其化学成分的提取、分离、结构鉴定等方法和技术与天然药物化学、植物化学相类似。

植物中药在生长时期进行了一系列的新陈代谢生化过程，形成和积累了种种化学物质，大致有生物碱、苷类、有机酸、树脂、挥发油、糖类、氨基酸、蛋白质、酶、鞣质、植物色素、油脂和蜡、无机成分及微量元素等。每一类成分的理化性质都不一样，故在提取、分离前，一般先做中药化学成分预试验，初步检识其中药中含有哪些化学成分类型。根据预实验结果，再按照所含化学成分的性质，设计有效成分提取、分离的具体方法。

（二）借助于高通量技术筛选中药活性成分

1. 高通量技术

是高通量中草药样品制备、高通量结构鉴定与高通量活性筛选相结合的研究方法。

（1）高通量样品制备　包括平行分离色谱、序列分离色谱和串联色谱技术。这些

技术能够同时或连续进行多个样品的分离纯化，利用梯度洗脱能够按极性把复杂样品分离成数十个含有不同成分组的部位或单体，或通过不同色谱填料的串联使用和自动化控制把一个复杂混合样品分离成一系列高纯度单一化合物，使复杂药品的分离纯化速度得到很大提高。

（2）高通量结构鉴定　主要包括液相色谱-质谱、液相色谱-核磁共振联用技术，可将混合样品的分离纯化与结构信息的获取有机结合并同时进行，加快结构鉴定速度。

（3）高通量活性筛选　采用体外的实验方法（主要是分子和细胞水平的评价方法）评价化合物的生物活性，以96孔板、微孔板或芯片形式作为实验工具载体，以自动化操作系统执行实验过程，以灵敏快速的检测仪器采集实验数据，用计算机对实验数据进行分析处理，能在短时间内对数以千、万计的样品进行测试。

高通量技术最适宜中药这个复杂系统的活性成分研究。每种中草药含有几十、上百种的化学成分，各有不同的结构和性质，其生物功用、药理活性、作用靶点各不相同，不同中草药的成分同时使用，它们的药理活性和作用靶点之间可表现为协调或拮抗，使药性改变。这是中药一药多用、多药同用的物质基础，也是方剂配伍理论及配伍禁忌的物质基础。面对中草药这样的复杂体系，用传统的方法逐一分离鉴定成分，然后逐一研究其药理活性，已经不能满足实际需要，故寻找简单有效的筛选方法一直都是人们努力的目标。高通量药物筛选技术的发展也只有20余年时间，但发展速度却相当快，无论从规模、速度和技术手段方面，都在日新月异地发展，对化合物生物活性的筛选速度已经达到每日筛选数万甚至数十万样品。这对中药药效物质基础的研究无疑将产生巨大的影响。如毛希琴等采用反相高效液相色谱（RP-HPLC）、固定化脂质体色谱（ILC）及固定化载体蛋白色谱（ICPC）3种色谱模式联用，对传统中药川芎中的生物活性成分的初步筛选。从川芎的甲醇提取液中筛选出几种既有细胞膜的穿透能力又有与载体蛋白的结合能力的成分，并对其中两种主要的组分进行了初步的结构鉴定，取得了预期效果。

2. 活性成分筛选模型

经典的中药活性成分研究方法是通过提取中药中单一成分或抽提某一馏分，再进行药理实验确定其活性成分。这种方法步骤繁琐，劳动强度大，成功概率低。近年来，人们广泛应用生物模型及药物作用靶标进行中药活性成分的研究。主要有以下模型：

（1）整体动物模型　建立特殊的实验动物病理筛选模型，如利用转基因技术或基因敲除技术复制疾病模型，模拟中医临床给药，然后从受药动物组织中分离活性成分，分析动物组织内中药成分或其代谢物。改变所给制剂成分，动物组织内中药成分的种类和浓度会随之改变，中药的作用也同时变化。由此可以发现对应于特定作用的有效分子组合。我们把这种先利用动物的生化过程将中药活性成分分离到动物体内，然后从体液中分析药物成分的方法又称为“生物筛选法”。

日本学者提出的血清药理学、刘德麟等提出生物筛选法用以研究中药活性成分，朱梅刚等建立了抗人大肠癌肝转移动物模型，快速筛选高效低毒抗肝转移药物，都是应用整体动物模型分析中药活性成分。

有些成分虽然在体外模型中能够显示很好的活性，但进入动物体内检测时活性却大大降低，甚至无活性。这主要是由于在人体或者动物体内，药物作用的发挥除了必须具备药理活性以外，还与其吸收、分布、代谢、排泄（ADME）情况有关。有些成分虽然在体外具有很高的活性，但是由于脂水分配系数的问题，导致机体难以吸收，或者不能正确地分布到作用靶位点，故体内活性急剧降低。由于动物体的完整性，解决了筛选成分的药理活性和对药物的 ADME 进行研究的问题。

（2）细胞水平的筛选模型　包括细胞模型和细胞膜色谱。

细胞模型是在保持细胞、细胞膜及受体的原位、完整性和活性的条件下，进行中药活性成分筛选、分离，并反映出中药中何种或哪些成分与哪一种受体作用及其亲和力大小，是中药有效成分研究比较理想的方法。选取来源于人源组织的细胞或者是人源转化细胞株进行培养，筛选中药化学成分，对于特定受体、离子通道或者是细胞内的药理活性，如基因转录、离子通道的开关、细胞增殖、细胞毒性、分泌、蛋白表达、酶活性改变等，作为检测目标。具体步骤有细胞培养、细胞涂片、化合物暴露、信号捕捉、信号分析等。王岱等用牛免疫缺陷病毒筛选抗艾滋病药物；米志宝等用嗜肝 DNA 病毒模型筛选抗病毒中草药，由于细胞的生长条件和来源较实验动物更经济方便，细胞水平的筛选模型可以进行大规模药物筛选，是高通量药物筛选的重要研究领域。

细胞膜色谱法是将活性组织细胞膜固定在特定载体表面，制备成细胞膜固定相，用液相色谱的方法研究药物或化合物与固定相上细胞膜及膜受体的相互作用。贺浪冲等将细胞膜固定在硅胶表面制成硅胶载体细胞膜，对该细胞膜制剂的酶活性和色谱特性进行了探索，并对当归有效成分与模型药物的细胞膜色谱保留特性进行了比较，得出了化合物在细胞膜色谱中的保留特性和其药理作用显著相关的结论。

（3）受体模型和分子生物色谱　药物的作用靶点有受体、酶、传输蛋白等。将生物体内活性物质如酶、受体、传输蛋白等固定于色谱填料中，作为色谱的配基，利用色谱技术研究中药成分与上述生物大分子物质之间的相互作用，分离纯化和测定具有活性的化合物和生化参数，即基于分子识别原理的分子生物色谱方法，从而发现新的生理活性物质，了解中药作用的机理，并认识复方的作用。这种以分子识别为基础的生物色谱应用于中药活性成分筛选在两个层次上进行，首先以血液中存在的运输蛋白为靶体进行活性成分的粗筛选和质量控制，然后以特异性靶体筛选具有特定活性的物质。在技术发展上，建立以分子生物色谱为核心，与 NMR、MS 等可提供结构信息的手段联用的一体化系统。由于中药药理作用的特殊性，“多成分、多靶点、多渠道”组效关系的存在已成共识，单一高选择性靶体筛选难以解决中药复方活性成分的筛选，而这种粗筛选方法有可能较好地解决这一问题，既排除了绝大部分非活性物质，又保留了多种多样的活性成分。

（4）基因芯片筛选模型　用于药物筛选的基因芯片主要是 DNA Microarray 表达谱基因芯片。通过用药前后两组样品进行表达谱基因芯片检测，可以反映出该药物作用后相应组织或细胞中基因表达谱的变化，从而揭示药物作用的靶基因。利用基因芯片进行药物筛选，可以省略大量的动物试验，能够大大缩短药物筛选的时间和成本。基因芯片技术虽有诸多优点，但要成为实验室或临床可以普遍采用的技术目前尚有一些关键问题亟待解决。如何提高芯片的特异性，简化样本制备和标记操作程序，增加信号检测的灵敏度和高度集成化样本的制备，基因扩增，核酸标记及检测仪器的研制和开发等，已成为当今国内外研究的热点。

（三）借助血清药物化学方法研究中药有效成分的体内代谢过程

以中药口服给药后血清为样品，多种现代技术综合应用，从血清中分离、鉴定移行成分，研究血清中移行成分与传统疗效的相关性，阐明体内直接作用物质代谢及体内动态的领域称之为中药血清药物化学（serum pharmacochemistry of TCM）。这一研究除包括含药血清的制备及成分的分离和结构鉴定外，还包括药效相关性研究，药效物质基础的体内代谢过程和机制的阐明，属代谢化学研究范畴，可以认为是药效物质基础研究和中药科学化研究的新领域。

药物必须经过由用药部位进入血液循环才能起作用（肠道直接起作用及外用药除外）。中药中虽含有众多成分，但只有被吸收入血的成分才能产生作用，否则没有成为有效成分的可能。传统中药多为口服给药，口服给药后药物成分或经过消化道直接吸收入血；或经消化液、消化酶及肠内菌群的作用分解成次生代谢产物被吸收入血；或经肝微粒体酶代谢成有活性的代谢产物。无论经过上述何种途径，其有效物质必须以血液为介质输送到靶点，从而产生作用。因而给药后的血清才是真正起作用的“制剂”，血清中含有的成分才是中药的体内直接作用物质。其组成包括：①中药及复方所含成分的原形。②中药及复方所含成分的代谢产物。在代谢方面，化学药品经肝脏微粒体酶、消化酶及肠内菌群作用多为灭活过程，而中药由于成分较复杂，中药中成分代谢多为激活过程，产生的代谢产物才有活性或活性较原形更强。③生理活性物质。有效成分在经过血液转运过程中，可达到第一作用点（如腺体、神经末梢），而产生生理活性物质（如激素、递质等）。

利用血清化学方法研究中药活性成分的工作，日本学者开展较早。1985 年，寺泽捷年等用酶标免疫法测定甘草在体内甘草次酸的浓度，证明甘草配伍芍药组较单用甘草组体内甘草次酸浓度高。此后相继有学者研究了三黄泻心汤、甘草附子汤、柴朴汤、麻黄附子细辛汤经口用药后的活性成分，不仅弄清了上述方剂的活性成分，还证实了中药配伍的重要意义。我国学者也先后开展了茵陈蒿、越秸茎叶、东北红豆杉、远志、白术、当归、地黄、六味地黄丸、生化汤、冠心Ⅱ号方。上述研究成果不仅对于弄清中药药效的物质基础研究提供了方法，也为中药药性理论研究提供了线索。

（四）遵循中医药学规律研究中药药效物质基础

1. 设计与中药理论和应用相吻合的化学研究方法

中药入药，要经过修剪、筛选等初步的加工以去除杂质，然后用各种炮制方法以减少其毒副作用，增加疗效。中药应用，需在中医辨证的基础上，遣药处方，随证加减。一般以口服为主，口服又以煎煮的汤剂为多见。根据以上事实，中药药效物质的来源有 4 个方面：①药材固有的成分，这是我们应用天然药物化学或植物化学方法可以提取、分离、结构鉴定的部分；②加工炮制或煎煮过程的产物；③肠内菌代谢的产物；④吸收入血，进入肝脏的代谢产物。上述 4 种途径共存的位置是血清，故开展含药血清的化学成分研究是符合中医用药规律的。而有的学者不仅检测血清，同时也搜集尿液、粪便进行化学成分的分离检测，更加符合中药应用的规律。至于由单味药组成复方，其药效物质基础研究更加复杂。

其次，有效成分的提取也离不开中医药理论的指导。对中医中药理论一无所知的中药有效成分研究无异于大海捞针。只有掌握中医病因病机、治则治法，熟知中药性味、归经和功效等特性才能做到有的放矢。有“麻黄平喘”的记载，才有麻黄素的提取和研究；有“青蒿截疟”的理论作为指导，才有青蒿素的研制成功。由此可见，中药有效成分的研究虽然借用了西医学理论，但并未脱离中医理论和规律。

总而言之，中药化学研究正由单纯的化学提取、分离、鉴定为学科研究目的的思路向多途径、多方式地寻找有效成分为目的的方向纵深发展。其研究方法和手段亦正朝着简单、快速、低廉、高效、在线、灵敏、自动化、程控化、组合化的方向发展。

2. 设计与药物药效特征相吻合的化学研究方法

中药成分研究，必须区别以下概念：一般化学成分、活性成分（或生理活性成分）、有效成分（或药效成分）、指标成分（用于质量监控的成分）。指标成分的要求是：①应该是中药中的特征性成分；②应是能够检测的成分；③最好是药效成分，至少是活性成分（如青蒿中的青蒿素，甘草中的甘草酸）。中药活性成分早期研究中使用的原料药—提取—分离—纯化—药理实验—生物活性化合物的研究模式，分离工作的盲目性大，所用的活性测试模型也比较单一，难以收到较好的效果。现常采用活性指导下的靶向追踪分离方法、体内代谢方法等，收到了较好的效果。

二、单味中药有效成分的提取、分离与鉴定

单味中药化学成分的研究是复方物质基础研究和新药开发的基础，从单味中药提取、分离成分，弄清化合物的结构，并筛选其药理活性，仍是中药化学研究的基本方法。我国有中药资源 12700 余种，其中植物中药占 80% 以上。到目前为止，已对其中的 10% 左右做过比较深入的化学研究。比较突出的成果有：从止痛中药玄胡索中提取出四氢巴马丁，经动物实验和临床应用肯定了其镇痛作用；从川芎中提出四甲基吡嗪，能改善冠状动脉和脑血管缺血状态；从葛根提取的黄酮类成分能扩张脑血管并增进其血流；从防己提取的甲素有降血压作用；从五味子提取的一些成分能降低血清谷丙转氨酶，保护肝脏不受毒物损害；从青蒿中提取的青蒿素能有效治疗对其他抗疟药有抗药性的恶性疟疾；从青黛提取的靛玉红对慢性粒细胞性白血病有效；从麝香中提出的多肽，其抗炎作用是氢化可的松的 6 倍。上述药效物质的研究，不仅证实了中药的有效性，也扩大了中药的用途，加快了新药研制的步伐。由于历史条件的限制，过去我们只能采用经典的提取、分离、结构鉴定方法，提取时间长，或效率低，或溶剂用量大，或操作繁琐，或不利于热不稳定或挥发性成分的提取等。现阶段，人们应用一些现代提取技术进行分析样品的预处理，一定程度上提高了分析灵敏度及分析结果的准确度。

（一）提取方法

传统提取方法有溶剂提取法、水蒸气蒸馏法、升华法等。现主要介绍目前使用的现代提取方法。

1. 超临界流体萃取（supercritical fluid extraction，SFE）

此法又叫气体萃取（gas extraction）、浓气萃取（dense gas extraction），是近40年在国际上兴起的一种分离技术。超临界流体是指当压力和温度超过物质的临界点时，所形成的单一相态。如 CO_2 的临界温度为31℃，临界压力为739kPa，当压力和温度超过此临界点时，CO_2 便成为超临界流体。超临界流体既不同于气体，也不同于液体。它的特殊性质使其在测定组分的萃取中有以下特点：①具有与液体相似的密度，因而具有与液体相似的较强的溶解能力；②溶质在其中扩散系数与气体相似，因而具有传质快、提取时间短的优点，提取完全一般仅需数十分钟；③超临界流体的表面张力为零，这使它很容易渗透到样品的里面，带走测定组分；④超临界流体的选择性强，通过改变萃取的条件，如温度、压力等，可选择性地萃取某些组分；⑤超临界流体在通常状态下即成为气体，因此萃取后溶剂立即变为气体而逸出，容易达到浓集的目的。超临界流体的特点使得其很容易与其他分析技术联用。目前超临界 CO_2 萃取已广泛应用于多种单味药提取分离或二次开发及新药研究中，并在中药复方制剂如丹参酮及大蒜注射液的工艺改革中有所作为。

2. 超声提取（ultrasonic extraction）

超声波是频率高于20000Hz，人耳听不到的高声波。超声波辅助萃取是超声能量辅助作用下的提取方法。主要是利用超声波的空化作用加速植物有效成分的浸出提取；另外超声波的次级效应，如机械振动、乳化、扩散、击碎、化学效应等也能加速欲提取成分的扩散释放并充分与溶剂混合，利于提取。超声波的作用是用至少16kHz的频率外部能量进行固体样品分析，增大样品与萃取溶剂的接触面积，并提高传质速率，使被测成分快速转入液相。该提取方法的优点是廉价、快速、操作简便，可以保持提取过程的无人看守状态。目前超声技术虽广泛应用于中药质量分析和少量提取中，但用于大规模生产还较少，有待进一步摸索。

3. 强化溶剂提取（accelerated solvent extraction，ASE）

此法是从超临界流体提取法中衍生出来的一种方法。当流体通过亚临界－超临界界线时，超临界流体的性能并没有明显的变化。ASE就利用了这些性质，在加压和高于超临界的流体所采用的温度下进行溶剂抽提。ASE的优点在于快速、不破坏成分的形态及比索氏提取用溶剂量少几倍甚至几十倍，并且可以自动化提取。商品化的ASE仪器ASE2200型（Dionex公司产）对10g样品只需少于15mL的溶剂。强化溶剂提取法可以自动化，其最大特点是溶剂用量少，提取时间短，工作量少，提取过程与样品基体无关。

4. 亚临界水萃取（subcritical water extraction，SWE）

此法是指在高温状态下采用水作为溶剂来萃取固体或半固体样品中的有机物或有机

金属化合物。SWE 的原理在于液态水的极性在高温条件下可以大幅度降低，从而可以应用于萃取极性或非极性的有机化合物。亚临界状态是指高温液态。水萃取的效率主要取决于萃取温度，而萃取压力的变化对萃取效率影响不大，压力只要能保持水在高温萃取条件下仍为液态即可。温度的设定主要取决于欲萃取物的极性。例如，苯酚类化合物的有效萃取温度在 50～100℃之间，而极性较弱的一些有机化合物则需在 250℃高温下方可实现有效萃取。将亚临界水萃取与固相微萃取相结合，对中草药某些微量或痕量成分的分析将具有良好的应用前景。

5. 固相萃取（solid phase extraction，SPE）

此法是针对含量较低、基体复杂的样品分离的需要而迅速发展起来的一种样品预处理技术。它是以液相色谱分离机理为基础建立起来的分离和纯化方法。固相萃取法预处理样品有许多优点：①安全性，可以避免使用毒性较强或易燃的溶剂；②不会发生液-液萃取中经常出现的乳化问题，萃取回收率高，重现性好；③操作简便、快速，可同时进行批量样品的预处理；④由于可选择的固相萃取填料种类很多，故其应用范围很广，可用于中草药及其制剂分析、生物样品中的药物及其代谢物分析和临床生化研究等复杂样品的预处理；⑤易于实现自动化。固相萃取法的缺点是不同批的吸着剂重复性不好（特别是化学键合相），吸着剂中带有杂质、污染物或抗氧化剂，可以引起检测时出现的化学背景，使用时要注意吸着剂的超负荷和空隙堵塞等问题。针对固相萃取法存在的缺点，有学者提出了固相微萃取法。

6. 固相微萃取（solid phase micro-extraction，SPME）

该技术的基本原理是利用一根熔融石英纤维（直径 0.05～1mm，长约 1cm）粘在一支注射器的不锈钢推进棒上。当推入注射器的推进棒时，纤维就暴露到样品上面（即顶空）或浸入样品中，经过 2～15 分钟的平衡时间后，分析物被吸附或吸着在纤维或纤维表面的涂敷物上，然后再把推进棒拉上使纤维进入注射针内，注射针可以在贮存和运输时起到保护纤维的作用，样品被热解脱后进行分离分析。一般纤维的寿命为 6 周。不涂外敷层的纤维和涂有聚二甲基硅氧烷、液晶聚丙烯酸酯或聚亚酰胺的纤维已被用于分析水中挥发和半挥发有机化合物。

近年来，SPME 在药物分析中的应用主要有针叶树中的单萜化合物分析、巴比妥盐酸的分析、用于化妆品中硝基类麝香物质的分析，以及用于人体体液中抗抑郁剂、液体中红霉素、唾液中大麻酚等分析。

7. 微波辅助萃取（microvave assisted extraction，MAE）

MAE 是用微波能加热与样品相接触的溶剂，将所需化合物从样品基体中分离，进入溶剂中的一个过程。微波辅助萃取包括液相萃取和气相萃取两种。液相萃取过程的基本原理基于溶剂随着化学性质的不同而具有不同的吸收微波的能力。MAE 主要的参数是物质的介电常数。物质的介电常数越高则吸收微波能量越高，同时还与微波频率有关。在 MAE 液相萃取中常采用具有较小介电常数和微波透明的溶剂。由于被提取物是由具有不同介电常数的不同化学物质所组成的，因此 MAE 法对极性分子选择性加热，从而对其选择性溶出。其次，MAE 萃取法是通过萃取剂的选择及微波发生条件的选定，使固体或半固体中草药样品中的某些成分与基体物质有效分离，并保证被提取物不发生分解以适应定性、定量分析的要求。近年来，商品化的国产微波萃取仪陆续上市，并且价格适宜。因此，在不久的将来，中草药成分提取分离研究中将广泛应用微波辅助萃取技术。

8. 高速逆流色谱提取技术（high - speed counter - current chromatography，HSCCC）

HSCCC 是一种不用任何固态载体或支撑体的液 - 液分配色谱技术。由于该技术分离效率高，产品纯度高，不存在载体对样品的吸附和污染，具有制备量大和溶剂消耗少等特点而尤其适用于制备性提取。可广泛应用于生物工程、医学、药学、化工、食品等领域，应用该技术研究生物碱、黄酮、蒽醌、香豆素、萜类等成分的分离都取得了较好的效果。

目前，高速逆流色谱仪已成功开发出分析型、生产型两大类，用于中草药成分的分离制备和定量分析。进样量可从毫克级到克级，进样体积可从毫升到几百毫升，不仅适用于非极性化合物的分离，也适用于极性化合物的分离，还可用于中药粗提物中各组分的分离和进一步精制。

9. 旋流提取法

此法是采用 PT21 型组织搅拌机，搅拌速度为每分钟 8000r。原料不必预先加以粉碎。提取用水温度分别为 20℃和 100℃，处理时间 20 ~ 30 分钟，旋流法提取侧金盏花，对提取液中黄酮化合物、皂苷、有机酸等进行分析，表明旋流法的提取效率较高。

10. 酶提取法

此法是指利用适当的酶，通过酶反应较温和地将植物组织分解，加速有效成分的释放提取。并且，选用适当的酶可将影响液体制剂的杂质（如淀粉、蛋白质、果胶等）分解除去，也可促进某些极性低的脂溶性成分转移到水溶性苷糖中而有利于提取。在国内，上海中药一厂首先应用酶提取法成功地制备了生脉饮口服液。在动物药材的提取中，酶提取法应用得更广泛。

11. 加压逆流提取法

此法系将若干个提取罐串联，溶剂与药材逆流顺序通过，并保持一定的接触时间。此法提取效率高，提取液较浓，能耗可大幅度降低。与单罐提取相比，可使冬凌草提取液浓度增加 19 倍，溶剂和热能单耗分别降低 40 和 57。

（二）分离纯化方法

中药的提取，如果找到了合适的溶剂，有时将所得到的提取液稍一浓缩，就有结晶析出。例如，用乙醇从橘络中回流提取橙皮苷，在连续回流的过程中就有橙皮苷结晶析出。但这种情况是不多的。中药提取液浓缩后仍然是混合物，尚需进一步除去杂质，进行分离、纯化（精制）。传统的分离纯化方法有系统溶剂分离法、两相溶剂萃取法、沉淀法、盐析法、分馏法、结晶法、色谱法等，现主要介绍几种先进的分离技术。

1. 大孔吸附树脂法（macro absorption resin）

该法是采用特殊的吸附剂，从中药煎液中有选择地吸附其中的有效成分，去除无效成分的一种提取精制工艺。该技术于20世纪70年代末逐步应用到中草药有效成分的提取分离，与传统的提取方法相比具有以下优点：①可使药效成分高度富集，杂质少；②减小产品的吸潮性，增强产品的稳定性；③可有效去除重金属，解决了中药重金属超标的难题；④具有较好的安全性。吸附树脂是一类高度交联的、具有三维网状结构的高分子聚合物，不溶于任何溶剂，在常温下十分稳定，因此在使用过程中不会有任何物质释放出来。

2. 超滤（ultra filtration，UF）技术

该技术是指常温下以一定压力和流量，利用不对称微孔结构和半透膜分离介质、以错流方式进行过滤，使溶剂及小分子物质通过，高分子物质和微粒子（蛋白质、水溶性高聚物、细菌等）如被滤膜阻留，从而达到分离、纯化、浓缩的新型膜分离技术，能够分离分子量为1000～100万道尔顿的物质。使用不同的超滤膜（如醋酸纤维、磺化聚砜、聚砜、聚砜酰胺、聚丙烯腈），能够对0.5万、2万、3万、7万不同分子量的物质进行选择性截留。与传统分离方法相比，具有分离过程无相变、分离效率高、无须添加化学试剂、无污染、无须加热、能耗低、条件温和、无破坏成分、操作方便、流程短等特点，能够部分取代传统的过滤、吸附和萃取等分离技术。

3. 膜分离技术

该技术是使用膜技术（包括超滤膜、微孔滤膜、半透膜、反渗透膜等），在原生物体系环境下实现物质分离，可以高效浓缩富集产物，有效去除杂质。以超滤为代表的膜分离技术在医药领域的应用曾被列为国家“八五”重点科技项目，具有明显的优越性：①富集产物或滤除杂质效率高。可根据药物或杂质分子的分布情况，有目的地选择一定孔径的滤膜，一次或两次即可完成药效成分的富集，同时完成杂质的去除，其过程简单，操作方便，分离效率高。②无须加热浓缩，有效成分不被破坏，能耗小。③有效膜面积大，滤速快，不易形成表面浓度极化现象，无相态变化。

4. 新型吸附剂电泳（electrophoresis）及层析（chromatography）分离技术

该技术是指由传统的硅胶、氧化铝、聚酰胺等发展而来的新型吸附剂，如聚丙烯酰胺、十二烷基硫酸钠两性电解质、大孔树脂等为固定相或载体，选用新的溶剂体系进行分离的一类新兴发展的色谱分离技术，较传统的层析色谱法提取分离效率更高，更适合于对中药标准品及中药生理活性成分的分离精制和分析鉴定。如毛细管电泳（CE）、毛细管区带电泳（CZE）、凝胶电泳（GE）、等电聚焦电泳（IEE）、等速电泳（ITP），以及超临界流体色谱（SFC）、胶束动电毛细管色谱（MECC）、快速蛋白液相层析（FPLC）等技术，已逐步在中药成分的分离、分析及鉴定中得到普遍应用。在利用高效液相色谱法对黄酮类化合物进行分离及分析中，以 C_{18} 吸附柱为主的利用添加有机调节剂代替酸类调节pH值以抑制解离，能显著减少成分拖尾，提高反向高效液相色谱的分离效率。

5. 反相柱层析（reverse phase column chromatography，RPCC）

RPCC近年来常用在皂苷的分离上，除继续使用正相硅胶柱外，使用反相硅烷化硅胶多孔性树脂的例子日渐增多，使用较多的预填充反相硅烷化硅胶柱主要有Lichroprep

Rp－8（Merck，60%～8%甲醇洗脱）和 Lobar RP－8（Merck，60%～8%甲醇洗脱），常使用的反相多孔聚合物有 DIAION HP－20、Kogel BG 4600、MCI GE CHP－20P。

6. 高效液相层析（high performance liquid chromatography，HPLC）

国外已普遍应用 HPLC 分离结构相似的苷类物质。近年分离苷类使用的层析柱主要有 ODS Silicagel、Nucleosil C_{18}、S－10－ODS、μ_2Bondapak C_{18}、羟基磷灰石（hydroxyapatite）等。

7. 闪柱层析（flash chromatography，FC）

FC 的特点是层析柱短，采用球型硅胶且加压而使洗脱速度快，因此分离周期短，溶剂所需量少，且有较好的分离效果。Nonaka 等结合了正相硅胶闪柱层析和制备型薄层层析，从而分离了紫苜蓿（Medicago sativa）根中的皂苷。实验证明，FC 适用于较大量皂苷的分离，大有发展前途。

8. 离心板层析（centrifugal liquid chromatography，CLC）

此法是一种全程分离方法，对结构相似皂苷的分离特别有效。Kitagawa 等应用一般柱层析、CLC 和其他分离方法相结合，从工豆属植物（Vigna angularis）的种子中分离出各种三萜皂苷，在进行 CLC 时，他应用 Hitachi CL C_{25}型离心板层析仪，用 KT－gel 2061 为吸附剂，以 $CHCl_3/MeOH/H_2O$ 为洗脱剂，收到了良好的分离效果。

9. 中药絮凝分高技术

又称吸附澄清法。絮凝分离技术是指在混悬的中药提取液中加入一种絮凝沉淀剂吸附溶液中的悬浮物，提高产品澄明度和质量。如利用壳聚糖为原料制成的絮凝沉淀剂制备丹参口服液的实验表明，絮凝法工艺在指标成分原儿茶醛的稳定性和经济指标等方面均优于水提醇沉法。

10. 分子蒸馏技术

又称短程蒸馏。在分离过程中，物料处于高真空、相对低温的环境，停留时间短，损耗极少，故分子蒸馏技术特别适合于高沸点、低热敏性物料，尤其是挥发油类，以及有效成分的活性对温度极为敏感的天然产物的分离，如玫瑰油、藿香油。随着分子蒸馏装置的国产化，我国正加快推广应用。

11. 双水相萃取技术（ATPP）

此技术是为适应生物工程的迅猛发展，涉及酶、核酶、生长激素等各种活性成分的分离与提纯，具有活性损失小、分离步骤少、操作条件温和、不存在有机溶剂残留的问题等优点，因而在天然产物中有效成分的提取方面颇有前途。利用双水相系统从菠菜中提取蜕皮激素和20－羟基蜕皮激素化合物被认为是一种简便、快捷、经济的技术。黄芩苷是黄芩中具有药用价值的主要有效成分，用 PEG－6000－K_2HP0_4－水的双水相系统进行分配实验，可得到黄芩苷和黄芩素的产品。

12. 手性药物的色谱分离

色谱分离药物对映体分为间接法和直接法。前者又称手性试剂衍生化法（CDF），后者可分手性流动相添加剂法（CMPA）和手性固定相法（CSP）。无论哪一种方法，都是以现代色谱分离技术为基础，引入不对称中心（或光活性分子）。不同的是 CDF 法是将其引入分子内，而CMPA和CSP则引入分子间。引入手性环境使药物对映体间呈现理化特性的差异是色谱拆分的基础，有间接法与直接法之分。

（1）间接法　是药物对映体在分离前，先与高光学纯度衍生化试剂（CDA）反应形成非对映体，再进行色谱分离测定。

（2）直接法　是引入“手性识别”或“手性环境”（手性固定相、手性流动相添加剂）至色谱系统中，以形成暂时非对映体复合物，从而使药物对映体分离。

13. 多种技术的联合使用

近年来，药学工作者为取得更好的分离纯化效果，采用两种或两种以上的分离技术。如将银杏叶提取醇溶液经ZTC澄清剂沉降处理，再用大孔吸附树脂吸附洗脱，最后得到了质量稳定的银杏叶提取物。大孔吸附树脂与超滤法联用对六味地黄丸进行精制，实验结果表明，其提取物重量为原药材的46%，且有98%的丹皮酚与86%的马钱素被保留。将水性二相系统与逆流色谱联用，进行中药多糖的纯化研究，成功分离纯化了牛膝多糖。

（三）中药化学成分的鉴定与结构研究

中药化学成分的鉴定程序包括：测定物理常数、测定分子式、推定化合物功能团和分子骨架、确定化合物结构式等步骤。以前采用经典的化学方法测定耗费样品多，花费时间长。现在相继出现了色谱法、UV光谱、IR光谱、质谱、核磁共振谱、旋光色散谱和X射线衍射等许多新的物理分析手段，上述仪器设备多具有灵敏度高、选择性强、用量少及快速、简便的特点，使测定天然化合物结构工作进入了一个新阶段。确定天然化合物的分子结构，是一项复杂的工作，涉及面广，很难有一个固定的程序。需要化学工作、仪器分析、植物化学分类学及文献工作的互相配合、综合分析而获得结果。一个未知结构的最后确定还有待于与合成品进行比较。现将结构测定常用的波谱分析简要介绍如下：

1. 紫外光谱

凡具有不饱和键的化合物，特别是存在共轭不饱和键的化合物，在紫外光谱中可以见到特征吸收峰。故紫外光谱适用于鉴定不饱和键的有无，或用以推测这些不饱和键是否共轭。在研究化合物的结构中所起的作用是推测功能团，说明结构中的共轭关系和估计共轭系统中取代基的位置、种类和数目等。例如：

（1）确定样品是否为某已知化合物　通常将样品与标准品的紫外光谱进行对照，若两个化合物完全相同，其紫外光谱应完全相同。若无标准品，可查阅有关光谱文献进行核对。

（2）确定未知不饱和化合物的结构骨架　根据未知化合物紫外光谱的特点，寻找一个图谱与未知物相似的化合物作为模型化合物。从模型化合物的结构，可以提供未知物分子骨架的有关信息。

但物质的紫外光谱仅仅是分子的发色团与助色团的反映，并不是整个分子的特征，其吸收带的数目也不多，而且宽而平，不少化合物虽然结构上悬殊较大，但只要分子中含有相同的发色团，它们的吸收曲线形状也基本相同，根据紫外光谱就很难加以区别。因此，单独从紫外光谱往往无法独立解决一个化合物的结构问题，必须与红外光谱、质谱、核磁共振谱及其他化学的和物理的方法互相配合，才能得出可靠的结论。

2. 红外光谱

红外光谱能充分反映功能团与波长的关系，图谱中的吸收峰都对应着分子中化学键或基团的各种振动类型，故对确定未知物的结构非常有用；在指纹区内，不同物质的红外光谱完全不同，故对物质的鉴定也起着重要作用。红外光谱具有快速可靠、操作简便、样品用量少、样品不被破坏、可以回收等优点。在有机化合物结构分析中一般用于两个方面：

（1）鉴定是否为已知成分　由于各种化合物都有特定的红外光谱，故可用已知的标准品与样品在同样条件下测定红外光谱，若两个样品的光谱完全相同，则可相当肯定地判断其为同一化合物。

（2）未知成分的测定　如一个未知成分为简单的化合物，可单独依靠红外光谱提供的信息，配合所得分子式，确定化合物的结构式。对比较复杂的未知成分，尚须配合紫外光谱、核磁共振谱、质谱、经典的降解与合成及其他理化数据综合判定。

3. 核磁共振谱

核磁共振（NMR）是由具有磁矩的原子核（如^{1}H、^{13}C等），在磁场的作用下，以射频进行照射，产生能级的跃迁而获得共振信号。在有机化合物的研究中，应用高分辨测定装置，测定纯液体或溶液的 NMR 谱，可以通过所观测的化学位移及共振峰的裂分，对分子结构及分子间的相互关系进行说明。由于它与分子结构有着密切的关系，故与红外光谱一样，为确定有机化合物的分子结构提供有力依据，同时还可确定有机化合物中存在的各种功能团。核磁共振与红外光谱相辅相成，可以更容易地进行有机化合物的结构研究。

近年来，由于高磁场傅里叶变换技术的普及，计算机技术在 NMR 上的开发，多脉冲激发方式的采用，以及由此衍生的许多 NMR 新技术，尤其是二维谱（2DNMR）技术的显著进步，使复杂分子的结构测定日趋简化，用少量样品在较短时间内对复杂天然化合物的结构测定已成为可能。

4. 质谱

质谱是记录分析样品在质谱仪中经高温（300℃）气化，气态分子受一定能量冲击，失去电子，生成阳离子，而后在稳定磁场中按质荷比（m/z）顺序进行分离，通过检测器而记录的图谱。每个峰代表一个质量数。用质谱来测定分子式和分子量是目前最快速和准确的方法，同时也是研究有机分子结构强有力的工具之一。

在质谱仪中，根据所采用的离子源的不同将所得质谱可分为：

（1）电子轰击质谱（EI－MS）　样品气化后，气态分子受一定能量的电子冲击，使分子电离和裂解而产生各种阳离子。

（2）场解吸质谱（FD－MS）　样品不经气化与载体表面形成一个薄层，再与电离接触，在强电场的作用下电离为阳离子，故对难挥发和热不稳定的化合物（如肽、糖类等）尤为适宜。

（3）快速原子轰击质谱（FAB - MS） 通常将样品与甘油混合由载体引入，分子经快速原子氩轰冲后进入质谱仪。这种方法适用于分析高分子、热不稳定及强极性化合物（如肽、糖、维生素、抗生素等）。

5. 旋光谱

许多天然化合物具有光学活性，能使偏振光的偏振平面发生旋转，这种现象称为旋光。化合物的旋光度和光的波长有关，化合物的比旋度随着波长而改变。测定在紫外及可见光（200～700nm）内的旋光，然后将比旋度对波长做图，所得的谱线即旋光谱（ORD）。光学活性与分子的立体结构有关。因此，旋光测定是研究分子立体结构的一种重要手段，应用于测定天然化合物的结构和构象。

6. 圆二色谱

根据 Fresnel 的假说，平面偏振光可以分解为两个周期和振幅相同，而方向相反（一个向左，一个向右）的圆偏振光。当平面偏振光在一个旋光性的物体中传播时，通常它的两个圆偏振光不但速度不同，而且这两个圆偏振光被吸收的程度亦即吸收系数也不相等，后一性质称为“圆二色性”，根据化合物的圆二色性所做的图谱称为“圆二色谱”（circular dichroism，CD）。总之 CD 与 ORD 一样，反映了分子不对称性对光的作用。从圆二色谱的特征，可以获得化合物的立体结构。

7. 晶体 X 射线衍射结构分析

目前波谱分析方法已成为测定中药化学成分结构的常规手段。但是对于一些复杂的结构细节，如键长、键角和绝对构型等，尤其对大分子的结构，波谱分析方法就显得无能为力。X 射线衍射法（X - ray diffraction method）是一种很好的测定分子结构的方法。它是通过所研究的分子形成的晶体对 X 射线的衍射，将所得到的衍射信息用计算机进行数据处理，再还原为分子中原子的排列关系，最后获得原子在某一种坐标系中的分布，分子的全貌也就一目了然。

用 X 射线法测定有机化合物的结构，其中最卓有成效的工作是对青霉素、维生素 B_{12}、叶绿素等结构的测定，特别是对一些复杂的生物大分子结构的测定，如血红蛋白、脱氧核糖核酸、胰岛素结构的测定，为分子生物学、遗传工程学科的发展开辟了道路。

我国从 20 世纪 50 年代就开始了 X 射线结构分析的研究工作，已测定了几百个化合物的结构，对胰岛素晶体结构的测定属国际先进水平。此外，1977 年我国科学工作者对青蒿素的结构测定，是一项令世界瞩目的重大研究成果。

第三节 中药药理研究

中药药理学是在中医药理论指导下，运用现代科学方法研究中药与机体（包括病原体）相互作用及其作用规律，以阐明疾病防治原理的科学。中药药理研究包括中药药性、中药配伍、中药炮制、中药药效、中药体内过程及中药毒理学等方面的研究。而结合现代药理学的药效动力学、药代动力学、药物化学、生理学、生物化学等多学科的研究手段，中药药理学将在宏观与微观的结合上，以阐明中药及其复方的物质基础和作用机制为目标，克服中药物质基础不明、作用机制不清的瓶颈问题，加快中药药理研究现代化的进程。

一、中药药理研究的基本原则和方法

（一）中药药理研究的基本原则

以中医药理论为指导，以临床实践为依据，综合运用多学科的研究方法和手段，开展实验研究，揭示中药药效物质，阐明药效机制。

（二）中药药理研究的基本方法

1. 一般药理学方法

或可称为中西药药理研究共同的方法，包括以下3类：

（1）实验药理学方法　以健康动物（包括清醒动物和麻醉动物）和动物正常器官、组织、细胞、亚细胞、受体分子和离子通道等为实验对象，进行药物效应动力学和药物代谢动力学的研究。该方法对于分析药物作用、作用机制及药物代谢动力学过程具有重要意义。

（2）实验治疗学方法　以病、证模型动物或组织器官为实验对象，观察药物治疗作用。实验治疗学方法既可在整体进行，也可用培养细菌、寄生虫及肿瘤细胞等方法在体外进行。

（3）临床药理学方法　以健康志愿者或患者为对象，研究药物的药效学、药动学和不良反应，并对药物的疗效和安全性进行评价，以促进新药开发，推动药物治疗学发展，确保合理用药。

2. 中药药理学特殊的研究方法

由于中药药理学研究对象是中药单味药及其复方的药理，无论是单味药或复方，其所含的化学成分都很复杂。中药药理研究不能脱离中医药理论的指导作用，不能忽略病与证的结合问题，从而决定中药药理学方法有其区别于一般药理学方法的特殊性。

（1）中药活性物质和药理活性的筛选方法　分为广筛法和定向法两种。广筛法，是设定明确的实验指标，从大量的药物、有效部位或单体中筛选出具有某种特殊作用的药物。如从大量的中药成分中筛选出对白血病具有抑制作用的中药青黛（有效成分靛玉红），从对疟原虫鼠疟的抑制筛选出具有抗疟作用的中药青蒿（有效成分青蒿素）等，均采用了广筛法。定向筛选方法是以中药及其复方的功效、主治为线索，设计药理实验，验证药理作用。比较成功的例子如从理气止痛中药延胡索中筛选出具有镇痛作用的活性成分延胡索乙素，从活血化瘀药中研制治疗冠心病的中药复方等。

（2）综合集成的中药药性理论研究方法　中药药性理论是数千年来指导临床实践的基本理论，其内涵包括四气五味、归经、升降浮沉、毒性、炮制、配伍宜忌、组方原理等多个方面，又与中医基础理论紧密相联，将中药药性理论现代化、科学化、标准化、规范化，事关中药现代化、国际化的大局。但中药成分的复杂性、中药药性理论的模糊性，决定了单靠一二个学科很难揭示中药药性理论的规律。如从中药基原而言，植物、动物来源的中药，亲缘关系愈近，活性成分愈相似，功效愈相似，而研究其中的规律就涉及植物分类学、动物分类学、植物分子系统学、植物化学、中药药理学等学科；同一植物、动物基原，不同的药用部位、不同的采集时间、不同的炮制方法，其所含活性成分的质和量有差异，药性、功效主治也有差异，而研究其间的相互关系又需要集成药用植物栽培、养殖技术、中药炮制学的理论和方法。中药进入人体是一个复杂的过程，涉及个体体质的差异性，经口用药又有一个吸收、分布、代谢、排泄的过程，研究相关专题与血清药化学、血清药理学、药代动力学、人类基因组学、疾病代谢组学有很大关系。因此，研究中药药性理论需要综合多学科的知识和方法，稳步推进，逐一突破，是一个长期、艰巨的系统工程。

（3）中药血清药理学方法　中药是一个含有多种成分的复合体，一般多使用粗制剂，经口服用，经过吸收、分布、代谢而发挥作用。针对这样的实际状况，日本学者在1984年提出“中药血清药理学”方法。它是指将中药或中药复方经口给动物灌服一定时间后采集动物血液、分离血清，用此含有药物成分的血清进行体外试验。与用中药粗制剂直接进行的体外试验相比，该方法既保持了体外试验条件可控性强、药物效应易于检测、可深入揭示药物作用机理的优点，又能够防止中药粗制剂本身的理化性质对实验的干扰，反映中药在胃肠道消化吸收，再经生物转化，最后产生药理效应的真实过程，并代表了药物在体内产生作用的真正有效成分。这一方法目前在中药药理实验研究中得到了推广应用。

（4）病证动物模型方法　某些药物，多在病理情况下才产生作用。如五苓散对健康人、正常小鼠、家兔均无利尿作用，但对有水代谢障碍者有利尿作用。白虎加人参汤能降低血氧嘧啶性糖尿病动物血糖，但对正常动物血糖无影响。所以要建立与临床一致的病理模型进行药理试验。

①疾病模型：分为自发性疾病动物模型和诱发性疾病动物模型。前者是指对没有经过任何有意识的人工处理而在自然情况下发生基因突变、染色体畸变的实验动物，通过定向培育而保留下来的疾病模型。例如日本学者利用原发性高血压大白鼠经过反复筛选建立了研究人类原发性高血压的模型，运用自发性冠状动脉粥样硬化的老年母猪建立研究人类冠心病的模型等，均属此类。诱发性疾病动物模型是指通过使用物理、化学及生物学等方法，造成动物整体、器官或组织发生一定程度的损害，得到某些类似于人类疾病的动物模型。如阻塞家兔冠状动脉左降支建立心肌梗死模型，给高龄大鼠喂饲高脂饮食建立高脂血症、动脉硬化模型，结扎大鼠双侧颈总动脉建立研究血管性痴呆的模型，应用链脲佐菌素诱发复制恒河猴糖尿病动物模型等，均属诱发性动物模型。

②证候模型：中医证候是疾病发展到某一阶段病因、病位、病性及正邪对比情况的病理概括。证候动物模型是指在中医药理论指导下，采用生物学等方法使动物出现中医证候的表现。如用大黄饲喂小鼠使其出现类似人类的“脾虚证”，用夹尾法制作大鼠肝郁证模型，用糖皮质激素喂饲制作大鼠或小鼠阴虚模型，用利舍平皮下或肌内注射制作

小鼠阳虚模型，用氨水刺激小鼠制作肺虚痰阻动物模型等，均是比较成功的证候模型。

③病证结合模型：是指参合中医的发病学说和西医的致病原理复制动物模型。如用饮食不节、劳倦过度等因素造成大白鼠脾虚证模型，在此基础上加用氯化铝复制的Alzheimer型痴呆疾病模型；将家兔在禁水禁食18小时后，以速尿二度利尿脱水，造成“阴津亏虚”状态，然后注射大肠杆菌内毒素以致“热盛”，从而完成温病阴虚热盛模型的制作；采用中剂量链脲佐菌素腹腔内注射及肥甘饮食持续喂养10周的方法，复制实验性NIDDM大鼠模型（消渴）等。以上均为比较成功的病证结合模型制作方法。

二、中药药性理论研究

（一）四气研究方法

四气即中药的寒、热、温、凉4种特性，是古代医药学家在药物与人体相互作用所发生的反应和获得的疗效的基础上，经反复实践而概括出来的。现代研究主要是从四气物质基础、四气作用机制着手，认识药物四气定性的某些内在规律。

1. 四气作用机制研究方法

（1）从药物对机体产热、散热的正负影响区别中药四气　四气最本质的属性是药物对体内产热功能的影响。寒性、热性药物分别通过调节体内热生成的不同环节而发挥作用。①对中枢神经递质的影响：主要测定脑内DβH活性、NE含量及5－HT含量、作用时间和持续时间。寒凉药对中枢神经递质为负效应，温热药为正效应。②对交感神经－肾上腺髓质系统的影响：主要测定血清及肾上腺中DβH活性、尿中CAS排出量、自主神经平衡指数、心率。寒凉药呈负效应，温热药为正效应。③对前列腺素和环核苷酸的影响：主要测定尿中CAS和cAMP、cGMP排出量，计算$PGE_2/PPGF_{2\alpha}$与cAMP/cGMP比值。寒凉药为负效应，温热药为正效应。④对能量代谢的影响：主要测定大鼠脑、肝、肾组织耗氧量，糖原分解情况，在寒冷环境中的大鼠体温变化，饮水量。寒凉药为负效应，温热药为正效应。⑤对内分泌系统的影响：主要测定血清TSH含量、尿中17－OHCS排出量、血清LH含量、大鼠动情周期。寒凉药为负效应，温热药为正效应。⑥对内源性或外源性致热原的影响：主要测定其抗大肠杆菌内毒素和革兰阴性细菌的脂质A（Lipid A）的活性；对致热原IL－1β作用下兔VSA温敏神经元放电的影响；内毒素诱导的实验动物白细胞计数、血清C－反应蛋白、微量元素（Cu^{2+}、Fe^{2+}、Zn^{2+}）的测定。寒凉药对内毒素起拮抗作用，部分温热药可能也有拮抗作用。⑦对温度敏感瞬时电位受体（TRP）通道的影响：温热药对冷刺激敏感TRP通道（如TRPA1、TRPM8）呈抑制作用，而对热刺激敏感通道（如TRPV1～TRPV4）呈激活作用；寒凉药则反之。

（2）用生物热力学方法研究和评价中药四气　中药寒、热、温、凉四性包含两个层面：一是药物本身蕴涵不同形式或不同量值的能量或热量物质，这些物质在体内正常转化（代谢），可产生生理性的能量转移和热的变化；二是药物可能含有内生致热物质或相关物质，这些物质作用于机体后能产生一系列生理或病理反应，这些反应大多伴有能量转移和热变化。无论哪种形式的能量转移和热变化，均可使机体呈现寒、热、温、凉的差异，均应符合开放系统的热力学第二定律。基于中医药与热力学的相关性，选取来源、组成、成分、功用基本相同或相似的方药进行生物热动力学分析引起人们极大的关注。我们可以在细胞、亚细胞层面设计四气的生物热力学实验。①对细菌生长的影响：温热药能使供试细菌指数生长期的生长速率常数相对减小，传代时间延长，产热量相对增加；反之，寒凉药能使供试细菌指数生长期的生长速率常数相对增加，传代时间缩短，产热量相对减少。②对线粒体体外代谢热动力学的影响：温热药代谢热曲线呈上升趋势，寒凉药呈下降趋势。温热药可使线粒体 ATP 含量增加，寒凉药使 ATP 含量下降。近年来，通过有代表性的选取不同品种、不同部位、不同方法炮制的中药进行研究，取得了一定进展。

2. 四气物质基础研究方法

（1）从相关中药已知成分中逐一筛选四气的药理活性　目前取得的相关成果有：麻黄碱能兴奋肾上腺素 α 和 β 受体，升高血压，显示温热作用。生姜含芳香刺激性成分姜油，能促进周围血液循环，服后自觉全身温暖，并引起发汗；并含有激素及其类似物质，能促进机体代谢等，而呈现温热作用；也能加快心率，增加心输出量等。龙眼肉、大枣等含有某些营养成分，服后经消化吸收，使肌肉获得能量和热量而呈现温热效应。以上属于温热药物质基础的研究成果。薄荷、柴胡、白薇等含有的挥发性成分，通过刺激反射而起发汗、解热、清凉等作用。有些寒凉药也含有某些生物碱，与温热药所含的生物碱药理作用不同，如黄连和黄柏均含小檗碱，除有抗菌作用外，也能扩张末梢血管而降压，从而显示寒凉药性。有些寒凉药物如海带、昆布、浮萍等，含有某些卤素及盐类，而且多数是碘、溴的钾盐，因溴、碘等离子有中枢镇静作用，钾盐可以减弱心肌活动，同时又有利尿作用，从而表现出寒凉作用。大黄等因含有蒽醌类和其他致泻成分，通过泻下作用，发散实热，而起寒凉作用。有些含有钙、镁、汞等金属元素的矿物中药，都能降低中枢神经系统的兴奋性，起到镇静、抑制、抗过敏等作用，从而表现出寒性；如石膏、寒水石都含有硫酸钙，对神经有抑制作用，并能减低血管通透性。清热解毒类中药含有多种抗菌消炎物质，能够控制微生物感染，减少机体对病原物质的反应，缓和或消除机体亢进性病理反应，而发挥寒凉药性。

（2）通过血清化学方法，在有效成分中筛选四气活性物质

中药含有多种成分，口服的中药只有吸收入血的成分才有可能成为有效成分。而有效成分并非都是四气的物质基础。这样就必须分两步走：第一步是通过化学手段检测、分离、鉴定血清药成分；第二步通过四气作用机制研究的模型逐一筛选这些成分的四气药理活性。

（二）五味研究方法

五味是指酸、苦、甘、辛、咸 5 种基本滋味，还有些药有淡味或涩味。药味是古人在临床实践中由口尝而得，且发现药物的不同滋味与治疗作用有若干规律的联系。所以药味不仅反映真实滋味，更反映药物的实际性能。不同的味有不同的作用，味相同的药

有相近或共同的作用。历代中医对中药五味功能归纳如下：辛味药有发散、行气、行血的作用；甘味药有补益和中，缓急止痛作用；酸味药有收敛、固涩作用；苦味药有清热、燥湿、泻下、坚阴作用；咸味药有软坚散结、泻下作用；淡味药有渗湿、利尿作用。

1. 从与化学成分、功能的联系上研究五味

辛能行能散，是因为辛味药大多含有挥发油。既能使周围血管扩张，改善微循环，或兴奋汗腺，增加排汗；也可抗细菌、病毒和调节机体反应，中枢性地调节体温，提高阈值而达到解热、镇痛作用。如麻黄的挥发油成分左旋 α - 松油醇可发汗；桂枝的挥发油成分桂皮醛和桂皮油可发汗解热、健胃、解痉、镇痛，又能兴奋胃肠道平滑肌，使其收缩加强，紧张力增加，从而有利于胃肠积气的排除，消除或缓解痞满、胀痛等症状；如枳实所含挥发油成分右旋柠檬烯能行气消痰、宽中除胀，还能促进消化液的分泌，改善消化吸收功能，起到健脾开胃的作用；有的则可抑制胃肠道蠕动，缓解其痉挛而止痛。甘味药多含有甙类、糖类、蛋白质、氨基酸、维生素等成分。如甘草中的甘草苷元、异甘草苷元的动物实验均能明显抑制离体肠运动，并能解除组胺引起的肠痉挛，而表现为缓急止痛的作用；再如有甘味的黄芪富含糖类、多种氨基酸、叶酸、维生素、泛酸，以及微量元素铁、锰、钙、磷、镁等，可提高机体免疫力，使细胞数明显增多，促进血清和肝蛋白更新，从而表现为补益和中的作用等。

2. 采用定量方法研究药味

例如，有学者通过对植物类中药所含元素多寡和该药“味”之间关系的分析，建立药物的定量判别方程。首先检测 105 味植物类中药 42 种元素，依据《中药学》《中药大辞典》等专著，分别选择辛、甘、苦三味的典型药物，用 Wilks'λ 最小化方法从中筛选出对药味有显著性贡献的 11 种元素（$P<0.01$），再按照 Bayes 准则建立“最优”线性判别函数，得到辛、甘、苦三味的定量判别函数式，并将回判结果与传统药味进行比较。结果：经统计分析，三类判别方程有非常显著的差异（$P<0.01$），通过该函数的计算，药味与传统药味的符合率为 67%。还有学者对 133 味药物水煎液 pH 值进行测定，结果显示，单酸药 pH 值较对照药 pH 值明显降低，二者经比较有非常显著性差异（$P<0.01$），从而说明药味产生的基础是药物疗效及其功能，同时也证明了药味起源于口尝的真实性和客观性有其理论基础。

（三）归经研究方法

归经指中药对人体某部分具有选择性治疗作用的特性。中药归经理论是中药药性理论的一个重要组成部分。目前实验研究的思路可概括为两大类：一是根据中药有效成分在体内的分布及其作用部位研究中药的归经；二是根据药理效应，选定某些特异性的药理观察指标研究中药的归经。这些研究既阐明了中药归经的物质基础，又突出了中医理论特色，为中药规范化、标准化研究奠定了基础。

1. 对确定归经的依据进行探讨

主要有两种方法：一是以所治病证的脏腑归属确定归经。如能治疗咳嗽、气喘等肺系疾病的药物归入肺经，能治疗心悸怔忡等心系疾病的药物归入心经，能治疗阳痿、遗精等肾系疾病的药物归入肾经等。二是以药物的自然属性确定归经。如以五味配五脏来确定药物的归经，则辛入肺、苦入心、甘入脾、咸入肾、酸入肝；以五色配五脏来确定药物的归经，则色白入肺、色赤入心、色黄入脾、色青入肝、色黑入肾；以五气配五脏来确定药物的归经，则燥气入肝，焦气入心，香气入脾，腥气入肺，腐气入肾；以药物的质地、形状等特征为依据来确定药物的归经，则质之轻者上入心肺，质之重者下入肝肾。如质地重坠之牡蛎、磁石能沉坠入肝肾，胡桃形似脑而补脑等。此种标定方法多采用取类比象的方法，不足以反映归经理论的普遍规律。

2. 药物有效成分代谢分布测定法

该方法通过现代药物动力学技术，观察中药中的某些成分在体内脏器的分布特点，以此来说明中药活性成分在体内的分布与中药归经的关系，揭示中药归经的实质。在多数情况下，病变部位的药物浓度与其药效有直接关系，运用此种方法能从一定层次上反映药物的归经。如应用放射自显影技术观察^{3}H－川芎嗪在动物体内各主要脏器的分布，发现其主要分布在肝脏和胆囊，与文献记载的川芎归肝、胆经相符，因而认为归经的实质是药物活性成分在体内某些脏器的高浓度分布。^{3}H－麝香酮在早孕小鼠的子宫、卵巢中的分布量比未孕小鼠相对增加，说明对妊娠子宫有相对的专一性蓄积。

3. 微量元素法

不少研究者认为中药的某些作用与微量元素有关。提出微量元素“归经”假说，认为中药的微量元素在体内的迁移、选择性富集及微量元素络合物对疾病部位的特异亲合是中药归经的重要基础，并从中医“肾”功能方面探讨，认为微量元素锌、锰是中药归肾经的物质基础。通过对常用的21味补肾助阳药进行微量元素的系统分析，提出了以微量元素Zn、Mn、Fe作为共同的物质基础，实施对神经－内分泌－免疫调节网络的控制而呈现整体效应。明目类中药富含Zn、Mn、Fe等微量元素，其含量与眼组织中微量元素的浓度呈正相关。

4. 环核苷酸测定法

cAMP、cGMP普遍存在于体内各组织，且是细胞功能的重要调节物质，而且对多种信息尤其是药物的刺激非常灵敏，各脏器组织中的含量水平基本可以反映细胞功能的某一动态平衡状态，许多中药都是通过调节体内环核苷酸含量起作用。用五味子、鱼腥草、汉防己水煎剂分别给鼠灌胃，用放射免疫法测定动物脑、心、肺、肝、脾等组织中cAMP、cGMP的含量，发现各组织cAMP、cGMP含量及cAMP/cGMP比值的变化与各药物的归经有关。

5. 受体学说研究法

归经与受体学说均强调药物选择性作用。不少学者认为药物的有效成分及其受体是归经的物质基础。对于中药来说，其作用来自于某种有效成分的结构、构象符合了某种受体的要求，从而结合产生作用，表现为具有一定的限定性和选择性。而中药所要说明的就是这种限定性和选择性。从受体学说来看，药物对作用部位的选择性就是受体对药物的选择性。受体具有饱和性、特异性和可逆性，某些受体的分布可以跨器官、跨系统。中药进入体内后，由于受受体性质的限制，只能作用于特定的受体，表现为某一种或某几种效应，而非其他效应，这与中医药理论上的归经极其相似。如细辛含消旋去甲乌药碱，具有兴奋 β_1 受体的作用，而 β_1 受体主要分布在心脏、肠壁组织，因此细辛可治疗心脏疾病，即归心经；槟榔含有乙酰胆碱，为心脏受体接受而产生抑制作用，为胃肠受体接受而产生兴奋作用，从而验证了《本草经解》所云槟榔归心、胃、大肠经的论述。

（四）升降浮沉研究方法

中药升降浮沉之理论起源于《内经》，而形成于金元时期，明清以后又有李时珍、陈嘉谟、汪昂等人的补充发挥，使升降浮沉理论更加丰富。但升降浮沉理论还不够成熟，在中药学教材、工具书编写时，并未能给每一味中药都明确地标注升降浮沉之药性。升降浮沉学说的研究仍应从建立完整的学术体系开始。归纳起来有以下方法：

1. 文献学与药效学方法相结合，建立完整的中药升降浮沉理论体系

升降浮沉理论无非来源于两个方面，一是历代医药学家对中药升降浮沉的文献记载，二是临床对升降浮沉药性的观察验证。只有将两者有机结合起来，升降浮沉理论才能得到不断地发展和完善，成为经得起实践检验的科学理论。在文献研究方面，着重揭示药物气味厚薄阴阳、四气五味、质地、炮制、功效主治等与升降浮沉之间的规律性联系，如有学者根据这些联系，将升降浮沉药性特点归纳为固有性、特殊性、双向性、不显性、可变性 5 个方面，有一定的启发意义；在临床研究方面，我们需要进一步验证中药药效，尤其是弄清老药的新用途，准确把握中药药效的趋向性和复杂性。

2. 药效学与药效物质基础、作用机制研究相结合，揭示升降浮沉理论的本质

统而言之，当药物作用于机体后所产生的作用是向上、向外的谓之升浮，具有升阳、举陷、发表、开窍、催吐、祛风、散寒等作用；产生的作用是向下向内的谓之沉降，具有潜阳、降逆、收敛、止咳、平喘、清热、利水、通便、渗湿、止吐等作用。

析而言之，升即向上，是指药物具有向上的作用趋向，如升举阳气的黄芪、升麻等，可治疗清阳下陷的久泻、脱肛、崩漏不止、子宫脱垂、胃下垂等病证；催吐的瓜蒂、胆矾等，治疗痰饮壅塞的病证；开通心窍的冰片、麝香等，治疗痰迷心窍、机巧失充的昏迷、癫狂、痴呆，瘀阻心脉的胸痹心痛等病证；升津止渴的葛根，治疗津不上承的消渴病证；聪耳明目的葛根、菊花等，治疗耳鸣、耳聋、眼目昏花等病证；通鼻窍的辛夷、苍耳子、白芷等，治疗鼻塞鼻渊等病证。

浮即向外，是指药物具有向外的作用趋向。如发散表邪的羌活、桂枝等，治疗风寒外束的感冒等病证；祛风止痒的荆芥、白蒺藜等，治疗皮肤瘙痒的病证；透疹的薄荷、蝉蜕等，治疗麻疹、风疹等病证；宣肺的麻黄、桔梗等，治疗肺气失宣的咳嗽；托毒生肌的黄芪、人参等，治疗痈疽溃脓后疮疡脓水清稀、久不收口的病证；透营转气的银花、连翘，治疗温病热入营分证。

沉即向内，是指药物具有向内的作用趋向。如敛汗之五味子，治疗自汗、盗汗之病证；敛神之酸枣仁、柏子仁，治疗失眠、多梦的病证；敛精之芡实、金樱子，治疗遗精、滑精类病证；敛肺之罂粟壳、诃藜勒，治疗久咳肺虚病证；敛疮之五倍子，治疗疮疡久不收口的病证；敛肠之赤石脂、禹余粮，治疗久泻不止的病证。

降即向下，是指药物具有向下的作用趋向。如具有泻下的大黄、芒硝，治疗便秘的病证；利水渗湿的茯苓、泽泻，治疗小便不利、浮肿病证；降逆止呕的半夏、代赭石等，治疗胃气上逆的呕吐、呃逆病证；纳气平喘的蛤蚧、胡桃肉、沉香，治疗肾不纳气的久咳久喘病证；平肝潜阳的珍珠母、龟板等，治疗肝阳上亢之头痛、眩晕等病证。

但是仅仅局限于药效学的研究，我们还难以揭示升降浮沉药性的本质，必须借助于药理学、药物化学、药代动力学方法，从中分析其药效物质，明确其作用靶点、作用机制，才能将升降浮沉之研究提高到现代水平。这方面的工作以前开展较少，应该加以弥补。

（五）中药毒性研究方法

中药毒性的内涵应包括单味药毒性和配伍后的毒性两个方面。后者如“十八反”。在本草文献中，毒有4个意义：一指药物的总称，如《景岳全书》云“凡可辟邪安正者，皆可称为毒药”；二指药物的偏性，如《类经》曰“药以治病，因毒为能，所谓毒药，以气味之有偏也”；三指药物作用的强弱不同，《素问·五常政大论》根据药物偏性的大小和作用的强弱，提出了“大毒治病，十去其六，常毒治病，十去其七，小毒治病，十去其八，无毒治病，十去其九”；四指药物的毒副作用。我们所说的中药毒性是指药物对机体的损害性，包括急性、亚急性、慢性和特殊毒性（致癌、突变、致畸胎等）；同时还包括了中药的副作用，即在常用剂量时药物出现与治疗需要无关的不适反应。传统的中药文献对中药毒性的分级有三级和四级之分。三级分类的如新世纪高等中医药院校规划教材《中药学》、《中国药典》（2005版）、《中药大辞典》（第一、二版），将中药毒性分为大毒、有毒、小毒；而《有毒中药大辞典》则分为剧毒、大毒、有毒、小毒四类。中药毒性研究一般有以下方法：

1. 有毒成分及毒理研究方法

这是中药毒性研究最常用的方法。主要是在中药成分中提取、分离毒性成分，进行相关毒性实验。如在含生物碱的中药中已知的有毒成分有：川乌、草乌、附子、天雄、雪上一枝蒿等品种中的乌头碱；雷公藤和昆明山海棠中的雷公藤碱；马钱子中的番木鳖碱；曼陀罗、洋金花中的莨菪碱；苦楝子中的苦楝碱；麻黄中的麻黄碱；光慈菇、山慈菇中的秋水仙碱等。其毒理作用主要是损害神经系统。外周迷走神经和感觉神经中毒，常先呈异常兴奋后抑制，能直接影响心脏功能，并发其他脏器的变性坏死；中枢神经中毒，可引起视丘、中脑、延脑、脊髓的病理改变；呼吸中枢中毒。可引起呼吸麻痹窒息。再如，在含有苷类的中药中，已知的毒性成分有：洋地黄、万年青、八角枫、蟾酥、夹竹桃等品种中的强心苷，可直接作用于心脏，引起心肌收缩的增强，心率减慢；木通、黄药子、商陆等皂苷成分，对局部有刺激作用，并能抑制呼吸，损害心脏、肾脏，尚有溶血作用；白果中的银杏酸和银杏酚，苦杏仁、桃仁、郁李仁、木薯、瓜蒂等品种中的苦杏仁甙，水解后可析出氢氰酸，能迅速与细胞线粒体中氧化型细胞色素酶的三价铁结合，阻止细胞的氧化反应；芫花、广豆根等品种中的黄酮苷，可刺激胃肠道和损害肝脏，引起恶心呕吐、黄疸等症状。

2. 中药毒代动力学研究方法

毒代动力学是运用药代动力学的原理和方法，定量地研究毒性剂量下药物在动物体内的吸收、分布、代谢、排泄过程和特点，进而探讨药物毒性发生和发展的规律性的一门科学。其主要目的是：揭示在毒性试验条件下药物所达到的全身暴露与毒性发生的内在联系；比较动物与人的全身暴露来解释毒理试验数据的价值；为临床前毒性研究的实验设计（如动物种属、试验剂量和用药方案的设计）提供依据。

3. 细胞毒性试验 MTT 法

这是借助于细胞生物学技术直接观察中药在细胞学水平上的毒性反应。包括对细胞、细胞器形态结构的影响和对细胞整体活动的影响等。而 MTT 法可以快速高效地检测药物对细胞增殖的影响及毒性反应。从微观角度反映中药毒理作用的生物学基础。

4. 中药血清药理学方法

目前该方法应用于中药毒性研究的尚较少，但直接用实验动物的含药血清培养细胞，观察中药的毒性效应，可从微观角度阐明毒理。为从细胞分子水平阐明中药毒性机理开辟道路，值得借鉴。

5. 分子生物学技术

将分子生物学方法应用于中药毒理学研究，如对中毒脏器中核酸含量的测定，对药物性损伤的肝细胞中药物代谢酶和抗氧化物酶活性的测定、毒理基因组学和蛋白组学的探讨等，均将有助于从基因分子水平探讨中药毒性产生的机理与本质。

6. 中药毒性研究必须注意的几个问题

（1）中药毒性的相对性　中药是借助于药物的偏性纠正疾病的偏性，辨证准确，效如桴鼓。如果辨证不确，就会产生毒副作用。如日本报道的应用小柴胡汤引起间质性肺炎的案例，就是一个很好的说明。而某些药物如三氧化二砷对正常人使用反应为毒性，而用于急性粒细胞白血病却发挥了很好的治疗作用，并未发生毒副反应。

（2）中药毒性研究的复杂性　其复杂性在于中药多使用粗制剂，用量大、毒性小、起效慢、疗程长、靶点多、给药途径以口服为主等，给中药毒理学的研究带来了困难。制剂较粗，与对照组在颜色、气味、用药量、给药途径等方面存在很大的差异，影响了各实验组间的齐同性；药量较大，超过实验动物的胃容量；毒性较低，甚至检测不出半致死量等数据；用药疗程长，短期内可能无毒性反应，有毒性蓄积的倾向；中药从原药材到制剂的质量标准均不够严格和科学，使实验重复性受到很大的影响；中药保存条件与保存期与化学药品不同；中药尤其是复方成分复杂且难以确定，其毒代动力学研究具有许多困难与特殊性。以上都需要深入研究。

（3）辩证看待古代文献毒性的记载　如七情和合中相反的涵义为配伍后能增加毒性，但并不意味着绝对不能配伍。汉末张仲景《金匮要略》中的“甘遂半夏汤”以甘遂与甘草同用，《千金翼方》肾沥散中乌头、白蔹同用，《儒门事亲》中通气丸海藻、甘草同用等，经过长期临床使用并未见有毒性反应的报道。高晓山等对病理生理条件下中药“十八反”进行了系统研究，认为“十八反”是古人在临床用药中发现的问题，患者处于病理生理状态，因此“十八反”应限定于专属的病理生理条件下，广泛地增加毒性，未必是“十八反”的普遍规律。病理生理条件下某些“十八反”组可显示毒性增强、死亡率升高或某些不利于治疗的情况。川乌与半夏2∶1配伍，8g/kg的生药剂量对于饲喂甲状腺粉所致阳盛实验动物耐高温能力有明显的抑制作用，显示较明显的毒性增强；而对正常健康动物来说，同样的高温下生存时间则较病理模型下长。提出只有在特定的病理生理条件下显示毒性增强的特点，可能为“十八反”的主流。

（4）在GLP规范下开展中药毒理学研究　1978年美国FDA颁布了世界上第一部药品安全性评价的研究法规——《药品非临床安全研究工作质量管理规范》（Good Laboratory Practice，GLP）。随后，GLP逐渐成为世界药品安全性评价的通行标准，已有约70个国家和地区制定了本国的GLP。且随着GLP规范的广泛采用，它所包括的范围已扩大到整个药学、药效学研究，可以说所有的非临床实验研究（质量控制、化学检测、分离提取、药理实验等）都要遵循其管理原则，所制定的标准作业程序（standard operation procedure，SOP）也正逐步向GLP规范靠拢。

GLP建设不仅是中药国际化、产业化的重要前提与依托，而且是对整个中医药研究工作的管理与方法学示范。以其软件建设SOP文件制作为例，包含了以下13个方面：①供试品和对照品的接受、贴标签、储存、处理、配制方法及取样等；②动物房准备和动物的饲养管理；③设施和设备的维护、修理；④动物的转移、饲养、安置、标记、编号等；⑤动物的一般状况观察；⑥各种检查、测试等操作；⑦濒死或者已死动物的检查处理；⑧动物的尸检及组织病理学检查；⑨实验标本的收集和编号；⑩数据处理、储存和检索；⑪研究单位、安全性研究机构、质量保证部门和专题负责人的职责；⑫工作人员的健康检查制度；⑬安全性研究机构认为需要制定标准操作规程的其他工作。在GLP规范下进行中药毒理学研究，就要将硬、软件建设工作以SOP的形式体现在上述各方面。

三、中药实验药理学

实验是中药药理研究的基本方法。实验方法是在人为控制条件下，将自然现象的某一过程表现出来，便于人们反复观察，揭示事物的规律性。中药学的理论和诊疗技术主要来源于直观观察、哲学思辨和临床实践，运用现代实验研究方法非常必要，也是其他研究方法所不可替代的。但中药不仅成分复杂，且药理作用具有多层次、多途径、多靶点、干扰因素众多的特点，给中药药理实验带来诸多不便。其中比较突出的是中药制剂与给药途径之间的矛盾。不同给药途径和方法对药物的吸收、分布、代谢、排泄及药物作用的性质、强度、部位都有很大影响。因此中药实验药理研究又有自身的特殊性。因此，亟待建立符合中药实验药理研究特点的GLP，并加以推广、运用。

（一）中药药理实验设计方法

在科学研究与工业生产实验中，实验设计安排妥当与否，直接影响研究进度与效果。发达国家把实验设计誉为“工程师的钥匙”“工程的催化剂”。实验安排得好，会事半功倍，反之则事倍功半。那么如何安排实验能使实验次数少、又能得到好的实验结果呢？当实验观察的步骤不复杂，并没有反复多次用药的情况下，一般采用比较简单的实验设计如单组比较设计、配对比较设计、随机区组设计、完全随机设计等。当进行多因素影响等比较复杂实验时，就需进行更加严密的实验设计。举例如下。

1. 正交设计法

由日本田口玄一等数理学家在20世纪60年代发明，并推广到工业生产中，使日本的工业有了飞速的发展。它以拉丁方理论和群论为基础，用正交表来安排多因素实验。其优点是能在很多的实验条件中筛选出代表性强的少数实验条件，并能通过少数实验条件的分析找到最好的生产条件。在研究中药复方各组分对疗效影响分析中较为方便而实用。如陆兔林等以五味子醇甲及五味子乙素含量为指标，选择闷润时间、蒸制时间、酒的用量3个因素，以L9（3）4正交设计表，采用方差分析方法，对五味子进行酒蒸工艺的优选。发现蒸制时间对五味子质量有显著的影响。

2. 均匀设计法

也称均匀试验设计（uniform experimental design），由我国著名数学家方开泰院士和王元院士于1978年共同创造。在许多课题中需考察的因素变化较多，而且每个因素的变化范围较大，因而要求每个因素有较多的水平，这类难题若用正交设计法需做大量的实验，而运用均匀设计法是很有效的。均匀设计法是采用均匀设计理论，利用微机对数据进行统计处理，得到回归方程，预测最佳的实验方案。针对中药这个复杂系统，应用均匀设计法常会选择到最佳的实验方案。均匀设计法在中药成分提取工艺的优化中运用最为广泛，在复方研究中也有初步尝试。如陈飞跃等观察葶苈大枣桑白皮汤的强心作用，按均匀设计和灰色关联理论方法，根据U63（64）均匀设计表及使用表组成6个实验方剂，用含药血清法观察葶苈大枣桑白皮汤对正常兔离体心脏的心肌收缩力及心率的影响，并找到该方的最佳配伍剂量。该实验的均匀设计主要体现在配方上，将葶苈大枣桑白皮汤中的3味药剂量各取6个水平，即苦葶苈10g、15g、20g、30g、40g、50g，桑白皮0g、10g、15g、20g、30g、40g，大枣0g、5g、10g、15g、20g、30g，根据U63（64）均匀设计表及使用表组成6个实验方剂，即A方：苦葶苈10g，桑白皮10g，大枣10g；B方：苦葶苈15g，桑白皮20g，大枣30g；C方：苦葶苈20g，桑白皮40g，大枣5g；D方：苦葶苈30g，桑白皮0g，大枣20g；E方：苦葶苈40g，桑白皮15g，大枣0g；F方：苦葶苈50g，桑白皮30g，大枣15g。各药经鉴定后加水常规煎煮2次，每剂浓缩至300mL，备用。《均匀设计软件包》的JT版本是东北制药总厂研究院张承恩等于1990年开始研制，1994年推出的。1998年推出UST版本。该软件的均匀设计表多达200多个，可同时研究10个回归方程的优化问题，最新的UST4.0版本，可在Windows环境中运行，双击“均匀设计”图标，即可进入软件。

3. 人工神经网络模拟方法

对生物活性成分的药动学（PK）-药效学（PD）相关性进行统计分析，可获得药物一般的测量值（血药浓度）与药理效能之间的明确关系。这在新药筛选、药品开发及剂型优化方面极为重要。常用的 PK－PD 模拟分析方法有连接模拟法、间接响应模拟法等，都有许多局限性，如必须预先知道药物作用机理等信息等，而人工神经网络（ANNs）模拟方法在模拟 PK－PD 相关性时能克服这些缺陷。

ANNs 分析方法是一类仿生物神经网络原理的信息处理系统。与传统的信息处理方法不同，ANNs 具有并行性、容错性、非线性性、自学性和自组织性等特点，现已被广泛应用于药物设计、定量构效关系分析、非线性药动学模拟、可逆代谢模拟、不可逆药效学效应模拟等研究。ANNs 的基本结构单元为神经元，由输入层、隐蔽层、输出层组成。药物作用时间、剂量、浓度和代谢活性物质的浓度等均可作为输入变量。用 ANNs 方法统计分析，可得到 PK－PD 的相关性，由此可根据药物在体内的一些参数，预测药物的药动学和药动学特征。

与传统的模拟方法相比，ANNs 模拟方法具有如下优点：①既能模拟由连接模拟得到的数据，又能模拟间接响应模型得到的数据；②能非常灵活地找到药动学参数与药效学参数的相关性；③计算的精确度高；④模拟分析时不需要详尽的药物结构信息；⑤不需要大量数据点，少量数据点也能预测；⑥对初始数据没有限制，即使用不同的初始数据，也能获得同样的目标值。

（二）常用中药样品的制备方法

根据供试材料的不同，中药药理有复方药理、单味药药理、有效部位药理、有效成分药理等。关于有效成分的提取、分离方法前已有专门论述，在此着重介绍总成分、有效部位的提取和样品的不同制剂。

1. 中药总成分的提取方法

总成分是指所研究中药和方剂的原有成分和除纤维素以外的全部成分。不同功效的中药应采取不同的提取方法。如理气药和解表药采用长时间煎煮法会失去大量挥发油，使药理作用大大下降；生石膏煅制后会产生有毒的 AS_2O_3。一般而言，总成分提取的步骤如下：

（1）中药原料的干燥与粉碎　原料药宜进行干燥处理。新鲜的植物中药或饮片含有的水分较高，一般中药可以晒干，而含挥发油较多的中药暴晒会失去挥发性成分，只能采用阴干的方法。为了提高提取效率，还需将药品粉碎或切细。如采用水提法，药粉可以粗些，或切成薄片；如用有机溶剂提取，药粉应通过 20 目筛。

（2）溶剂提取　一般采用水提法、有机溶剂提取法、水蒸气蒸馏法等提取方法。水是常用溶剂，廉价且具强极性，不仅可把药材中的亲水性成分（如无机盐、糖类、鞣质、氨基酸、蛋白质、有机酸盐、生物碱盐和苷类）提取出来，也可将某些极性小的物质（如苷元、生物碱和酚性物等）提取出来，传统中药汤剂就是用水提法而得。醇是亲水性溶剂。最常使用的是乙醇，其溶解性能较好，穿透中药细胞的能力强，大多数成分均能在乙醇中溶解。亲脂性有机溶剂如石油醚、苯、氯仿、乙醚、醋酸乙酯等，选择性较强，根据实验目的而定。具体方法在本章第二节已作详细介绍。水蒸气蒸馏法主要用于中药材中挥发性成分的提取。

2. 有效部位的定向提取和分离方法

有效部位一般采取定向分离方法。如欲提取有机酸，可将原料药加酸酸化，再用与水不相溶的有机溶剂（如乙醚）萃取。欲提取生物碱，可将原料药加碱碱化，用氯仿萃取得总生物碱。欲提取皂苷，可将原料药用95%乙醇回流提取，回收乙醇补加水用乙醇脱脂后再用正丁醇提取、萃取，回收正丁醇得总皂苷。

有效部位的分离可采用溶剂极性依次递增分离法。如将中药材先用水煎煮，滤液浓缩成1∶1或1∶2体积后，分别用$CHCL_3$、醋酸乙酯、正丁醇萃取。分成氯仿层、乙酸乙酯层、正丁醇层和水层4个部分，回收溶剂，并挥尽溶剂调整体积，灌封供药理使用。这种提取分类方法特别适用于复方有效部位的筛选。

3. 中药常用样品制剂

经过提取、分离获得的总成分或有效部位、有效单体，还需制成一定的制剂样品供药理、毒理试验。一般根据研究目的和提取物的性质不同，常用的制剂如下：

（1）水溶液　以蒸馏水或生理盐水为溶媒配制而成。配制方法，将上述提取物回收溶剂所得的浸膏或残留物加新蒸馏制取的蒸馏水或生理盐水溶解，遇有少量沉淀可加热促进溶解，如仍有少量不溶解可加入高效增溶剂Poloxamer0.1%～0.2%振荡使溶解，调整体积和浓度后，灌封于容器，放冰箱备用。

（2）混悬剂　对于极性居中、在水中与油中均不溶解的成分，可以将这些提取物放在乳钵中，加入淀粉糊或桃胶浆研磨，做成混悬剂。

（3）乳剂和油剂　难溶于水而溶于油的脂溶性成分和提取物，可以制成乳剂和油剂，乳剂可注射，油剂可口服。乳剂的制作方法是先将脂溶性成分放入乳钵或乳匀机中，加入精制植物油，匀浆搅拌，加入乳化剂，搅匀后缓缓滴入蒸馏水，在乳匀机中搅动13～15分钟即可制成乳白色乳剂。油剂是把脂溶性成分直接溶在植物油中，做成一定浓度的油剂。

（4）低浓度醇类溶剂　将不溶于水但极性较强的成分溶于10%～20%的乙醇和丙二醇中，有时常加增溶剂吐温-80、Poloxamer、多聚乙二醇（M=400）混合，可进行试剂寻找合适比例。配制方法：将提取物先溶于无水乙醇中，再加增溶剂，不断研磨搅拌，最后滴加蒸馏水搅拌而成。

（5）冻干剂　对多肽、蛋白质、酶、糖蛋白、鞣质和其他热不稳定成分宜使用此试剂。制法：首先使用氟利昂、液氮和干冰等制冷，采用旋转设备使其形成薄膜易于冻干，然后用抽气泵不断抽空除去水分。一般开始冷冻温度最低达到-40℃，在不断抽空的情况下逐渐升温做成冻干剂，临时用时加注射用水稀释供注射给药用。

（6）固体制剂　如中药直接研碎制成散剂，放在食物中喂饲动物等。

4. 中药制剂浓度表示法

常采用3种浓度表示法：①用生药量浓度表示：以g/mL表示液体制剂浓度，以g/g表示固体制剂。如：黄芪水煎液0.25g/mL表示每毫升制剂中相当于含黄芪量为0.25g；如果是复方制剂，还应附上各单味药名称和药量。如当归补血汤3g/mL（当归6g、黄芪24g，制成10mL）。②用有效成分含量表示：如雷公藤总苷20mg/片，即表示每片含有雷公藤总苷 20mg。③摩尔浓度表示：如 1mol/L，即表示在每升溶液中含有 1mol 的药物。

（三）中药毒性、安全性试验方法

1. 急性毒性试验方法

急性毒性试验是指受试动物在 1 次大剂量给药后所产生的毒性反应和死亡情况，常以动物的致死量（Lethal dose）表示。致死量的测定，常以半数致死量（LD_{50}）为标准，LD_{50}指能够引起试验动物一半死亡的药物剂量。方法：选用体重 17～22g 健康小鼠或 120～150g 健康大鼠作为试验动物，雌雄各半或性别相同。采用两种给药途径，其中一种必须与临床所采用的相同。溶于水的药物尚需测定静脉注射的 LD_{50}。用药后至少观察 7 天，逐日记录动物的毒性反应和死亡动物的分布，运用相应公式计算其 LD_{50}。

有些中药毒性很小，无法测出 LD_{50}时，也可用最大耐受量测定（安全限度试验）作为临床用药的参考依据。方法：采用拟临床试验的给药途径，以动物能耐受的最大浓度、最大体积的药量 1 次或 1 日内连续 2～3 次给予动物，连续观察 7 天，详细记录动物的反应情况，计算出总给药量，并推算出相当于临床用药量的倍数。

2. 长期毒性试验方法

观察动物因长期连续给药所产生的毒性反应、中毒时首先出现的症状及停药后组织和功能损害的发展和恢复情况，以确定该药的毒性和安全剂量。方法：至少采用两种动物（包括啮齿类和非啮齿类），注明品系。啮齿类常选用 6～8 周大鼠，雌雄各 10 只。非啮齿类常用 4～6 月犬。给药剂量一般采用 2～3 个剂量组。高剂量组使动物出现明显的毒性反应或个别动物死亡，常用 LD_{50}的 1/4～1/10；中剂量组应使动物出现轻微的或中等程度的毒性反应，常用 LD_{50}的 1/10～1/30；低剂量组应略高于整体动物最佳有效剂量或临床试验剂量。给药途径选择临床试验相同的途径，如口服、静脉注射等。给药时间根据临床试验用药时间而定，一般是临床用药时间的 2 倍以上。观察的指标有体重、外观、行为、尿常规、血常规、肝肾功能及重要器官的肉眼观察和病理检查，必要时还要检查其他脏器、组织或骨髓。一般在最后一次给药后 24 小时内处死 2/3 动物检测各项指标。留下的动物继续观察 2～4 周，再处死检查，了解毒性反应的可逆程度和是否出现延迟性毒性反应。

3. “三致”毒理试验方法

“三致”是指致突变、致畸、致癌，这是检查药品潜在性危害的毒理试验方法。

（1）致突变试验方法　了解中药是否会诱发 DNA 化学结构的变化，导致体细胞发生突变，产生癌变、畸胎、动脉硬化、遗传性疾病等。目前比较普遍应用的有微生物回复突变试验、哺乳动物培养细胞染色体畸变试验、啮齿动物微核试验、显性致死试验等。

（2）生殖毒性试验方法　了解药物应用后是否会发生死胎、畸形、生长迟缓、功能不全等胚胎毒性。由于生殖系统对化学物的毒性作用更敏感，而且损害的影响更深远，不仅会损害孕妇，而且可影响后代，故引起了药理和毒理学界的高度重视。一般对中药Ⅰ类新药要求进行一般生殖毒性试验、致畸试验、围产期毒性试验。

①一般生殖毒性试验方法：选用至少一种试验动物（成熟的大鼠或小鼠），每组雄性和雌性各20只以上，雄性动物在交配前连续给药60～80天，雌性动物在交配前连续给药14天，交配后继续给药至大多数胚胎器官发生期，给药途径与临床拟用相同，口服者皆用灌胃，服用剂量设2～3个剂量组。高剂量组可产生轻度反应，低剂量组以不出现任何毒性反应为度。在同笼交配后，每日检查小鼠阴道中有无阴拴，大鼠则检查精子，以检查到阴拴或精子的当日作为妊娠第0天，1/2雌鼠于妊娠13天解剖观察，以确定妊娠、胎儿的吸收和死亡情况，并记录母鼠的一般状况、体重变化和胎盘重量，以确定子宫内的活胎数，对活胎进行性别鉴定、体重和身长测量及体表和内脏器官的形态学观察，对骨骼进行茜红素染色后检查，必要时进行组织学和组织化学的详细检查。其余1/2雌鼠妊娠期继续给药直到分娩和哺乳期，最后进行统计分析，计算生殖力指数、活产指数、活力指数、哺育指数。

②致畸试验方法：至少选取一种雌性动物（大鼠、小鼠或家兔）。每组15～20只，家兔每组8～12只。受试药物至少设2～3个剂量组，给药剂量与途径同生殖毒性试验。给药时间应在动物致畸敏感期全程连续给药，大鼠为孕后7～17天，小鼠为6～15天，家兔为6～18天。观察妊娠动物的症状和体重等。大鼠于妊娠的0、3、7、10、13、16、20天时称体重，根据体重及时核定给药剂量（mg/kg），全部试验动物于分娩前1～2天处死，大鼠于孕期第20天，小鼠于孕期第18天、家兔于孕期第29天处死。剖腹取出子宫及卵巢，辨认和记录活胎数、早死胎数、吸收胎数、黄体数，对活胎仔还应辨别性别、体重、测量身长及尾长，检查活胎仔有无外观畸形。将每只母鼠的2/3活胎仔剥去皮肤和内脏，经脱水透吸及茜素红染色后，检查骨骼畸形，将1/3活胎仔浸入Bouin固定液中固定，供检查内脏畸形。根据结果，计算其畸胎率、活胎仔平均畸形数、母体畸胎出现率、致畸指数。

③围产期毒性试验方法：实验动物选择、分组、给药剂量、途径等，与一般生殖毒性试验要求基本相同。而给药时间是在妊娠后1/3期间及整个哺乳期。具体时间为大鼠、小鼠从妊娠第15天开始，连续给药直到分娩后21天断奶为止；家兔从妊娠第22天开始，连续给药到分娩后60天断奶为止。检查：全部雌性动物让其自然分娩，观察其一般状况、体重、有无中毒症状、分娩及产程情况、活胎仔数，并检查活胎仔的发育和外观是否畸形，持续观察幼仔的生长发育情况一直到成年，包括幼仔的行为功能、生殖功能及其他情况，进行学习和运动功能测试等，用以判断药物的围产期毒性。

（3）致癌试验方法　化学因素致癌在人类肿瘤病因中占有较高比例，但该项试验周期长，约需3年时间，成本高，因此只有发现新药结构与已知致癌物质有关、在长期毒性试验中发现有细胞毒性作用、致突变试验结果为阳性的新药，才有必要做该项试验。方法：选择对致癌物敏感的两个动物种属和品系，常用大鼠、小鼠和地鼠，雌雄各50只以上，分为高、中、低3个剂量组，另设溶媒或赋形剂对照组和空白对照组。从断乳后即开始给药，高剂量组相当于亚急性试验中出现的毒性阈剂量，中剂量组为高剂量组剂量的1/3～1/4，低剂量组为高剂量组的1/9～1/10。大鼠用药2年以上，小鼠和地鼠为1.5年。观察指标：对所有动物每天应观察一般症状，开始时每周测1次体重和摄食量，第13周后至少每4周测1次，尽量减少动物肿瘤以外的死亡率。在大鼠24个月、小鼠和地鼠18个月时，各组动物存活率不少于50%。试验结束或怀疑有血液疾患时，需做末梢血液白细胞及红细胞计数测定。最重要的是通过病理组织学检查发现肿瘤病变，要对濒死动物及时进行解剖和组织学检查，检查的范围几乎包括所有器官。通过与对照组进行比较分析，评价受试物是否具有致癌性。

4. 制剂安全试验方法

（1）局部刺激试验　考察中草药注射剂、外用药应用于局部后，是否引起红肿、充血、肌肉变性、坏死等刺激反应，确定供试品是否符合使用规定。一般有以下方法：

①皮肤刺激试验：皮肤用药者，需做此试验。将供试品短期接触动物皮肤，以其自身做对照，在短时间内观察皮肤产生的刺激反应。

②家兔股四头肌肌内注射法：检查中草药注射剂的刺激性。取一定量的供试品注入家兔大腿前部股四头肌内，在规定时间内观察局部肌肉反应情况，有刺激作用的药品，局部将出现不同程度的红肿、充血，甚至变性和坏死。

③家兔滴眼试验：适用于滴眼、滴鼻剂和其他黏膜用药的制剂。将一定量的供试品滴入家兔眼睑内，观察一定时间内药品对眼的刺激反应。有刺激性的药物会出现结膜充血、水肿、畏光、流泪等反应。

（2）过敏性试验　考察注射剂尤其是含异性蛋白较多的注射剂用药安全的试验方法。分全身过敏试验和皮肤过敏试验。

①全身过敏试验：当药物作为抗原或半抗原初次进入体内，通过免疫机理，刺激机体产生相应抗体。当同样药物再次进入机体内，抗原与抗体结合形成抗原抗体复合物，导致组织细胞损伤，肥大细胞释放组胺等物质，从而引起局部水肿、抓鼻、竖毛、呼吸困难、窒息、痉挛、休克甚至死亡等过敏反应症状。一般选择豚鼠做试验，无菌操作，分两组，分别于首次肌内注射后第14、21天注射第2次，观察过敏反应是否出现。

②皮肤过敏试验：皮肤过敏（又称过敏性接触性皮炎），是一种对供试品产生免疫学传递的皮肤反应。在第一次用供试品涂抹动物皮肤后，至少相隔1周，再涂抹第2次，即刻观察，并于24、48、72小时后再观察，有无过敏反应发生。

（3）对红细胞影响试验法　将一定量的中草药注射剂供试品，加到2%兔血生理盐水混悬液中，若溶液出现澄明红色，管底无红细胞残留，表示全溶血；溶液出现澄明红色或棕色，管底有少量红细胞残留，表示部分溶血；红细胞全部下沉，上层液体无色透明，表示无溶血；虽不溶血，但出现红细胞凝集，振摇后不能分散，表示有凝集反应。有溶血和凝血的制剂，均不可作静脉注射用。

（4）家兔热原检查法　将一定量的中草药供试品，静脉注入家兔体内，在规定时间内观察家兔体温升高情况，以判断中药注射剂供试品中所含热原的限度是否符合规定。若体温升高平均低于0.6℃，表示热原检查合格。

（四）中药药代动力学研究方法

中药药代动力学，是指在中医药理论指导下，利用药代动力学的原理与数学处理方法，定量描述中药有效成分、有效部位及单味中药和中药复方进入机体后的吸收、分布、代谢、排泄等过程的动态变化规律，即研究给药后体内中药的位置、数量、疗效与时间的关系，并提出解释这些关系所需要的数学关系式的科学。中药药动学是药动学基本原理与中医中药理论的结合，它对指导临床用药，阐述组方原理，制订合理的制备工艺，评价制剂质量及研制新药均有重要的意义。

1. 体内药浓法

该法作为经典的药动学研究方法，适用于活性成分明确的中药研究。通过测定给药后生物样本（血液、尿液等）不同时间的药物浓度，得到一组药浓－时间数据，确定药动学模型归属后，得出药动学参数以及药浓－时间曲线，以反映该药的体内过程。此法具有灵敏、准确等优点。具体又分为两种方法：

（1）直接血药浓度法　与通常的化学药物药代动力学研究方法完全相同，适用于已分离提纯的中药活性成分。至今，应用该法的中药活性成分已有160种以上，得到的参数较准确，这对于开发新药、阐明中药作用机制及临床合理用药有着重要意义。但是，通过该法所获得的资料只能说明活性成分本身的药代动力学特点，未必能反映含有这种成分的中药及其方剂的药代动力学特点。

（2）中药效应成分血药浓度法　研究单味中药或复方中药制剂给药后的吸收、分布、代谢和排泄等特点，与直接血药浓度法比较，其结果更接近于中药的临床实际情况。

2. 生物效应法

该法是以药效或毒效为指标，监测给药后该指标变化的经时过程，间接反映药物的体内过程。由于单方或复方中药有效成分不明或成分复杂而缺乏有效的检测手段，故可通过测定其生物效应的经时过程来反映体内药量的动态变化。20世纪80年代产生了以药效和毒理为指标进行药代动力学研究的理论和方法，常用的生物效应法分为以下3类：

（1）药理效应法　该法是以药物的效应强度（包括量效关系、时效关系）为基础来研究中药及其复方，特别是有效成分不明的中药及其复方的药代动力学。由于某些药理指标能定量、可逆地反映药物在体内的动态变化，通过量－效关系和时－效关系转换为时－量关系，求出药动学参数。该法以“体存药量”的经时变化来描述药物的体内过程，就大多数药物而言，其药理效应与血药浓度之间呈平行关系，因此，药效法定义中的“体存药量”仍以给药量（$mg \cdot kg^{-1}$）来描述，代表的是体内中央室的药物量，更接近药物在体内的真实情况，符合中医学的整体观。刘延福等利用小鼠热板法测定了小活络丸不同剂量、不同时程的痛阈，结果其镇痛药效成分的吸收、消除半衰期分别为1.28小时和13.16小时。

（2）药物累积法（毒理效应法）　该法是采用动物累积死亡率测定药物蓄积的方法与药动学中多点动态检测的原理相结合，以估测药动学参数，实际也是体存量、时间和毒效进行三维转换而测定时－量关系。只要能使动物急性死亡的药物都可采用此法。适用于成分复杂及无法检测血药浓度的中药药动学研究。如龙绍疆等用2次给药的小鼠急性死亡率法，测定了关木通水煎液有毒总成分的表观毒代动力学参数。结果表明，其中毒性成分的小鼠口服表观半衰期为31.87小时，属于较长半衰期药物，在临床用药时应注意可能发生的蓄积毒性，并注意用药的间隔时间。

（3）微生物指标法（琼脂扩散法）　其原理主要是含有试验菌株的琼脂平板中抗菌药物的抑菌圈直径大小与药物浓度的对数呈线性关系。可选择适宜的敏感菌株测定体液中抗菌中药的浓度，然后按照药代动力学原理确定房室模型，并计算其药代动力学参数.

3. 证治药动学（yndrome and treatment pharmacokinetics，S&TPK）

由黄熙等提出，包括辨证药动学和复方（治疗）药动学。辨证药动学指同一药物的不同证的药代动力学参数经统计学处理有显著差别，这种差别明显影响药物疗效和毒副反应，经用辨证施治后这种差别可消失和减轻。分析对象既可是中药，又可是西药，还可是中西药复方。复方（治疗）药动学主要指方剂药代动力学的分析。另外，还可将辨证药动学和复方（治疗）药动学联合研究，研究对象可以是中药复方、中成药与西药的合用者。李锐等为探讨四逆汤药代动力学与药效动力学的相关性，应用同一来源的含药血清，分别以乌头类生物碱和一氧化氮（NO）为指标，同步进行血药浓度和药理效应测定。结果两者在犬体内均呈一级速度消除，具有一室开放模型的特征，药动学参数 $K_{血}$ 与 $K_{效}$，$t_{1/2}$血与 $t_{1/2}$效接近，均具有药效产生快、作用时间维持较长的特点，反映了四逆汤“走而不守，守而不走”的特性，回归分析表明在0～6小时之间，乌头类生物碱血药浓度与NO净增率存在良好的相关性。

（五）结合临床功效主治的中药药理实验方法

中药按其功效分为解表、清热、攻下、祛风湿、利水渗湿、温里、理气、止血、活血化瘀、化痰止咳平喘、安神、平肝息风、补益、抗衰老、杀虫、收敛固涩等类型。药理设计时，常常根据功效的提示，研究与临床功效一致的基本药理作用。如解表药能发汗解表，治疗恶寒发热之表证，故首先要揭示上述药效的机理。发汗功效可从中药对实验动物汗液影响，其机理可从抑制汗腺导管对 Na^+ 的重吸收或兴奋外周α受体方面进行探讨；解表方具有明显的散热功效，对异常升高的体温有明显的解热、降温作用，其机理可能与抑制发热的多个环节有关，如抑制内生致热原生成、释放、降低机体的产热过程，或影响中枢病理生理及神经递质，影响交感神经－肾上腺髓质系统，影响前列腺和环核苷酸，影响内分泌系统，拮抗内毒素等。

主治是与功效相对应的患者的适应证。表证患者除出现恶寒发热外，还伴头痛身痛、鼻塞咳喘等上呼吸道炎症反应症状，因此还可从镇静、镇痛、镇咳祛痰、平喘、抗炎、抗过敏等方面加以研究。表证患者病程有长短，在同样的环境下有发病与不发病之分，推测其机理又与个体的免疫功能有关。从西医学的病因学说出发，表证与感染细菌、病毒、毒素有关，故还可设计解表药的抗菌、抗病毒试验。

（六）结合人体各系统器官生理病理特征的中药药理实验方法

人体的中枢神经、传出神经、心血管、泌尿、血液和造血、消化、呼吸、内分泌免疫等系统各有其特殊的生理病理机制，结合各系统生理、病理特点开展中药药理实验研究，是中药药理研究的常用方法。如治疗心血管系统疾病的常用实验方法就有抗高血压实验法、血流量与血液流变学实验法、心脏与冠状血管实验法、抗心肌缺血与再灌注损伤实验法、脑缺血与脑血流实验法、心功能不全实验法、血管阻力与张力测定法、微循环实验法、抗心律失常实验法、抗血脂与抗动脉硬化实验法等多种。

（七）宏观与微观相结合的中药药理实验方法

即使是单味中药，也是一个具有多种成分的复合体，从而决定了中药药理作用的多重性，作用机理的复杂性。因此，中药药理研究需在宏观层面上研究器官、组织的药理作用机制，研究器官之间的相互影响。但中药的多种成分并非全部发挥作用，能产生药理作用的成分也有主要成分与次要成分之分。这就需要从微观层面研究究竟何种成分发挥了药理、毒理作用，成分与成分之间的关系如何，从细胞、分子、受体、离子通道、信号传导系统等微观角度阐明中药药效机理。

（八）多学科结合的中药实验药理学方法

自然科学各学科的发展，推动了药理学科的发展，而自然科学的研究方法，也逐步地为中药药理学所吸收。如生化药理学、分子药理学、免疫药理学、遗传药理学、定量药理学、心血管药理学、临床药理学、时间药理学等方法都在向中药药理学渗透，从而极大提高了中药药理学的研究水平。

四、中药临床药理学

临床药理学是近代从药理学科中迅速发展起来，将药理学与临床医学紧密结合起来的一门新兴学科。它以人体为研究对象，运用药理学研究的基本规律和方法，研究药物在人体内的作用规律，评价药物的安全性和有效性，并对药物的合理运用提供指导性建议。临床药理学对药品的研究、开发、管理、合理的治疗用药等具有极为重要的意义。

中药临床药理学是临床药理学的一个分支，起步较晚，而且由于中药临床应用的自身特点，困难多，难度大，是临床药理研究中的薄弱环节。其困难来自于两个方面：一是物质基础复杂且多数不明确；二是靶器官、靶细胞模糊，因而造成了与现代临床药理学研究在水平上的差距。建立一套符合中医药理论体系特点的中药临床药理学研究思路和方法，是一个非常艰巨的工程，值得我们去开拓、创造。

（一）病理、证、证实质指标相结合，进行临床药效学观察与评价

其中病理指标的疗效评价是基础，证指标的疗效评价是中医药特色，证实质微观指标的疗效评价是中西医结合疗效评价的桥梁。如卞兆祥等对调理脾胃方临床药效学的研究，即将消化性溃疡病理的观察和溃疡病疗效标准作为基础，以脾气虚证、肝胃不和证、肝郁脾虚证的证候学指标作为特色指标，以唾液淀粉酶活性比值、D－木糖排泄率作为证实质指标进行疗效综合评价。当然，证实质指标要在实验研究证实能够反映证候

本质的基础上。

（二）药理药化、医生与患者共同协作，开展临床药动学研究

在进行高水平的临床实验之前，需正确回答3个主要问题：药量多少（how much）、间隔多长（how often）、时程多久（how long）。过去采用的经验性方案不能回答每个方案的特点和特殊性。不少研究者认为，当前中医药学首先需要解决2个难题：①中药中的何种成分被吸收入血，它们的药动学特征如何；②吸收入体内的中药成分有什么样的生物效应，以及这些生物学效应和临床疗效之间有何种联系。大多数学者认为，中药临床药动学研究是解决上述问题的“金钥匙”。

药理学家要解决的是制剂的质控标准问题，一个制剂究竟以何种（或几种）物质作为观测标准？这不是凭经验所能解决的。如有研究者发现，人口服大黄汤剂后，虽然在汤剂中含有大黄素、大黄酸、芦荟大黄素、大黄酚等游离蒽醌，但吸收入体内的只有大黄酸，该研究结果提示以大黄酸作为大黄制剂的质控标准更科学。

化学家要解决的是如何在人体与中药这两个复杂对象相互作用过程中，体内中药成分的检测问题。近十几年来随着科学技术的飞速发展，一些新理论、新方法和新技术、新设备不断地被应用，如气相色谱仪、高压液相色谱仪等仪器设备已较普遍地被应用，甚至出现了多种技术设备的组合，如液相色谱－质谱联用（LC－MS）、液相色谱－核磁共振联用（LC－NMR）、气相色谱－质谱联用（GC－MS）、液相色谱－光电二极管阵列紫外扫描－质谱联用（LC－DAD－MS）、液相色谱－核磁共振－质谱联用（LC－NMR－MS）等，使以前阻碍人体内中药化学成分检测的问题正在不断地得到解决。

临床医生要解决的是如何将过去相对不精确的传统给药方式逐步改变为在科学的因人而异、因病而异的药动学原则指导下的方案。这不但符合中医“方随法出，法随证立”的传统理论，也更有利于保障患者的合法权益及提高中医治疗的临床疗效。

药动学研究中由于生物的种属差异巨大，以试验动物为研究对象所获得的结果应用到人类时评价要慎重，必须经人群的验证才能最终确认。而争取志愿者的配合是一个突出的问题。

（三）中药新药Ⅰ期临床试验中应注意的问题

新药临床试验一般分为Ⅰ期、Ⅱ期、Ⅲ期和Ⅳ期4个阶段，概括地说，中药新药的Ⅰ期临床试验为耐受性试验，Ⅱ期为探索性试验，Ⅲ期为验证性试验，Ⅳ期为应用性试验。不难看出，除Ⅰ期临床是以了解药品的安全范围为主要研究目标外，其余3个阶段均是以有效性和安全性评价为目标，但各阶段的侧重点和研究方法有所区别。

按照国际ICH三方协调指导原则，Ⅰ期临床研究通常为非治疗目的，是为了确定人体对其后临床试验中使用的药物剂量的耐受性及可预期的不良反应的性质。受试者为健康志愿者或某类患者（如轻度高血压）。Ⅰ期临床研究可以采用开放、基线对照，也可以采用随机化和盲法，以提高观察结果的可信性。根据ICH指导原则，结合中药的特点，中药Ⅰ期临床试验设计时应注意如下问题：

1. 受试者

一般选择健康志愿者，特殊病证、毒性较大或耐受性在正常人与患者间差异较大的药物，如抗癌药、抗心律失常药、降压药、降糖药等，可以选择心、肝、肾及血液系统的功能基本正常的志愿轻型患者为受试对象。关于性别，国外一般选择健康男性，我国似乎没有特殊的限定，《中药新药临床研究指导原则》中建议男女各半。

2. 试验剂量

试验剂量包括单剂量（单次给药组）和多剂量（多次给药组或连续给药组）两种，主要是为了评估药物的初始安全性和耐受性。Ⅰ期临床试验应当先进行单剂量试验，再进行多剂量试验。

（1）初始剂量　按照《中药新药临床研究指导原则》剂量选择的要求："剂量确定应当慎重，以保证受试者安全为原则。应当充分考虑中医药特点，将临床常用剂量或习惯用量作为主要依据。亦可参考动物实验剂量，制定出预测剂量。然后用其1/5量作为初始剂量；对动物有毒性反应的药物或注射剂的剂量，可取预测剂量的1/10～1/5量作为初始剂量。"

（2）最大剂量　最大剂量的设计一般有两种方法：①动物长期毒性试验中引起中毒症状或脏器出现可逆性变化剂量的1/10；②动物长期毒性试验中最大耐受量的1/5～1/2。

（3）剂量梯度　根据临床前研究资料，首先设计"起始剂量"及"最大剂量"，在此范围内，按递增比例，预设为4～8个剂量。先由低剂量开始，每剂量用2～3人，接近治疗量后，每组6～8人。应注意：剂量采用递增方式，因为不能确保较大剂量的安全性，不宜大小剂量组同时试验，而应从小到大逐步进行；每位受试者只用一种剂量，不得再次用于其他剂量组。

（4）终止指标　耐受性试验不仅要确定不出现不良反应的剂量，还应了解出现轻度不良反应的剂量及其性质。因此通常以受试者出现半数轻度不良反应为试验终止指标。对于抗癌药等还可规定以出现较严重的毒性反应为试验终止指标。但在剂量递增过程中出现了不良反应，虽未达到规定的最大剂量，亦应终止试验。在达到最大剂量时，虽无不良反应亦应终止试验。

3. 试验疗程

单次给药组给药1次试验即结束，化学药物多次给药组的药代动力学试验一般连续给药7～10天，中药可适当延长。

4. 试验例数

按照《药品注册管理办法》的规定，Ⅰ期临床试验最低病例数要求20～30例，但是例数的要求在Ⅰ期临床试验具体实施中有较大的灵活性。Ⅰ期临床试验的例数往往预先难以确定，不应只是考虑到满足法规的要求，应根据临床实际出现的情况进行及时调整，一般设计严谨的Ⅰ期临床试验，往往试验结束时的最终例数都超过30例。

（四）中药新药Ⅱ、Ⅲ期临床试验中应注意的问题

1. 合理选择对照药

要在《中华人民共和国药典》和部颁标准的中成药中找到和试验药功能主治、包装剂型完全一致或基本一致的药物非常困难，有时只能选择相对接近的品种，这就导致了对照药不够规范，缺乏科学性、严谨性，可以酌情选择随机、双盲、安慰剂对照的方法加以弥补。美国FDA《植物药研制指导原则》就不主张选择单一阳性药对照进行等效试验，而更强调安慰剂或量－效关系的研究。在临床研究中，如果仅有阳性药对照而没有安慰剂对照，就有可能出现假阳性，这在中药临床研究中尤为突出。例如：在临床研究中，如果选择了名为有效，实际无效的上市中药作为阳性对照药（由于历史的原因，许多上市中药未通过严格临床试验，疗效尚不肯定），而受试药的疗效是通过各种观察指标与对照组比较确定的，如试验药与阳性药疗效比较无显著性差异，就有可能引出一个假阳性的结论，即受试药对某种证候有效，但实际上阳性药是无效的，其观察指标的改善只是安慰剂的作用。

2. 标准宜权威，范围宜具体

在临床方案设计中主要涉及疾病诊断标准和疗效判定标准。诊断标准应尽可能选择目前最新的、权威的、公认的标准。常规而言，有国际标准应首先采用国际标准，其次可考虑用国内的专业标准或全国专业学会新近制定的诊断标准。对于选定的诊断标准一般是不可以随意改动的，且应标明出处和年份。即使所研究的新药是针对该疾病的某一阶段，并非针对疾病全过程，对诊断标准的相关内容也应遵循，不能随意改动。但为了适合所研究新药的治疗范围，应该在病例纳入标准或病例排除标准中加以具体说明，以限定治疗范围，这样既能保证标准的权威性，又能照顾到药物所治病症的特色所在。

现行的疗效判定标准内容庞杂，多为描述性内容，操作困难。例如糖尿病的疗效判定标准中，对于疾病疗效的判定分为显效、有效、无效3个等级，每一级别的内容中既有症状指标（如对显效描述为临床表现基本消失等，内容较为粗阔），也有血糖改善的要求（空腹和餐后血糖），而症状中有主、次症之分，血糖指标中也有空腹与餐后之别，这样在每一级别的疗效判定中，牵涉的因素过多。由于逻辑判断有“是”与“非”、“和”与“或”的区别，就容易在逻辑判定中造成死角，最终影响疗效判定的准确性。所以疗效判定应当逐项进行分析，这样不仅便于操作，也易于从不同角度来量化疗效标准，使得疗效判定更趋直观、合理、科学，也易于做出结论。

3. 科学制定中医证候量化指标

中医证候是Ⅱ、Ⅲ期临床试验中重要的观察指标，但长期以来，中医证候缺乏全国统一的标准和量化指标，使临床医生在判断病情时有一定的主观因素，直接影响到临床试验的准确性和可信度。新修订的“指导原则”症状分级量化积分法随意性大，客观性较小。应与国际接轨，尽量采用国际通行的标准，尽量选择能够量化的指标，如痰量、小便用毫升表示；疼痛采用“米尺法”判定等。

4. 合理确定证型

对于普通六类中药新药，在制定证型时应注意以下几点：①对于新药研发者而言，开始制定证型时不必拘泥于任何标准，而应根据研制者在临床应用的实际经验，分析自身组方的特点后来制定证型。②对于临床主要研究者而言，在制定临床方案时，如申办者既往证型制定不合理，主要研究者应与新药研制者及时沟通，充分考虑研制者临床应用的实际情况，修订出符合自身组方特点的中医证型。及时纠正不合理的证型是临床主要研究者的妥当之举，不能以为已批准的临床研究，其证型就绝对不可以更改了。但在更改的证型项下，以附注的形式予以阐明原因较为妥当。③对于难以确定的证型，必要时也可在Ⅱ期临床试验中，进行证型的探索性研究来确定之。

5. 正确处理病证结合

长期以来，中药新药临床试验一直在“以证统病”还是“以病统证”的问题上纠缠不清。以西医的病名包括中医的证候这种分类法似乎更容易被中西医接受。而以中医的证候包括一种或几种西医的病名，则因其概念的模糊和病例数相应增多而不被看好。但一些特殊的中医病证如气虚证的中药治疗适用于很多疾病，但在临床试验中，由于经费和时间的关系，只能选择与一种或两种病结合，这样就减少了适应范围，没有完全发挥这类药的作用。王永炎院士曾经说过，亚健康状态是最适合中药开发的领域。是否能利用补益类药物调整亚健康状态，增强免疫功能，不用病的概念，仅以中医的证候来进行临床试验，值得进一步探讨。

（五）中药新药临床安全性评价

1. 安全、有效、质量可控是评价新药的基本原则

《药品注册管理办法》规定临床试验分为Ⅰ、Ⅱ、Ⅲ、Ⅳ期。在新药临床试验过程中，安全性评价贯穿临床试验各个分期，在新药评价中占据首要地位。如何对新药进行安全性评价，美国 FDA 认为，申办者有义务提供证据来说服管理部门该新药是安全的，而非管理部门负责证明它是危险的。因为证明危险的真实性相当困难，所以只要对药物的安全性不能确定就足够作为拒绝批准的理由。之所以将安全性评价放在首位，是因为新药的安全性评价客观存在如下困难：缺少完善、已建立的数学工具；不像疗效评价那样已有严格、公认的规则；在新药注册时，申报者难以提供按流行病学研究要求提供足够大的样本；此外，还存在统计学的问题等。

2. 如何进行中药新药的安全性评价

国外的新药安全性评价的理念和方法是否适应中药的特点是中药新药的申办者、研究者及审评者都需要共同面对和思考的问题。随着中药新药研发品种的增多，非传统剂型的不断出现，有关中药不良反应逐渐被人们所重视，因此，如何进行中药新药临床安全性评价，如何在评价中结合中药的特点，需要从不同角度探讨其存在的问题，找出解决的办法，以推进中药新药安全性评价水平的提高。

中药新药安全性评价的要点包括 6 个方面：①安全性指标的制定是否符合药物的特点；②安全性数据是否充足；③对所有不良事件解释是否符合医学逻辑；④对严重不良

事件表述与分析是否清楚；⑤有无与对照药物进行风险比较；⑥对药物已知的或潜在的安全性问题是否有研究。总之，在进行中药新药临床试验安全性评价中，其要点是：应首先确定安全性分析的人群（使用过至少一次受试药物的受试者）；其次是明确所有不良事件与药物的因果关系（试验药物、对照药物），并对重点关注的不良事件进行详细描述与分析；然后是回顾临床前药理毒理试验结果与临床试验出现毒性的靶器官一致性，更加关注动物试验未提示的、偶然出现的新发现。在此基础上，对试验的疗效/安全性结果及风险/受益之间的关系进行简要概述和讨论，其内容既不应该是结果的简单重复，也不应该引入新的结果，应清楚阐明新的或非预期的发现，评论其意义，并讨论其潜在的问题。

第四节　中药复方研究

一、中药复方研究的方法设计

中药复方是一个复杂系统，设计中药复方研究方法应该在复杂科学理论的指导下，研究方剂整体与部分之间、部分与部分之间、方剂与人体之间的相互作用关系，采用多学科综合集成的研究方法，揭示中药复方的物质基础、作用机制和应用规律。中药复方研究具体有以下方法：

（一）利用信息技术挖掘复方中蕴藏的学术规律

将所有复方、单味中药的信息作为一个整体，通过对数据特征、关系、聚类、趋向、偏差和特例现象的深层多维分析，揭示其间复杂和特殊的关系，发现其隐含的规则、模式和规律，为分析方剂配伍规律提供可靠的数据。研究内容包括：①以证为对象的方药配伍与应用规律；②高频药组合规律及与经验药对比较分析，揭示药对应用规律；③类方的主治病证、方剂结构、配伍模式；④由药量和剂型的变化所致的主治病证与原方迥异的变化规律；⑤组方药物的药性分析，四气五味、归经、升降浮沉在方剂组成中的规律。这其中还包括了复方药理学、复方化学、复方药剂学的信息。只有将上述信息有机地联系起来，利用数理统计、计算科学等方法，才能获得构效、量效之间的动态变化规律。

（二）开展复方中三个层次的化学成分研究

主要过程为：选择目标方剂，核定标准处方并确定标准汤剂的药效，采用植化方法对全方化学成分进行系统提取、分离和鉴定，研究方剂的主要部位、组分、成分；以主要药效为指标，建立多指标活性筛选体系，对目标成分进行系统评估，筛选其有效和活性成分群，追踪分离目标活性成分并确定其化学结构，最终实现对方剂物质基础的确定。

（三）血清药理学与血清化学方法相结合，研究复方的药代动力学

中药血清药理学和血清药化学作为一种新兴思路，其研究方法具有下列优点：①可以排除粗制剂本身理化性质的干扰。中药粗制剂中各种电解质、鞣质、不同的 pH 值、渗透压等都会在一定程度上给中药复方研究带来困难。②避免了直接体外试验可能得出的错误结论。药物口服要经过吸收、分布、代谢等一系列过程，在这些过程中，有些直接体外试验有效的成分，存在不能被吸收或代谢后失活的可能，而有些成分在体外试验中无效，而经吸收代谢后转化为活性成分，或通过神经体液系统而发挥药效，致使体外试验与体内试验不符。含药血清则可包括复方中真正的有效成分，避免体外试验得出的错误结论。③有利于发现中药复方中真正的有效成分和有效部位。

在方法学上目前要解决 4 个问题：①血清本身内源性成分的复杂性，给中药血清药理学和血清药化学带来的干扰。②中药复方经口服后，血清药物浓度较低，特别是中药复方中微量成分及蛋白结合率较高的成分，给药物检测和药理实验提出了难题。③不同种属、不同年龄的动物对药物吸收有一定的差异，从而影响到血清中的含药成分及含量，因此开展中药血清药理学和血清药化学研究有待于规范动物的种属和年龄。④因给药剂量、采血时间不同，血清中含药成分的数及量也不尽相同，故必须充分把握好给药剂量及采血时间。

（四）拆方研究

拆方研究是把处方中的中药逐步减去一味中药或几味中药以观察疗效的变化，寻找有效成分。成功例子有当归芦荟丸治疗慢性粒细胞白血病的研究，临床和实验药理研究发现复方中主要的有效药是青黛，从青黛中又发现有效成分靛玉红，又从该化合物结构修饰发展成抗慢性粒细胞白血病新药异靛甲。拆方研究的目的是寻找发挥增效减毒作用的最佳组合，确定方中主要药物或活性物质，寻找方中药物的最佳剂量配比关系，精简方剂。其常用模式有传统中医药模式、植化药模式、数学模式等。传统中医药模式主要着眼于证明复方配伍的合理性，考察药队、药对与单味药的药效，探讨治则治法的适用性等。植化药模式是以中医理论为研究线索，用化学方法分离有效部位进行配伍组合及药效比较，对于组成药效明确、毒副作用小或针对性强的复方有重要意义。数学模式常用正交实验设计、均匀设计、直接实验设计、正交 t 值法等实验设计方法。

（五）中药复方的系统研究

主要思路是将中药复方的临床、药理、药化、制剂等环节有机联系在一起。即以临床疗效为中心，开展围绕临床的药理研究，围绕药理的化学研究，以及围绕临床、药理、化学的制剂研究。具体步骤如下：

1. 临床选方

①选择药味较少且单味药有一定化学及药理研究基础，以往对疑难病或常见病的临床疗效肯定的方剂，最好是经典方或确有中医药理论根据的验方。②到原产地选购正品

药材，按一定工艺制成汤剂，进行规范的临床再验证。除中医临床指标外，还应有西医的临床、病理及生化指标。最后须做统计学分析。③临床再验证结果肯定后，足量购进上述药材，并将汤剂制备工艺确定，以后的药理及化学研究始终应用。

2. 确定药理研究方案

集中包括中医临床、西医临床、病理、药理、化学等专家的智慧，提出能反映临床疗效，体现中药复方作用特点、从整体到器官直至细胞及分子水平的药理研究方案。将任务分解到在相关领域研究中卓有成就的实验室进行。

3. 药理指导下的化学研究

①根据药理多指标找出复方汤剂的有效部位。选择典型患者及合适动物，口服（灌胃）给药。一定时间后取出动物胃中内容物，分析比较灌胃前后汤剂成分种类和含量的区别；一定时间后分别抽取患者和动物的体液（血、尿、胆汁等），用 HPLC 及 LC - MS - MS 等方法，先分析后制备，鉴定体液中的相关成分（可能是汤剂原成分，也可能是经代谢后的产物）。③比较以上各化学部位（或成分）及单味药相应部位（或成分）的区别，根据药理多指标找出可能的目标活性成分（肯定不止一种）。④定量分析各目标活性成分。

4. 目标活性成分配伍后的药理研究

①将以上各种可能的目标活性成分做多种配伍后，再回到多指标的药理试验。计算机优化处理，找出能代表总体药效的最佳活性成分及其配比。②进一步研究最佳组合的作用机制，如各成分的作用部位、吸收、分布、转化、代谢、排泄等。搞清组合中各成分间的相互作用。

5. 制剂研究

采用最佳组合的成分及其配比，根据以上药理及化学研究结果，研制出合理剂型。再回到规范的临床试验。

二、中药复方配伍研究

方剂配伍方法有多种，但七情配伍是中药配伍的基本形式，君臣佐使是方剂配伍的主要规则。研究复方配伍的目的在于去除无效物质，优化组合处方，增效、减毒，扩大治疗范围，适应复杂病情，预防药物中毒。主要有以下方法：

（一）文献理论研究方法

从经典配伍实例中获得中药复方配伍的规律性认识，如相须相使配伍能增强药效，相畏相杀配伍可制约毒性，相恶相反配伍可增毒减效等。目前已开始转向应用主因子分析、聚类分析等统计方法对类方方证的内涵或方剂配伍的特征予以研究，利用计算机技术对古今方剂进行逻辑处理，以更客观、更深入地认识方剂的配伍结构、方证症群的规律，从中医证法方药内在逻辑上揭示方剂配伍和运用规律。

（二）临床验证研究方法

即通过临床的医疗实践，考察药物组成变化、药物剂量变化与主治证、疗效之间的关系。疗效可靠的方剂，不仅要针对性强，恰中病情，还须立法严谨，用药主次分明。要做到这一点就必须善于巧妙配伍。如黄连配木香善治热痢里急后重，配吴茱萸长于治肝火腹痛吞酸，配肉桂则治心肾不交之失眠。剂量是药性的基础，也是决定药物配伍后发生药效、药性变化的重要因素。以当归补血汤为例，文献记载的当归：黄芪之比除1∶5外，还有1∶6（《外科理例》），1∶4（《医学心悟》《时方歌括》），1∶3（《医部全录》），1∶2（《血证论》），2∶5（《东医宝鉴》），3∶8（《医学入门》），3∶10（《女科撮要》）。而临床观察显示，当归：黄芪为1∶5时提高cAMP、cGMP值较强；1∶2时偏于养血益气，抗缺氧作用最为显著；1∶1时偏于益气活血兼养血，显著增强红细胞膜的流动性。由此可见，不同剂量比例各有自己的作用优势。

（三）实验研究方法

考察复方配伍、配比与化学成分、药理效应变化之间的相互关系。

1. 化学研究方法

研究配伍或煎煮制备过程中化学成分所发生的量的变化和质的改变。如甘草酸具有抗过敏、抗感染作用，这与麻黄汤止咳平喘的功效有密切关系。采用HPLC测定麻黄汤各药分煎与合煎后甘草酸的含量发现，合煎后的分量>甘草单煎的分量。用HPLC法测定肉桂与黄连不同配比对黄连生物碱含量的影响，发现肉桂的配比越大，黄连生物碱的含量越少。中药配伍后还会出现原单味药不含有的成分。如单味的人参、麦冬、五味子在煎煮前均不含5-羟甲基-2-糖醛（5-HMF），单味五味子在煎煮后产生少量5-HMF，而当生脉散三味同煎或五味子、麦冬同煎时，产生大量的5-HMF，而5-HMF具有抗氧化和保护心血管的作用。

2. 药理研究方法

研究不同配伍配比与药理效应、协调作用、毒性之间的关系。鄢顺琴等通过观察枳实与白术不同比例配伍组方（2∶1；1∶1；1∶2）对胃肠排空推进作用的影响，发现不同配伍比例的枳术丸有不同程度的作用，以枳实与白术比例为1∶2时作用最明显。说明枳术丸原方组方剂量配比关系的合理性，证明中药配伍剂量的变化对中药复方疗效的影响很大。

药对是中药复方配伍的最简单、最基本和最常见的形式，其配伍符合中医“七情和合”理论和组合原则，具备复方的基本主治功能和疗效。可以通过揭示药对配伍规律阐明复方配伍的科学性。梁日欣等研究了血府逐瘀汤中川芎和赤芍合用及川芎、赤芍单用对高脂血症大鼠降脂、抗氧化及对血管内皮细胞功能的影响，结果表明：两药合用及单用均明显降低血清胆固醇、甘油三酯和低密度脂蛋白水平。揭示在降脂作用方面，两药没有协同作用。但是两药合用能降低血清MDA水平，增加NO释放。这提示两药在抗氧化及保护血管内皮细胞的功能方面产生协同作用。

配伍还可发挥增效减毒效应。如对四逆汤配伍规律的研究发现，附子虽有一定的强心作用，但并不强，配以强心作用并不强的干姜后，能明显增强心肌收缩力，扩张冠脉，这与“相须”之论是一致的。而且二药配伍后附子的毒性大大降低。说明附子为方中主药，它和干姜配伍即有君臣关系，干姜在方中能助附子增效，又有佐制作用，包括辅佐及制约附子之毒性。

三、中药复方药效物质研究

（一）中药复方药效物质基础研究的基本思路

中药复方是一个复杂体系，起疗效作用的物质基础应是广义的化学成分，包括无机物、小分子有机化合物（如挥发油、生物碱、黄酮、皂甙等）及生物大分子（如肽、蛋白、糖肽、多糖等）三大类。中药复方依赖这些化学成分，起到有主次的多靶点、有机的整体协同的治疗效果。

开展中药复方物质基础和药效、作用机理相关性研究，应采用“一个结合、二个基本讲清、三个化学层次、四个药理水平”这样一整套研究体系和引进现代化学、分子生物学、信息学等学科的先进技术来解决相应的方法学。“一个结合”是药理研究与化学研究相结合；“二个基本讲清”是基本讲清中药复方的药效化学成分，基本讲清中药复方的药效和作用机理；“三个化学层次”是指药味、有效部分、有效成分；“四个药理水平”是指整体动物、组织器官、细胞亚细胞、分子生物学。因此，复方化学研究应以化学－药理－中医理论相结合作为阐明药效物质基础的必要途径，以寻找中药活性组成群是药效物质基础为主要任务，以分子生物学技术为介导，借助于计算机辅助手段，揭示化学、药理和临床之间复杂多维信息的关联和定量组效关系。

（二）中药复方药效物质基础研究的基本方法

1. 以液相色谱－质谱为主，多种高效色谱联用，综合分析中药复方化学组分

中药复方中含有多糖、蛋白质、有机酸、生物碱、皂甙、黄酮、挥发油等各类极性差别很大的化合物，需要用色谱分析的理论与方法，包括最佳柱系统推荐、操作条件的最优化、重叠峰的解析和定量等来解决复杂体系的分离问题。可采取以液相色谱－紫外－质谱为主流，辅以气相色谱、毛细管电泳的各种分离模式和联用技术，用气相色谱分析挥发油成分、毛细管电泳分析生物大分子；反相高效液相色谱分析中等极性和非极性成分，对一些极性较强的酸、碱类则需在流动相中加入添加剂，或用离子对色谱，形成一整套综合分析的技术和方法，并为部位、组分的分离纯化建立基础。最新的三级四极杆质谱仪灵敏度高，实现了大气压下的软电离，产生拟分子离子峰，以及选择离子检测技术，使得对未知化合物的定性定量能力大为增强。

2. 制备液相色谱，分离活性物质，满足结构测定、活性、毒理实验，乃至于治疗等大规模应用的要求

制备液相色谱以其高分离度、快速、灵活，并能制备一定数量等特点已广泛地应用于生命科学，因此作为复方研究，在制备其药效物质的组分时，无疑是首选的方法。可在分析型液相色谱上进行操作条件优化后放大至制备色谱，考察流速、上样量及梯度洗脱条件，按保留时间（即化合物与流动相、固定相的分子间相互作用）切割组分，用冷冻干燥技术得到恒重的固体混合物提供给药理实验筛选用，并用药理实验的反馈信息继续分离活性部位和组分，进行部位和组分的优化。

3. 建立多途径、多靶点整合调节的生物学机制研究平台，作为中药复方活性物质筛选的靶标

实验药理学研究已从以往主要从整体水平进行药效评价逐步发展为整体、细胞及分子水平相结合的研究模式。激素、神经递质、细胞因子等活性分子及受体乃至基因表达等已被作为中药药理学研究的靶标，为中药复方药理学的深入研究积累了较为丰富的经验和可供借鉴的资料。可分别在动物、器官、细胞和基因多个途径上，用不同的中药复方（包括单味药）进行活性筛选。目前这方面的工作已取得初步成效。

四、中药复方药效机制研究

中药复方药理具有多效性、复杂性、双向调节性、整体平衡性的特点。目前中药药效的研究，是以药效物质基础、药效作用机制为研究对象，以现代高科技手段为依托，从器官、细胞、分子乃至基因水平揭示中药的有效成分和作用机制，思路多集中于复方中的某个化学单体或部位与其所产生效用的关系上。现代生物技术的迅猛发展为中药和中药复方药效学的研究搭建了新的平台。中药复方药效机制研究的新方法主要集中在以下方面：

（一）动物模型研究方法

1. 转基因动物模型

利用转基因和基因敲除技术，建立敏感动物品系及与人类某种疾病相同的动物模型，用于药物筛选，避免了传统动物模型虽与人类某种症状相似，而在致病原因、机理方面不尽相同的缺点，真正体现目的基因的活动特征，可以从整体水平反映出药物的治疗作用。目前已用于药物筛选的转基因动物模型有高血压症大鼠、糖尿病大鼠和老年痴呆型大鼠等。基因敲除技术在了解基因功能和确定药物靶点方面具有很大潜力。目前研究人员正在系统地敲除鼠固有基因，并根据哺乳动物生理学特点确定它们在体内的功能。这一研究足以覆盖几乎所有的蛋白质和可用于药物研究的基因家族，对药物筛选研究将是基础性的。

2. 细胞模型

动物细胞模型的生长条件和来源较实验动物更经济方便，可以从细胞学角度直接观察药物对组织及细胞的作用，适用于大规模的药物筛选，是高通量筛选的重要手段。由于该方法消耗样品量少，所以也适用于中药活性成分的研究，特别是在功能蛋白或活性酶标靶难以分离，或生化分析不能完成的复杂靶标的研究（这些靶标可能涉及受体或细胞因子间的复杂的相互作用），以及药物的特性不是很清楚的情况下，细胞模型是最有效、适用于多成分和多靶点共同作用的中药的研究，以及单味或复方中药药理和生物活性的再验证。

3. 蛋白质组学及受体模型

利用蛋白质组学研究中药活性成分，观察给药前后动物或组织蛋白表达的差异，分析药物的药效和作用机制，用于具有多组分、多靶点和多途径特点的中药的研究。如马增春等用蛋白质组技术考察四物汤对血虚证小鼠血清蛋白的影响，在分子水平上探讨四物汤补血的作用机理。发现四物汤可使血虚证小鼠血清中 12 个下调和 4 个上调蛋白质有所恢复，表明四物汤可能通过对血虚证小鼠血清中蛋白质的影响而促进骨髓造血，减轻辐射引起的损伤。

以受体筛选药物能从分子水平阐明作用机理。基因组学和功能基因组学的发展将不断提供越来越多的受体靶点。以往的组织匀浆法制备靶标方法成本高、纯度低，制约了该技术的发展。利用基因重组和克隆技术使人的受体或受体亚型在微生物或哺乳动物细胞内表达制备受体的方法，具有成本低、纯度高和制备量大等优点。刘晓辉等建立的靶向人高密度脂蛋白受体基因（CLA－1）的药物筛选模型，为筛选人高密度脂蛋白受体表达上调剂奠定了基础，并对 124 个化合物和 800 个微生物次级代谢产物进行了筛选，表明该系统可用于高通量筛选。

4. 基因芯片技术

目前药物作用机理的筛选方法主要有两种模式：①直接检测化合物对受体、酶、离子通道和抗体等生物大分子的结合和作用；②研究化合物作用于细胞后基因表达（尤其是 mRNA）的变化。利用基因芯片比较病理模型与正常模型基因表达的差异，可以发现新的药物靶标。

（二）四维系统方法

有学者提出中药药效的研究除了复方物质基础、复方作用机制二维外，还应该包括四时变化、昼夜交替和人体的精神作用两维；要求中药药效作用的研究不能仅是沿着宏观到微观，单纯考虑治病因素的线性因果方法进行，应该采用系统方法，针对药效物质基础、作用机制、时间、精神四维构成的立体结构，结合现代高科技手段进行全面研究，才能最终阐述中药的药效。

1. 时间维

中医学强调选择最佳时机对疾病采取最佳的措施，这就是中医学最重要的治疗法则之一——因时制宜。中医用药强调疾病节律变化的特殊性和药物疗效的时相性，能恰当地利用体内自我调控功能和药物治疗作用的最佳时机。如心脏病患者对洋地黄的敏感性，上午 4 时大于平时 40 倍。中药药效的方法研究必须结合中医用药这一特殊性质，加强中药药动学研究，探讨血药浓度－生物利用度－时间与药效的相关性，才能从根本上揭示中药的药效作用。

2. 人体精神意识维

中医学十分重视心理疗法在临床上的运用。古人曾说：“药之所治只有一半，另一半则全不系药方，而在心药也。”中医自古就有很多独特的养生治病的心理疗法，如练功养神法、调达精神法、四季调神法等，均是通过对人的机体内外环境、精神意识和情绪反映进行调整以治疗疾病，在实践中也确实起到了神奇的疗效。因此中药药效的研究不能忽视人的精神意识，这是人与动物的本质区别，应该开展中医心理学、气功学等学科的现代研究，真正发挥出中医药的学科特色和优势。

（三）中药药代动力学方法

中药药代动力学（pharmacokinetics of traditional Chinese medicines）是利用动力学原理与处理方法，定量地描述中药有效成分、有效部位，以及单味中药和复方中药通过各种途径进入机体后的吸收、分布、代谢和排泄等过程的动态变化规律。中药药代动力学对阐明中药作用机制及其科学内涵、设计及优选给药方案、促进新药研发和剂型改进等方面起着重大作用。在具体应用时，若有效成分明确的中药及其制剂采用体内药物浓度法，有效成分不明的中药及其复方制剂则采用生物效应法。近年来国内学者提出了一些新理论和方法，主要有证治药动学、血清药理学和中药胃肠动力学等。

1. 证治药动学

1994 年，由黄熙等人提出了“证治药动学”（syndrome and treatment pharmacokinetics）假说，包括辨证药动学（Syn - PK）和复方药动学（Tre - PK），后者又称为复方效应动力学。

辨证药动学是指同一药物在不同证型的动物模型或人体内的药动学参数有差别，这种差别明显影响药物疗效和毒性及不良反应，经辨证论治后，这种差别可消失或减轻。20 世纪 80 年代，日本学者田茂中等给予不同程度实证便秘者口服三黄泻心汤，发现不同“证”者的大黄酸成分的血药浓度有差别。

“复方效应成分动力学”假说认为，中药复方进入体内的化学成分数目有限，能定性定量，与母方效应相关，存在动力学 - 药效学的相互关系，并有可能产生新的生理活性物质。如研究动物注射复方川芎汤后血清中川芎嗪的药动学规律及其与药效的关系，观察到川芎嗪的血药浓度 - 时间曲线呈双峰现象，且与母方的效应密切相关，而川芎注射液注射后未出现该现象，提示配伍中其他成分影响了川芎嗪在体内的处置。该假说的提出，有助于探明中药复方的作用物质基础，阐明中药复方的作用原理，促进中药复方药动学发展，从而掌握中药复方与机体之间相互作用的规律。

2. 血清药理学方法

本章第三节已有论述，此处从略。

3. 中药胃肠药动学方法

该法是指胃肠道环境诸多因素对中药复方制剂有效成分溶出和吸收的影响，揭示其各有效成分之间协同或拮抗的规律，阐明其有效成分在胃肠内的药动学的变化。此概念由杨奎等首次提出。中药复方的配伍关系不仅表现为体外煎煮过程中出现的化学物理变化，还应在机体内表现出变化。中药制剂在胃肠内的动态变化是机体对药物的最初始作用，并影响到以后的全过程。研究中药制剂在胃肠内的动态变化，对中药生物药剂学的发展有重要意义；同时和中药血清药理学研究相结合，彼此互相补充。

第五节　中药剂型改革与质量控制研究

早在夏商时代，中药汤剂、酒剂就已开始制备应用，其后逐渐发展，有了丸、散、膏、丹等，有数十种传统剂型沿用至今。随着临床用药的需要、给药途径的扩大和工业的机械化与自动化，出现了片剂、注射剂、胶囊剂与气雾剂等第 2 代剂型。第 3 代剂型是以疗效与体内药物浓度有关而与给药时间无关这一概念为基础的缓释、控释剂型，它们不需要频繁给药，能在较长时间内维持体内药物的有效浓度。为使药物浓度集中于靶器官、靶组织、靶细胞，提高疗效并降低全身毒副作用，又发展为第 4 代的靶向给药系统。而反映时辰生物学技术与生理节律同步的脉冲式给药，根据所接受的反馈信息自动调节释放药量的自调式给药，即在发病高峰时体内自动释药的给药系统可以认为是第 5 代。

作为应用最早、最广泛的中药剂型之一的汤剂，因其可以随疾病不断变化而灵活化裁，直接通过口服进入人体，且有吸收快、发挥药效迅速的优点，至今仍是中医临床采用的主要剂型。然而，汤剂亦存在不足之处，例如，药材来源难以保证，煎煮费时、费力，浪费药材，服用、携带不便，尤其是对一些危重病或急性病患者的抢救不宜。至于其他传统剂型，在质量控制、用法、用量等方面也存在不少问题。由于中药剂型不能完全适应医学防治保健的用药需求，使得中医临床阵地不断萎缩，加之死因谱、疾病谱也和过去不尽相同，所以给临床用药提出了更高的要求，中药剂型的现代化已是必然趋势。

一、中药剂型改革的基本原则与要求

中药剂型改革的目的在于简、便、验、廉，力求达到高效、速效、长效，降低毒副作用，扩大使用范围。剂型改革要在中医药理论的指导下进行，既保持和发扬传统剂型的特色，又体现现代剂型的优势。

剂型的选择要与中药药性相符、与临床需要相符、与生药制剂学和药动学相符。

1. 与药性相符

包括传统的药性理论、药物所含化学成分的性质及成分间的相互作用等方面。如风热表证所用的银翘散方，用散剂或水煎剂较好，改成蜜丸或片剂则欠妥，因方中薄荷、荆芥中的挥发性有效成分在热压灭菌时或用热蜜和药时容易挥发损失，且蜂蜜药性甘和黏腻，易致留邪。汤剂在煎煮过程中各成分相互作用，这对成分溶出、分解及新物质的生成等都有很大的影响。如三黄汤中的成分小檗碱可与其中的黄芩苷、大黄中的鞣质产生不溶于水的生物碱复盐，出现混悬，但随汤剂入胃后经胃液作用仍可分解起效，若制成注射剂，这种混悬物被滤去，反使药效降低。因此，大承气汤汤剂有效，改成注射剂则无效。

2. 与临床需要相符

剂型应“因病而设，因证而别”。传统的口服剂型一般起效缓慢，不适应急诊需

要。如昏迷、牙关紧闭的中风患者，安宫牛黄丸虽药效甚佳，却难以服用，若采用其新剂型醒脑静注射液静脉给药，可很快达到最高血药浓度。此外，应引起注意的是，病种的变化对剂型也提出了更高的要求。如酒剂不宜用于高血压患者，因乙醇可兴奋交感神经，升高血压；口服液等剂型中的糖虽有矫味作用，但糖尿病患者不宜服用。

3. 与生药制剂学和药动学相符

为了更加客观地选择最合理的剂型，可以通过体内药代动力学、药理效应法、体外溶出度法等研究手段研究不同剂型的生物药剂学和药代动力学特性，确定不同剂型药物或其代谢物在人体或动物体内的时间-数量变化关系，进而辅助选择最合理的剂型。

中药剂型改革应以疗效为中心，以保持中医药特色为灵魂，以不断创新为突破口。

二、中药剂型改革的思路与方法

（一）挖掘古方的功效主治，选择适宜剂型

某些古方的剂型明显不适应当今临床的需要，应加以改革。如血府逐瘀汤对多种瘀血证疗效显著，但活血作用峻猛且携带、服用不便，可试制成水丸，使其作用缓和持久，更适于老年血瘀证及某些危险部位出血后遗症，如脑血栓、脑出血稳定期等，达到了长效的目的，并扩展了使用范围。

（二）研究方剂组成，选择便于疗效发挥，并能降低毒性的最适剂型

如含有剧毒、刺激性的药物宜制成丸剂，朱黄解毒丸内含轻粉剧毒，故制成水丸，并以朱砂为衣；含有滋补滋腻的药物制成丸剂更利于疗效的发挥，如参蛤回春丹内多滋补之品而炼蜜为丸；含有挥发性成分的解表、清热剂用散剂、汤剂更佳。

（三）探讨作用机制，选择适当剂型

如附子能使离体蛙心的收缩力增强，尤其配干姜、甘草后，心肌收缩力强度和时间均超过单味附子的作用。据此，人们将四逆汤改制成口服液、注射剂用于临床，对于心功能衰竭、心源性休克的患者具有较好的疗效。治疗气滞血瘀型心绞痛，用丹参常量口服效果不明显时，改用复方丹参注射液静脉注射，可获得较好的疗效。

（四）比较各类剂型与疗效的关系，选择适应临床需要的剂型

一般口服液、注射液比传统剂型发挥疗效要快，对急症用药因需尽快发挥疗效则以口服液和注射液为主，如头痛口服液、利咽灵口服液、消炎合剂等，可迅速吸收以达止痛、消炎的效果。

（五）部分中药制剂西药化

根据药物各有效成分，采用现代生产工艺和先进设备进行提取，制造出性质稳定、奏效快、应用方便的中成药，如注射剂、颗粒剂、胶囊剂、片剂、口服液、滴丸、输液

剂、气雾剂等剂型。例如，复方丹参滴丸、速效救心丸、青蒿素注射液、人参皂苷纳米乳等新制剂，既丰富了中医药学的治疗手段，又适应了中医急诊的治疗需要。

（六）不断研究患者需求，改革传统剂型的弊端

最具中医特色的传统剂型为汤剂，其能够针对患者的病情随时增减药物，适应个性化治疗的需要。但汤剂需要煎煮，给患者带来不便，将饮片改为浓缩颗粒以后，既保持了汤剂的优势，又解决了煎煮不便的问题。

（七）不断研究临床需要，发挥现代制剂学的优势，开发新型制剂

随着药物制剂技术的发展，中药制剂亦朝着精密化、控释化、靶向性和智能化的方向发展。各种中成药的新剂型涌现，如缓释、控释和迟释制剂（如白头翁结肠定位缓释片）得到发展，靶向制剂（包括以脂质体、微球与微囊、纳米粒、乳剂为载体的靶向制剂，以及磁性靶向制剂、栓塞靶向制剂、热敏靶向制剂和 pH 敏感靶向制剂等物理化学靶向制剂）在中药单成分和复方中不断得到应用。

三、中药复方质量控制标准

药品的质量标准是一个国家或地区对药品的质量和检测方法所做的技术规定，是药品生产、供应、使用及管理部门共同遵循的法律依据，是药品现代化生产和质量管理的重要组成部分。中药疗效已逐渐被国际社会所公认，但缺乏能得到国际公认的质控方法体系是中药难以进入国际主流医药市场的主要原因之一。只有对中药进行现代质量控制，才能更好地保证中药的质量，实现中药的安全、有效、稳定、可控，为中药走向世界奠定良好的基础。

中药的质量涉及系列环节（土壤、种质、炮制、储存、制剂过程等），每个环节都不可能孤立地存在。目前，我国已制定的标准有《药物非临床研究质量管理规范》（GLP）、《药品生产质量管理规范》（GMP）、《药物临床试验质量管理规范》（GCP）、《药品经营质量管理规范》（GSP）、《中药材生产质量管理规范（试行）》（GAP）等，但这些标准还远不能够覆盖中药系列环节。

中药材的真伪鉴别与优劣评价工作是中药质量控制的关键。现已有许多新技术、新方法应用到实际研究中。DNA barcoding（条形码）技术已经在 2010 年版《中国药典》中应用于乌梢蛇及其混淆品种鉴别中，这个方法可以广泛应用于其他动物药如鳖甲、海马的鉴别中。天然麝香、市售麝香及人工麝香的谱图相似性较高，尤其是人工麝香与天然麝香极其相似，难以区分；采用傅里叶变换红外光谱法（FTIR）并结合二阶导数技术，可直观有效地鉴别正品麝香。该方法具有快速、灵敏、直观、无损等特点，为名贵药材的来源与真伪鉴别提供了新的手段。

中药材所含化学成分非常复杂，包括赖以防治疾病的有效成分、辅助成分及无效成分。中药材的药效不是来自任何单一的活性成分，而基本上是多种活性成分的共同作用，甚至是与“非活性成分”的协同作用。此外，中药材源于自然界，即使同一味药

由于生长环境、采收季节、加工方法和贮存条件不同，其所含化学成分、质量乃至临床疗效也有很大的差异，更何况复方是多种单味药的组合，在质量控制上必定具有自身的特殊性，故中药复方制剂中如何选择合适的定量指标一直难以统一。现将目前探索的几种方法介绍如下：

（一）围绕特征性指标的定量控制方法

借用化学药物的质控模式，从中药中选择一个或几个特征性化学成分，采用线性方法进行分析测定，确定该成分的含量限度，从而达到控制中药质量的目的。特征性指标指明确的有效成分、影响制剂安全的毒性成分、专属性成分、易于定量检测的成分。如丹参注射液明确的有效成分是丹参素，而丹参冻干粉是丹酚酸。

处方中含有标明剧毒或大毒的药味时，内服制剂和外用制剂用于疮面、黏膜等易吸收的部位或其中添加了促进药物透皮吸收的促透剂的，应建立相应的毒性成分的限量检测法或定量测定法，且要求有严格的限量，以确保制剂的安全。对中毒剂量与致死量十分接近的剧毒成分，如川乌、草乌、附子、雪上一枝蒿中的乌头碱、雄黄中的三氧化二砷、银朱中的游离汞等，应建立限量测定法，规定其量的上限，以确保制剂的安全。对既是有毒成分又是活性成分的，如雷公藤和昆明山海棠的雷公藤甲素、马钱子中的士的宁、八角枫中的毒藜碱等生物碱、洋金花中的东莨菪碱等生物碱、秋水仙中的秋水仙碱、桃儿七中的鬼臼毒素、骆驼蓬子中的生物碱等，应建立定量测定法，在制剂中规定严格的量的范围，同时严格控制投料药材中毒性成分的量，保证制剂的安全和有效。含有现代研究证明对机体具有毒性的马兜铃酸药材（如细辛、关木通、广防己等）的制剂，应建立马兜铃酸限量检测，一般要求不得检出。

有许多药材中共同含有某种成分，如黄连和黄柏共含小檗碱，威灵仙、女贞子和牛膝共含齐墩果酸等，选择此类成分作为复方制剂定量指标时应注意是否有针对性。如同一复方中有人参、三七两味药材，三七和人参中均含有 Rb 和 Rg1，测定人参皂苷量 Rb 和 Rg1 总量既不能控制粉碎部分三七的质量，也不能反映人参等药味的提取情况。如能建立三七皂苷 Rg1 的测定方法，再选择 75% 乙醇提取部位的某一特征成分进行测定，其质控意义大于以人参皂苷的 Rb 和 Rg1 为质控指标的质量标准。

（二）指纹图谱法

中药指纹图谱系指中药原料药材、饮片、半成品、成品等经适当处理后，采用一定的分析手段，得到能标示其特性的共有的图谱。中药指纹图谱是一种综合的、可量化的化学鉴定手段，其基本特性是整体性和模糊性，它更多强调的是作为主要以植物为来源的中药的共有特征性。

中药质量的评价需要用综合的、宏观的、非线性的分析观念，而在现阶段，指纹图谱就是适应这一特点的一种质量控制模式。指纹图谱从整体上对中药产业质量控制起到推动作用，指纹图谱技术被认为是中药质量控制现代化的一种有效的解决方案。根据所用方法的不同将指纹图谱分为 3 类，即色谱指纹图谱、光谱指纹图谱和 DNA 指纹图谱。

（三）将中药化学指纹图谱和中药药效组分指纹图谱相结合

现行中药质量控制基本上是借鉴化学药品质量控制模式，但存在着以单一化学成分分析的观点与中医理论的整体观念不相符的问题。中医学是整体医学，强调辨证论治，体现在中药方面具有复杂性和整体性，在建立中药质量标准的过程中，应充分考虑到中药的特性。中药特别是中药复方其治疗是一个整体协同的过程，因此对其物质基础的反映，不能仅仅从一个或几个物质成分进行说明，需要在整体上进行阐述。运用中药指纹图谱和指标成分相结合的方式，既可以完善表述中药的整体性特征，又有别于西药单一成分定量的质量控制模式，完全可以建立成为中国自主的创新型质量控制模式，并可以为国际社会接受。

中药走向世界、引领世界的关键在标准，中国科学院上海药物研究所的果德安研究员团队，创新性地构建了符合中药复杂体系特点及广泛适用的中药整体质量标准体系，建立了被国际主流药典采纳的系列中药质量标准及相关指导原则，有力地推动了中药标准的国际化与中药产业的标准化发展。

第六节　中西药联用研究

一、中西药联用的目的与意义

随着西医东渐，自明末清初就有了中西药联用的尝试，而最有代表性的医家是近人张锡纯，在所著《医学衷中参西录》中，大胆以石膏阿司匹林汤（生石膏加阿司匹林）治疗发热。此后，中西药联用逐渐成为防治疾病的主要手段之一，成为中西医结合的具体方式之一，目前已遍及临床各科。无论中药还是西药都不能包揽防治所有疾病，并且两者互补性十分明显。临床实践证明，中西药合理联用确实可以发挥其各自优势，取得优于单独使用中药或西药的综合疗效。优势互补，增强疗效，减轻或消除毒副作用及其不良反应，从而缩短疗程，减少药物的用量，降低医疗成本，或扩大药物的适应范围，这是中西药联用的潜在优势，也是中西药联用的目的和界定中西药联用是否合理的标准。

二、中西药联用的基本原则

（一）明确理论依据

中西药无论单用还是联用，理应分别以中医理论和西医理论为指导，不应以单一方面的理论指导中西药联用。“中药西药化”，单纯运用西药药理学理论指导中西药配伍联用，明显不妥；“西药中药化”，依据中医方剂的组方原则配伍联用，也值得商榷。中药的选用在符合中医药理论的前提下，最好也能被西药药理学理论解释，使中西药的联用从作用机理上讲更趋合理，以实现中西药功效整合的最优化。

（二）力避配伍违禁

并非所有的中西药都能联用。中西药的配伍存在多方面的禁忌，而这些配伍禁忌目前尚未完全弄清楚。已经弄清楚者不能再联用，尚未清楚者要加强研究，并在临床上密切观察总结。那种认为中西药单用有效联用必然增效，而简单地将中西药堆砌使用，是中西药联用的误区。

（三）慎定用药方案

针对具体疾病制定用药方案时，要根据中西药各自的特点，确定中西药物的主辅地位，并充分考虑药物剂量、给药时间、给药途径等因素。

（四）强化成本意识

单用中药或西药即能治愈者最好不联用。若确需中西药联用，应在寻求最佳疗效的同时，尽可能地做到低成本。临床经常见到的一味强调中西药联用效果而忽视其成本，显然违背了药物经济学原则，既浪费资源，也增加了患者的经济负担。

三、中西药联用的思路与方法

（一）辨病用西药与辨证用中药的结合

这是目前临床使用最普遍的中西药联用方法。在许多疾病的治疗中，中西医两法结合运用比单用中医或单用西医治法能明显提高疗效。如西医用痢特灵治疗急性细菌性痢疾，而中医辨证为湿热痢疾者选用芍药汤；西医用磺胺药治疗流行性脑脊髓膜炎，而中医按春温的卫气营血辨证用方；西医用平衡液治疗流行性出血热，中医按清气凉营、通下逐瘀法配伍用方。在流行性乙型脑炎患者惊厥时，用脱水剂、止痛剂和冬眠疗法以控制抽搐，然后再按中医卫气营血辨证疗法；感染性休克，先用扩容、纠酸和血管活性药物纠正休克，继用中药治疗感染等。这些都是中西医治法的结合，其基本特点是吸取了中西医治法之长，提高疗效，并由此而产生了一种既不同于中医，又不同于西医的新疗法。

（二）以中药治法补西药之不足

如用糖皮质激素及环磷酰胺治疗肾病综合征和某些慢性肾炎，确有一定的疗效，但均有比较明显而严重的副作用。在采用中西医结合治疗时，用糖皮质激素配合补肾阴的六味地黄丸、左归饮等，可保护肾脏，减少库欣综合征的发生；使用环磷酰胺时，配合参、芪、当归等补益气血药，也减少了白细胞下降等副作用。治疗恶性肿瘤时，无论是化疗还是放疗，往往引起贫血、严重的胃肠反应等，甚至不能完成治疗过程。在配合使用中药后，可以大大地减少这些反应，使治疗过程得以完成。这种中西药结合的治疗方法，其主要目的在于保证和加强西药的运用，发挥中西药共同作用，减少毒副反应。

（三）以西药治法补中药之不足

中药对许多病原体的作用不够有力，抢救急性“三衰”措施较少，给药途径单调而不利于急救等。因此，在临床的中西医结合研究中，采用了一些西医疗法以补中医之不足。如对某些感染性疾病加用一些抗生素、磺胺药，对急性脑水肿患者加用脱水剂，对一些经过中药保守治疗未能奏效的急腹症采用手术治疗，对急性呼吸道阻塞的患者进行气管切开术，对急性失血、失水患者进行输血、输液等，这些可以说是以西医之长补中医之短。

（四）从中药药理研究成果中吸取中西药合理联用的方法

可分为以下三种情况：

1. 凡与西药有协同增效作用的可合理联用

如香连丸与四环素、痢特灵、氟嗪酸等联用，治疗痢疾、细菌性腹泻有协同作用。金银花能加强青霉素对耐药性金黄色葡萄球菌的抑制作用。达美康与黄芪、地骨皮、知母、玄参、鬼箭羽、葛根等联用，能增强降糖效果，防治糖尿病血管并发症的发生和发展。癌症患者化疗、放疗的同时，结合扶正解毒抗癌的中药，可防止癌肿的扩散，提高生活质量。甘草中的甘草甜素有糖皮质激素样作用，可抑制氢化可的松在体内的代谢灭活，使其在血中的浓度升高，所以甘草与氢化可的松在抗感染和抗变态反应方面有协同作用。

2. 凡能取长补短，降低毒性的应合理联用

西药的成分明确而作用单一，临床应用虽然疗效明显，但药物毒副作用较大，配合中药有时可获得理想的效果。如大多数抗肿瘤药物都有消化道反应及骨髓抑制，引起呕吐、白细胞减少等毒副作用。而女贞子、石韦、补骨脂、山茱萸等有升高白细胞作用；海螵蛸含大量硫酸钙，白及含白及胶质等成分，具有收敛、止血、制酸、消肿生肌的作用。再如十全大补汤、复方阿胶浆等可治疗结核患者因服用利福平后引起的血小板减少症，中药益气养阴清热之品可治疗甲亢患者因服用他巴唑而引起的白细胞减少症，女贞子、生地黄、甘草、鸡血藤等药物能降低链霉素的耳毒性，小柴胡汤、人参汤可减轻丝裂霉素的骨髓抑制作用等。

3. 凡能减少药量，缩短疗程者应合理联用

如强的松、环磷酰胺等西药治疗免疫性疾病（如肾炎、类风湿性关节炎等），长期应用毒性较大，加用雷公藤等，可减少西药的用量，缩短疗程。

（五）从药代动力学研究成果中吸取中西药联用方法

如茵陈有较强的利胆作用，能加大灰黄霉素的溶解度，使其在肠道的吸收增加，临床上与灰黄霉素联用治疗头癣时，减少灰黄霉素常用量33% ~50%，仍能取得明显的疗效。安定有嗜睡等副作用，若与苓桂术甘汤合用，安定用量只需常规用量的1/3，嗜睡等副作用也因为联用中药而消除。

四、中西药联用模式

（一）中西药并重模式

这一模式适用于西药已有较为成熟、规范的治疗方法，但总体疗效欠佳，或某个阶段疗效不理想，或善后阶段办法不多不力，或易于复发，而中药治疗有效，疗效确切，但也存在缺陷的一类疾病。采用辨病与辨证相结合、中西药联用的治疗方法。这类疾病如病毒感染类疾病（感冒、流行性感冒、急性支气管炎、麻疹、流行性腮腺炎、病毒性心肌炎、病毒性肝炎、带状疱疹、SARS、艾滋病）、某些内科疾病（慢性支气管炎、肺气肿、高脂血症、脑动脉硬化、冠心病、慢性胃炎、消化性溃疡、上消化道出血、肝硬化、肾小球肾炎、慢性肾功能衰竭）等。

（二）西药为主、中药参与模式

这一模式适用于西药疗效确切，但因严重的毒副作用、衰减效应和耐药现象、停药减量后易复发等情况，而不得不限制使用者。采用中药参与，可减少西药用量，减毒增效，减缓衰减效应、耐药现象，延长西药使用时间，减少复发，缩短病程。如糖皮质激素治疗的肾病综合征、系统性红斑狼疮、皮肌炎、类风湿性关节炎、过敏性紫癜、痛风、多发性硬化、支气管哮喘；抗生素治疗的肺炎球菌肺炎、菌痢、伤寒与副伤寒、胆道感染、尿路感染等；抗结核药物治疗的肺结核、肠结核、骨结核、淋巴结核、结核性脑炎等；肿瘤放疗、化疗治疗的多种恶性肿瘤的中后期。

五、中西药联用应注意的问题

（一）中西药联用的配伍禁忌

包括理化配伍禁忌、药理配伍禁忌等。

1. 理化配伍禁忌

如大黄、虎杖、五倍子、石榴皮、侧柏、地榆、仙鹤草等，中成药牛黄解毒片（丸）、麻仁丸、七厘散等含鞣质的中药及其复方，不宜与红霉素、四环素、利福平等抗菌药同用，因为鞣质具有吸附作用，可使这些抗菌药透膜吸收量降低；不宜与酶制剂同用，鞣质可与酶的酰胺键或肽键结合形成牢固的氢键缔合物，使酶的效价降低，影响药物代谢；不宜与地高辛等强心药同用，生成鞣酸盐沉淀，难于吸收，药效降低；不宜与维生素 B_1、维生素 B_6 同服，可与维生素 B_1、B_6 形成缔合物，使后两者均不能发挥各自的作用；不宜与铁剂同用，遇铁剂会形成不溶性沉淀，沉淀物不能被小肠吸收。此外，含果胶类药物如六味地黄丸、人参归脾丸、山芋、桂圆肉等不得与林可霉素同服，因同服后可使林可霉素的透膜吸收减少90%。

2. 药理禁忌

牛黄或含牛黄的中成药，可增加水合氯醛、乌拉坦、吗啡、苯巴比妥等西药的中枢抑制作用，故不宜配伍。单胺氧化酶抑制剂，如呋喃唑酮，优降宁与罗富木及其生物碱制剂配伍时，会使去甲肾上腺素蓄积致高血压病患者血压升高，甚至造成高血压危象，故两类不能合用。

糖尿病患者在口服甲苯磺丁脲、降糖灵等降糖药时，当合用甘草、鹿茸时可降低降糖药效果，因中药鹿茸内含糖度质激素样物质，中药甘草口服经体内某些酶作用，可水解生成化学结构与肾上腺皮质激素相似的甘草次酸成分，可促进糖原异生，血糖升高，与降血糖药在药理作用上是拮抗的。所以降血糖药不宜长期大量与甘草、鹿茸同时并用。

（二）关心药学信息，力避不合理用药

特别是某些中成药，实际上是中西药联用产品，不宜另外再加用中药或西药，如维C银翘片，实际上含有了银花、连翘、对乙酰氨基酚、维生素C等数种中西药物；复方罗布麻片实际含有三硅酸镁、硫酸胍生、硫酸双肼屈嗪、氢氯噻嗪、盐酸异丙嗪、利眠宁、维生素 B_1、维生素 B_6、混旋泛酸钙等多种西药。

另外，要特别重视注射剂的配伍禁忌。因注射剂通过血管给药，发挥作用迅速，稍有不慎，将酿成医疗事故。如复方丹参注射液，就与多种西药存在不稳定配伍。与10%葡萄糖水配伍后微粒有倍增现象，特别是10μm以上的微粒，微粒数不符合药典规定；与0.9%氯化钠注射液配伍后，微粒数不符合药典规定；与生理盐水配伍后，pH值降低、微粒数上升及紫外吸收光谱有不同程度的变化。因此，与生理盐水、10%葡萄糖水、0.9%氯化钠注射液最好不要配伍。复方丹参注射液与喹酮类药物配伍后，产生淡黄色沉淀，其原因系喹诺酮类注射液pH值约为4.1，加入后使复方丹参注射液pH值降低，其脂溶性丹参酮及水溶性原儿茶酚衍生物等沉淀析出。在同一输液器中配伍使用，会生成沉淀，析出结晶，堵塞输液管，输入人体后甚至会堵塞血管，造成严重的后果。故严禁与喹诺酮类药物直接配伍。

（三）注意用药方法

在用药时间上，中西药虽能联用，但一般不宜同时使用，应尽量错开使用，以免产生配伍禁忌。在用药剂量上，不应简单地将药物单用时的剂量作为联用时的剂量，尤其是联用时可发生功效叠加或相互促进等协同作用的中西药，以单用时的剂量联用有可能出现“过量”的不良反应。有部分中西药联用，完全可考虑适当减少毒副作用较大的药物的剂量。在给药途径上，中西药尽量选择不同的给药途径，如西药注射、中药口服，中药注射、西药口服，中西药内、外联用，中西药上、下联用（即西药口服、中药灌肠）等。

第九章　国外中西医结合研究概况

近一个多世纪以来，在西方医学席卷和覆盖全球之时，根源于中华民族灿烂悠久历史文化的中医药学，却显示出其强大的生命力，不仅没有被取代遗忘，反而以其独特的理论体系及其在临床医疗、预防保健等方面的优势，引起了越来越多国家的关注。一些曾对中医药学持怀疑、轻视、指责和排斥态度的国家逐渐开始接受、运用和研究中医药，甚至有科学家预言“21 世纪将是中医药的世界”。事实证明，中医药不仅为中华民族的繁衍和昌盛做出了重大贡献，而且也是世界传统医学最重要的组成部分，对整个世界医学体系的完善和发展产生了无可替代的推动作用。目前，许多公之于世的关于中医和中西医结合的研究成果已经充分证明了这一点，从而拉近和缩短了中医和西医对疾病认识的差距，使中西医结合成为今后医学发展的重要途径之一。

一、中医西渐态势的形成

中医西渐的形成及在我国对外开放后出现并延续发展至今的世界性的中医热潮，归纳起来主要表现在以下几个方面：

（一）中医药学打开国门，走向世界

据文献记载，唐朝时期国力强大，其财富占全世界财富的 2/3 以上，而且各方面都较为先进。周边国家纷纷来我国取经，中医药相继流传到日本、朝鲜、印度、越南、阿拉伯等国家。日本派来遣唐史 13 次，每次数百人，带去了中国的科技、医药、文化、文字等。那时各国看待我国，犹如今天看待美国一样，囫囵吞枣地学，生吞活剥地学。10 世纪后，中药、针灸陆续传入欧洲。中医药从此以博大兼容之势走向世界，对当时东西方的医疗保健和医药学发展起到了极为深远的影响。唐朝的强大是中医药第一次走向世界的前提。

中华人民共和国成立后，中医药事业获得了飞速的发展，取得了许多重大的成就。尤其是从 20 世纪 70 年代末开始，随着世界性回归自然大潮的影响及我国改革开放政策的实施，中医药对外交流取得了前所未有的发展。大量的中医药工作者走出国门，将精湛的中医诊疗技术和博大精深的中医药理论带到了世界各地。越来越多的各国中医药爱好者慕名前往中国学习，他们也为中国向世界各国传播中医药发挥了巨大的作用，从而使中医药在世界医学领域的地位发生了很大的变化。同时，中医药在防病治病方面的神奇功效和重要性在世界上的影响日渐广泛。在这种形势下，中医药的发展受到了 WHO

的重视，在1970年首次将以中医药为重要组成部分的传统医学列入议程；1978年正式确立了传统医学在世界医学领域中的地位；在世界各地设立了27个传统医药合作中心，其中设在我国的就有7个；1994年WHO公布了《针灸临床研究规则》，推动了针灸标准化进程；1996年WHO召开米兰会议，确立并推广针灸适应证一览表，介绍针灸适应病证64种；2001年WHO西太地区办事处制订了一个由我国参与起草的地区性的传统医药发展战略；2003年在日内瓦WHO总部召开的年会上，其制订的《全球传统医学发展战略》中采纳了我国政府提出的建议，明确指出针灸、中药等传统医学正在全球获得广泛重视，在人类保健中发挥着日益重要的作用。这些措施和战略对中医药走向世界起到了推动作用。

（二）各国普遍关注和重视中医药的发展

据文献统计，目前中医药已传播到世界上130多个国家和地区，从事中医药的人员和诊所数量不断增加，较20世纪90年代有明显的增长。全球采用中医药、针灸、推拿、气功治疗疾病的人数已超过世界总人口的1/3以上。中医药、针灸的疗效已得到各国政府及人民的信任和不同程度的支持。据统计，目前整个欧洲约有针灸师10多万人，针灸疗法被广泛应用于医院临床各科。美国获得资格认证的针灸医生已经超过1万人，针灸事业已进入稳定发展时期。目前，美国几乎所有的州都以各种不同形式为针灸大开绿灯，尤其在针灸立法、教育和针灸师考试制度等方面取得了较成熟的经验。在亚洲，各国人民对中医药更为推崇。与中医药学曾有密切渊源的日本汉方医，从业医师超过10万，日本全国85%以上的人接受过中医药、针灸疗法的治疗。1976年汉方医被政府承认后，现已有大部分汉方药可在健康保险中报销。在泰国、韩国均有5000余名执业中医工作者；在新加坡共有1800余名持有执照的中医师开业。据统计，目前国际上中医药从业人员有30万~50万人。中医、针灸诊所数量不断增加。例如，英国、加拿大目前分别约有3000家中医和针灸诊所；澳大利亚现有4000多家；在欧洲，包括法国、德国、西班牙、意大利和荷兰，大约每1.5万人中就有一家中医或针灸诊所；韩国约有3600多家韩医院和韩医诊所。中医药的发展已受到世界各国的重视。目前，我国已与世界70个国家（地区）签订了含有中医药合作的政府协议，有75个国家已组建了有关天然药物管理机构，51个国家制定了发展传统医学的国家政策，61个国家成立了关于传统药物专家委员会，58个国家至少有一所有关传统药物的研究机构。美国食品及药物管理局（FDA）植物药审评部官员指出，植物药的审评环境正在调整，质量控制方面和技术方面的问题将得到更好的解决，将会有更多的植物药被允许临床试验。临床部官员认为，中药临床试验必须在CCP指导下进行，确保临床试验结果真实可靠。欧盟中草药管理委员会介绍，欧盟成员国于2004年4月30日达成协议：在2005年10月30日前为传统植物医药产品建立简化注册方案，所有的传统植物医药产品于2011年4月30日前注册，现已建立欧盟植物医药产品委员会。意大利药品管理局官员指出，欧盟国家目前已成为中药和草药产品的最大消费者。到目前为止，传统草药产品在意大利已经和食品、营养补充剂、化妆品一样进行销售。英国卫生部药品及健康产品监管局副局长

RoyAlder 介绍，英国的草药市场极为广阔，有着良好的发展前景，同时英国也是欧盟最大的中医药市场之一。据估计，在英国，中草药目前市场价值每年高达近 2 亿美元，随着行业发展迅速，公众对其愈加关注。由此可见，国际社会对中医药学的重视，必将推动中医药在国外的进一步发展。

（三）中医药教育科技迅速发展

随着中医药在临床实践的发展，中医药教育和科研也得到了重视。1999 ~ 2005 年我国与国外的中医药合作项目中，教育合作项目占 38% ~ 40%，中医药教育在国外的发展非常迅速，表现出逐步向高层次发展的特点。目前，国外已有多所正规大学设有中医学或中医专业，提供全日制 4 ~ 5 年本科教育。例如，澳大利亚的墨尔本皇家理工大学、悉尼科技大学、澳大利亚针灸学院、新南威尔斯州理疗学院、泰国的华侨崇圣大学和泰王庄甲叻察帕大学及英国的伦敦中医学院等。2005 年 9 月北京中医药大学与伊朗马什哈德医科大学合作开办了中医专业博士生培养项目，标志着中医学在阿拉伯国家的发展达到了一个新的水平。还有一些国家建立了民办中医大学，例如奥地利时珍中医大学，是由该国科教文部批准的正规学历教育学校，在校学生有 200 余人。美国有 80 多所中医学院，每年有 2000 多毕业生。规模较大的如新英格兰针灸学院、太平洋中医学院、美洲中医学院等。欧盟有 20 多所西医大学设立了中医课程，中医教学机构有 300 多所，其中法国有 10 所大学为医学博士开设为期 3 年的针灸课程。除正规教育外，中医药培训在国外蓬勃发展。这些培训包括周末班、晚间班等各种形式的学习班。此外，来华学习中医药的留学生人数一直居我国自然科学领域的首位。中医药对外交流与合作从自发、分散的方式逐步向在政府框架协议指导下，以多途径、宽领域、高水平为特点，以开展中医药教育、科学研究、医疗服务、文化交流为内容的合作方式转变，中医药医疗、教育、科研和产品开始逐步全面走向国际。

同样，国外的中医药学科研也发展较快，与国内科技合作项目较多。如日本现有近 4 万西医学研究人员在从事中医药研究，除了对中医“证”的本质进行了深入的研究外，还运用生化、药理、分子生物学、免疫学等西医学手段对中药及中药复方进行研究。在中药制剂的研究、使用水平上领先于其他国家。美国研究了针灸的作用机理，美国国家卫生研究院公布了针灸有效性的研究报告，用来针刺治病的金属针在美国已批准为二类医疗器械，针灸治疗高血压的研究及中药配合针灸治疗艾滋病的研究都取得了阶段性成果。法国对经络原理的研究很重视，研究人员将放射性元素注入穴位，摄影显示出该元素行走路线与经络路线极为相似，而与血管、神经循行毫无关系。俄罗斯在中药研究方面也取得了相当大的进展，如对人参、刺五加、甘草的有效成分，药理作用及临床应用等方面已取得高水平的科研成果。德国在对针刺麻醉及原理的研究方面，英国在对丹参、人参等中药的药理研究及阴阳五行中医理论的研究方面，韩国在中药方剂研究方面，新加坡在中药针灸研究方面均取得了一定的成果。目前针灸研究已遍布世界 32 个国家，研究文献涉及期刊 200 多种，涉及中文、英文、德语、俄语等 20 多个语种。总之，目前国外对中医药、针灸的教学研究日益重视，并逐步向培养中医专业人才及研究中医理论、哲学体系和方法认识论等方面进一步深入发展。

（四）逐步取得合法地位，纳入医疗保健系统

近几十年来，传统医学不仅继续保持了在发展中国家的广泛应用，而且正迅速地在发达国家中传播，越来越多的国家开始重视传统医学立法，逐步将传统医学纳入法律框架内进行规范管理，中医药在一些国家获得了合法地位。为此，WHO 于 2006 年 6 月在瑞士日内瓦召开了传统医学纳入国家医疗保健体系工作组会议。

根据 WHO 的全球调查结果显示，截至 2005 年有 54 个国家制定了传统医学的法律法规，92 个国家颁布了草药产品注册的法律法规，54 个国家制定了传统医师注册法，其中大部分是在 1988 年以后逐步制定和颁布的，反映出世界各国对于传统医学立法的日益关注和重视。澳大利亚维多利亚州 2000 年颁布了《中医注册法》和《中医、针灸师条例》，该法案是西方发达国家首次对中医进行立法管理。其他如加拿大卑诗省、魁北克省、艾伯塔省等立法承认中医针灸的合法地位。泰国、南非、阿联酋等国也对中医进行了立法。目前，针灸已经成为国外广泛使用的一种中医疗法，被许多国家接受，并以法律形式确定为合法医疗手段。例如，在美国有 42 个州以法律形式承认了针灸的合法地位，各州不同程度地实施了针灸师执业资格考试制度和许可证颁发制度。瑞士联邦政府对针灸进行了立法，并且从 1999 年起，中医药治疗费用可以从医疗保险中支付。其他对针灸立法的还有意大利、奥地利、巴西、哥伦比亚等国家。新加坡一共制定、颁布了 14 部与中医药相关的法律法规，形成了较为完善的中医药法律管理体系。通过立法，中医和西医一样受到法律的保护，中医药所在国的医疗保健体系也有了法律依据。

此外，一些国家还设立了专门机构进行管理。如 1985 年，法国成立了专门机构“针灸专门委员会”管理针灸，规定只有正式医生才能操作针灸。英国对中医药的政策比较宽松，近年来积极进行传统医学的立法工作，已取得阶段性成果。德国允许公民使用中医药治疗，保险公司可部分支付费用。其他如西班牙、伊朗、马来西亚、印度尼西亚、秘鲁、以色列、阿根廷等国，或成立了传统医药管理部门，进行草药管理和信息收集，或已着手进行立法工作。随着传统医学在卫生保健中所发挥的作用和潜力，在一定程度上促使一些国家政府转变了以往对传统医学的否认、忽视或拒绝的态度，以不同形式、不同程度承认传统医学。立法管理已成为世界各国对传统医学广泛传播与应用的重要措施。

（五）中医药产品的国际市场不断扩大

随着“崇尚自然，返璞归真”潮流在世界各国的日益盛行，天然药物开始得到国际社会的重新重视。印度 Exim 银行 2005 年发表的报告认为，全球天然药物每年的贸易额为 600 亿美元，以天然药物为基源的全世界食品补充剂则高达 1500 亿美元。多种渠道的信息显示，世界天然药物市场发展速度为 10% ~20% 。传统医学受到各国政府的普遍关注和重视，而且天然药物市场的迅速扩大，为中医药国际化提供了广阔的空间。

近年来，中药及其产品在国际市场上的需求日益旺盛，且稳定增长。目前已出口至

135个国家和地区，出口总额年均增长12%。1999年第一个中药复方在美国被批准进入临床实验。之后，中药先后在古巴、越南、阿联酋等国获准以治疗药品形式注册，这是国际社会首次针对特定的传统医药进行立法管理和药品注册。我国加入WTO后，为我国中药生产带来了难得的发展机遇。据资料统计显示，2006年中国广州第100届国际交易会上，中药材商品成交总额为3428万美元，同比第99届增长66.33%，比第98届增长251.31%，出口中药材大幅增长。其主要出口的市场有：

1. 东南亚市场

各国政府大都承认我国的试售药品，中成药得到广泛使用。其中，新加坡每年从我国进口中药材约2万吨，马来西亚每年进口0.8万吨，泰国每年约需5000万美元的中药材，该市场以华裔及华裔社区为中心，因此为中药及其制品的最大市场。

2. 日本、韩国市场

日本、韩国受中国文化的影响，形成今天的汉医学和汉方药。目前，日本已列入医疗保险目录的汉方制剂近233种。而韩国在各种药典所记载的506种药材中，仅62种与中药材同名异物，其余均相同。两国还充分利用我国丰富的中药材资源加工生产中药。日本是我国中药材的第一大进口国，韩国除高丽参外，其他中药材主要从我国进口，是我国中药材的传统市场。

3. 欧洲市场

随着对中药认识的转变，近年来西欧各国进口中药的数量日渐增多。德国、法国、英国、意大利、西班牙、比利时、荷兰7国是进口最多的国家。

4. 美国市场

目前美国政府正在放宽对中药进口的限制，近期专门出台了《植物药在美上市批准法》和《关于植物药品研究指南》，开始接受有复方制剂的植物作为治疗药物。我国批准生产的复方丹参滴丸、银杏灵已通过美国FDA的新药临床研究的预审。

此外，近30余年，我国向非洲、阿拉伯国家派去医疗队日益增多，已经播下中医药的“种子”。在不久的将来，这个区域将是中医药的一个巨大市场。综上所述，中医药目前在国外的市场需求已经形成。

二、中医西渐态势形成的原因

在西医学高度发展的今天，中医药仍然如同璀璨的明珠大放异彩。在全球抗击非典型肺炎及禽流感期间，中医药的神奇疗效让世人再次把目光投向这块中华瑰宝。中医西渐态势奇迹般地形成，不仅给中国医学界，而且向世界医学界提出了许多值得深思的问题。2003年10月8日，WHO驻华代表伯克顿说：“传统医药作为在全球医疗体系中非常有价值的研究领域，一直为WHO所认可。中国将传统医药整个融入中国医疗体系的做法，可以作为其他国家效仿的模板。”中国所取得的成就而造成的影响毕竟只是外部作用，真正促进中医西渐的原因，还在于各国内部因素的影响，即各国医学界和人民对中医的认识和需要，有以下几个方面：

（一）东方传统文化回归的影响

从20世纪下半叶以来，世界文化开始以欧洲文化为中心的西方文化占主导地位的格局，转向了文化中心多元化的格局。西方国家的学者开始对以中国传统文化为底蕴的东方传统文化进行重新评价，掀起了东方传统文化的回归热潮。其中一个重要的原因即在于许多现代科学成就与东方传统文化的思维方式极为近似。例如，现代物理学所提倡的思维方式——没有永远不灭的实体，观察者与客体不可分割，部分与整体不可分割，一切事物都在相互关系中出现，在统一起来的整体中发生等，都与《易经》《华严经》等中国典籍中蕴含的传统文化内涵及哲学思想极为近似。而这些传统文化内涵及哲学思想又在中医学理论体系和医疗实践中得到深刻而集中的反映，至今仍在中医学理论研究和临床活动中占有重要地位。因此，随着各国学者对东方传统文化的认识逐渐加深，必然会日益重视对中医学的研究。可见，世界范围内的东方传统文化回归热潮的兴起对中医西渐的形成与发展具有不可低估的重大影响。

（二）对西方医学的重新认识及对医疗保健的新需求

目前，西方人已经认识到西方医学的局限性，正力图从各国传统医学，特别是从中医药中寻找出路。西药因不良反应和耐药性的发生，需要不断地推陈出新，除阿司匹林和磺胺类等少数几种药物外，寿命几乎没有超过30年者，甚至上市几年就被淘汰出局。美国流感疫苗年年创新，但因病毒极易变异，疫苗研发永远赶不上病毒的变异速度。据统计，美国每年死于流感者近3万人。近十几年中，全美死于败血症的人数就增加了45%。而新的化学药物开发难度越来越大，从化学合成物中获得新的成功产品明显降低，因此传统药物尤其是中草药能成为创制新药的重要研究对象。此外，随着科技的发展和人类社会的进步，疾病谱在发生改变。心脑血管疾病、肿瘤、代谢性疾病、遗传性疾病，以及一系列社会问题如紧张、抑郁症、吸毒、少年妊娠等身心疾病的增加，使医药学从生物医学模式向生物－心理－社会医学模式转变，而现代西方医学亦表现出诸多不适，有时甚至是束手无策。因此，西方人在实践中认识到以机械唯物论为思维基础的西医学需要拓展和丰富，中医药学可作为良好的补充。

同时，日益增长的医疗费用使得各国政府寻求抑制费用上涨的措施，以减轻公共福利开支的沉重负担，渐渐把目光转向传统医学。由于传统中医学疗效确切且价格优廉，故其必然受到各国政府医学界的关注。

此外，在化学合成药物毒副作用的危害使人们怀念返璞归真的同时，在医疗保健方面，人们也崇尚回归自然。随着生活水平的提高，人类对养生保健的需求越来越大。如何益智延年、保持美容、延长生命周期等问题亦日益受到人们的重视。由于在中医药中，这些方面的思路、方法和药物非常丰富，西方人不仅期望从传统的中医学中能汲取有效的治疗保健方法，而且希望从中找到解决西方医学所存在问题的方法及世界医学体系发展的新途径。

（三）对中医学术优点的重视

中医学有着一套与西方医学完全不同的研究方法和治疗手段。由于理论和思维方法的不同，中、西医学分属于两个哲学体系范畴。当西医学仍对许多疑难病的病因病机认识不清、缺乏有效疗法时，中医药发挥辨证论治的优势特色，对不少疑难杂病迎刃而解。中医药学对疾病独特的认识和卓越的疗效使西方医学界由困惑、惊讶而转向对其青睐和重视。

中医药学的学术优点主要有：①理论上的优点。中医药是五千年医药文化遗产，博大精深，以中国人的人文哲学、宇宙观、生命观为基础，重视人与自然的关系，以“天人合一”理论、整体观念、辨证论治为其特色，在诊断方面有许多独到之处，共同构成一个独特、完整、统一的理论体系。这是世界上任何一个国家和民族的传统医药都不具备的。②在治疗上，随着医学模式的变化、疑难杂病的增多、化学药品毒副反应的加大、药源性疾病的增多、自然环境的恶化及生活方式的改变，世人呼唤回归大自然，希望用天然的中草药、绿色植物来保健治疗。③中医药治疗的疾病谱广，对一些疑难杂病，即使未明确诊断，也可先辨证论治，而不失时机地缓解病情，减少痛苦，改善生活质量。尤其对病毒性疾病、老年病、免疫性疾病、肿瘤，特别是中晚期肿瘤、妇科疾病、皮肤病和某些外科疾病有较好的疗效，以此来补充西方医学之不足。④中医辨证施治因人而异，因病而治，独具针对个体用药的特点，以复方入药，药物作用相互协同而制约毒副作用，能最大限度地发挥药物的效应。⑤中药品种繁多，资源充实，在新药开发上有深厚的临床实践，有数以万计的病例作基础，不靠药物筛选的方法，故命中率高，风险小，资金投入少，开发周期短，较西药开发有优势。⑥在中医药的宝库中，有“药食同源”的理论作基础，“药借食味，食借药力”。丰富多彩的药源，既是美味佳肴，又是滋补珍品，在调节免疫、延缓衰老、调节代谢、增强体质、改善骨质疏松等方面的保健治疗功能及在保健品、保健食品开发上的优势是西方医药学不能与之相比的。早在20世纪70年代初期，基辛格就对尼克松说过：“中国有两个优势，一是农业，二是中医药。”中医药学的优点已被西方人所认可，他们研究中医学，认识中医学。如德国学者M. porkert认为，中医学认识事物的方法是感应综合法，此法在诊治慢性病功能性障碍上的效果是首屈一指的。中医能对个体的功能失调做出精确而特异的判断并能治愈它，这是西医学至今无法做到的。而这一特点又集中反映在中医的“整体论”和“辨证论治”观念中。在临床复杂的病情中，实施对“证”而不是对“症”的综合治疗，因人、因时、因地制宜，故能在对患者内部病理性变化不完全清楚的情况下，通过其外在表现来推测内在的病变，从整体定性的角度加以确定治疗方案。这种整体的、宏观的、“以表知里”的、相互联系的、动态变化的、综合系统地分析和认识疾病的方法，正是中医学思维的基本特点和独具的优点，也是在对许多目前尚未完全认识的一些难治疾病进行治疗时获得较好疗效的原因。此外，许多国外学者对中医“证”的本质进行深入研究及运用生化、药理、分子生物学、免疫学等西医学手段对中药及中药复方的研究，更证明了中医药学术的优点，的确能对西医的发展产生不可低估的影响。由此可见，对中医学进行科学、客观、正确的认识，奠定了中西医学交流、互补及结合的基础。

三、国外学者关于中西医结合研究的思路与方法

随着国外学者对中医学的逐步认识和了解，研究逐渐深入，以及对西方医学弊端的不断发现，学者对中医学的认识态度和研究思路也发生了深刻的转变。现在可以看到，中医和西医对疾病认识的差距正在逐步接近和缩小。美国抽样调查结果显示，55% 以上的人认为中医药学与西医治疗合用能增进健康。虽然中、西两法的简单相加并非真正意义上的中西医结合，但往往是中西医有机结合的先导。此外，有学者认为，无论是中医学还是西医学都是医学，都离不开研究人类的生命过程，所以从根本上说，中医学和西医学是相通的。还有人提出：两种医学各有特点和长处，应当遵循取长补短的原则，互相渗透，逐步改变过去西方医学是世界上唯一科学的主导性医学的片面观念，以及由此产生的中西医学相互对立、非此即彼的简单结论，从而形成中西医学相互渗透、相互融合的新局面。这些观点的出现，不仅进一步推动了对中医学的研究工作，而且将两种医学体系互相渗透、互相融合的可能性作为今后世界医学发展的一个新命题。目前，各国的中西医结合的研究尚处于起步和发展阶段，但从已取得的一些研究成果来看，能初步反映出其主要的研究思路和方法，表现在以下几个方面：

（一）对中医学理论的现代研究与阐释

目前，国外对中医学基础研究已逐渐由技术层面的研究深入到中医理论内涵的思考与研究。尤其是在日本，其研究水平及所运用的技术，部分已达到国际领先水平，主要有：

1. 对瘀血证的研究

日本在 20 世纪 80 年代初已启动“证与经穴的科学证实”研究，把“证”作为重点的攻关项目，把“瘀血证”作为主攻目标，同时开展了以活血化瘀方药为主的汉方药研究。从循环内皮细胞、降钙素基因相关肽、组织型纤溶酶原激活物及细胞型纤溶酶激活物抑制因子等与瘀血证的关系，来进一步阐述“瘀血证”的实质。寺泽对“瘀血”的病理表现和血液流变学的关系进行研究发现，瘀血患者红细胞变形，血液黏稠度增加。日本富山医科药科大学的学者，运用蛋白质芯片首先筛选血瘀诊断标记物。西医学认为，瘀血是微循环障碍及伴有的各种病理学变化，在围绝经期综合征、类风湿关节炎、高尿酸血症等疾病中均可观察到。日本学者通过蛋白质芯片系统，对诊断为血瘀证患者的血浆进行蛋白质组学分析，结果检测到血瘀患者所特有的峰，在给予具有活血化瘀作用的桂枝茯苓丸后，随着血瘀的改善，可以观察峰出现的变化，提示该蛋白质芯片系统筛选血瘀及疾病标记物可诊断瘀血，向揭示瘀血证证候实质的目标又迈进了一步。

2. 腹诊和脉诊的研究

近年来，日本学者对《伤寒论》《金匮要略》的腹诊研究较多。认为“外感在脉，内伤在腹”。察看腹部肌肤之肿胀、润泽、荣枯、弛张，触摸腹壁之软硬、压痛，了解动悸之所在和腹内状态（通过胃内之停水和肠管之蠕动等来辨别人体之虚实强弱）。日

本学者致力于采用新方法和新手段，以期揭示各种腹诊机理。采用表浅血流量仪及红外热图仪对瘀血腹证的表浅血流量及腹部温度进行观察，结果发现瘀血腹证血流量较正常人减少，腹温明显降低，是瘀血腹证产生的机制。进行腹部体表温度的温热摄像分析腹证，发现其特征（如压痛点）与汉方古典医籍中所描绘的图像基本一致。探讨腹诊与胃肠 X 线造影的相关性发现，腹力虚者胃角呈低位，十二指肠憩室发生率高，腹力实者胃糜烂程度高，有振水音者胃角呈低位，十二指肠憩室发生率高，呈轻度胃萎缩性变化，从而提示腹力与胃角高度相关。应用 X 线和 CT 对腹部动悸进行分析的结果表明，腹部动悸与以腹部前后宽度为主的解剖学特征有关，与腹腔内病理学因素无关。由此可见，目前腹诊客观化的研究，正朝着形象化、立体化、光电化的方向发展。在脉诊研究方面，新近采用血管超声探讨颈桡动脉波形和最高流速、最低流速、平均时间最高流速等参数与虚实、浮沉、数迟、滑涩脉象的关系，进而为脉诊客观化提供科学依据。

3. 对中医理论的研究

有不少学者运用他们的研究成果来阐释中医学的一些相关理论问题。如“五行学说”是中医学的重要理论基础，有学者通过对金、木、水、火、土的相互关系的阐释，描述了一个动态的、开放的、非线性的复杂控制系统，并根据“五行学说”对五行关系的描述，来对五行进行数字定义，并在此基础上建立五行理论的生理态、病理态的控制模型。意大利学者马里奥运用中国古代阴阳五行学说理论来进行自然养生，提出食物污染会导致人体阴阳失衡、五脏之间的能量状态失调、相生相克的关系发生变化，从而发生疾病，特别是患肿瘤的危险度上升。将饮食作为调整机体阴阳平衡、五脏协调的重要手段，并认为动物油、蛋类和奶类绝大多数是阴性食物，进入人体代谢后能产生酸性物质，应多食能够调节阴阳平衡的素食，有利于健康长寿。其自然养生法对单纯性肥胖、代谢综合征及乳腺癌的预防有较好的疗效。上述中医学的研究成果和理论阐释将有力地推动中西医结合研究更快地发展。

（二）临床实践的中西医结合研究

以数千年临床实践和丰富的临证经验为底蕴的中医学，在现代临床上对许多特别是西方医学颇感棘手的疾病取得了确凿而又卓越的疗效，使许多国外研究者不得不屏弃既往那种怀疑的态度，转而研究中医学的诊治理论方法和手段，试图将其移植到现代医疗体系中，用以弥补西医学的不足。这已成为近年来中西医结合研究的主要内容。瑞典学者 H. Agren 认为，中医学的精华是细致的临床经验，中西医在临床上可以结合。而英国的李约瑟也认为中国传统医术完全可与西医结合。

1. 中医辨证施治与西医辨病诊断的结合

随着补充医学和替代医学在美国等西方国家的普及，从事传统医学与西医学结合研究的国外学者明确提出要从临床实用的角度，将现代西方医学与中国医学相结合的新思维。日本学者提出了在东西方医学融合的基础上，创立“第三医学”（又称世界医学）的主张。细野史郎认为，在临床方面的研究宜采用中医辨证施治与西医诊断手段、病名及病理生理观点等相结合的方法，创造出具有崭新意义的“证”来。而大岛良雄等人在支气管哮喘的治疗研究中，采用由中医提出的包括方剂、标准、疗效判定时间、评定疗效方法、主要临床表现等在内的方案，议定5～10条“证”的内容，规定阴阳、虚实、寒热等证型判断标准，具体治疗由西医实施的方法。这种结合方法研究的优势在于方法统一、资料完整、科学性强、结论有说服力。因此，中、西医可相互取长补短，增进了解，促进结合，为进一步探讨中医疗效的机制创造条件。另有学者主张开展以疾病为立足点的病证结合式的证候理论研究，如探讨十二指肠溃疡疾病寒热辨证与HP的关系，发现十二指肠溃疡急性期患者中，热证多于寒证，其寒热证型与HP感染明显相关。这种研究思路给中医证候理论赋予了疾病的内涵，给“证”的诊断治疗提供了新的方式。此外，有的学者思路更具有超前意识，提出中西医结合在临床上的最主要形式就是制造新型的经纬诊断学。即将中医最核心部分——横向“证”（纬）的治疗诊断学与西医纵向的病名（经）诊断学有机结合，就可取长补短，在治疗现代难治病上取得最佳效果，为创造新世界医学奠定基础。其结合方式有两种：一是将“证”诊断与病名诊断直接结合，通过大量的临床实践和研究，确定每种病名与证型的交叉点，即诊断治疗点。这是解决难治病的必由之路。二是将“证”诊断的思路方法引进到病名诊断的实践中，即研究出各种西药所适用的新证型。后一种方式是一个创造，不仅能为大量新药开辟更广阔的战场，而且能最大限度地减少不良反应，同时还能有效地估计患者的预后。以上所述的几种思路和方法目前在国外，尤其是日本，在中西医结合的临床研究中采用得较多，并蕴含着巨大的潜力。

2. 中医治疗方法和手段的引入与规范

中医学的许多独特的治疗方法，以其安全有效及特殊的施治手段而被各国的西医学者们引入到临床治疗的过程中，并在临床运用中逐步规范其研究方法，包括随机对照双盲方法的采用。其治疗手段多样，范围较广泛，既有对常见病的治疗，又有对重大疾病的防治。中医针灸是目前在国际上影响最广泛的一种中医治疗方法，在国外许多发达国家均承认其合法地位，不仅在一些常见病、多发病的治疗中运用，且在获得性免疫缺陷综合征（艾滋病）的治疗、戒毒、减肥等方面进行了大胆而有成效的尝试和探索。针刺麻醉的科学性和有效性亦已被国际医学界所确实。此外，神奇的中药也正以高效、低毒、更接近自然等特点，逐渐被各国所接受。如德国针灸及传统中医学会会长Adreas A. Noll采用随机双盲对照的方法，设立针刺组、伪针刺组和非针刺组评价针刺治疗头痛的疗效，有效地克服了心理暗示及无对照试验对试验结果的影响，为针刺疗法的有效和安全性提供了科学的临床试验方法。澳大利亚学者采用针灸和中草药结合的方法，开展随机对照治疗季节性过敏性鼻炎的临床试验，发现该方法非常有效。另有学者进行了电针与氟西汀结合治疗重症抑郁的随机对照研究，建立了电针治疗抑郁症临床双盲研究的试验方法，结果表明，针灸是一种既安全、可接受又有效的方法。临床研究中，中西药合用也是常见的情况。在治疗肿瘤的过程中，中药常常被用于增效减毒，从而延长中晚期肿瘤患者的生存期。世界时间生物学的创始人，美国的Halberg教授、日本的Otsuka Kuniaki教授、我国的宋开源教授将时间生物学与中医针灸子午流注学说结合起来，用于社区医疗及因时间颠倒所致疾病的预防和治疗。另有美国学者在医疗机构的急诊病区及 ICU 抢救患者时，早期配合运用头皮针治疗，可使昏迷、休克、脑水肿等症状得到迅速改善和控制，为中医药疗法在急诊中的应用提供了新的思路。

（三）在“未病”防治中的结合研究

所谓治“未病”，一是指预防疾病的发生，二是指当疾病已发生，如何控制和处理而不使它严重。日本有学者认为，“未病”是指不健康又未明确患病，处于健康与疾病中间的状态。近年来，日本在治“未病”方面研究颇多，已深入到医学的各个系统病变中。通过舌诊、腹诊、脉诊、气血津液辨证等来认识各种疾病的“未病”状态，运用中医药学来防治“未病”，主要有以下几个方面：

1. 应激与“未病”

现代社会各种刺激引起的机体应激反应，易引起心理和躯体的异常，导致心身疾病。汉方药、针灸等传统疗法对心身疾病有较好的疗效。在“未病”阶段改善应激状态，应用补中益气汤、六君子汤、十全大补汤可提高机体免疫力。动物实验表明，预先给予补中益气汤、六君子汤、十全大补汤可预防应激刺激所致的大鼠腹腔渗出细胞数减少。补中益气汤还可抑制外周血淋巴细胞数减少，防止应激所致的胸腺缩小。从胸腺淋巴细胞亚群来看，补中益气汤组的 $CD4^+/CD8^+$ 细胞比例及绝对数都显著高于对照组，表明补益剂有预防应激所致免疫功能降低，并使降低的免疫功能恢复的作用。

2. 流行性感冒的预防

日本学者对患流感的小鼠给予水、葛根汤进行比较，结果葛根汤组存活或者生存期延长。观察感染小鼠肺的病理组织切片，葛根汤组比给水组肺炎病灶总面积显著缩小，肺炎减轻。同时，葛根能抑制白细胞介素 -1α 升高，故在感冒及流感初期服用葛根汤，可激活机体防御系统和抑制细胞因子的过度反应，防止出现感冒症状或使之减轻。

3. 慢性肝炎的防治

慢性乙型肝炎或丙型肝炎肝功能异常而无明显自觉症状时，若不及时治疗，可加重或转为肝硬化、肝癌，属于广义的“未病”。日本学者在实验中发现甘草甜素能使 HBs 抗原向细胞外分泌，选择性阻止细胞表面蛋白向细胞内输送，修饰细胞表面的蛋白表达，减少细胞凋亡，改善肝功能，抑制向肝硬化及肝癌转化。将慢性肝炎作为“未病”，积极治疗，抑制其向肝硬化及肝癌发展，可谓是日本汉方界治疗肝炎的思路与特点。

4. 高脂血症

高脂血症是动脉硬化的危险因素，无并发症时属于“未病”。动物实验表明，三黄泻心汤、防风通圣散、大柴胡汤、小柴胡汤、猪苓汤、补中益气汤、桂枝茯苓丸、柴胡加龙骨牡蛎汤、八味地黄丸对高脂血症有改善作用，含有活性成分 β - 谷甾醇的生药黄连、何首乌、枸杞子、柴胡、栀子、苏木、泽泻、猪苓、人参、忍冬藤、川木通、黄芩、甘草等能改善高胆固醇负荷动物的高脂血症。

5. 糖尿病与“未病”防治

近期研究表明，糖尿病即使 HbA_1C 在 5% 左右，餐后轻度高血糖（8.96mmol/L）时，已有动脉硬化倾向，缺血性心脏病等大血管病变发病危险系数增加。加藤认为，此时防止动脉硬化，即是糖尿病的“未病”预防。如有血瘀表现可予活血化瘀治疗，直接预防“未病”。对于2～3周内少量多次间断给予链脲菌素（STZ）诱发的自身免疫性糖尿病模型小鼠，给予相当于约10倍于人用量的人参汤有抑制发病的作用。对STZ诱发的高血糖小鼠（胰岛β细胞坏死模型），给予10倍人用量的麻黄汤可使血糖降低，且能刺激曾坏死丧失功能的胰岛β细胞恢复胰岛分泌功能。

6. 肿瘤的防治研究

通常肿瘤在体内从发生到发病要经过数年至数十年，将临床肿瘤发病前的长时间作为“未病”期，采取相应的防治手段。根据传统医学的“未病”概念，癌症的发病体质多与气滞血瘀有关。中医治疗通过改善气血津液代谢异常，提高机体免疫力的防“未病”对策，可预防癌症的发生。祛邪扶正在肿瘤预防中有重要作用，消除致癌因素及调整机体功能，如理气、逐水、活血的祛邪法，加上提高机体功能的扶正法是汉方预防癌症发生的有效方法。此外，从食品及中草药成分中发现了许多具有抗癌活性的物质，如大豆异黄酮中的染料木黄酮、姜黄中的姜黄素等，这些成分为汉方药抗癌的物质基础。朝鲜人参具有剂量依赖性防癌作用，其抑制机理是激活免疫功能及人参皂苷抑制癌细胞增殖等。小柴胡汤有抑制肝癌发病的作用，该方除人参的作用外，其多糖成分通过免疫激活而具有抗肿瘤作用。柴胡皂苷及黄芩中的类黄酮有抑制癌细胞的作用。具有多种药理作用的生药组成的中药方剂，因其多机制、多途径防癌作用而有效。如十全大补汤可预防癌症转移及抑制癌症的恶性进展，其作用机制与清除自由基激活免疫系统有关。

7. 医源性疾病的预防研究

多数认为，“未病”不是尚未达到疾病的状态，而是若不及时处理，迟早要成为疾病的状态。“治未病”即是现在除去可能的危险因素的状态。医源性疾病可作为此类“未病”之一，属于新“未病”概念。如L－DOPA作为治疗帕金森病（PD）的代表性药物，但长期接受此药治疗的患者多数可出现痴呆。将L－DOPA和不同浓度的黄芪及甘草提取液用于小鼠2周，发现黄芪、甘草对L－DOPA所致神经细胞障碍有保护性效果，且呈剂量依赖性。因此，在使用L－DOPA时与黄芪、甘草等药并用，能预防痴呆的发生或阻止痴呆的恶化进展，但不是治疗性的。

8. 针灸与“未病”

人体的正常化表现于整个生命现象中，生命活动是在健康、“未病”、疾病的各相平衡基础上构成的。中医学肯定这种平衡，相应的治疗对策以扶正气为主。针灸的有效原理是调动经气，通调全身。故可以认为，针灸是针对“未病”的医疗，应成为养生学的核心。

（四）现代实验方法研究中医学

现代实验研究是西方医学得以迅速发展的基础，而中医学的理论知识和诊疗技术主要直接来源于临床诊疗实践。因此，为了充分证明其科学性，运用现代实验研究方法对中医学进行研究目前正在国外兴起。在研究方法上，引入了基因组学技术、生物信息学技术对中医理论体系进行现代诠释。另外，多学科交叉研究的方法也被广泛用于中西医结合的基础研究。如日本新井贤一教授，运用分子基因来分析整合传统医学，构建系统医学与个性化医学的平台，从整体观与个性化角度探讨现代科学与传统医学结合的思路。有学者运用微阵列分析了六味地黄丸和桂附八味丸对培养肾细胞株基因表达的影响，以期找到可供诊断肾阳虚的基因表达型及有效的治疗基因。另有学者进行了补肾延缓衰老的从单基因到基因群的调控研究，为中医“证”基因表达谱的研究打下了基础。学者宫田健通过药理实验，证明麦门冬汤对过敏、炎症引起的呼吸道病变有修复作用，进一步从细胞内功能分子和基因水平研究表明，从麦门冬汤中分离出的主要活性成分沿阶草皂苷，不仅对速激肽受体 NK_2 有拮抗作用，而且还具有西药所没有的综合性促进呼吸道净化作用。可见，随着现代化实验研究方法的不断发展，更多的中医学中行之有效的理论和经验，将在定量化、客观化方面得到进一步地阐明。

（五）中西医在药物学研究中的结合

中药在我国的生产和使用源远流长，素有四气五味、升降浮沉、加工炮制等特点，在世界上独树一帜，且资源极为丰富，居世界首位。中药复方在应用上品种繁多，特别是中药在临床上表现出来的相应毒副作用小或无毒副作用，无耐药性，对一些疑难病、慢性病和老年病有独特的疗效等优势，引起世界许多国家的重视。他们纷纷把目光转移到对中药的研究上来，尤其是日本，近年来加大了对中药研究的投入力度，中药的基础性和应用性研究得到迅速发展。

1. 高新技术在中药现代化研究中的应用

欧美国家用受体结合实验筛选有活性的天然药物，通过这种方法可以迅速筛选出与疾病相关受体有结合活性的天然药物，然后进行成分分离、药理实验、结构改造。法国国家科学研究中心诺贝尔奖获得者 Carelton Gajdusek 教授，采用三维纳米材料培养的细胞来筛选中药有效成分，显示国际顶级科学家开始重视高新技术在中药研究开发中的实际应用，其研究成果必将得到世界科学界的承认，将使中医药越来越受到世界各国的瞩目。荷兰 Leiden 大学 Wangmei 教授及 Jan Van Der Greef 教授提出，采用系统生物学技术来提高中药的质量控制和药效作用评价水平，为中药活性物质的质量控制和药效的系统评价提供科学的证据，将有助于中药产品在全球的注册。随着中药在国际医疗卫生界的应用日趋普及，中药研究开发中的质量控制及安全性评价成为目前世界中药研究的重要内容之一。日本学者对光谱指纹图谱在中药质量控制中的最新应用进展进行了评述，认为该方法系统性研究和各种光谱技术的交叉验证，具有快速、方便、可靠及不需对样品进行分离提取等特点。借助于分子光谱的指纹图谱并与计算机辅助解析相结合，可作为中药快速质量控制的重要手段。此外，对一些中药新药采用纳米技术，更有利于提高生物利用度，降低毒副作用和增强中药的时效性。

2. 注重中药基础理论及临床研究

日本政府非常重视中药的基础研究。从 1988 年开始，日本科技厅就开展了关于“科学阐明东洋医学的调查”规划，逐步加大了对重要研究的投入力度。利用高科技手段加强对中医基础理论的研究，使得中医药研究由过去自发、无政府支持、无计划进行逐步转向有组织、有支持、有计划的政府行为，从而加速了中药研究的步伐。根据《药品生产质量管理规范》（GMP）标准，重视药材提取及浓缩干燥工艺的改进创新，多方位严格控制颗粒剂的内在质量，提高药材的利用率。目前，许多学者已认识到中药复方的复合效应是中药良好治疗作用的物质基础，因而逐步由原来单纯的成分研究发展到以中药复方的多成分综合效应作为研究的重点。除了对其组方配伍、药理活性、作用机制、化学成分、药物吸收代谢等方面研究外，药物遗传学及近年来血清药理学方法均广泛应用于研究中。在中药动物模型研究方面，其基本思路是培育遗传上对药物有高应答的动物，对这种动物给予病因所得到的病态模型，即是某种证候的模型动物。制造方法是通过遗传性疾病和自然发病两种选择方式，其遗传背景均与健康动物不同。目前，已报告了八味地黄丸、小檗碱、灵芝等三种方证的小白鼠模型制作及实验效果获得成功。此外，由于中医药的特殊性，日本认为用当代西医学的实验研究无法对中医药的作用机制做出合理的解释，于是将重点放在中医药治疗作用的临床观察上，不断地加以比较、归纳、总结并推广发挥中医药的临床作用。其结果不仅有力推动了中医药的临床应用和学术发展，还促进了临床西医师越来越多地应用中医药，同时带动了中成药生产的迅速发展和广泛使用。

除日本外，欧美国家也对中药在肿瘤治疗方面进行了一些研究工作。主要是单味中药有效成分的研究，重点集中在大环化合物结构的抗癌物质、多糖、皂苷等化合物，如德国学者从中药苦楝皮、一枝黄花中分别提取了活性葡聚糖及果聚糖，均有抗肿瘤作用。

总之，目前国外在中药的研究上，充分运用高新技术，对单味中药及中药复方多层次、多靶点、多途径的作用，以药理学研究的思路和方法为主导的中西医结合研究，仍将是现阶段的主要课题。

（六）注意从方法论的角度进行比较研究

对中医学方法论的研究，能使人们站到现代认识论的高度正确把握中医学与西医学的关系，以及中医学本身的发展方向，故许多国家的“汉学家”们都注意从方法论的角度对中医学和西医学进行比较性研究。结合目前国外学者关于这方面的一些观点，可将其研究的内容表述为以下几点：

1. 中医学是一门科学

有学者指出，科学的形成一般遵循观察、分析、推论和解释说明4个步骤，阴阳理论就是由形成科学的这种过程产生的，因而具有合理的科学内核。也有学者认为，中医学“这种思维方式更适用于生命运动的形式。在这种思维方式的基础上，有可能创立一套与现代实验医学理论截然不同的、崭新的生物学理论和方法，这就是理论生物医学的建立”。由此可见，既往对中医学科学性的怀疑，已经被正确的认识所替代，使中国医学的科学性在许多西医学者面前凸现出来。

2. 对中医学应用正确的标准加以评价

中、西医学由于认识问题和研究问题的方法等方面的巨大差异，因此在对两者进行科学性评价时的标准应有区别，这显然更符合科学评价的原则，但历来关于这方面的研究总是存在观念上的误区。许多学者都认识到这个问题，如有人指出，中西医学在认识方法上明显不同，在以往的评价中，十分明显地存在着“科学标准”与“科学方法”之间的混乱，因而强调应该用现代科学标准而不应该用仅适用于西医学的方法来评价中医学。可见，一些有识之士已经认识到过去以西医学的标准作为唯一参照系来判定中医学科学与否的片面做法是应加以纠正的。

3. 中医学认识和研究问题方法的独特性

日本学者从方法论的角度比较了中、西医学的特点后，提出了颇有见地的认识，其指出：中医学是“实态”——在现场进行验证的医学；西医学是“实验室”——以单一物质为基础，应用人工模型进行验证的医学。中医学以疾病反应为情报，不脱离现场和具体的个体而作为一个整体掌握，针对患者治疗；西医学的实际治疗不是直接针对患者，而是针对疾病模型，患者通过模型接受治疗。可见，以临床患者为对象，更贴近患者的现实状况，使得其诊疗活动更具有针对性，就是中医学在方法论上的特点。因此，仅以西医学的方法，由基础而临床来促使中医学向现代化发展显然是不够的。若运用现代科学理论对中医学理论体系进行较全面的研究，可能寻找到更能促进中医学术现代化的方法。

总之，通过对中医学方法论的科学把握，并在与西方医学的比较中认识到中医学方法论的特点，使西方学者走上了正确评价中医学的轨道，并同时认识到西方医学及其研究中医时所存在的问题。这样就为中、西医两种理论体系的交流、互补和结合提供了方法论上的依据，亦可为诸多具体的中西医结合研究课题提供方法论的指导。

（七）对结合医学的认识和研究

目前，西方医学与传统中医的临床思维观点正在逐渐靠拢，如中医追求“以防为主”，而西医今天也开始研究“亚健康状态”。因此，有人认为21世纪将发展重视人体本身保健能力的医学。随着医学的发展，要求不同学科的联合，将不同医学的理论和医疗价值观交织在一起，进而发展出一种更有助于个人和群体防治疾病和保健养生的方法——结合医学。美国称之为选择性地将补充和替代医学的诊治方法与常规的诊治方法结合，并纳入全面治疗计划中的实践医学。这是一种新的医学思维方法学，其焦点集中在健康和康复，而不只局限于疾病的治疗上，结合医学将患者看作是有思想、精神和躯体的完整的人，并将这些理念纳入诊断和治疗之中。国际社会已经意识到传统医药，特别是中医药的健康观念，医疗实践与西医学的结合将为人类提供医疗卫生保健的新模式。许多国家现已把包括传统医学的补充替代医学纳入卫生保健系统，且对进一步与常规医学结合的呼声越来越高，并正在发挥着作用。如在西方国家，尽管在常规疼痛的治疗方面取得了一些进展，但对棘手的慢性疼痛尚无有效的治疗方法。因此，在多数情况下，人们会同时选用草药、针灸和西方常规医学，以提高生活质量。补充和替代疗法通常与西方常规治疗一起结合使用，是有目的和有认知地将两者和谐共鸣，而不是作为一种替代。在欧洲，许多受过良好教育并有健康意识的青年和中年妇女时常就以下一些问题寻求帮助，如背痛、哮喘、关节炎、偏头痛、绝经症状和焦虑或紧张，对上述问题都已尝试过西方医学但发现其疗效欠佳，以及患有危及生命的疾病的人（如癌症和艾滋病患者）也会重新考虑采用中西医结合的疗法。近年研究表明，人们之所以转向结合疗法，是希望发现一种身－心－精神哲学更一致的治疗方法，不仅能改善症状，而且能在治愈过程中对患者自身起到积极的作用。所以，结合医学是人们从临床实用的角度将现代西方医学与传统中医药学相结合，将医学从以急危重症医疗为主的领域扩展至以实惠有效的方法维护健康和防治疾病的整个医学范围。同时，结合医学又是一门新兴的医学，它将充分结合传统医学和西方医学的优点，必然会越来越受到人们的欢迎。

四、中西医结合在国外发展的现状

1972 年尼克松访华期间，随访的一名记者詹姆斯·罗斯顿患上了急性阑尾炎，在北京协和医院做了阑尾切除手术，手术后采取针灸疗法来消除疼痛，非常有效。詹姆斯在华期间还参观了针刺麻醉，回国后即在《纽约时报》上大篇幅发表了有关针灸的报道，在美国引起了轰动，也引起了美国卫生院对中国针灸疗法的注意，并在英国掀起了一股“中医热”，针灸、拔罐等传统技能受到了英国上至王族政要、下至平民百姓的推崇和欢迎。随后，中医逐渐得到国外的重视。2015 年诺贝尔生理学或医学奖得主、中国中医药学家屠呦呦在“世界因你而美丽——影响世界华人盛典”活动中荣获“影响世界华人终身成就奖”，她“有关疟疾新疗法的发现”被认为是继承中医、发展中西医结合的典范，这也是国际对我国中医学的一种认可和肯定。

中医药是中国的“国粹”与“瑰宝”，是开发新药的“金矿”。据 WHO 统计，目前在全世界有 40 亿人使用中草药治病，占世界总人口的 80%。传统医药产业是国际公认的朝阳产业，而中医药则是传统医药产业中的朝阳产业。近 20 年来，中医药在海外发展迅速，但世界各地的中医药发展并不均衡。总体来看，北美洲、东南亚、大洋洲、欧洲发展较快，南亚、中东、南美、非洲发展相对缓慢。目前中医药在西方国家归属于替代医学或补充医学。据不完全统计，全世界（所有数据不包括中国）目前受过专业培训的中医针灸师约有 50 多万名。70% 以上都是通过各国当地的业余中医学校培训或毕业，其中 30% 是西医医生；45% 是理疗师、自然疗法治疗师、护士等；30% 没有医学背景；5% 是毕业于中国中医药院校的中医医生。大部分自开门诊，60% 以针灸治疗为主，30% 针灸加中成药治疗，5% 以中药饮片、中成药治疗为主，还有 5% 从事中医推拿或加针灸治疗，共有 30 多万家私人中医诊所。从 20 世纪上半叶至今，中医药教育在世界各国的规模逐步扩大。由最初小规模的中医培训班和进修班逐步发展成为私立中医学校和中医学院。目前，海外大约有中医药业余教学机构 1500 多所，大部分属于民间组织的成人教育范畴；教学的规模、形式、学时相差巨大，尚无统一的中医药教学计划、教学大纲和教材，师资差异大，具有资格的中医讲师匮乏，更谈不上建立中医药教育的统一标准；每年大约向全球输送 3 万多名中医专业人员。这些中医教学机构还承担着各国专业学术团体会员中医药再教育的职能。全日制中医针灸教育近年来在海外逐渐增多。例如：澳大利亚开设了 3 种本科中医教育，即中医、针灸专业 4 年制学士学位教育和中医针灸5年制双学士学位教育；新西兰开设了中医专业4年制、针灸专业3年制或4年制学士学位教育；新加坡中医学院在校生800多人，包括日间班5年制和夜间班7年制，课时都是5100学时，其中临床实习1900学时；新加坡中医研究院、南洋理工大学还分别与中国不同的大学联办中医本科学位教育；马来西亚已把中医纳入高等教育，学制4~5年；泰国有7所大学设有中医系；韩国每年全国培养出800人左右的韩医师（中医师），大部分为2年预科和4年本科的6年制中医教育；南非西开普大学设有中医专业5年制教育。在美国开办中医针灸学校必须要得到各州政府批准，并通过"全美针灸与东方医学院校论证委员会"的认证，论证要达到全部14项的要求，课程结束合格者获得硕士学位。美国设有全国统一考试，考试通过者可以到州政府申请针灸执照。目前，在美国有62个合格的针灸学校或针灸系，其中康州的桥港大学针灸学院是唯一在综合性大学里设立的针灸学院。英国的大学与中国中医药大学开展合作办学，使中医药教育真正进入欧洲的高等学府，但是由于校方对中医药教育的投入资金非常有限，没有政府的资助，大多由学生的学费收入为支撑，昂贵的学费和办公行政开支，使英国中医药的大学教育面临着生存困境，不仅未能在其他欧洲大陆国家得到复制甚至发展，就连开办中医药专业的9所英国大学都难以维持生计，现在其中6所大学的中医药课程已经停止。显然这种办学模式有明显的局限性，其发展和壮大受到太多制约。

自19世纪中叶西方医学快速传入我国，西方医学就对中国传统医学产生了巨大冲击，也出现了公众对于两种医学的不同认知，甚至出现了这两种医学理论的矛盾、碰撞和斗争。经过100多年的起伏，国人逐渐对中医、西医及中西医结合产生了一定的共识。这也得到了我国国家领导人的高度关注。1958年11月11日毛泽东主席对于举办西医离职学习中医班做出批示："中国医药学是一个伟大宝库，应当努力发掘加以提高。"并指出："我们中国如果说有东西贡献世界，我看中医是一项。"习近平总书记说："中医药学凝聚着深邃的哲学智慧和中华民族几千年的健康养生理念及其实践经验，是中国古代科学的瑰宝，也是打开中华文明宝库的钥匙。深入研究和科学总结中医药学对丰富世界医学事业、推进生命科学研究具有积极意义。"党的十九大也强调加强中医药在我国及世界的发展。相信在不远的将来，我国中医药文化会越来越多地在世界上得到普及，更好地造福人类健康！

第十章　我国中西医结合工作者的历史使命

自 19 世纪中叶，西方医学以较快的速度传入中国后，就产生了对中、西医两种医学的不同认识，提出了不同的主张，甚至发生矛盾、碰撞与斗争。历时百年，时起时伏。中华人民共和国成立以后，中国的几代领导人对中医、西医、中西医结合都有过精辟的论述。现在有的同志把领导者们的论述归纳成四句话：中医不能丢，中西医并重，中医现代化，中西医结合。这四句话，第一句，中医不能丢，是因为中国医药学是中国的一个伟大宝库，不能丢；第二句，要中西医并重，不能重中医而轻西医，或重西医而轻中医；后两句话指明了中医要现代化，要中西医结合。这四句话是我们党和国家几代领导人经过长期的研究，最后形成了这四句精辟的话。如果我们能够正确理解，认真贯彻，就能使我国的医学符合我们的国情，形成中国医学的特色与优势，在人类医疗保健事业中做出应有的贡献。

一、中西医结合是我国医学科学发展的必然

中医学和西医学各自有着不同的理论体系和诊疗思维与方法，其形成的时代背景和哲学基础也不相同。中医学历史悠久，源远流长，上自春秋战国，下至明清民国，经历了不同时代，受到各种哲学思想和古代天文学、气象学、地理学等的影响，古代朴素的唯物论和自发的辩证法思想奠定了中医学的哲学基础。几千年来，中华民族在同疾病斗争实践中不断总结出丰富的防病治病经验，并沿着自己传统的哲学思想体系发展，形成了完整的中医药学理论，从而产生了中医药学这个宝库。西医学起源于古希腊、古罗马，在欧洲文艺复兴之后，经过改革形成现代西医学，它虽然历史较短，但发展很快。19 世纪，产业革命及自然科学三大发现（生物进化论、细胞学说和能量守恒定律）加快了西医学的发展，特别是实验自然科学（如物理学、化学、生物学）成为西医学必不可少的基础。到 20 世纪，自然科学的发展使旧的机械唯物论、形而上学思想显得局限，自然科学本身存在着各个研究部门之间的联系，使经验科学变成理论科学，尤其是分子生物学、核生物学、医学电子技术的应用，以及神经生理学、内分泌学、遗传工程学等的发展，使西医学面临新的革命。

中医与西医的医学模式有显著的差异。首先，在思维模式方面，西医习惯于线性思维，一种原因导致其相对应结果，疾病的发生应有其相应的病因；中医传统的思维模式

是一种体验性的辩证思维，某一因素总是与其他因素相互关联、相互影响而导致其相对应的结果，这一思维模式正是中医药学基本特征整体观念形成的根源。其次，在诊断方面，西医学重视辨病，最基本的思维方法是采用综合、分析、实验的方法，常借助一定的检测技术，对疾病的病因病理进行不断的分析，直到其因果链显得十分清楚为止，故有学者称西医学为“诊断的医学”；中医学则不同，症状、体征、体质等总是被系统、综合地联系在一起，经过系统的分析，司外揣内，注重患者的个体差异，以判断患者机体的整体状态，这种重视辨证的思维过程，正是中医诊断的精髓。第三，在治疗方面，西医学认为，致病因素（如细菌、病毒、肿瘤细胞）是可被杀灭或被控制的，治疗的立足点在于针对致病因素进行对抗性治疗或做对症处理；中医学在治病中，更注重整体状态的综合，其治疗目的主要是通过调节、恢复人体的阴阳平衡，使之重新达到一种新的和谐与稳定状态，而不是采用单纯对抗疗法。

中医学和西医学的对象和任务是一致的，都是研究人类群体和个体卫生及人体的生理和病理，以及为保证人类的健康而进行的保健和治疗。但是，由于两种医学产生和发展的社会历史条件不同，哲学、文化的基础和思维方法各异，因而使它们在不同的立足点上，从不同的途径去认识人体周围的环境和人体的生理、病理，并采取不同的保健、治疗手段和药物，从而形成了两种差异性非常明显的医学体系。这两种医学体系都从各自的方向认识到客观真理，所以从历史到今天，它们都在保障人类的健康和繁衍发展上做出了卓越的贡献。纵观两种医学体系，各有优势与不足。今天，西医学已成为世界的主流医学，并不断吸取自然科学和技术发展的成果，迅速发展西医的理论和诊疗技术。但随着经济全球化、生活城市化，人们的生活水平提高、生活节奏加快、生活方式和环境改变等，危害人类生命和生存质量的疾病谱发生很大的变化。同时，老龄化社会的形成，健康观念及医学模式的转变都给西医学带来了许多新的问题和挑战。中医学在几千年的发展史上，始终沿着自己的理论体系和实践途径向前发展，即使在西医学昌明于世界、盛行于中国，世界各地的传统医学相继衰亡之际，中医学坚持自己的学术体系，在理论上保持自己的特点和优势，在临床实践上有自己的独特风格和疗效，依然屹立于世界的东方，并逐步走向世界，成为世界人民关注和重视的一种传统医学。与西医学相比，其所具有的特色优势包括：系统的生命科学理论、个体化的诊疗体系、整体综合调节的医疗手段和方法、丰富系统的养生保健理论和实践、浩瀚的古典医籍文献信息资源，以及融自然、人文科学一体的学科特色。但是，中医学受历史条件、哲学思想和传统文化的影响，也存在许多不利于其优势发挥的因素，如技术手段落后、现代科技含量较低、缺乏现代社会可以接受的评价方法和技术标准、学科的现代科学基础薄弱等。

世界科学发展史证明，不同的科学观点和方法的比较和借鉴，以及相邻学科之间的渗透、交叉和结合，必将促进创新科学的创新和发展。中、西医两种医学体系都各有自己的优点和缺点，而且，常常是对方的优点却正是自己本身的缺点所在。中、西医学同属生命科学范畴，研究的对象相同，目的都是为了保障人民的健康，这样，中、西医互相学习，相互渗透、交叉，优势互补，有机结合，即成为我国医学科学发展的客观要求和必然趋势，并具有了充分的可能性，中西医结合成为我国医疗卫生事业的重要组成部分，也就成为历史的必然。

二、中西医结合是促进中医药走向世界的重要途径

历史悠久的中国传统医学，是中国人民智慧的结晶，是我国文化的伟大宝库，它为华夏炎黄子孙的健康保健事业和社会的文明昌盛做出了不可磨灭的贡献。当今，自然科学发展的总趋势是更加关注分析和综合的关系，从征服自然转向与自然的和谐。回归自然、崇尚利用天然药物的潮流逐步形成，并成为西医学科学发展的一个重要趋势。人们认识到，由于环境污染、老龄化社会的来临及疾病谱的改变，人类疾病的防治及健康的维护需要朝着多元化方向发展。化学药品毒副反应、药源性疾病、医源性疾病的日益增多，引起人们的密切关注。随着人们社会活动方式、生活节奏的变化，心身疾病不断增加，医学模式由生物医学模式转变为生物－心理－社会医学模式，迫使人们对卫生保健的手段做出新的思考。世界各国医疗费用的日趋高涨，人们在为降低医疗保健费用的巨大投资谋求新的出路。和平与发展仍然是当今时代的主流，国际和平环境为人民休养生息提供了有利条件，健康水平和生活质量越来越引起人们的关注。

人们在经过审视和反思之后，深刻认识到中国传统医学所具备的整体医学特征、重视大生态的“天人合一”思想、养生保健思想、个体优化诊疗和应用自然药物、自然疗法等特点，不仅符合当今人类医疗保健要求，更显示着自身的科学价值。

理论上的优势：中医学从认识和掌握人体功能状态入手，初步揭示了人体生命活动变化规律。其所揭示的多种生命现象，为人们提供了新的认识和理论源泉，有助于推动未来医学向更高层次发展。

治疗上的优势：因人、因时、因地制宜及个体化诊疗，以及整体调节思想，符合人体多样性的特点，符合现代治疗学的发展趋势。中医学以其独特的理论与实践，对诸如病毒性疾病、心脑血管疾病、免疫性疾病、代谢性疾病、心身疾病及老年病等一系列疾病，可提供一些较满意的疗效。

方药上的优势：中药蕴藏丰富，我国现在中药材 12807 种，方剂 10 多万首，生产的中成药 5000 多种，是新药筛选开发的巨大资源。这些经过长期临床实践应用的方药，与通过药物逐一筛选的研制开发方法相比较，具有开发投资少、风险小、周期短的特点，将成为全球研究开发的一个热点，并将成为新兴的支柱产业。

养生保健方面的优势：中医学在养生保健和延年益寿方面拥有系统的理论和多种有效的方法，其中根据“药食同源”的理论可研制开发具有延缓衰老、调节免疫、抗疲劳等多种功能食品，有着巨大的市场需求。

易于普及推广、降低成本的优势：“人人享有卫生保健”是人类卫生工作面临的重要任务，中医学的针灸、推拿等，具有毒副作用小、医疗成本低、易应用于基本卫生保健的突出优势，适用于健康、长寿、提高生活质量的需求。

近年来，中国传统医药在全球日益受到关注和青睐。中国传统医药在亚洲、欧洲、美洲、大洋洲、非洲等全球范围内的发展出现了令人鼓舞的态势。现在全世界有 120 多个国家和地区建立了各种类型的中医机构，中草药、中药制剂、复方制剂、推拿及多种

自然疗法正逐步得到推广与应用，针灸、针刺麻醉被逐步引入正规医疗之中。教育方面，有些国家已将传统医学列入医学院校的必修课程或建立相关专业进行正规教育，国内不少中医药大学在美国、英国、日本、澳大利亚、荷兰等国家开办高等中医药教育，为本土培养中医药专门人才。科研方面，一些国家对中国传统医药的科研投入明显增加，一些著名大学还相继成立传统医药研究中心，开展对包括中医学在内的传统医药的多项研究，学术团体、学术刊物与著作亦日益增多。立法方面，针灸、植物药的运用及医师执照在一些国家和地区已逐步取得合法地位，并纳入医学保险体系，越来越多的国家政府机构对包括中医在内的传统医药陆续通过立法途径加以管理和规范。市场开拓方面，随着绿色运动的开展，全球中草药市场每年以10%的幅度递增。除东南亚各国和地区中国传统医药仍保持良好状况外，北美、西欧市场亦日趋活跃，非洲、阿拉伯国家的中国传统医药市场亦在崛起，特别是国际上一些大型医药企业，拟通过对中国传统医药的筛选进行新品种的研制开发，以图拓展市场，获得更大市场份额。谋求国际合作一体化方面，欧共体正共同参与一项研究计划，共同论证包括中医在内的传统医药的未来地位与可能性，争取在科学性、合法化、从业者的培训管理及社会保障覆盖方面达成共识，以推动包括中医在内的传统医药的发展。特别是在中国加入WTO后，中医走向世界成为世界医学的一部分，更是大势所趋。

上述情况表明，中医药在世界范围内显示了非常广泛的发展前景，这些可喜的变化客观上反映了世界人民在医疗保健方面对传统医药的需求。但我们也必须清醒地看到，中医药走向世界并不是“欣欣向荣”，一帆风顺。目前，世界上仍有许多国家和地区对中医药采取不承认的政策，没有合法地位，不允许中药作为药品进入主流医药市场，只能作为食品出售。究其原因，既有“绿色贸易壁垒”的原因，更与中医药本身的问题有关。

中医学在其发展过程中受中国古代哲学思想的影响较大，其理论体系、诊断技术、诊疗标准都存在待解决的地方。由于中医学本身的东方文化和哲学内涵与西方医学理论体系的思维方式有着极大的差异，使得中医药学体系很难被西方国家理解和接受。此外，中医学理论体系尚缺乏创新性的发展，尤其是源头创新，虽然进行了大量的重大项目研究，如证的研究、方剂配伍理论的研究、经络的研究等，但都未取得突破。中医学的诊断技术是以四诊为基础的个体化诊断体系，由于至今仍停留在依靠感官采集信息的水平，只能做出定性判断，缺乏定量的指标，因而在准确性和稳定性方面存在着不足；同时，这种主要依靠经验积累形成的诊断系统对学习、传播和继承都造成了很大的困难。中医学诊断系统主要是针对证设计的，而证的诊断体系主要依靠医师和患者的主观判断，缺乏客观依据，加上中医学不同流派有着不同的诊断系统，造成了中医“证”的诊断系统的不规范性，使得临床学习和掌握十分困难。同样，中医学对病证治疗的疗效标准也存在着客观依据较差、判断标准不统一的问题。此外，由于西医学已成为世界主流医学，中医学的辨证诊断和疗效判断与西医学的差异问题也需解决，否则，即使建立了规范的诊断和疗效判断标准，还是难以被西方国家接受。

中药学本身具有复杂的理论体系，而中药配伍理论指导下形成的方剂，更是一个复杂的系统，在目前的研究水平上，尚无法阐明中药的药性理论、物质基础、作用原理、配伍规律等。中药科技含量低，疗效的稳定性和可靠性难以保证，因而难以使国际社会普遍接受在中医理论指导下应用的中药。目前，我国建立的中药质量标准和质量控制体系还不完善，难以为国际社会所认可。此外，由于中药的原材料的质量控制不能保证，因而中成药的质量稳定性较差，主成分的含量差异性较大，农药的残留和重金属超标的问题不能很好地解决，传统剂型仍占较大比例，新剂型应用较少，科技含量较高的新品种很少，单个品种和同类产品水平的重复现象严重，这些都严重阻碍了我国中药产品走向世界的进程。我国中药制造业基本上还采用水煮醇沉的传统方法，各单元制药设备独立运作的现象仍很普遍，未能形成管道化或流通型流水线，缺乏客观的条件控制，导致产品批次间质量难以稳定统一。目前，我国中药企业大多规模较小，生产技术落后，管理水平较低，难以和世界上较大的国际医药公司竞争。我国大部分中药产品由于不能符合国际医药市场的标准和要求，虽已出口到130多个国家和地区，但在国际中草药市场份额很小，仅占4%，而日本、韩国分别占到60%和20%的份额；日本津村顺天堂用我国中成药六神丸加工制成的救心丹年销售额达1亿美元，几乎与我国中成药总出口创汇额相等。

而要解决上述诸多问题，必须充分运用现代科学（包括西医学）的理论、技术与方法，加强中医现代化的研究，与国际接轨，促使中医药理论获得国际医药界的理解和认同，而中西医结合必将是一条重要的途径。

三、明确中西医结合研究的目的

中西医结合研究属于科学研究，它已经超越了中西医汇通派时期个别中医学家自发的认识过程，而表现为一种群体协作的精神生产形态，成为社会精神生产的一部分，是为了达到其特定的目的使用各种方法的特殊认识活动，其研究目的具有直接服务性。我们在从事中西医结合工作时，应该首先明确中西医结合研究的目的。

中西医结合研究的目的，是在继承发展中医药学、促进中医药现代化和发展现代医药学基础上，促进中西医结合，创立和发展中西医结合医学，提高防治疾病能力，保护和增进人类健康，造福于人类。因此，中西医结合研究，对医学科学的发展及社会生活均有重要的影响。

开展中西医结合研究的目的是“促进中西医结合”，这是被上百年的中西医汇通实践，特别是近50年的中西医结合研究实践认识了的主观需要、社会需求和客观可能相统一的反映。社会需求代表着人们追求的利益和价值，而人们的利益和价值追求，不仅对人的行为具有选择作用，而且在活动过程中具有导向作用。所以，“促进中西医结合”，发挥中西医结合优势为人类健康服务，是同人类的需要密切联系的。例如，当今社会对回归自然、天然药物、健康新概念等的追求，表现着人们对切身利益的一种追求，必然激励人们克服困难去认识、探索客观事物，构成推动中西医结合研究活动的动力。

中西医结合是一个大课题，中医学与西医学各具自己的形态与特征，而中西医结合研究如何进行，各个领域、各个学科的中西医结合研究如何进行，结合到什么程度，中西医结合的质与量如何等，应主要根据中西医结合研究的目的来确定。

中西医结合研究方法，要以最能实现目的或目标的方法为选择，脱离目的或目标标准就无法对方法的优劣、先进或落后、有效或无效进行评价。例如中西医结合临床医疗研究，其主要目的是提高临床疗效，对一个中西医结合治疗方法的评价，最终要看其疗效水平。

中西医结合研究活动是一个连续性过程，是系统工程，其整个过程是一个系统的整体。因此，中西医结合研究，一定是各领域、各学科为达到一定的目的从不同角度、不同方面、不同层次，采用不同方法来开展研究。任何一项中西医结合研究活动，都是在确定的时空中进行和展开的，都是由一个个阶段和一个个步骤所组成的，每一个步骤又都具有许多互相联系的环节，每一个环节又都有其具体的操作技术、实验程序、技术路线等，形成一个丝丝入扣、一环扣一环的连续整体。只有具备明确的目的，才能保障环节、阶段、步骤等形成一个有机联系的、系统的整体，目的越明确，各环节之间的联系程度就越高。另外，在实施中西医结合研究过程中，哪些研究是符合要求的，哪些是不符合要求的，只能靠目的来给予评价。目的明确，则可以及时发现背离目的的研究活动，予以及时调节，以免产生大的偏差。

另外，中西医结合研究同我国其他科技领域一样，存在着国际竞争及研究观念、研究方法等与国际接轨的问题。因此，开展中西医结合研究，要树立为发展人类医药学而努力的大目标。必须对世界医药学和科学技术的发展有深入的了解，把中西医结合研究置于世界医学和现代科学技术发展大环境中予以审视，从国际化、现代化科学技术发展要求和人类对医药学发展的新要求出发，开展中西医结合研究，真正使中西医结合研究做到面向世界、面向现代化、面向未来。

总之，确立明确的目的或目标，是中西医结合研究的一个重要指导思想，它贯穿于整个中西医结合研究活动的始终。任何一项中西医结合研究工作，以及每一位中西医结合研究者，应时时刻刻注意遵循这一原则。只要我们对中西医必然结合的客观真理有明确的认识，就会像钱学森教授所讲的“看破真理胆识壮”一样，坚持不懈地为“促进中西医结合”而开展各种中西医结合科学研究活动。

四、中西医结合研究前景展望

中西医结合事业在短短的几十年时间里，得到迅速发展。21 世纪将为中西医结合的研究和发展带来新的机遇，新技术、新理论的广泛应用，多学科紧密配合将成为中西医结合研究和迅速发展的新平台；新的中西医结合概念、基本模型和理论体系的建立将赋予中西医结合医学全新的面貌；改革开放、扩大对外交流、和平和发展的国际环境为中医药学走向世界提供更好的条件。同时，我们也应清醒地认识到新时期对中西医结合的发展提出的挑战。

（一）运用现代科学技术深入研究中医药学基础理论

纵观中医药学发展的历史，在不同的历史时期，中医药学并不排斥其他学科的研究成果，兼收并蓄、百家争鸣，丰富中医药学理论及实践。现代科学技术（包括西医学）的发展更为中医药学基础理论的研究提供了新的理论、新的方法和新的手段。今后要研究的课题可能有：

1. 经络研究

经络是中医药学基础理论中十分抽象的概念，传统中医药学对经络现象、经络运动规律描述得较多，而对经络本质阐述得过于笼统。经络究竟仅仅是一个抽象的概念还是一种具体的物质，近代研究倾向于后者。20 世纪中叶以来，国内外对经络、穴位及循经感传现象的研究十分活跃。1949 年，日本的长滨春夫和丸山昌郎首先展开了对循经感传理解的研究。1950 年，法国的 Flandin 进行了可见经络现象的研究，随后“皮电点”“良导点”等概念相继提出。1992 年，Dairas 等人报道了使用遥测热像及闪烁摄影技术，在穴位皮下注射放射性锝后，放射物质移动途径与中医经络类似，而与淋巴、血管通路有区别。Lagrange 观察到人体表面及其周围存在三层磁振动线，第一层磁振动线与皮肤表面相接触，第二层磁振动线距皮肤 3 ~ 7mm 处，第三层距皮肤表面 10 ~ 15mm 处，它们的循行或多或少与经络相一致。1996 年我国政府将经络研究列入国家重大基础研究项目“攀登计划”，重点资助经络循经路线的客观检验和显示，经脉脏腑相关联系规律和联系途径，与经脉循行路线相关的物质基础，经络组织结构与非线性特征等研究领域。今后的经络研究将从神经生理、神经病理、神经化学、电生理、组织形态学等多方位阐明经络的组织结构、外周过程和中枢机制，进而阐明经络的本质。

2. 继续深入研究证的本质

在“七五”和“八五”期间，医学界应用现代科学技术对中医证本质的研究取得了很大进展，在藏象学研究的基础上，对肝阳上亢证与自主神经功能及前列腺素代谢间的联系，血瘀证与血小板结构、功能、代谢间的联系，肝气郁结证与神经内分泌紊乱的联系，肾脏与脑 - 垂体 - 肾上腺皮质系统的联系等，做了大量的研究。今后将寻找和发现更多的中西医学交叉点和结合点，实现理论和实践上的飞跃，在实施宏观与微观、辨证与辨病结合的过程中，大胆应用最新科学技术，与传统中医药理论相结合，加大力度进行中医病证规范化、标准化、客观化的系统整理与研究。

3. 建立中西医结合生理学

20 世纪，国内外对中医药基础理论中阴阳、气血、脏腑、经络、证等本质的研究做了大量工作。但所有这些研究，几乎都陷入困境。传统中医药学对病理学（病因、病机）、治疗学的研究较为深入，对解剖学、胚胎学、动物实验的研究也有所涉及，但生理学的研究一片空白。因此，传统中医药学的研究领域仅仅局限于机体的病理状态，对于机体的正常生理状态未有研究或简单地用阴阳平衡、气血调和等来解释。这就产生了一个逻辑上的悖论，在对机体正常状态不很清楚的情况下，去描述机体的异常状态，由此带来某些概念和理论上的模糊与混乱是不可避免的。因此，建立中西医结合生理学，对阐明中医药学基础理论中的基本概念及其物质基础，发展中医药学理论体系有十分重要的意义。

（二）提高中西医结合临床诊断的客观性和规范性

辨证是中医学的精华，具有独特的优势。辨证是医师通过望、闻、问、切四诊将收集的信息经过分析、综合、判断、推理等思维过程，形成中医证的诊断，据此确定治法方药。临床上因辨证者思维方式的差异或辨证者经验的制约，导致同证异辨，异证同辨，结论差异很大。中西医结合病证结合诊断中，往往辨证标准不一，重复性差，不利于交流；辨证标准不能反映证的动态变化和系统过程，不利于临床治疗和疗效的评价；缺乏定性定量标准，难以统一认识，无法与国际接轨。因此，提高中西医结合临床诊断的客观性和规范性，充分运用现代科学技术和临床常用检查手段，将主观指标与客观指标相结合，建立中西医结合病证诊断的新模式，使临床诊断准确、辨证有据、有法可循，将是今后研究的一个重点。

（三）发挥中西医结合优势，防治重大疾病

实践使人们认识到，在医源性疾病、心源性疾病的增加，人口老龄化及近年来在全世界范围内流行的获得性免疫缺陷综合征（艾滋病）增加的情况下，西医学已表现出明显的不足。加之许多合成新药伴有严重的毒副作用，限制了西医对这些疾病有效治疗。而中医在整体动态平衡理论的指导下，重视患者个体差异，重视患者与环境相互联系，尤其是重视调整和提高机体自身的抗病能力，辨证施治，取得了较为满意的治疗效果。中药能减少或消除西药的毒副作用，受到了全世界医药界的关注。对于一些重大疾病（包括心脑血管疾病、肿瘤、肝病等），中西医结合已经取得了较大的进展，今后将要付出更大的努力，在某些重大和疑难疾病的治疗中取得突破与创新。

（四）继续深入开展针刺研究

目前对针刺镇痛的研究已深入到分子基因水平，已先后发现蛋氨酸、脑啡肽、强啡肽、甲啡肽等具有镇痛作用的内源性阿片肽，测定其结构及提纯各种受体，证实阿片肽不仅与疼痛机制有关，而且广泛参与生理机制调节；明确了不同针刺参数产生的时效积累效应，注意到镇痛时大脑皮质运动区等通过锥体系和锥体外系从兴奋和抑制两方面实现对脊髓的下行性调节。国外已有 30 多个国家开展针麻手术。药针合用，取长补短，增强麻醉效果，减少副作用，今后将有可能用于整个外科手术。针灸在一些国家和地区已纳入医疗保险，并广泛用于治疗肥胖、戒烟、戒毒、美容，以及防治疲劳综合征、失眠等病，针刺今后可望在全球取得合法地位。无创伤性穴位刺激技术（如超声针、低频电磁针等）会有进一步的发展。

（五）应用高科技手段促进中药现代化研究

我国天然药物资源丰富，然而在中药国际贸易市场所占份额不足10%，其中2/3 是中药材。在返朴归真的浪潮中，世界各国对中药的需求和对中药进口政策的放宽，给中药走向国际市场提供了很好的机会与挑战。今后对中药的研究应重点从以下几个方面

着手：

1. 保护珍稀濒危物种，积极寻找代用品、类同品

我国现有天然药材12807种，其中植物11146种，动物1581种，矿物80种。但因盲目采挖捕猎，一些资源已逐渐枯竭甚至灭绝，已有多种珍稀濒危动植物。目前全国经常使用400余种药材，每年有20%的短缺，而人们对中药的需求量日益增大，中药资源保护与开发显得更为重要。应按照亲缘关系和分类学知识去扩大资源，寻找近缘中的优良物种，深入质量研究，探讨其与濒危物种的异同，开发新的药源，如厚朴、红豆杉、犀角（水牛角代）等。

2. 应用生物技术，开发中药资源

对需求量大，而中药资源不足的品种，应用杂交、诱变、多倍体、试管授精、原生质融合等生物技术获得高产优质新品种，提高植物抗病毒、抗病虫害的能力，增加无污染（农药、重金属离子）中药材的数量和质量；开发利用单味中药有效成分；从单味药中筛选治疗疑难病症的先导化合物，进行人工合成或结构修饰与改造。

3. 建立中药标准库

利用高效液相色谱法、薄层色谱法等技术，建立专属强、方法灵敏、简便易行的定性、定量的检查技术，建立中药标准库，使之达到科学化、规范化，并与国际接轨，为中药新药的研制与开发提供技术上的保障。

4. 阐明中药作用的物质基础及治病的机制

以中医理论为指导，结合现代药理学、毒理学和植物化学，进行中药药动学研究，找出与中医临床用药的功能主治基本吻合的有效或有毒成分、有效组分及有效部位，阐明中药作用的物质基础及治病的机制。对药理活性强而毒性较大的一类中药，如雷公藤、马钱子等开展减毒、解毒等研究，保证临床用药的有效性、安全性。

5. 研制、开发、生产中成药（单方或复方）

根据世界疾病谱的变化，重点放在抗病毒、抗肿瘤、抗衰老、抗免疫缺陷等方面用药及健脑、强壮、滋补等方面的保健品，要遵循GMP、GLP、GCP、FDA等标准与要求进行研究，以利中药产品顺利进入国际市场。

五、中西医结合研究任重而道远

中西医结合经过60年的探索与努力，取得了举世瞩目的成就，中西医结合作为一门一级学科其学科体系已初步建立。但是，我们应该清醒地认识到中西医结合事业还面临着诸多困难，如对中西医结合的错误认识，中西医结合人才的缺乏，中西医结合临床基地的薄弱，科研特色的不足等，这些不利因素严重阻碍了中西医结合事业的进一步发展。另外，中西医结合是建立在中医学与西医学两种医学基础之上，相互交叉、渗透，优势互补，有机结合而形成的一门医学学科，其学科本身还不十分成熟，学科内的各个分支学科发展也不平衡，特别是尚缺乏系统的中西医结合基础理论体系，学科尚处在从创立到不断完善和成熟的过程，处在中西医结合初级结合的过程。这就给中西医结合工作者提出了更大的挑战，也为今后的研究工作提供了更大的发展空间，应始终如一地坚持“中西并重，促进中医现代化，促进中西医结合”的卫生工作方针，在各自的工作领域内肩负起自己的历史使命，为中西医结合事业扎实工作，开拓创新，通过几代人甚或数十代人的努力，发展和完善中西医结合医学。中西医结合事业任重而道远，今后应从以下几个方面扎扎实实地做好工作：

（一）统一认识，坚持中西医结合的方针政策

“团结中西医”“中西医并重”“实现中医药现代化”“促进中西医结合”是我国卫生政策中的重要方针，实践中西医结合，运用现代科学技术（包括西医学）的知识和方法，继承、研究和发展中医药学，无论是理论的创新，还是临床提高疗效，均取得了显著成绩。由于思想认识上的不同，有的人害怕用现代科学（包括西医学）方法会使中医“走样”，会“吃掉中医”，“中西医结合一点，中医就消灭一点”，“现代科学根本解决不了问题”，因而影响中西医之间的团结及合作的正常关系，更谈不上中、西医之间的渗透、互补和结合。如何统一思想、统一认识，坚持中西医结合的卫生工作方针，做到既不保守、固不自封，又不偏激，重视传统理论精华和医疗特色的发扬，从中医药和西医药理论与临床实际等各个层次做到和谐、整合或结合、创新及协调发展，这是至关重要的。

（二）加强中西医结合工作的管理

切实加强对中西医结合工作的管理，特别是运用有关法律、法规、方针、政策等手段，保障中医药与中西医结合工作的开展，并陆续制定中西医结合机构建设与业务建设的规范，为中西医结合事业的发展做好基础性工作，促进中西医结合的队伍发展、机构建设、科学管理和学术繁荣。

（三）重视中西医结合人才的培养

中西医结合事业是建立在我国中、西两种医学都很发达的基础之上的，这就要求中西医结合人员既要具备较高水平的中医知识，又要掌握系统的西医学知识，才能综合运用两种医学的理论、知识与方法，以及在中西医结合研究中不断创造的中西医结合理论与方法，来解决人类的健康、疾病与生命问题，逐步发展为新的医学体系。因此，中西医结合人才的培养，是中西医结合事业自身发展的需要。重视人才建设，加强中西医结合教育体系的构建，多途径、多层次地培养中西医结合人才，是促进中西医结合事业发展的关键所在。

（四）加快中西医结合基地的建设

中西医结合 60 多年所取得的成就，绝大部分是在中医、中西医结合临床与研究机构或部门中产生的，尤其是 20 余个中西医结合研究所和 40 余所综合性中西医结合医院，以及综合医院中西医结合科的成立，其主要任务就是充分发挥中、西医药学各自的优势，以中西医结合思想为指导，开展科学研究和医疗、预防、保健、康复等诊疗活

动，系统总结常见病、多发病、疑难病的中西医结合诊疗常规和最佳疗法等，为人民群众的健康服务。今后应加快中西医结合临床、科研和教学基地的建设，为中西医结合工作提供足够的实践基地。

（五）促进中西医结合学术的繁荣

中西医结合在60多年的科学探索与研究中，涌现出一大批成果，呈现出“百花齐放”的可喜局面，其中，有些成果在世界上居领先地位。如针麻和针刺镇痛原理的研究，促进了神经化学和神经生理学的发展；中西医结合治疗急腹症、骨折的研究取得较大的突破；抗疟新药青蒿素的发明在国内外受到重视和赞誉；中西医结合治疗肿瘤、心脑血管疾病、血液病、妇科病、儿科病、皮肤病、泌尿系统疾病及针拨白内障等，都取得了可喜的成果。今后，应在继承的基础上进行发扬，立足创新，进一步加强科学研究和学术交流，促进中西医结合学术的繁荣和发展。

（六）注重中西医结合学科的建设

学科建设既是学术发展水平的标志，又是进一步促进学术发展的必然需求。中西医结合经过60多年的发展，在基础、临床、药学等许多领域都取得了令人瞩目的成就，形成了一些新的理论或学说，在建立新的学科的道路上迈出了重要一步。中西医结合的奋斗目标是建立并完善具有我国特点的中西医结合医学，它的这一使命就要求从事中西医结合工作的人员，要树立学科建设的意识，在人才培养与理论创新等方面不断努力，逐步构建中西医结合医学体系。

（七）树立中西医结合国际接轨的意识

中西医结合作为我国独具特色的医学，其工作或学术进展想要被国外同道所承认并作出适当的评价，就必须与国际接轨。首先，应在临床方面，对疾病的分类、病名的确定、诊断的主客观指标的选择、疾病轻重程度的判别、治疗过程中动态观察指标的设立、疗效的判定方法，以及不同治疗组间的对比观察等方面都要加以规范；其次，在实验研究方面，从实验动物的选择、动物模型的建立、观察指标与方法的选择、实验记录的整理、对获取的数据的统计分析等，都应符合西医学研究的要求。只有注意了可比性，做到与国际接轨，才能与国际医学界开展学术交流，才能走向世界，也才能获得中西医结合不断的、更大的发展。